U0203009

Bone and Joint Infections
From Microbiology to Diagnostics and Treatment

骨与关节感染
从微生物学到诊断治疗

（第 2 版）

Bone and Joint Infections
From Microbiology to Diagnostics and Treatment

骨与关节感染
从微生物学到诊断治疗

（第 2 版）

原　著　Werner Zimmerli

主　译　谢　肇　罗　飞

主　审　张英泽　唐佩福　许建中

副主译　孙　东　吴宏日　汪小华　沈　杰

北京大学医学出版社

GU YU GUANJIE GANRAN：CONG WEISHENGWUXUE DAO ZHENDUAN ZHILIAO（DI 2 BAN）

图书在版编目（CIP）数据

骨与关节感染：从微生物学到诊断治疗：第 2 版 /（瑞士）维纳·齐默里（Werner Zimmerli）原著；谢肇，罗飞主译 . —北京：北京大学医学出版社，2023.9
书名原文：Bone and Joint Infections：From Microbiology to Diagnostics and Treatment（2nd Edition）
ISBN 978-7-5659-2883-3

Ⅰ.①骨… Ⅱ.①维… ②谢… ③罗… Ⅲ.①骨疾病－感染－治疗②关节疾病－感染－治疗 Ⅳ.① R681.2

中国国家版本馆 CIP 数据核字（2023）第 059789 号

北京市版权局著作权合同登记号：图字：01-2022-6449

Bone and Joint Infections: From Microbiology to Diagnostics and Treatment (2nd Edition) by Werner Zimmerli
©2021 John Wiley & Sons Ltd.
ISBN 9781119720652

Simplified Chinese translation copyright © 2023 by Peking University Medical Press.
All rights reserved.

All Rights Reserved. Authorised translation from the English language edition published by John Wiley & Sons Limited. Responsibility for the accuracy of the translation rests solely with Peking University Medical Press and is not the responsibility of John Wiley & Sons Limited. No part of this book may be reproduced in any form without the written permission of the original copyright holder, John Wiley & Sons Limited.

骨与关节感染：从微生物学到诊断治疗（第 2 版）

主　　译：谢　肇　罗　飞
出版发行：北京大学医学出版社
地　　址：（100191）北京市海淀区学院路 38 号　北京大学医学部院内
电　　话：发行部 010-82802230；图书邮购 010-82802495
网　　址：http://www.pumpress.com.cn
E-mail：booksale@bjmu.edu.cn
印　　刷：北京金康利印刷有限公司
经　　销：新华书店
责任编辑：袁朝阳　　责任校对：靳新强　　责任印制：李　啸
开　　本：889 mm×1194 mm　1/16　印张：16.25　字数：510 千字
版　　次：2023 年 9 月第 1 版　2023 年 9 月第 1 次印刷
书　　号：ISBN 978-7-5659-2883-3
定　　价：150.00 元
版权所有，违者必究
（凡属质量问题请与本社发行部联系退换）

译校者名单

主　　译　谢　肇　罗　飞

主　　审　张英泽　唐佩福　许建中

副 主 译　孙　东　吴宏日　汪小华　沈　杰

译校者名录（按姓名汉语拼音排序）

邓杰忠	陆军军医大学第一附属医院	罗　飞	陆军军医大学第一附属医院
范存义	上海市第六人民医院	罗江明	陆军军医大学第一附属医院
傅景曙	重庆医科大学附属巴南医院	马　超	陆军军医大学陆军第九五八医院
龚雅利	陆军军医大学第一附属医院	马　欢	陆军军医大学第一附属医院
苟小力	陆军军医大学第一附属医院	马瑞彦	陆军军医大学第二附属医院
郭　林	陆军军医大学第一附属医院	南国新	重庆医科大学附属儿童医院
何海涛	陆军军医大学第二附属医院	彭阿钦	河北医科大学第三医院
何志伟	中国人民解放军东部战区总医院	沈　杰	陆军军医大学第一附属医院
侯春丽	陆军军医大学基础医学院	石博文	天津市天津医院
侯天勇	陆军军医大学第一附属医院	石　健	中国人民解放军联勤保障部队第九二〇医院
胡晨波	陆军军医大学第一附属医院	舒衡生	天津市天津医院
胡晓梅	陆军军医大学基础医学院	孙　东	陆军军医大学第一附属医院
花奇凯	广西医科大学第一附属医院	唐　敏	陆军军医大学第一附属医院
黄程军	陆军军医大学第一附属医院	陶小亮	陆军军医大学第一附属医院
黄　科	重庆市卫生健康委员会	陶　旭	陆军军医大学第一附属医院
黄　强	重庆市沙坪坝区中医院	谭颖徽	陆军军医大学第二附属医院
黄宇阳	南昌大学玛丽女王学院	唐佩福	中国人民解放军总医院
黄子达	福建医科大学第一附属医院	汪小华	陆军军医大学第一附属医院
李　杰	湖北医药学院附属太和医院	王舒琳	陆军军医大学第一附属医院
李　军	四川大学华西医院	卫志远	陆军军医大学第一附属医院
刘　雷	中山大学附属第八医院	吴宏日	海军军医大学海军第九〇五医院
刘　恋	重庆市急救中心	谢高璞	长沙医学院第一临床学院
刘　泉	中国科学技术大学附属第一医院	谢　肇	陆军军医大学第一附属医院

徐美涛　陆军军医大学第一附属医院　　　张文明　福建医科大学附属第一医院

徐　帅　陆军军医大学第二附属医院　　　张贤祚　中国科学技术大学附属第一医院

许建中　陆军军医大学第一附属医院　　　张彦龙　河北医科大学第一医院

杨子洋　宁夏回族自治区人民医院　　　　张英泽　河北医科大学第三医院

喻胜鹏　都江堰市医疗中心　　　　　　　张泽华　陆军军医大学第一附属医院

曾　浩　陆军军医大学药学与检验医学系　朱　晨　中国科学技术大学附属第一医院

张　超　云南省第一人民医院　　　　　　朱跃良　浙江大学医学院附属第二医院

策　划 赵　楠

统　筹 黄大海

主 译 简 介

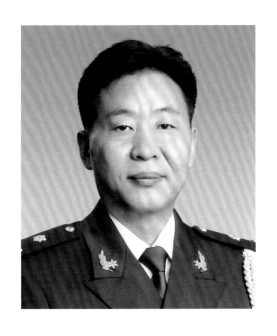

谢肇 外科学博士，博士研究生导师，陆军军医大学第一附属医院（重庆西南医院）骨科主任医师、教授、西南名医。学术任职有 AO Trauma 全球骨科抗感染核心专家组（AITF）成员、中国研究型医院学会骨科创新与转化专业委员会骨与关节感染学组组长、美国罗切斯特大学客座教授等。长期致力于骨感染治疗、大段骨缺损修复的临床及相关基础研究，牵头建立西南地区首家骨感染治疗与研究中心。

主持骨感染相关课题 8 项，其中"十三五"重大课题 1 项，军队重点课题 3 项，国家自然科学基金课题 2 项。以第一作者或通讯作者发表论文 80 余篇，其中 SCI 论文 50 篇，单篇最高 IF14.3。主编/参编国内外权威教材 AO Trauma 丛书中 *Principles of Orthopedic Infection Management*、《骨外固定学》《外科学》《感染性骨缺损外科治疗规范及病例精粹》《膜诱导技术治疗感染性骨缺损手术教程》等，参与制定 *Fracture-related infection：A consensus on definition from an international expert group* 国际专家共识。牵头研究项目获省部级科技进步奖一等奖 1 项，另获国家科技进步奖二等奖和军队科技进步奖一等奖各 1 项。

主 译 简 介

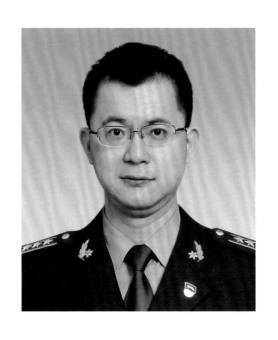

罗飞 外科学博士，教授，主任医师，博士研究生导师，陆军军医大学第一附属医院（重庆西南医院）骨科主任，组织工程国家地方联合工程实验室副主任，重庆英才·创新创业领军人才，中央军委保健委员会健康教育专家。先后担任重庆市医师协会副会长、重庆市预防医学会骨与关节病预防与控制专业委员会主任委员、解放军医学科学技术委员会骨科专委会青委副主任委员、《中华创伤杂志》通讯编委等学术职务。主要从事高活性骨修复材料的机制研究和转化科研及脊柱外科相关临床研究，提出"基质募集宿主细胞成骨"新机制和"人造自体骨"概念，并率先将组织工程骨用于节段骨缺损的临床治疗，主持研发的骨髓富集装置及植入材料、生物活性椎间融合器、术中切骨装置及头颅-骨盆牵引外固定器等已上市推广。

主持科研课题 10 余项，其中 4 项为国家自然科学基金课题，以第一作者或通讯作者发表 SCI 论文 33 篇，单篇最高 IF 25.8；主编专著 2 部，参编专著 8 部，牵头起草专家共识和临床指南各 1 部；获专利授权 30 余项，研发出国内首款组合可调式头颅-骨盆牵引器、腰骶段前路万向锁定钢板、生物活性椎间融合器、骨生长负压富集器、骨水泥强化椎弓根螺钉等创新医疗产品并推广应用；获国家科技进步二等奖 1 项，省部级一等奖 5 项、二等奖 4 项。

译 者 前 言

长久以来，骨与关节感染都是临床中的棘手问题。随着人口老龄化，糖尿病发病率、手术及内植物应用增加，使骨与关节感染的患病率呈持续上升趋势。面对这类复杂疾病，曲折的治疗过程或不佳的治疗结果给患者及家庭带来巨大的痛苦，也导致临床医生承受着巨大的压力。

近几十年来，针对该类疾病的临床新技术和新理论不断出现，骨与关节感染的疾病谱和临床诊疗方案也发生了许多革新性变化。人们越来越认识到骨与关节感染的成功治疗需要跨学科的专业知识，并需要经验丰富的专家团队相互配合。由瑞士巴塞尔大学医学院 Werner Zimmerli 教授等编写的 *Bone and Joint Infections：From Microbiology to Diagnostics and Treatment*（2nd Edition）涵盖了各类骨与关节感染的诊断和治疗方法。主编 Werner Zimmerli 教授是国际骨科感染研究和治疗的先驱，Metsemakers、Morgenstern、McNally、Moriarty 等编者多为欧洲骨与关节感染协会（European Bone and Joint Infection Society，EBJIS）和 AO Trauma 骨科抗感染专家组（Anti-Infection Task Force，AITF）成员。本书汇集了全世界骨与关节感染的诊疗经验，并收集了当前最新的循证医学证据，为正确处理该类疾病提供有价值的参考。本书的重要意义和价值由瑞士著名骨科专家 Peter E. Ochsner 在序言中已经进行了详细阐述，在此不多赘述。

因此，我本人作为 AITF 唯一的亚洲代表，接到北京大学医学出版社的翻译邀请时，毫不犹豫地答应并迅速联合罗飞教授组织翻译工作。翻译团队包括了骨科、整形外科、关节科、微生物学和药理学等方面的专家。这些富有激情的译者在专业领域耕耘多年，运用扎实的专业素养和严谨的工作态度，高质、高效地完成了翻译工作。特别值得感谢的是张英泽院士、唐佩福教授和许建中教授作为主审专家对翻译稿进行了严格把关，从而进一步保证了该书的质量。

本书由全国多家知名医院的多名译者分别完成，文笔风格上可能存在不同；由于译者水平有限，难免存在疏漏及不足，敬请读者谅解及批评指正。

陆军军医大学第一附属医院（重庆西南医院）

2023 年 8 月

此书献给我的妻子 Annelies

原著者名单

Alexander Aarvold, MD
Paediatric Orthopaedics
University Hospital Southampton
NHS Foundation Trust
Southampton, UK

Yvonne Achermann, MD
Division of Infectious Diseases and
Hospital Epidemiology
University Hospital Zürich
University of Zürich
Zürich, Switzerland

David E. Bauer, MD
Department of Orthopedic Surgery
Balgrist University Hospital
University of Zürich
Zürich, Switzerland

Jürgen B. Bulitta, PhD
Department of Pharmacotherapy and
Translational Research
College of Pharmacy
University of Florida
Orlando, FL, USA

Lorenzo Calabro, MD
QEII Jubilee Hospital Brisbane
Brisbane, Queensland, Australia

Martin Clauss, MD
Centre for Musculoskeletal Infections
University Hospital Basel
Department of Orthopaedic and
Trauma Surgery
University of Basel
Basel, Switzerland

Juan D. Colmenero, MD
Infectious Diseases Service
University Regional Hospital
Malaga, Spain

Caroline Constant, DMV, MSc, MENG, DACV-LA
AO Research Institute Davos
AO Foundation
Davos, Switzerland

Mihai Constantinescu, MD
Department of Plastic
Reconstructive, and Hand Surgery
University Hospital of Bern
University of Bern
Bern, Switzerland

Stéphane Corvec, PharmD, PhD
Clinical Microbiology
Service de Bactériologie-Hygiène hospitalière
Institut de Biologie - CHU de Nantes
Nantes, France

Lars Englberger, MD
Department of Cardiac Surgery
Hirslanden Clinic Aarau and Bern
Bern, Switzerland

Saul N. Faust, MD
NIHR Southampton Clinical Research
Facility
University Hospital Southampton NHS
Foundation Trust
Faculty of Medicine and Institute for
Life Sciences
University of Southampton
Southampton, UK

Mercedes Gonzalez-Moreno, MSc
Charité-Universitätsmedizin
Corporate member of Freie Universität
Berlin
Humboldt- Universität zu Berlin, and
Berlin Institute of Health
Center for Musculoskeletal Surgery
Berlin, Germany

Florian B. Imhoff, MD
Department of Orthopedic Surgery
Balgrist University Hospital
University of Zurich
Zürich, Switzerland

Benedikt Jochum, MD
Department of Orthopedic Surgery
Balgrist University Hospital
University of Zurich
Zürich, Switzerland

Bernhard Kessler, MD
Internal Medicine and Infectious
Diseases
Hospital Emmental, Burgdorf
Burgdorf, Switzerland

Marcus Knupp, MD
Mein Fusszentrum
University of Basel
Basel, Switzerland

Todd J. Kowalski, MD
Department of Internal Medicine
Gundersen Health System
University of Wisconsin School of
Medicine and Public Health
La Crosse, WI, USA

Cornelia B. Landersdorfer, PhD
Centre for Medicine Use and Safety
Monash Institute of Pharmaceutical
Sciences
Monash University (Parkville Campus)
Melbourne, Australia

Camelia Marculescu, MD
Division of Infectious Diseases
Department of Medicine
Medical University of South Carolina
Charleston, SC, USA

Donara Margaryan, MD
Charité-Universitätsmedizin
Corporate Member of Freie Universität
Berlin
Humboldt- Universität zu Berlin, and
Berlin Institute of Health
Center for Musculoskeletal Surgery
Berlin, Germany

Martin McNally, MD
The Bone Infection Unit
Nuffield Orthopaedic Centre
Oxford University Hospitals
Oxford, UK

Willem-Jan Metsemakers, MD
Department of Trauma Surgery
University Hospitals Leuven
Department of Development and
Regeneration, KU Leuven
Leuven, Belgium

Beat K. Moor, MD
Service of Traumatology and
Orthopedic Surgery
Wallis Hospital Center
Martigny, Switzerland

Pilar Morata, PhD
Biochemistry and Molecular Biology
Faculty of Medicine
University of Malaga
Malaga, Spain

T. Fintan Moriarty, PhD
AO Research Institute Davos
AO Foundation
Davos, Switzerland

Mario Morgenstern, MD
Centre for Musculoskeletal Infections
University Hospital Basel
Department of Orthopaedic and Trauma
Surgery
University of Basel
Basel, Switzerland

Paula Morovic
Charité-Universitätsmedizin
Corporate Member of Freie Universität
Berlin
Humboldt- Universität zu Berlin, and
Berlin Institute of Health
Center for Musculoskeletal Surgery
Berlin, Germany

Andreas Marc Müller, MD
Centre for Musculoskeletal Infections
University Hospital Basel
Department of Orthopaedic and Trauma
Surgery
University of Basel
Basel, Switzerland

Roger L. Nation, PhD
Drug Delivery
Disposition and Dynamics
Monash Institute of Pharmaceutical Sciences
Monash University (Parkville Campus)
Melbourne, Australia

Maria Eugenia Portillo, MD, PhD
Clinical Microbiology
Complejo Hospitalario de Navarra
Irunlarrea
Pamplona, Navarra, Spain

Nora Renz, MD
Charité-Universitätsmedizin
Corporate member of Freie Universität
Berlin
Humboldt- Universität zu Berlin, and
Berlin Institute of Health
Center for Musculoskeletal Surgery
Berlin, Germany

R. Geoff Richards, PhD
AO Research Institute Davos
AO Foundation
Davos, Switzerland

Olivier Robineau, MD
Infectious Diseases Department
University Hospitals of Tourcoing
Lille University
Tourcoing, France

Arick P. Sabin, MD
Department of Internal Medicine
Gundersen Health System
La Crosse, WI, USA

Parham Sendi, MD
Centre for Musculoskeletal Infections
University Hospital Basel
Institute for Infectious Diseases
University of Bern
Bern, Switzerland

Eric Senneville, MD, PhD
Infectious Diseases Department
University Hospitals of Tourcoing
Lille University
Tourcoing, France

Fritz Sörgel, PhD
IBMP-Institute for Biomedical and
Pharmaceutical Research
Nürnberg-Heroldsberg, and
Institute of Pharmacology
Faculty of Medicine
University of Duisburg-Essen
Essen, Germany

Christoph Spormann, MD
Upper Extremities
Hirslanden Clinic and Endoclinic Zürich
Zürich, Switzerland

Priya Sukhtankar
NIHR Southampton Clinical Research
Facility
University Hospital Southampton
NHS Foundation Trust
Southampton, UK

Tamta Tkhilaishvili, MD
Charité-Universitätsmedizin
Corporate member of Freie Universität
Berlin
Humboldt- Universität zu Berlin, and
Berlin Institute of Health
Center for Musculoskeletal Surgery
Berlin, Germany

Andrej Trampuz, MD
Charité-Universitätsmedizin
Corporate member of Freie Universität
Berlin
Humboldt- Universität zu Berlin, and
Berlin Institute of Health
Center for Musculoskeletal Surgery
Berlin, Germany

Rihard Trebse, MD
Valdoltra Orthopaedic Hospital Ankaran
University of Ljubljana Medical Faculty
Ljubljana, Slovenija

Ilker Uçkay, MD
Department of Orthopedic Surgery
Infectiology
Balgrist University Hospital
University of Zürich
Zürich, Switzerland

Felix W.A. Waibel, MD
Department of Orthopedic Surgery
Balgrist University Hospital
University of Zürich
Zürich, Switzerland

Pablo Yagupsky, MD
Clinical Microbiology Laboratory
Soroka University Medical Center
Ben Gurion University of the Negev
Beer Sheva, Israel

Werner Zimmerli, MD
Infectious Diseases
Interdisciplinary Unit for Orthopedic
Infections
Kantonsspital Baselland
University of Basel
Liestal, Switzerland

Matthias A. Zumstein, MD
Shoulder, Elbow, and Orthopedic Sports
Medicine
Orthopaedics Sonnenhof, Bern
Bern, Switzerland

原著第 2 版前言

骨和关节感染领域的信息量在稳步增长。PubMed 检索发现，最近 8 ～ 15 年来，有关化脓性关节炎、假体周围关节感染和骨髓炎的文章数量呈爆发式增长。因此，这本关于骨与关节感染的新版教科书毫无疑问将有助于专科和非专科医生的日常临床决策。尽管当前互联网能提供无限信息，但由于感染性疾病专业化的诊疗趋势，这样一本由本领域专家撰写的教科书仍十分有用。医学数据库中未经认证出版物的主要缺点是临床医生必须进行适当筛选，这需要特定的临床经验。因此，由本领域公认专家编写的教科书能帮助其做出正确的临床决策。

第 2 版中，所有章节的知识均已进行更新；此外，还增加了 4 个章节。首先，由于正确诊断是合理治疗的基础，因此新的章节介绍了骨与关节感染领域最重要的诊断方法。其次，植入物会损害宿主的局部免疫抵抗力，从而增加感染的易感性。实际上，植入物的存在导致了每一种微生物均可能引起假体周围关节感染。新章节还介绍了由非常见细菌引起罕见感染的临床信息。此外，从事常规实验室诊断工作的许多专家可能缺乏非培养技术的相关专业知识，因此，在新增加的章节中也介绍了这些方法在骨与关节感染患者中的应用，并针对这些方法的正确使用进行了讨论，其目的是在不浪费实验室工作量和费用的情况下合理使用非培养技术。在第 4 个新增章节中专门讨论了噬菌体，这一治疗技术近年来在西方国家被用于不同类型慢性感染的治疗。由于多重耐药细菌问题日益严重，该治疗技术日益受到关注。迄今为止，这类治疗还缺少临床对照研究。现有的相关专业信息将促使临床医生针对生物膜细菌感染患者进行此类研究。

我希望由这样一个专业的、多学科专家团队编写的新版著作，能够为骨与关节感染患者的合理治疗提供有效指导。

Werner Zimmerli，MD

第 1 版序言

正确、快速地诊断和治疗骨与关节感染需要不同领域专家的相互合作。当前骨与关节感染领域几乎没有可靠的对照试验证据。因此，向专家学习此类感染的治疗经验尤为重要。迄今为止，缺乏一本关于运动系统感染的全面、国际通用的教材，本书正好填补这一空白。

骨与关节感染著作的编者必须对相关文献有广泛的了解；此外，他 / 她还应熟悉该领域的不同优秀专家。John Wiley & Sons 出版社邀请到 Zimmerli 编著此书，没有比他更好的选择了：他是运动系统感染领域的著名专家，并与国际专家保持广泛联系。

Werner Zimmerli 开始在日内瓦从事感染性疾病研究工作，成为当时著名骨髓炎专家 Francis A.Waldvogel 的小组成员。Waldvogel 的早期著作至今仍被广泛引用；在 Waldvogel 领导下，Werner Zimmerli 开始了关于植入物相关感染的研究。20 世纪 80 年代早期，传染病专家涉足骨科医生负责的领域十分罕见。

与 Daniel Lew 和 Pierre Vaudaux 一起，Zimmerli 确定了导致植入物发生化脓性感染高度易感性的宿主因素；随后在巴塞尔的研究中，他通过实验证据证明植入物不仅容易受到外源性感染，而且容易发生血源性感染；与 Andreas F.Widmer 一起，其通过体外和体内研究展示利福平在治疗植入物相关感染方面的特殊作用。Zimmerli 在利斯塔尔与我们团队合作时，我们开始联合应用利福平治疗骨科植入物相关的葡萄球菌感染。观察性研究提示一个充满前景的治疗结果，导致促成一项关于利福平在植入物保留患者中作用的随机对照试验。该试验显示，利福平在治疗接受清创术和植入物保留的急性感染患者中显示出明显的优越性。在中期分析后，试验提前终止，因为观察到在没有使用利福平的情况下所有治疗都失败了。这项研究为骨感染提供了为数不多的循证治疗标准。

作为一名专攻运动系统感染领域的骨科医生，我有幸遇到 Werner Zimmerli 这样一位敬业的临床医生。在利斯塔尔，我的团队与他保持了长期接触，与他讨论骨与关节感染的病例。当他在利斯塔尔的巴塞尔大学医学诊所担任主任时，这种联系更加紧密了。这使我们得以创建瑞士首个"骨科感染跨学科小组"。正是因为这种密切合作，才有现今国际上备受推崇的方案来治疗假体周围关节感染。在过去的二十年中，我们团队有大量传染病专家和骨科医生接受了骨与关节感染方面的培训。这个跨学科的核心团队后来包含了骨科医生、微生物学家和病理学家，这种合作理念目前已被广泛接受。

这本书反映了跨学科的概念。介绍性章节概述骨与关节感染处理的重要领域，即微生物学、骨骼中抗生素的药代动力学和药效学以及实验性临床前模型。此外，这本书还包含关于人工关节假体周围感染和骨髓炎分型的一般章节。这些章节为读者提供有关骨与关节感染临床处理的详尽基础。本书主要部分还包含运动系统感染的典型病例。它们遵照一个共同理念编写，并包含详尽信息，以更好地理解所讨论的主题。每一章都可以进行独立学习。大部分章节结尾都列举了要点和一些说明特殊情况处置的典型案例，这可以让读者评估他 / 她是否已经理解处置要点。一些案例同时也阐述应避免的常见错误。广泛和最新的参考文献有助于读者进行深入研究。所有章节均由感染领域公认的具有丰富临床经验的专家撰写。如果以保守治疗为主，那么作者可能是传染病专家。在人工关节和内固定装置相关感染的章节中，骨科医生也加入了传染病专家的写作团队。

本书提供了关于运动系统感染治疗中大多数问题的明确信息。传染病、骨科、创伤外科、风湿病学和内科领域经验丰富的临床医生可将此书作为综合教材或逐章使用。相应领域专家可从详细的最新知识中受益，并为他们的挑战性病例寻求特定帮助。

Peter E. Ochsner

Professor Emeritus in Orthopedic

Surgery of the University of Basel

致 谢

我很感谢 Julia Squarr 博士（高级责任编辑）对新版图书的支持，也感谢 John Wiley & Sons 总编辑 Rosie Hayden 在本项目进行过程中的持续帮助。我也要感谢 Emma Cole 细心和高效的文案编辑工作。同时需要感谢本书的作者们，如果没有他们热情和干练的工作，这本教科书将不可能完成；他们同时也是骨与关节感染不同领域的专家。我要特别感谢 Ruth Mester，她在整个编写过程中不可或缺。我还要感谢所有匿名患者，他们的骨与关节感染是最新诊断和治疗概念的基础。

目 录

第 1 章
引 言

Werner Zimmerli

大多数骨与关节感染的患病率在稳步上升，人口老龄化、骨折内固定物及人工关节应用的日益广泛是主要原因。对于常见感染性疾病，例如呼吸道、泌尿道和血液等疾病，其可以通过设定严格对照实验展开诊断和治疗方面的研究[1-3]。然而，骨与关节感染领域的随机对照研究却很少，仅能搜索到的是一项关于利福平对骨科植入物相关感染治疗作用的随机对照研究，以及一项针对椎体骨髓炎患者采用两种不同抗生素治疗时间的对比研究[4-5]。因此，骨与关节感染的诊断和治疗建议主要基于医生的专业知识和观察性研究[6-10]。

骨与关节感染的最佳诊断和治疗，需要结合医学领域的不同专业知识。由于化脓性关节炎和骨髓炎这类感染性疾病相对罕见，大多数医生的临床经验有限。因此，通常建议对这类感染采取多学科联合的方式进行诊疗。目前，骨与关节感染治疗的许多方面尚无国际公认的临床指南[11-13]，有关这类感染的临床实践专著也非常少。本书旨在通过一个该领域的多学科专家团队协作来填补这一空白。这些专家来自微生物学、临床药理学、临床前研究、儿科学、儿童和成人矫形外科、传染病和心血管外科等专业领域。其专业知识涵盖骨与关节感染的病理生理学、流行病学以及临床诊断和治疗等多方面。本书重在临床实践，并将为临床医生治疗患者提供最佳询证学依据。

除了常规微生物病原学检测外，新的非细菌培养技术越来越多地用于感染性疾病的诊断，这其中包括了骨与关节感染。然而，分子诊断和质谱分析的临床诊断价值尚不明确。更加快捷和高灵敏度是这类技术的潜在优势，尤其适合先前使用过抗生素治疗或难以检测出微生物的患者[14-15]。

多耐药细菌的感染率在世界范围内逐渐增加，人们正在寻找可替代的新抗菌疗法。使用噬菌体治疗多重耐药细菌引起的骨与关节感染就是一种非常有前景的方法。噬菌体的使用有着悠久的历史，但有关科学实验和临床数据直到最近才有文献报道[16]。相信不久的将来，进一步的临床对照研究将证明其在细菌生物膜感染中的治疗价值。

抗菌药物的骨 / 血清比率在骨与关节感染中的治疗作用仍存在争议，检测方法的异质性可能影响骨渗透的数据结果。由于文献中使用了不同的实验技术，从而导致这些数据饱受争议[17-18]。研究已经发现，不同种类的抗菌药物在骨渗透程度上存在明显差异，但这些差异与临床治疗结果的相关性仍然缺乏证据。因此，有关抗生素在骨骼中的药代动力学和药效学的临床研究可以填补这一知识空白。目前的许多治疗理念都是基于体外试验和动物的临床前研究[19]。由于缺乏临床对照试验，这些临床前数据对植入物相关感染的治疗尤其重要。

化脓性关节炎包括一组非同质的关节感染。本书涵盖八种不同的临床情形。首先，儿童化脓性关节炎在许多方面与成人化脓性关节炎不同。在儿童化脓性关节炎患者中，金格杆菌属扮演着重要角色，这种细菌在成人中仅引起心内膜炎[20]。此外，无乳链球菌在新生儿中仍然十分常见。相比之下，b 型流感嗜血杆菌在接种有效共价疫苗的幼儿中几乎消失。其次，化脓性中轴关节炎（包括胸锁关节、耻骨联合和骶髂关节）是一种罕见且难以诊断的疾病。静脉注射毒品是所有类型化脓性中轴关节炎最常见的危险因素。如果能得到快速诊断且患者没有化脓性并发症，则很少需要手术。除了髋关节和膝关节以外，人工关节也越来越多地用于肩关节、踝关节和肘关节等其他关节。其围术期感染率从髋关节或膝关节置换术后的 0.5% ～ 1.5%，上升到肘关节或踝关节置换术后的 10%。由于不同关节假体在许多方面有所不同，本书将列有单独章节分别讨论不同的假体周围关节感染。

骨髓炎是一个广泛的疾病谱。根据疾病的不同方面（如发病机制、感染持续时间、植入物的存在与否）以及治疗专家的不同（如矫形外科医生、传染病学专家、儿科医生、血管病学家），存在许多不同分类。本书中，年龄（儿童、成人）、疾病持续时间（急性、亚急性、慢性）、植入物的存在与否、解剖位置（长骨、脊椎、颌骨）和糖尿病等类别将在单独章节中分别介绍。

本书的所有作者相信这本多学科协作编写的专著能够快捷地提供所有类型骨与关节感染的详尽信息。如果本书能帮助医生改善患者的治疗方案，那么我们的目的已经达到。

参考文献

1. Torres A, Zhong N, Pachl J, et al. Ceftazidime-avibactam versus meropenem in nosocomial pneumonia, including ventilator-associated pneumonia (REPROVE): a randomised, double-blind, phase 3 non-inferiority trial. Lancet Infect Dis. 2018;18(3):285–295.
2. Wagenlehner FME, Cloutier DJ, Komirenko AS, et al. Once-daily plazomicin for complicated urinary tract infections. N Engl J Med. 2019;380(8):729–740.
3. Wirz Y, Meier MA, Bouadma L, et al. Effect of procalcitonin-guided antibiotic treatment on clinical outcomes in intensive care unit patients with infection and sepsis patients: a patient-level meta-analysis of randomized trials. Crit Care. 2018;22(1):191.
4. Zimmerli W, Widmer AF, Blatter M, et al. Role of rifampin for treatment of orthopedic implant-related staphylococcal infections: a randomized controlled trial. Foreign-Body Infection (FBI) Study Group. JAMA. 1998;279(19):1537–1541.
5. Bernard L, Dinh A, Ghout I, et al. Antibiotic treatment for 6 weeks versus 12 weeks in patients with pyogenic vertebral osteomyelitis: an open-label, non-inferiority, randomised, controlled trial. Lancet. 2015;385(9971):875–882.
6. Gellert M, Hardt S, Koder K, et al. Biofilm-active antibiotic treatment improved the outcome of knee periprosthetic joint infection: Results from a 6-year prospective cohort. Int J Antimicrob Agents. 2020:105904.
7. Roux S, Valour F, Karsenty J, et al. Daptomycin > 6 mg/kg/day as salvage therapy in patients with complex bone and joint infection: cohort study in a regional reference center. BMC Infect Dis. 2016;16:83.
8. Lowik CAM, Parvizi J, Jutte PC, et al. Debridement, antibiotics and implant retention is a viable treatment option for early periprosthetic joint infection presenting more than four weeks after index arthroplasty. Clin Infect Dis. 2019.
9. Depypere M, Morgenstern M, Kuehl R, et al. Pathogenesis and management of fracture-related infection. Clin Microbiol Infect 2019; https://doi.org/10.1016/j.cmi.2019.08.006.
10. Zimmerli W, Trampuz A, Ochsner PE. Prosthetic-joint infections. N Engl J Med. 2004;351(16):1645–1654.
11. Osmon DR, Berbari EF, Berendt AR, et al. Diagnosis and management of prosthetic joint infection: clinical practice guidelines by the Infectious Diseases Society of America. Clin Infect Dis. 2013;56(1):e1–e25.
12. Berbari EF, Kanj SS, Kowalski TJ, et al. Infectious Diseases Society of America (IDSA) clinical practice guidelines for the diagnosis and treatment of native vertebral osteomyelitis in adults. Clin Infect Dis. 2015;61(6):e26–46.
13. Lipsky BA, Berendt AR, Cornia PB, et al. Infectious Diseases Society of America clinical practice guideline for the diagnosis and treatment of diabetic foot infections. Clin Infect Dis. 2012;54(12):e132–173.
14. Street TL, Sanderson ND, Atkins BL, et al. Molecular diagnosis of orthopedic-device-related infection directly from sonication fluid by metagenomic sequencing. J Clin Microbiol. 2017;55(8):2334–2347.
15. Thoendel MJ, Jeraldo PR, Greenwood-Quaintance KE, et al. Identification of prosthetic joint infection pathogens using a shotgun metagenomics approach. Clin Infect Dis. 2018;67(9):1333–1338.
16. Tkhilaishvili T, Winkler T, Muller M, et al. Bacteriophages as adjuvant to antibiotics for the treatment of periprosthetic joint infection caused by multidrug-resistant pseudomonas aeruginosa. Antimicrob Agents Chemother. 2019;64(1).
17. Mouton JW, Theuretzbacher U, Craig WA, et al. Tissue concentrations: do we ever learn? J Antimicrob Chemother. 2008;61(2):235–237.
18. Landersdorfer CB, Bulitta JB, Kinzig M, et al. Penetration of antibacterials into bone: pharmacokinetic, pharmacodynamic and bioanalytical considerations. Clin Pharmacokinet. 2009;48(2):89–124.
19. Vanvelk N, Morgenstern M, Moriarty TF, et al. Preclinical in vivo models of fracture-related infection: a systematic review and critical appraisal. Eur Cell Mater. 2018;36:184–199.
20. Yagupsky P. Kingella kingae: from medical rarity to an emerging paediatric pathogen. Lancet Infect Dis. 2004;4(6):358–367.

第 2 章
骨与关节感染的诊断方法

Nora Renz，Donara Margaryan，and Andrej Trampuz

概述

对感染和非感染性疾病而言，手术和药物治疗方案存在很大区别，因此详细的检查和诊断对骨与关节感染的成功治疗至关重要。由低毒力致病菌引起的感染，其临床体征和感染症状较轻微，会给诊断带来一定挑战。诊断感染需要结合多项检查进行综合判断，尤其是有内置物存在的情况下。感染诊断一旦确立，还需要明确影响治疗策略的其他感染重要特征。这些特征包括感染持续的时间、感染的原因、发病机制及预期或已确定的病原体。

详细询问病史、体格检查和影像学检查有助于确定感染持续时间。感染急性程度是内植物相关感染的重要方面，因为细菌生物膜的形成时间（成熟度）对确定手术方案十分重要。对于急性感染而言，内植物通常可以成功保留；慢性感染则往往需要取出或更换内植物。同样，对于骨髓炎的治疗，感染持续时间对手术方案选择也具有指导意义。没有内植物的急性骨髓炎不一定需要进行手术治疗；慢性骨髓炎则通常需要通过手术去除无活力组织（如死骨）。

症状的急性程度、发病机制、既往骨与关节感染的发作情况以及地方流行病学等对确定致病菌种类具有重要预示作用[1]。只有将感染的源头控制，才能改善治疗效果。识别血源性感染的途径非常重要，它有助于指导进一步检查，以寻找、判断原发病灶（表 2.1）。

治疗策略应根据不同的原发感染灶作适当调整：如静脉输注抗生素时间可能延长至 4～6 周，或需要对原发灶进行手术清创。如果没有找到原发灶以及对病灶进行针对性处理，在这种情况下，即使骨与关节感染得到了正确的治疗，感染仍有可能因为原发病灶而再次出现[2]。

术前诊断方法的敏感性和特异性不及术中。因此术前相关检查，如影像学检查、滑液分析要与术中发现相结合，重新进行评估。术中所取标本的微生物学和组织病理学检查，以及移除异物的超声震荡液培养结果，均有助于病因学诊断。对术前无法确定是否存在感染的病例，需要制订假定存在感染的治疗预案，避免术中清创不足或内植物的部分保留。

骨与关节感染的常见微生物

骨与关节感染的大多数致病菌来自患者的皮肤、口腔、泌尿生殖道及肠道黏膜，即患者自身的微生物群体。大部分感染是革兰氏阳性球菌引起，如葡萄球菌占所有感染的 50%～60%[3]。其余致病菌包括链球菌、肠球菌、革兰氏阴性或阳性厌氧菌以及其他罕见病原体（如真菌、分枝杆菌或胞内细菌）[4]。对伴有污染伤口的开放性骨折，通常由周围环境微生物引起感染；而无意使用了被污染的医疗设备（无菌状态被破坏），通常由院内致病菌引起感染。

致病菌的种类根据感染的不同发病机制、发病部位及术后发生的时间而有所不同[3]。原发性化脓性关节炎、无内植物的椎体骨髓炎，以及儿童急性骨髓炎主要由血源性播散导致，只有大约 30% 的假体周围感染（periprosthetic joint infections，PJI）是血源性感染。对于骨折和脊柱内固定植入物造成的感染，血源性感染只占很少比例（＜10%）[5-6]。

血源性骨与关节感染主要由高毒力致病菌引起，且很少出现混合感染。由于致病菌的毒力较高，且可能从原发病灶获得标本，其培养结果很少出现假阴性，除非患者取标本前使用过抗生素。最近对 106 例

表 2.1　血源性骨与关节感染的病因调查表

病原体		部位	病因调查
葡萄球菌属	金黄色葡萄球菌	• 皮肤 • 感染性心内膜炎 • 血管内装置或导管 • 原发性菌血症	• 皮肤检查 • 血管内置物检查 • 血液培养（BC） • 血液培养阳性时，行经食管超声心动图（TEE）检查
	凝固酶阴性葡萄球菌	• 血管内装置或导管 • 感染性心内膜炎	• 血管内置物检查 • 血液培养 • BC 阳性时，行 TEE
链球菌属	草绿色链球菌组（缓症链球菌/口腔链球菌）	• 口腔 • 感染性心内膜炎	• 近期牙科检查 • 全口牙位曲面体层片 • 血液培养 • BC 阳性时，行 TEE
	无乳链球菌，半乳链球菌	• 腹部 • 泌尿生殖道 • 皮肤	• 皮肤检查 • 尿液分析和培养 • 尿液分析正常时，行腹部或盆腔的影像学检查
	解没食子酸链球菌	• 结直肠癌或腺瘤 • 感染性心内膜炎	• 血液培养 • BC 阳性时，行 TEE • 结肠镜检查（若近期没有进行）
革兰氏阴性杆菌	大肠埃希菌，克雷伯菌属，肠杆菌属，假单胞菌属	• 腹部 • 泌尿生殖道	• 尿液分析和培养 • 若近期没有进行结肠镜检查和尿液分析正常时，行腹部或盆腔影像学检查或结肠镜检查
肠球菌属	粪肠球菌，屎肠球菌，其他菌属	• 腹部 • 泌尿生殖道 • 感染性心内膜炎	• 尿液分析和培养 • 血液培养 • BC 阳性时，行 TEE • 若近期没有进行结肠镜检查和尿液分析正常时，行结肠镜检查

血源性感染的 PJI 患者分析结果显示，金黄色葡萄球菌感染占 41%，链球菌占 30%，肠球菌占 12%，革兰氏阴性杆菌占 8%。原发病灶最常见于心血管系统（31%），其次为皮肤软组织（22%）、口腔（22%）、泌尿生殖系统（17%）、胃肠道（10%），有 32% 的原发病灶则无法确认[2]。上述致病菌占比也适合其他类型的血源性感染，如椎体骨髓炎和原发性化脓性关节炎。低毒性致病菌，如凝固酶阴性葡萄球菌和表皮细菌导致的感染很少由血源性播散所致。如果确定是血源性感染，应考虑来自心血管系统感染（人工心脏瓣膜感染、血管内导管或心脏植入式电子设备相关感染）的可能。长期存在或反复发作的菌血症是致病菌在骨与关节中定植导致。低毒力致病菌引起的感染通常是内植物相关的感染，因为它们需要依附在异物表面才能在人体存活，如内植物或死骨[7-8]。

外源性感染多发生在围术期，如术中或术后伤口愈合不良和持续渗液的前几天。围术期感染主要由皮肤微生物群的病原体引起。邻近肠道或尿道开口处（如髋关节和下段脊柱）的骨与关节手术后感染更多由革兰氏阴性菌引起，尤其是在肥胖和大小便失禁的患者中更常见[3, 9]。

多种微生物同时导致的感染主要发生在手术创面愈合不良和肥胖的患者[9]。金黄色葡萄球菌是一种非皮肤定植微生物，但它也可以导致术后感染，因为有三分之一的健康人群皮肤可发生暂时性的金黄色葡萄球菌定植。然而在血源性感染中，金黄色葡萄球菌比凝固酶阴性葡萄球菌更常见（28% vs 12%），但两种细菌的比率在手术后感染的患者中则正好相反（14% vs 41%）[1]。表 2.2 显示的是血源性和手术后外源性骨与关节感染的各种致病菌比例[1-2, 6, 10-11]。

表 2.2　感染途径统计的病原菌所占比率

病原菌	血源性感染[1-2, 10-11]	术后外源性感染
金黄色葡萄球菌	**39%**（28%～46%）	**27%**（14%～43%）
凝固酶阴性葡萄球菌	**8%**（4%～13%）	**38%**（29%～48%）
链球菌属	**26%**（12%～39%）	**3%**（1%～6%）
肠球菌属	**4%**（1%～12%）	**5%**（2%～10%）
革兰氏阴性杆菌	**15%**（8%～21%）	**11%**（8%～22%）
表皮葡萄球菌	**0**（0～1%）	**13%**（10%～19%）
其他	**3%**（1%～6%）	**4%**（1%～7%）
培养阴性	**2%**（1%～5%）	**10%**（1%～17%）
多种微生物	**3%**（1%～9%）	**18%**（15%～24%）

源自：[1-2, 6, 10-11]。
未发表数据：[1, 6]

对 Ⅱ 型或 Ⅲ 型开放性骨折，由于外露的软组织被土壤污染，如果清创或预防性使用抗生素的剂量不足，创面即可发生细菌定植，继而发生感染[12]。这些情况下的多重微生物感染以及环境致病菌，如革兰氏阴性菌和芽孢杆菌导致的感染更常见[12-13]。在个别情况下，关节穿刺、注射或冲洗，自发性或创伤性皮肤穿孔或破损也可导致获得性感染。

脊柱感染的诊断方法

脊柱感染根据有无内植物存在，其发病机制、诊断方法以及治疗方案存在不同（如脊柱融合相关感染或者原发性椎体骨髓炎）。图 2.1 显示脊柱感染的诊断路径。

患者新近出现背部疼痛或神经症状，且伴有全身炎症表现和（或）伤口愈合不良，均应进行检查以确定是否存在感染。手术前应了解患者是否存在发热，检查脊柱活动是否受限，并行全身炎症标志物检测和脊柱影像学检查（常规 X 线片、CT 或 MRI，见第 24 章）。如果患者在新发背部疼痛之前没有接受过有创治疗（如手术、局部注射），或者患者除了背痛之外还有发热，则应在使用抗生素之前做血液培养。根据鉴别出的致病菌种类，应同时对脊柱和原发感染灶做进一步检查。

大多数原发性脊柱感染是血源性感染，需要做血液细菌培养。如果血培养为阴性，又无明确的手术指征，则应进行经皮穿刺活检（一般在 CT 引导下进行）。大部分血源性播散的脊柱感染可单纯应用抗生素治疗[14]（见第 18 章）。因此，在开始应用抗生素之前的全面细菌培养取样至关重要。与之相反的是，内植物相关的脊柱感染绝大多数是由围术期污染造成的。此类感染常需要手术清创，并可通过术中检测明确诊断（见第 24 章）。

手术中需要多点取样（细菌培养和组织学检查都要取 3～5 处标本），取出的内固定物（全部或只取松动的部分）要做超声震荡液培养。Carlson 等[15]指出，脊柱内植物超声震荡液培养比周围组织培养的阳性率更高，其使用 ≥ 20 CFU/10 mL 作为超声震荡液培养阳性标准时，差异有统计学意义。脊柱内植物通常在置入后数年才会出现机械性（无菌性）并发症（如松动等）。这些内植物在取出后都应进行超声震荡液检查，以排除低毒性感染。这一理论得到 Prinz 等[16]的支持，他们的观察结果显示，在 82 例脊柱内植物发生松动的患者中，有 22 例（41%）细菌培养结果阳性，而 28 例未发生松动的患者中无一例为阳性（$P < 0.01$）。原发性脊柱感染手术治疗的指征是：存在因椎体破坏而造成的机械性不稳定，压迫引起的神经功能障碍，存在大于 1 cm 的硬膜外或椎旁脓肿[17]。此时，应立即进行手术和减压处理，并在术中取样进行组织学检查和微生物学检查。对所有保守治疗的患者来说，如果血液培养没有找到致病菌，经皮或切开的病灶活检是明确诊断的重要步骤。对病情稳定的患者，在细菌培养和组织学检查明确感染诊断之前，建议暂不使用抗生素治疗。假如活检也没有得出明确结论，则应重复取样[18]。如果有特殊接触史，建议增加一些针对分枝杆菌的特殊检查（抗酸染色、PCR 或延长培养时间），以及针对罕见致病微生物的检查（如布氏杆菌）（见第 19 章）。

骨折内固定相关性感染的诊断方法

骨折内固定后出现骨不连、局部疼痛、伤口愈合障碍的情况下，术前或术中探查诊断性检查的目的是寻找明确感染的证据[19-20]。图 2.2 显示诊断骨折内固定相关性感染的路线图。对于此类感染的诊断，详细询问病史和查体，并进行相关的实验室和影像学检查非常重要[21-22]。骨折内固定相关感染很少是血源性感染，但它可导致继发性菌血症。如果患者有发热或脓毒性症状，则要在使用抗生素之前进行血液培养。

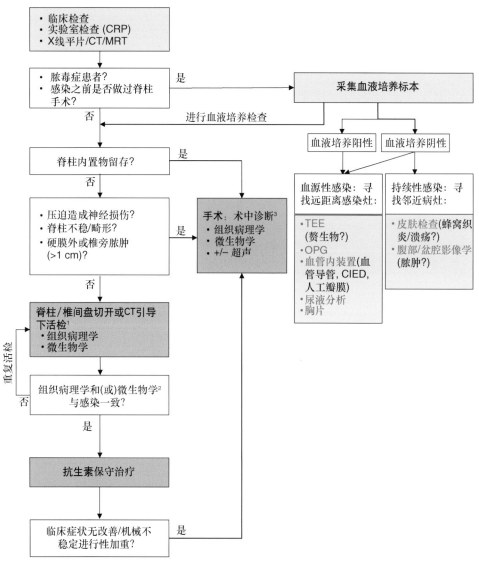

1 如果血培养有致病菌，临床和影像学也证实为椎体骨髓炎（无论有无内植物），锥体或椎间盘的活检可省略。
2 对于毒力强的微生物（如金黄色葡萄球菌、大肠埃希菌、链球菌属）或正在接受抗生素治疗的患者，有1次培养阳性即可确诊感染。对于低毒性微生物（如表皮葡萄球菌、痤疮表皮杆菌），需要2次以上阳性结果才可确诊感染。
3 如果存在相应的接触史，其他种类的微生物（分枝杆菌属、布鲁菌属）也应做相应检测。
BC：血液培养；TEE：经食管超声心动图；OPG：全口牙位曲面体层片；CIED：心脏植入式电子设备

图 2.1 脊柱感染的诊断路径（有或没有内置物）

有些特征可以明确感染（确定性标准），有些则只是提示可能存在感染，这些线索也可能由非感染性因素所致[20]。存在伤口流脓或渗出、内植物外露或窦道则可确定感染，需要行翻修手术。术中采集标本做细菌培养或组织病理学检查。可疑感染的征象是：影像学显示感染性骨痂、骨不连、内置物松动、骨皮质硬化，CRP升高，持续的伤口渗液或伤口周围有炎症表现（如皮肤发红、皮温高、肿胀、邻近关节出现新发的积液），这时翻修手术指征应该放宽。如果没有发现可疑感染的征象则应进行观察。如果此时由于内固定不稳需要行翻修手术，则应进行全面的术中检查，以排除低毒性感染的可能。

诊断低毒性感染的"金标准"是术中内植物周围软组织培养和病理学检查，以及内植物和死骨超声震荡液培养的综合性结果（见第 23 章）。一项针对 64 个骨折术后骨不连的病例分析中，以每高倍视野（放大 400 倍）大于 5 个中性粒细胞为感染的诊断标准时，其诊断的敏感性为 80%，特异性为 100%[23]。行细菌培养时应使用干净器械采集多个标本（至少 3处，不要用棉拭子在伤口的表浅处或窦道内取材）。如果邻近骨折的关节有积液，应在无菌条件下通过关节穿刺获得滑液，此关节滑液可以算一份样本[20]。

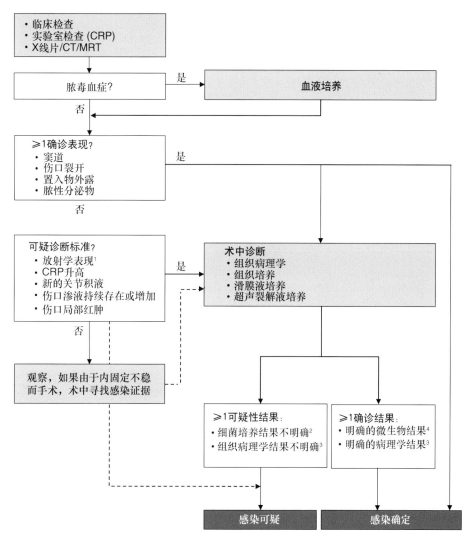

图 2.2　骨折内固定相关性感染诊断路线

[1] 感染性骨痂、死骨、骨溶解、内植物松动、骨不连接、骨皮质硬化。
[2] 低毒性致病菌（如表皮葡萄球菌，痤疮杆菌）培养单一阳性或超声震荡液培养小于<50 CFU/ml。
[3] 不确定：0～5个中性粒细胞/高倍视野（HPF）；阳性：>5个中性粒细胞/高倍视野（400倍放大倍数）。
[4] ≥1次高毒性致病菌（如金黄色葡萄球菌、大肠埃希菌、链球菌）培养或超声震荡液培养阳性。或对使用抗生素的患者≥2次低毒性致病菌（表皮葡萄球菌、痤疮杆菌）培养阳性

对低毒性致病菌的诊断（如凝固酶阴性、葡萄球菌、杯状杆菌或棒状杆菌），两个独立来源的深部组织或内植物周围组织标本培养阳性才能确诊。单一标本培养的低毒性致病菌只能作为参考性诊断指标。与此相反，高毒性致病菌（如金黄色葡萄球菌、革兰氏阴性杆菌或链球菌）在单一标本中培养阳性即可确定诊断，这类病原菌的样本污染极为少见。采用特殊染色技术的组织病理学检查发现细菌或者真菌即可诊断感染，这种染色技术也同样适用于分枝杆菌或布氏杆菌引起的炎性肉芽肿性诊断。感染诊断的未来发展方向是新的生物标记物、分子水平检测方法和核成像技术。

当术中至少存在一个确定性的感染指标时［如明确的细菌生长和（或）病理学诊断阳性］即可明确感染，并应进行相应的抗生素治疗（见第12章）。然而如果术后没有一个确定性指标，只有一个或多个提示性感染的指标时，要高度怀疑感染，此时应该具体问题具体分析。

原发性关节感染和前交叉韧带重建（ACL-R）术后感染的诊断方法

任何一个没有受过外伤的膝关节突然出现关节疼痛或者局部炎症表现都应怀疑是否有关节感染，并应

按照关节感染进行治疗，直至关节感染得以排除。原发性化脓性关节炎患者有特征性的病史，如关节内注射过激素，有呼吸道和消化道感染史、乱交史（提示有淋球菌性或衣原体性关节炎），或在几天或几周前有过细菌感染的症状或体征，这时均需要考虑到关节感染。鉴别诊断主要包括风湿病（风湿性关节炎、晶体病）、骨关节炎急性症状期和反应性关节炎。

图 2.3 显示的是诊断路线。全身炎性指标包括白细胞分类计数（WBC）、血清 C- 反应蛋白（CRP）。影像学检查对急性化脓性关节炎没有太多必要。常规 X 线检查即可确定是否同时合并其他关节疾病（如骨关节炎、风湿性关节炎、骨髓炎、软骨钙质沉着病）。超声检查可用于引导关节穿刺[24]。如果怀疑 ACL-R

术后感染，MRI 和 CT 有助于排除其他鉴别诊断，如移植物撞击、破裂、局灶性关节纤维化、贝克囊肿感染或移植物囊性退变。慢性关节感染则要行 MRI 和 CT 检查来确定是否存在死骨。90% 的慢性感染患者 WBC 计数 > 10×10^9/L，CRP > 100 mg/L 的敏感性为 77%，但这两项指标在该阈值时均为非特异性[24]。如果患者有脓毒血症或发热或寒战，应立即行血液培养和关节液穿刺，随即开始经验性应用抗生素治疗，这一点非常重要。

由于白细胞蛋白酶能快速导致关节软骨损伤，所以化脓性关节炎应作为急症处理。因此，对一个疼痛、有炎症表现的关节进行穿刺，抽取关节液检查是诊断关节感染的首要步骤，即使患者此时尚无全身感

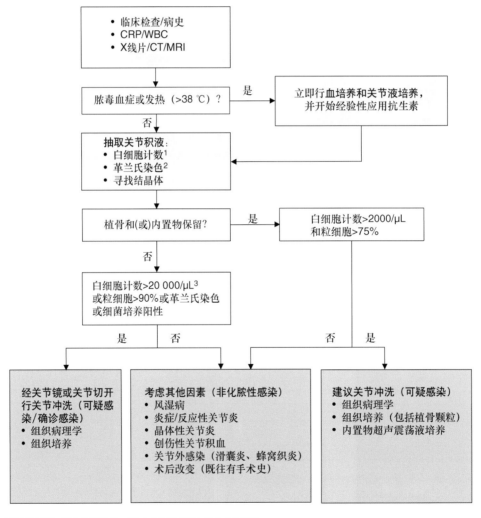

1 使用 EDTA 或肝素化试管，防止白细胞聚积或形成血凝块。
2 用儿科血液培养和试管内接种。如果怀疑淋球菌感染，对男性患者的初段尿液或尿道口拭子、对女性患者的宫颈拭子提取物做 PCR 检查，或对患者的直肠或咽拭子提取物做 PCR 检查。在某些情况下，还要考虑螺旋体、分枝杆菌或淋病奈瑟菌感染。
3 在感染的早期，或者免疫功能低下的患者，或者是低毒性细菌感染，白细胞计数可能不高

图 2.3 关节原发性感染和前交叉韧带重建（ACL-R）后感染的诊断方法

染征象。滑液检查应包括白细胞计数和粒细胞百分比计算（使用 EDTA 管防止细胞凝结）、革兰氏染色、常规细菌培养（最好用儿童血培养瓶接种，以提高培养的敏感性）及在偏振光显微镜下检查晶状体（详见第 9 章）。革兰氏染色的敏感性低。然而，由于其特异性较高，其阳性结果可作为判断感染的指标。滑液中存在晶状体并不能排除感染，因为晶状体诱导的关节炎和化脓性关节炎可同时存在[25]。如果所有的滑液分析结果都支持感染，则应立即进行手术治疗（关节镜手术或关节切开手术）。

术中应取滑膜组织做病理学检查和细菌培养。如果患者在急性感染症状出现之前关节本身既往没有手术史和不存在邻近关节的感染灶，则需要进一步寻找原发感染灶，包括血管内、皮肤及软组织、泌尿生殖系统、胃肠道或肺部的感染灶。

近年来，人们发现滑液中许多新的生物标记物［如乳酸 D、白细胞介素 6（IL-6）、全乳酸 D 和 L- 异构体］和钙保护素都可以用来辅助诊断化脓性关节炎，其中以 D 乳酸和钙保护素表现最为优异（敏感性分别为 85% 和 76%，特异性分别为 96% 和 94%）[26-27]。然而，白细胞介素 6 用以区分感染和非感染性关节炎并不可靠[28]。

ACL-R 术后感染是原发性关节炎和移植物或内置物存留（皆无血运）相结合的感染。在大多数情况下，移植物附着处的骨组织都有感染。围术期移植物或关节的污染是最常见的发病原因。大部分感染出现在韧带重建术后的前几周，且伴随着急性感染的症状和体征[29]。有时从临床角度很难区分术后炎症反应和关节感染。同样，对滑液中白细胞计数的解释也具有挑战性，感染诊断的临界值尚无法确定。这种现象在低毒性致病菌导致的慢性低度感染中尤为常见，因为低毒性致病菌很少引起局部或全身的炎症反应。尽管如此，滑液中白细胞计数 > 10×10⁹/L 则提示存在化脓性感染，计数正常可排除感染。如果重建的韧带不稳定则需要更换，此时取出的韧带或内置物需要做细菌培养，如常规培养或超声振荡液培养[29]。

假体周围感染（PJI）的诊断方法

急性 PJI 的诊断比较容易，因为其临床表现比较明确，实验室检查的敏感性较高。慢性低毒性假体周围感染则很难和假体的无菌性松动相区别。因此，要将术前和术中的检测结果综合考虑，才能确定或排除感

染（图 2.4）。

当假体关节出现疼痛时都应考虑是否存在感染。最初的检查应包括查体、全身炎性指标测定和影像学检查。全身炎性指标对诊断假体周围感染的敏感性和特异性均不高（见第 11 章）。尽管如此，这些炎症指标在感染的诊断中仍有一定参考价值。

同原发性关节感染一样，当患者出现脓毒血症或表现为发热寒战时应考虑为血源性感染，同时应采集血液和滑液进行检查，并尽快开始经验性抗生素治疗。这些患者入院后数小时就应进行手术，以清除感染灶。然而，假体周围感染的翻修手术颇具挑战性，需要有经验的专科医生实施。此类感染的诊断主要依靠术中进行的相关检查，如组织病理学和微生物学检查，包括滑液培养和白细胞计数、假体周围组织培养（至少在 3～5 处取材）和取出的内植物超声震荡液培养[30]（见第 11 章）。根据病原菌和临床表现，要找出感染的原发灶，必要时可附加其他实验检测。对于血培养阴性的晚期急性感染发作患者，应考虑邻近感染灶直接扩散到关节的可能。

在慢性感染的治疗中，最初的术前评估很重要。理想状态下，翻修手术之前即应确定有无感染，以便制订最佳的手术计划。在术前评估时，伤口脓性分泌物和（或）与关节假体相通的窦道是假体周围感染的确定性体征。在这种情况下，不需要做进一步的诊断，做好翻修手术的术中检查计划即可。在缺乏确定性临床表现的情况下，最有效和最敏感的诊断方法是进行关节穿刺检查。它应该在标准的无菌技术条件下进行，或最好在手术室内进行操作。由于只有浮游细菌才能培养出来，包裹在内植物表面生物膜内的细菌培养不出，所以滑液细菌培养的敏感性较低。滑液的白细胞计数相对敏感，它代表了宿主对微生物的反应状态。然而，存在非化脓性关节炎时的滑液细胞计数敏感性有所下降，它包括以下几种情况：术后 4～6 周的愈合过程中，创伤后炎症变化，习惯性脱位和合并有炎性关节病。诊断感染的临界点仍存在争议。一般情况下，诊断感染时首选敏感性较高的实验，因此优先选择较低的白细胞计数（如 2×10⁹/L），宁可过度诊断也不能漏掉感染。滑液 α 防御素、D- 乳酸、钙保护素和白细胞酯酶这些新的生物标记物已被引入不同的诊断标准中，但其中白细胞计数的可靠性同以上指标相当或表现更好[31]。

在做关节穿刺时，关节内积液较少时不建议关节腔内灌注盐水，因为滑液稀释会使白细胞计数的

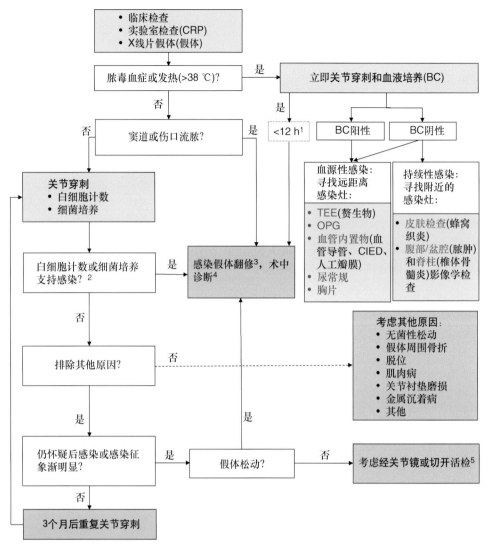

图 2.4 假体周围关节感染诊断方法

1 由有经验的骨科医生尽快手术。
2 白细胞计数:>2000/μL或粒细胞>70%；细菌培养:高毒性致病菌(如金黄色葡萄球菌、大肠埃希菌)1份样本培养阳性即可确诊。低毒性致病菌(如表皮葡萄球菌、痤疮杆菌)≥2份样本阳性才能确诊。
3 根据PJI治疗流程图。
4 白细胞计数或分类，组织病理学，微生物学(+/-超声振荡液培养)
5 CRP增高，有感染风险史(术后伤口渗液时间较长或翻修手术)，假体早期松动
BC:血液培养；TEE:经食道超声心动；OPG:全口牙位曲面体层片；CIED:心脏植入式电子设备

准确性降低。如果滑液计数的结果不能确定是否有感染，应做进一步的检查。如果疼痛仍无法解释，要根据患者疼痛的程度和假体的稳定性做进一步检查。如果疼痛很明显，严重影响生活质量，或者关节假体有松动，应行翻修手术（最好一期翻修），并做好全面细致的术中检查。根据关节的病损程度和主管医生的经验，假体稳定的患者也可选择经关节镜或小切口行关节内组织活检。但活检的满意率并不高，因为感染病灶常存在于内植物和骨之间的界面，而此处很难进行活检取材。有些患者可连续进行假体超声震荡液培

养。尽管如此，任何有创操作都有导致感染的可能，应尽量避免。使用止痛药能很好地控制疼痛的患者并不急于手术，可以考虑 1 ～ 3 个月后重复行关节穿刺检查。

术中检查项目包括取假体周围组织做细菌培养和组织病理学检查，取出的假体做超声震荡液培养，其敏感性比术前关节穿刺检查要高得多。因此上述方法被认为是诊断假体周围感染的金标准[19, 30, 32]。这些诊断方法在第 11 章中有详细论述。对于延迟的和晚期的假体周围感染以及多种微生物或低毒性微生物导

致的假体周围感染，术中采集标本的病原菌检出率明显高于滑膜液培养结果[33]。

要点

- 骨与关节感染的诊断性检查旨在明确发病机制和感染的严重程度，并确定致病菌，以便制订相应的治疗策略。

- 引起骨与关节感染的大多数致病菌源于患者皮肤和黏膜的微生物群，它们所占的比例因不同感染途径而有所区别。

- 准确的术中检测方法有组织病理学检查和微生物学检查，包括滑液、假体周围组织和超声震荡液的细菌培养。

- 对伴有脓毒血症的骨与关节感染患者，应在使用抗生素之前做血液培养，以便诊断是原发或小部分继发的菌血症。如果怀疑假体周围感染是血源性感染，分离的致病菌能指导进一步检查以确定原发病灶。

参考文献

1. Zeller V, Kerroumi Y, Meyssonnier V, et al. Analysis of postoperative and hematogenous prosthetic joint-infection microbiological patterns in a large cohort. J Infect. 2018;76(4):328–334.
2. Rakow A, Perka C, Trampuz A, et al. Origin and characteristics of haematogenous periprosthetic joint infection. Clin Microbiol Infect. 2019;25(7):845–850.
3. Tande AJ, Patel R. Prosthetic joint infection. Clin Microbiol Rev. 2014;27(2):302–345.
4. Corvec S, Portillo ME, Pasticci BM, et al. Epidemiology and new developments in the diagnosis of prosthetic joint infection. Int J Artif Organs. 2012;35(10):923–934.
5. Koder K, Hardt S, Gellert MS, et al. Outcome of spinal implant-associated infections treated with or without biofilm-active antibiotics: results from a 10-year cohort study. Infection. 2020. (Epub ahead of print)
6. Margaryan D, Renz N, Bervar M, et al. Spinal implant-associated infections: A prospective multicenter cohort study. Int J Antimicrob Agents. 2020:106116.
7. Widmer AF, Frei R, Rajacic Z, et al. Correlation between in vivo and in vitro efficacy of antimicrobial agents against foreign body infections. J Infect Dis. 1990;162(1):96–102.
8. Zimmerli W. Experimental models in the investigation of device-related infections. J Antimicrob Chemother. 1993;31 Suppl D:97–102.
9. Lowik CAM, Zijlstra WP, Knobben BAS, et al. Obese patients have higher rates of polymicrobial and Gram-negative early periprosthetic joint infections of the hip than non-obese patients. PLoS One. 2019;14(4):e0215035.
10. Ohl CA, Forster D. Infectious arthritis of native joints. In: Bennett JE, Dolin R, Blaser MJ, et al. Mandell, Douglas, and Bennett's Principles and Practice of Infectious Diseases. 8th edition, pp 1302–1317, ed. Philadelphia, PA: Elsevier/Saunders; 2015.
11. Mylona E, Samarkos M, Kakalou E, et al. Pyogenic vertebral osteomyelitis: a systematic review of clinical characteristics. Semin Arthritis Rheum. 2009;39(1):10–17.
12. Yusuf E, Steinrucken J, Buchegger T, et al. A descriptive study on the surgery and the microbiology of Gustilo type III fractures in an university hospital in Switzerland. Acta Orthop Belg. 2015;81(2):327–332.
13. Giesecke MT, Schwabe P, Wichlas F, et al. Impact of high prevalence of pseudomonas and polymicrobial Gram-negative infections in major sub-/total traumatic amputations on empiric antimicrobial therapy: a retrospective study. World J Emerg Surg. 2014;9(1):55.
14. Zimmerli W. Clinical practice. Vertebral osteomyelitis. N Engl J Med. 2010;362(11):1022–1029.
15. Sampedro MF, Huddleston PM, Piper KE, et al. A biofilm approach to detect bacteria on removed spinal implants. Spine. 2010;35(12):1218–1224.
16. Prinz V, Bayerl S, Renz N, et al. High frequency of low-virulent microorganisms detected by sonication of pedicle screws: a potential cause for implant failure. J Neurosurg Spine. 2019;31(3):424–429.
17. Rutges JPHJ, Kempen DH, van Dijk M, et al. Outcome of conservative and surgical treatment of pyogenic spondylodiscitis: a systematic literature review. Eur Spine J. 2015;25(4):983–999.
18. Berbari EF, Kanj SS, Kowalski TJ, et al. Executive Summary: 2015 Infectious Diseases Society of America (IDSA) Clinical Practice Guidelines for the Diagnosis and Treatment of Native Vertebral Osteomyelitis in Adults. Clin Infect Dis. 2015;61(6):859–863.
19. Onsea J, Depypere M, Govaert G, et al. Accuracy of tissue and sonication fluid sampling for the diagnosis of fracture-related infection: A Systematic Review and Critical Appraisal. J Bone Jt Infect. 2018;3(4):173–181.
20. Metsemakers WJ, Morgenstern M, McNally MA, et al. Fracture-related infection: A consensus on definition from an international expert group. Injury. 2018;49(3):505–510.
21. Govaert GAM, Kuehl R, Atkins BL, et al. Diagnosing fracture-related infection: Current concepts and recommendations. J Orthop Trauma. 2020;34(1):8–17.
22. Depypere M, Morgenstern M, Kuehl R, et al. Pathogenesis and management of fracture-related infection. Clin Microbiol Infect. 2020;26(5):572–578.
23. Morgenstern M, Athanasou NA, Ferguson JY, et al. The value of quantitative histology in the diagnosis of fracture-related infection. Bone Joint J. 2018;100-b(7):966–972.
24. Conen A, Borens O. Septic Arthritis. In: Kates SL, Borens O, editors. Principles of Orthopedic Infection Management. Davos, Switzerland: AO Publishing; 2016. p. 213–226.
25. Shah K, Spear J, Nathanson LA, et al. Does the presence of crystal arthritis rule out septic arthritis? J Emerg Med. 2007;32(1):23–26.
26. Baillet A, Trocme C, Romand X, et al. Calprotectin discriminates septic arthritis from pseudogout and rheumatoid arthritis. Rheumatology (Oxford, England). 2019;58(9):1644–1648.
27. Gratacos J, Vila J, Moya F, et al. D-lactic acid in synovial fluid. A rapid diagnostic test for bacterial synovitis. J Rheumatol. 1995;22(8):1504–1508.
28. Lenski M, Scherer MA. Analysis of synovial inflammatory markers to differ infectious from gouty arthritis. Clin Biochem. 2014;47(1–2):49–55.
29. Mouzopoulos G, Fotopoulos VC, Tzurbakis M. Septic knee arthritis following ACL reconstruction: a systematic review. Knee Surg Sports Traumatol Arthrosc. 2009;17(9):1033–1042.
30. Dudareva M, Barrett L, Figtree M, et al. Sonication versus tissue sampling for diagnosis of prosthetic joint and other orthopedic device-related infections. J Clin Microbiol. 2018;56(12).
31. Renz N, Yermak K., Perka C., Trampuz A. Alpha defensin lateral flow test for diagnosis of periprosthetic joint infection. Not a screening but a confirmatory test. J Bone Joint Surg Am. 2018(100(9)):742–750.
32. Krenn V, Morawietz L, Perino G, et al. Revised histopathological consensus classification of joint implant related pathology. Pathol Res Pract. 2014;210(12):779–786.
33. Schulz P, Dlaska CE, Perka C, et al. Preoperative synovial fluid culture poorly predicts the pathogen causing periprosthetic joint infection. Infection. 2020 Nov 3. doi: 10.1007/s15010-020-01540-2. Epub ahead of print.

第 3 章
关节假体周围感染中的罕见微生物

Camelia Marculescu and Werner Zimmerli

概述

表皮葡萄球菌、金黄色葡萄球菌以及 β- 溶血性链球菌等一类的微生物与关节假体周围感染（periprosthetic joint infection，PJI）的关系多年前已得到证实，这些微生物用常规培养手段即可分离出来。

然而其他一些可导致 PJI 的病原微生物却很难用常规培养方法分离出来或在通常情况下认为其与 PJI 的发生关系不大。近年来，随着分子微生物学的发展以及传统微生物检测手段的不断改进，一些与 PJI 相关却不常见的微生物也被检出。认识此类微生物引起 PJI 十分重要，因为 PJI 未能得到治疗始终不利。

革兰氏阳性菌

路邓葡萄球菌（*Staphylococcus lugdunensis*）

路邓葡萄球菌是一种凝固酶阴性的葡萄球菌（coagulase-negative staphylococcus，CNS），其致病性与金黄色葡萄球菌相似。该菌还易形成生物被膜菌落形态，其表现为突变的小菌落[1]。虽然突变的小菌落与亲本株在遗传学上无法区分，但在菌落大小和对抗生素的敏感性上与亲本株不同，也是慢性感染持续和抗生素治疗失败的原因。在一些免疫功能不全的患者（类风湿关节炎、多发性骨髓瘤、胰腺癌、糖尿病）和免疫功能正常的患者中，已经报道了几例路邓葡萄球菌引起的全膝关节置换术（total knee arthroplasty，TKA）和全髋关节置换术（total hip arthroplasty，THA）后的 PJI。TKA 术后由该菌引起的 PJI 的发生率要高于 THA。由路邓葡萄球菌引起的 PJI 可表现为急性感染，伴有发热和局部炎症反应或手术部位持续疼痛。

微生物学诊断

路邓葡萄球菌通常能产生一种凝集因子从而导致玻片法凝固酶阳性。因此，路邓葡萄球菌还需要用试管法凝固酶进行鉴定。一些其他的生化试验（吡咯烷醇基芳基酰胺酶和鸟氨酸脱羧酶测试阳性）有助于该菌的最终鉴定。

治疗

路邓葡萄球菌 PJI 的治疗方案包括二期置换（two-stage exchange，TSE）、清创与保留植入物（debridement and retention of implant，DAIR）和一期置换（one-stage exchange，OSE）。目前尚不确定 DAIR 治疗路邓葡萄球菌 PJI 与治疗金黄色葡萄球菌 PJI 两者的效果是否相近[1-4]。

牛链球菌（*Streptococcus bovis*）

牛链球菌菌血症与结肠疾病（大肠癌、息肉、结肠溃疡）之间的相关性研究已被广泛报道[5-6]。而关于牛链球菌所致的 PJI 病例的报道较为少见[7-8]。Emerton[8] 等报道了 1 个牛链球菌所致的 THA 术后发生 PJI 的病例。该患者在术后 1 个月内出现非特异性流感样表现，但是病程中未发生心内膜炎。

微生物学诊断

牛链球菌的菌落在绵羊血琼脂上通常不产生溶血。牛链球菌可在含有 40% 的胆汁中生长并水解七叶树苷。这一特点可以与肠球菌区别，因为前者是 PYR 阴性，不能水解精氨酸，并且牛链球菌不能在 6.5% 的高盐肉汤中生长。牛链球菌可根据其他生化反应进一步分为生物 I 型和生物 II 型。16S rRNA 测序可以将生物 II 型进一步分为 1 群和 2 群[9]。这种微生物通常对青霉素敏感。

治疗

在前面文献中提到的两个牛链球菌所致 PJI 病例中，患者仅接受抗生素治疗而未进行清创手术，治疗结果未能获得成功。因此后续两名患者都接受 TSE 治疗，并且随访 74 个月和 6 个月，治疗效果良好[7-8]。在 Thompson 等的[6] 系列研究中，对急性 PJI 的患者一般采用 DAIR 进行治疗，而对慢性 PJI 的患者采用 TSE 进行治疗。经 DAIR 治疗的患者及 2 例经 TSE 治疗的患者感染得到了部分性控制，其中的原因不是很明确。5 例 TSE 治疗病例治疗成功。头孢曲松抗感染治疗 6 周有效[6]。大多数报道的病例有结肠病理表现。因此，对于诊断为牛链球菌 PJI 的患者，应进行结肠检查。

孪生球菌属（ *Gemella* ）

麻疹孪生球菌（以前称麻疹链球菌）、溶血孪生球菌和血孪生球菌所致 PJI 都曾有过报道[10-12]。人群中感染很少涉及麻疹孪生球菌，如心内膜炎。文献中既往曾报道过 1 例血孪生球菌引起的迟发性急性感染[12]。

微生物学诊断

麻疹孪生球菌是厌氧或兼性厌氧的革兰阳性球菌。手术时采集的标本应接种在需氧菌和厌氧菌平皿上。将关节液直接接种在血培养瓶中，可能会提高从关节液中分离这种难培养微生物的检出率[12-13]。麻疹孪生球菌是一种革兰氏阳性、多形性、生长缓慢、初次培养为厌氧的细菌。该菌生长速度慢，形态和染色特性的多变性可能会增加对该菌的鉴定难度。溶血孪生球菌的鉴定通常是通过一系列的生化反应（API 20 Strep 鉴定系统）和革兰氏染色形态学来确定。部分 16s rRNA 测序能够鉴定血孪生球菌[12]：在需氧环境中能更好地生长，能从溶血孪生球菌和草绿色链球菌中区分出血孪生球菌。孪生球菌对青霉素、红霉素、四环素和万古霉素敏感。

治疗

报道的病例中有通过 TSE 或 DAIR 治疗。1 例 TKA 术后感染溶血孪生球菌的 PJI 患者通过去除关节假体，接受 6 周的静脉用青霉素 G 治疗，之后再次植入假体，2 个月随访提示治疗效果良好[10]。在一些进行 DAIR 治疗术后的病例中，则通过长期口服多西环素控制感染[12]。

单核细胞李斯特菌（ *Listeria monocytogenes* ）

单核细胞李斯特菌是一种革兰氏阳性、无芽孢的需氧棒状杆菌，可导致人群中的各种感染。由李斯特菌引起的 PJI 非常罕见。李斯特菌感染途径通常未知，但许多报道都表明该疾病与食用未经高温消毒的牛奶 / 奶酪、蔬菜或加工肉类有关。李斯特菌 PJI 倾向于发生在患有恶性肿瘤、器官移植术后状态、合并糖尿病、肝硬化或类风湿关节炎的老年患者或免疫功能低下的患者中。李斯特菌引起 PJI 的临床表现通常为迟发性血源性感染。

微生物学诊断

诊断基于革兰氏染色检查和微生物培养。李斯特菌在绵羊血琼脂上会产生一种特有的外观，每个菌落周围都有狭窄且明显的 β 溶血环。此外，体外培养的李斯特菌在盐水悬浮液中会显示出特有的上下翻滚的运动特性，而棒状杆菌（即类白喉棒状杆菌）不表现此运动特点。李斯特菌在冷藏温度（4～10℃）条件下生长良好。PJI 患者的血液培养结果可能呈阴性[14-15]。在体外，李斯特菌对氨苄西林、甲氧苄啶–磺胺甲噁唑、氨基糖苷类和万古霉素敏感，但头孢菌素对李斯特菌无效。使用纸片扩散法检测可导致体外药敏结果出现假阳性[15-16]。

治疗

有文献报道，通过关节假体移除手术最终治愈了 5 例李斯特菌感染的患者。DAIR 和 OSE 术后进行抗菌治疗，在短期内也获得了良好的治疗效果[15, 17-18]。但是在一些需要 OSE 却选择保守治疗的病例中，八个月的随访结果显示保守治疗未能成功，但经过一年时间的随访，该患者没有感染的迹象[19]。推荐的药物治疗为静脉单独使用氨苄西林或与庆大霉素联合使用。庆大霉素不应作为单一疗法使用[16-17]。关于最佳的治疗时间周期的相关报道很少，在报道的病例中，静脉注射抗菌药物 6 周似乎是足够的。感染复发通常都是由于内植物或者胞内菌感染所致。在假体保留的治疗病例中，需要仔细评估长期口服抗菌药物的时间，特别是对于机体处于免疫抑制的患者。免疫功能严重受损的患者可能需要终身口服抗菌药物来进行治疗。

诺卡菌（*Nocardia*）

诺卡菌是条件致病微生物，主要导致免疫功能低下患者的感染（如癌症、血液恶性肿瘤，尤其是淋巴系统疾病、慢性呼吸道疾病、使用皮质类固醇治疗、移植器官的受者、结节病）。已有报道 THA 和 TKA 术后 PJI 患者中数例发生诺卡菌感染（新星诺卡菌、星型诺卡菌和圣乔治诺卡菌），其中两例发生在免疫功能正常的患者中，其余患者都是免疫功能受损的状态[20-23]。诺卡菌感染通常表现为迟发性的惰性感染，一病例中系统性红斑狼疮患者在感染的两年后才确诊为肺部诺卡菌病。在一例报道的免疫功能正常的患者中，诺卡菌相关性 PJI 可能由围术期病原菌污染引起[21]。

微生物学诊断

诊断基于改良抗酸染色法所显示的典型形态。细菌革兰氏染色为革兰氏阳性，外观有分枝细丝，呈串珠状。抗酸性和气生菌丝的产生使诺卡菌能够与其他需氧和厌氧放线菌相区分。当通过外科手术获得来自深部的培养样本时，病原菌检出的阳性率通常可达 85% ～ 90%[21, 24]。然而，即使获得了足够的标本，在实验室分离诺卡菌也很困难。虽然大多数用于常规细菌、真菌或分枝杆菌培养的培养基都可以用来培养诺卡菌，但是诺卡菌培养时间需延长至 2 ～ 3 周，而且诺卡菌的形态分类非常困难。目前有关诺卡菌的药物敏感性试验的最佳方法尚未确定，NCCLS 也没有针对诺卡菌 MIC 的判读阈值[21, 25]。因此，建议将诺卡菌分离株送往参考实验室。在报道的 PJI 病例中，新星诺卡菌对亚胺培南、红霉素和阿米卡星敏感。与星型奴卡菌相比，新星诺卡菌对甲氧苄啶-磺胺甲噁唑具有耐药性。虽然新星诺卡菌在体外可能表现出对氨苄西林或阿莫西林的敏感，但它始终携带一种 β-内酰胺酶，可水解这类抗生素[21, 25]。

治疗

磺胺类或四环素类药物是治疗星型诺卡菌感染的首选药物，为了预防其在皮肤和肺部复发，建议治疗周期为 3 个月，尤其是甲氧苄啶-磺胺甲噁唑联合用药[21, 26]。然而，联合治疗的有效性仍然存在争议，特别是对新星奴卡菌的疗效。亚胺培南-阿米卡星联合用药似乎比甲氧苄啶-磺胺甲噁唑治疗诺卡菌病更有效，尤其是针对新星奴卡菌感染。利奈唑胺在体外对所有诺卡菌都有活性。在报道的病例中，TSE（甚至 OSE 术后长期口服利奈唑胺）都产生了良好的临床治疗结果[20-23]。

海洋迪茨菌（*Dietzia maris*）

海洋迪茨菌是一种环境放线菌，很少涉及人类疾病。迄今为止，只有一例全髋关节置换术后感染的报道。海洋迪茨菌可能是在使用占位器的长间隔期间发生的再感染[27]。

微生物学诊断

诊断基于术中标本的革兰氏染色，检查发现许多革兰氏阳性球菌、短杆菌。该分离株经 API 棒状杆菌鉴定板条鉴定为海洋迪茨菌。快速分子法和细胞脂肪酸分析为海洋迪茨菌的确认鉴定方法。通过纸片扩散法，该微生物对阿莫西林、亚胺培南、庆大霉素、甲氧苄氨嘧啶唑、利福平、克林霉素、万古霉素和原霉素均敏感。

治疗

文献中该细菌感染的患者接受替考拉宁治疗 4 个月，未做进一步手术治疗，进一步随访结果也未做报道。

冢村菌（*Tsukamurella*）

微代谢的冢村菌是一种革兰氏染色阳性、弱酸或易变的耐酸性、不运动、专性需氧的芽孢杆菌，主要作为土壤中的腐生菌而存在。冢村菌也是一种条件致病菌，特别在免疫抑制、异物留置、术后创面残留等患者中被视为潜在的病原体。在一病例中，由于混合感染（消化链球菌与凝固酶阴性葡萄球菌），在反复清创和移除 TKA 假体术后检出冢村菌[28]。

微生物学诊断

诊断基于骨组织来源的细菌培养，通常在培养 13 天后有革兰氏阳性杆菌生长，并且在 5 周后才能进行最终的鉴定。该微生物对磺胺甲噁唑、克拉霉素、亚胺培南、阿米卡星、环丙沙星、利福平、万古霉素和第三代头孢菌素敏感。

治疗

在报道的病例中，患者接受 TSE 手术和 2 个月的克拉霉素联合环丙沙星治疗，假体移除 4 个月后进行再植入，治疗效果满意，但是作者没有提及随访时间。

厄氏菌（*Oerskovia*）

厄氏菌为革兰氏阳性、诺卡菌样杆菌，寄生于土壤中，很少引起人类感染。最近报道了一例，可能是 TKA 术后外源性溶黄嘌呤厄氏菌 PJI 的病例[29]。患者在膝盖外伤后出现间歇性疼痛和肿胀，术前因可能的假体无菌性松动行关节翻修手术，但在取出植入物进行培养时却诊断为溶黄嘌呤厄氏菌。

微生物学诊断

诊断基于术中采集样本的革兰氏染色和培养，以及 API 棒状杆菌鉴定板条的生化测试。革兰氏染色提示为革兰氏阳性分枝状白喉样棒状杆菌。许多营养要求高的、生长缓慢的微生物的药物敏感试验尚未标准化，不同药敏方法的微生物 MIC 值可能会出现差异[29]。体外最有效的抗菌药物是万古霉素[29-30]。青霉素或氨苄西林、利福平和万古霉素是治疗厄氏菌感染的首选药物。

治疗

患者接受 TSE 和为期 5 周的甲氧苄啶磺胺甲噁唑治疗，假体移除术后 3 个月再次进行植入，经过 6 个月的随访，治疗结果非常好。

蜂房芽孢杆菌（*Bacillus alvei*）

非炭疽芽孢杆菌感染通常发生在免疫缺陷患者或静脉吸毒者。一名患有镰状细胞病的 26 岁女性患者在 THA 术后 12 年发生蜂房芽孢杆菌脓毒血症。该患者接受了假体移除术和为期 6 周的万古霉素治疗，术后随访 18 个月，患者感染控制情况良好[31]。

蜡样芽孢杆菌（*Bacillus cereus*）

蜡样芽孢杆菌是一种触酶阳性、需氧芽孢杆菌。由这种病原体引起的软组织和骨骼感染与创伤、静脉药物使用和免疫缺陷有关。从血液中分离出的蜡样芽孢杆菌很容易被认为是污染菌，进而没有从多次血液培养中反复分离和确认。据报道，一位糖尿病女性患者在 THA 术后 13 年发生了蜡样芽孢杆菌感染和菌血症[32]。该患者接受假体移除手术治疗，并静脉滴注万古霉素抗感染治疗。由于随访时间很短，无法判断疾病转归。

革兰氏阴性菌

沙门菌（*Salmonella*）

非伤寒沙门菌感染主要见于年轻体弱、患有镰状细胞性贫血病、胶原血管病、接受免疫抑制剂治疗或 HIV 患者。在报道的 PJI 病例中（主要是 THA 后），一名患者患有镰状细胞性贫血病，其他患者合并不同程度的免疫损害，如类风湿关节炎、肾移植状态、家族性地中海热、强直性脊柱炎、使用免疫抑制药物、慢性淋巴细胞白血病、溃疡性结肠炎、肺腺癌、多发性肌炎[33-40]。鼠伤寒沙门菌是最常见的分离株。其他报道的引起 PJI 的沙门菌种类包括柏林沙门菌、新港沙门菌、慕尼黑沙门菌、赫斯菲尔德沙门菌、肠炎和霍乱沙门菌。沙门菌相关性 PJI 通常是从胃肠道血源性播散。感染的临床表现为急性感染，通常继发于菌血症和（或）胃肠炎，感染可能发生在术后早期或晚期。

微生物学诊断

沙门菌在临床微生物学实验室中比较容易识别，它们在需氧和厌氧条件下都能生长，沙门菌氧化酶阴性，不发酵乳糖（在麦康基琼脂平板上为半透明菌落）。伤寒沙门菌、丙型副伤寒沙门菌和都柏林沙门菌具有 Vi 抗原，编码 Vi 抗原的 DNA 序列被用于开发针对伤寒沙门菌的巢式 PCR[41]。一项研究结果中指出，对氨苄西林、氯霉素、链霉素、磺胺类药物和四环素耐药的伤寒杆菌分离株在 1996 年的检出率为 34%[42]。2001 年，60% 的猪霍乱沙门菌对环丙沙星耐药[43]。鉴于沙门菌耐药率的增加，治疗应以体外药物敏感试验结果作为指导。对于敏感菌株，氟喹诺酮类药物可能是首选的药物，因为它们对生物膜内的细菌也有抗菌活性[46]。

治疗

首选的手术治疗方案是去除假体，然后进行抗菌治疗。Day[44] 等报道了一例由肠炎沙门菌引起 TKA 感染的病例，该病例经 DAIR 治疗并更换松动部件，随后服用头孢曲松 6 周，但并未长期口服抗菌药物。在这种情况下，经过 6 年的随访，感染治疗结果良好。另一例 THA 术后感染都柏林沙门菌的患者也接受 DAIR 治疗。服用甲氧苄啶−磺胺甲噁唑 2 年，患者没有表现出任何感染复发的临床征象[45]。一例

THA 术后都柏林沙门菌感染的 PJI 患者在 OSE 治疗后复发，随后使用环丙沙星治疗 1 年，经过三年半的随访，感染治愈[46]。TSE 治疗 THA 术后沙门菌感染在两名患者中也取得良好的效果[47-48]。在三例没有进行手术干预的患者中，患者长期口服抗菌药物[49-51]，其中一名患者感染复发。正如预料的那样，单纯的抗生素治疗不足以治愈 PJI。

脑膜炎奈瑟菌（Neisseria meningitidis）

原发性脑膜炎奈瑟菌性关节炎是一种不常见的播散性脑膜炎球菌性疾病，其特征是急性化脓性关节炎，在其发展过程中不伴有脑膜炎或脑膜炎奈瑟菌菌血症。文献中报道了三例由脑膜炎奈瑟菌引起的 PJI。三名患者感染均发生在 TKA 术后并接受 DAIR 治疗[52-54]。Vikram[52] 等描述了一名 80 岁女性患者 TKA 术后在没有明显的 PJI 或脑膜炎球菌病风险因素的情况下发生了 PJI。她发生脑膜炎球菌感染的根本始因是 TKA，其症状为急性发作，并发生脑膜炎球菌菌血症，但没有伴随脑膜炎的临床表现。

微生物学诊断

脑膜炎奈瑟菌可在羊血琼脂、巧克力琼脂或含有抗生素的巧克力琼脂（如 T-M 琼脂）上生长，而淋病奈瑟菌不能在羊血琼脂上生长。虽然脑膜炎奈瑟菌和淋病奈瑟菌都能分解葡萄糖，但是脑膜炎奈瑟菌与淋病奈瑟菌不同之处是可以分解麦芽糖，进而可以将两者区分开。

治疗

文献报道中的所有患者均接受 DAIR 治疗，随后进行不同疗程的肠外抗菌治疗（3～6 周），随后短期口服阿莫西林或环丙沙星 6～9 周[53-54]，或者长期口服青霉素[52]。

嗜血杆菌属（Haemophilus spp）

有零星报道 THA 和 TKA 术后感染流感嗜血杆菌的 PJI 病例[55-56]。流感嗜血杆菌关节炎的危险因素包括多发性骨髓瘤、系统性红斑狼疮、类风湿关节炎、慢性淋巴细胞白血病、常见变异性低丙种球蛋白血症、糖尿病和酗酒。免疫功能低下的患者可促进此类感染的发生。血液培养结果通常呈阳性。所有报道病例均为急性血源性感染。

微生物学诊断

诊断依据为穿刺的关节液革兰氏染色显示为革兰氏阴性球杆菌。流感嗜血杆菌在有氧条件下生长，在巧克力琼脂上为针尖状菌落。通过对血红素（X 因子）和烟酰胺因子（V 因子）的不同生长要求进行鉴别。

治疗

一些处于急性感染且没有发现假体松动的患者接受了 DAIR 治疗。患者一般需要接受静脉抗生素治疗。有 1 名患者口服氟喹诺酮类药物一年以控制感染[57]。一名患者行关节置换术后，接受 6 周静脉滴注氨苄西林和长期口服阿莫西林[58]，经过 6 个月到 5 年的随访，获得良好的治疗效果。在关节置换和血液系统恶性肿瘤患者中，常规疫苗接种有助于预防 B 型流感嗜血杆菌所致的感染[56]。

一名进行了双侧髋关节置换的患者在未采取预防措施的情况下拔掉松动的牙齿后，即出现了双侧副流感嗜血杆菌 PJI[59]。

微生物学诊断依赖于革兰氏染色、巧克力琼脂培养基上的需氧培养以及生长所需的 X 和 V 因子的测定。副流感嗜血杆菌通常对氨苄西林、头孢呋辛、头孢曲松、喹诺酮类和甲氧苄啶-磺胺甲噁唑敏感。

有研究报道了 1 个在术后三个月后发生感染性假体关节松动的病例，该患者接受 TSE 治疗后愈合[59]。另一名 TKA 患者因牙科手术后发生副流感嗜血杆菌 PJI，在静脉注射头孢曲松 8 周后感染好转，随后继续口服抗生素（先口服甲氧苄啶-磺胺甲噁唑，随后口服环丙沙星）两年[60]。

人畜共患病原菌

布鲁杆菌属（Brucella spp.）

由布鲁杆菌引起的 PJI 很少见。人类感染布鲁杆菌主要是通过受污染的乳制品、未经巴氏消毒的牛奶、皮肤伤口直接接触动物或与动物间接接触空气吸入而获得。迄今为止，已报道了 35 例布鲁杆菌感染所致的 PJI[61-66]。几乎所有患者都食用过未经高温消毒的乳制品或有职业接触史（农民、与牛或山羊接触、屠宰野生动物）。布鲁杆菌 PJI 表现为惰性感染，主要表现为局部症状，只有 13/34 例患者（38%）出现全身症状。一名患者肢体局部有窦道[64]，从假体植入到诊断为 PJI 的中位时间为 48 个月（0～168 个月）。超过一半的患者在 X 线片上显示假体松动。在绝大多数患者（25/35 例）的临床样品中分离出羊布鲁杆菌，其次是流产布鲁杆菌（4/35 例）、猪布鲁杆菌（1 例）和布鲁杆菌属（5/35 例）。

微生物学诊断

诊断主要依据关节液培养阳性，很少通过血培养或术中活检组织培养明确。布鲁杆菌与其他病原体共感染的病例亦有报道。关节液培养结果阴性不能排除骨关节布鲁杆菌病。用 BACTEC 血培养系统（Becton Dickinson），可以在 6 天内完成布鲁杆菌的检测，灵敏度达到 95%[67]。血液 PCR-ELISA 法检测布鲁杆菌的灵敏度（94.9%）和特异性（96.5%）均高于传统的手工血培养系统。布鲁杆菌属感染的诊断主要是基于革兰氏染色表现为阴性的球菌或杆菌、氧化酶试验阳性来鉴定。一旦分离出可疑菌落，布鲁杆菌种的鉴定通常通过与特定抗血清凝集来完成。血清和（或）关节液的凝集试验认为布鲁杆菌抗体滴度高于 1:160 是存在布鲁杆菌感染的证据[65]。也有研究发现一名双侧 TKA 术后出现羊布鲁杆菌 PJI 的患者，其关节液的 α- 防御素试验为阴性[68]。

治疗

布鲁杆菌骨髓炎和 PJI 的治疗在抗生素选择、治疗维持时间和手术疗效方面存在争议。最近的一项 meta 分析表明多西环素 / 氨基糖苷类（链霉素或庆大霉素）联合治疗优于多西环素 / 利福平或其他抗生素的联合治疗[69]。最佳抗生素治疗维持时间尚不确定，目前报道的病例中时间为 6 周至 19 个月不等。Malizos 等[65]建议即使在布鲁杆菌血清滴度转阴后也应当延长关节假体感染的抗生素治疗时间，他们建议通过测定血清和关节液中布鲁杆菌滴度来监测治疗效果。

单用氟喹诺酮类或甲氧苄啶-磺胺甲噁唑单药治疗感染复发风险极高[70]。骨感染治疗过程中彻底根除病原菌很难，而且通常会复发，特别感染了羊布鲁杆菌。复发最常见的原因包括未能完成治疗和未能准确发现感染病灶[66]。感染复发主要依靠通过有症状的患者血液或其他组织中分离出布鲁杆菌来确诊。

在 13/35 例患者治疗过程中接受了 TSE 手术，但是再次植入的最佳时间尚不清楚，因为目前没有统一的检测标准来确定病原菌已经被彻底清除。一般而言，假体松动的患者需要经过较长时间（6 周至 6

个月）后再进行 TSE 治疗。在没有假体松动的情况下（9/35 例），可以选择保留假体并进行长期抗生素维持治疗，同样也取得了满意的临床效果。DAIR 和 OSE 或仅进行截骨矫形术的治疗方案在部分研究中也有报道。抗生素维持治疗应进行至感染消退、关节液细菌培养结果阴性。1 例 THA 术后感染布鲁杆菌的患者在初次采用抗生素治疗失败以后[71]接受了 OSE 手术治疗，并在术后进行了 1 年的联合抗菌药物治疗，直至血清滴度转为阴性。所有报道的病例随访时间从 6 个月到 2 年不等。

土拉弗朗西斯菌（*Francisella tularensis*）

最近有研究发现土拉弗朗西斯菌所致的 PJI[72-74]。Cooper 等[73]报道了一名 68 岁男性患者 TKA 术后发生的 PJI，该患者患有类风湿关节炎且一直口服甲氨蝶呤进行治疗，既往有被森林蜱叮咬病史。他在 TKA 术后 6 个月出现了持续性的低度感染的表现。经过血液淋巴系统传播可能是土拉弗朗西斯菌的无症状感染的发生机制。Chrdle 等[72]报道了另外 2 个免疫功能正常的 PJI 病例。两个病例中患者术前早期的细菌培养为阴性，但是在术后晚期确诊为土拉弗朗西斯菌感染，他们感染土拉弗朗西斯菌（兔热病）的危险因素分别是职业暴露于兔舍以及在兔热病流行区从事户外园艺工作。第 4 个病例是一名 THA 术后的猎人，但该猎人在感染前后没有兔热病相关的流行病病史[74]。报道的病例中有 2 名患者有下肢病变，疑似曾被蜱虫叮咬。

微生物学诊断

根据菌落生长情况、形态和过氧化氢酶检测结果可初步怀疑为土拉弗朗西斯菌，该细菌生长条件苛刻，大多数菌株需要半胱氨酸或胱氨酸存在的条件下才能生长。对于培养结果阴性的 PJI，建议将培养时间延长至 14 天[72]。可通过抗血清、生化检测和 16S rRNA 测序进行菌种鉴定[75]。其对抗菌药物的敏感模式多年未变，多西环素、氨基糖苷类和氟喹诺酮类单药或联合治疗是主要的治疗方法。利福平对土拉弗朗西斯菌的 MIC 相对较低，但缺少相关临床经验。

治疗

建议给予环丙沙星 / 利福平、强力霉素 / 庆大霉素或单用多西环素治疗 3 周至 12 个月。在报道的病例中治疗方式包括 TSE、单独吸入抗生素治疗和 DAIR（无须长期口服抗生素）。在一些报道的病例中患者需要反复使用抗生素。

小肠结肠炎耶尔森菌（*Yersinia enterocolitica*）

迄今为止，文献中仅报道了 4 例小肠结肠炎耶尔森菌相关的 PJI 病例[76-77]。这种细菌感染主要与胃肠道症状（如腹泻、腹痛、儿童肠系膜淋巴结炎、发热）相关。严重症状（如急性回肠炎、心肌炎、败血症）在成人中更常见。它也可能导致反应性关节炎。猪和牛是小肠结肠炎耶尔森菌的主要宿主。报道的病例中患者多为老年人群，并且感染发生在 TKA 或 THA 术后多年。临床感染症状为急性高热和关节假体周围局部红肿。只有一名因贫血而补充铁剂的糖尿病患者在感染症状出现前有腹泻症状。此例患者的感染情况和另一个病例非常类似：在没有明显感染源的短暂肠炎小肠结肠炎耶尔森菌菌血症后，细菌播散到 TKA 的关节[77]。关节积血引起的含铁血黄素沉积，相关的铁补充可能是主要的危险因素，至少在该病例中是这样[76]。

微生物学诊断

除沙门菌-志贺菌琼脂培养基外，小肠结肠炎耶尔森菌在大多数肠道菌培养基上生长良好。通过细菌凝集进行血清学检测可能会产生错误结果，尤其是感染了 O：8 以外的血清群。地理位置以及小肠结肠炎耶尔森菌与肠杆菌科其他菌种、布鲁杆菌、立克次体存在交叉反应造成了凝集方法的局限性。ELISA 技术在评估细菌凝集未检测到的抗体（IgG 和 IgA）方面具有更高的灵敏度。然而，在没有经过细菌培养证实存在小肠结肠炎耶尔森菌感染的情况下，很难评估单一抗体检测阳性的意义。在报道的病例中，关节液、手术标本、血培养以及血清学检测分别确定了小肠结肠炎耶尔森菌 O：3 和 O：9 血清型。所有血清群都对亚胺培南和氨曲南敏感。氟喹诺酮类和广谱头孢菌素通常需要与氨基糖苷类联合使用，已在小肠结肠炎耶尔森菌肠道外感染的患者中取得了良好治疗效果。4 个主要血清群（O：3、O：5，27、O：8 和 O：9）对氨苄西林、羧苄青霉素、头孢菌素、头孢氨苄和头孢西丁的敏感性模式各不相同。

治疗

确定性治疗方案的基本条件需要全部移除假体。

然而，一名 90 岁的患者接受了 DAIR 治疗并长期口服环丙沙星治疗，最初的治疗效果并不理想[78]。另一名患者口服环丙沙星 6 周后痊愈，但未报道随访时间[76]。治疗的最佳时间尚不确定。

多杀巴斯德菌（*Pasteurella multocida*）

多杀巴斯德菌通常引起皮肤和软组织感染，它是一种小型革兰氏阴性菌，是许多动物口腔内正常菌群的一部分。目前已报道了 32 例多杀巴斯德菌相关 PJI 的病例[79-80]。大多数病例为 TKA 术后，许多患者存在免疫功能低下的情况（糖尿病、类风湿关节炎、急性白血病、乳腺癌）。几乎所有患者都有动物咬伤、动物接触或被舔舐患肢的病史。2 名 TKA 患者被猫咬伤上肢后出现了 PJI[81-82]，这提示细菌可能从伤口通过受损的淋巴管进行局部传播，或者继发于血行播散[81-83]。亦有报道，仅被犬舔过[84]或与其密切接触后发生了多杀巴斯德杆菌相关 PJI[85]。大多数多杀巴斯德杆菌相关 PJI 发生在女性患者，出现这一情况的原因可能是女性作为宠物的主要照顾者有更高的暴露风险。多杀巴斯德杆菌相关 PJI 通常表现为急性病症。

微生物学诊断

巴斯德菌可以在血或巧克力琼脂培养基上生长，环境中若含有 5% CO_2 则更佳。一些商品化鉴定系统能够鉴定多杀巴斯德杆菌。尽管巴斯德杆菌通常对青霉素敏感，但在获得体外药敏实验结果之前，可能需要使用耐青霉素酶的青霉素进行经验性治疗，因为一些分离株可产生 β - 内酰胺酶[86]。

治疗

多杀巴斯德杆菌相关 PJI 的患者通过 TSE[85-86]、OSE[87-88]、DAIR[79] 或截骨关节置换术[79，81] 得到成功救治。这些病例的抗生素治疗时间各不相同，肠外抗生素治疗 3～10 周，然后是 2～3 周的口服抗生素治疗[81，88]。也有报道，以清创术[89-90]、负压吸引术[91]或单独的抗生素治疗[92-93]并保留了假体也取得了成功。另一方面，也报道了一些采用抗生素治疗失败的病例，其中有的联合了负压吸引术，但有的没有[82，84]。

Guion 和 Sculco[86]建议最佳手术治疗方式应包括清除受累组织和所有异物。然而，DAIR 联合抗菌药物长期使用可能足以治疗多杀巴斯德杆菌相关

PJI[79]。

一些作者建议，在被猫或狗咬伤后，尤其是免疫功能低下的全关节置换患者，应用青霉素预防感染，防止细菌血行播散到关节假体上[79, 90]。

贝纳柯克斯体（*Coxiella burnetii*）

贝纳柯克斯体能够引起 Q 热，传统观点认为一般贝纳柯克斯体相关 PJI 的细菌培养结果为阴性。文献中描述了 8 例贝纳柯克斯体相关 PJI，其中 5 例发生在 THA 术后，3 例为 TKA 术后[94-95]，其中只有 1 例记录了患者有绵羊接触史[96]，其他病例没有危险因素，也没有局部软组织注射类固醇或 IVDU 史。局部体征是这些病例的主要症状。还有 1 名无症状感染患者，在进行 THA 翻修时诊断出 Q 热[96]。6 个病例通过特异性 PCR 诊断，IgG 血清学强阳性的结果也支持所有病例的诊断。目前尚不清楚贝纳柯克斯体是否能够形成生物膜[95]。对于骨感染，有建议将羟氯喹和多西环素治疗 18 个月作为最佳抗生素治疗方案的选择[97]，另外可选择环丙沙星或甲氧苄啶-磺胺甲噁唑与强力霉素联合使用。大多数 PJI 病例预后良好，然而，有 1 例需要行截骨关节成形术和跨股骨截肢[98]，还有另外 2 例患者经过了多次的手术治疗[96, 99]。

弯曲杆菌（*Campylobacter*）

弯曲杆菌是引起人类胃肠道感染的主要病原菌，其引起原发化脓性关节炎并不常见，一般老年患者、免疫功能低下、酗酒、肝硬化、慢性淋巴细胞白血病、癌症或糖尿病患者容易被感染。接触农场动物、鸡、海鸥和非人类的灵长类动物可感染空肠弯曲菌、大肠弯曲菌、海鸥弯曲菌。一名 81 岁免疫功能正常的 THA 患者，术后因发生海鸥弯曲菌相关 PJI 合并菌血症而死亡。该患者出现非特异性感染综合征的持续时间超过 3 周，但临床表现中没有腹泻症状[100]。并非所有病例前期都有腹泻症状，菌血症通常先于或伴随着腹泻症状[101]。已有 THA 术后空肠弯曲菌[102-103]、海鸥弯曲菌[100]、胎儿弯曲菌[104] 相关 PJI 的病例报道。

微生物学诊断

弯曲杆菌是革兰氏阴性杆菌，生长条件要求高，生长缓慢，需要在微需氧条件下在选择性、加富培养基上长时间培养才能生长。通常，使用革兰氏染色中常用的番红精复染剂不容易观察到弯曲杆菌属，因此，很难对其进行鉴定，尤其是来自关节假体周围的样本，在该部位很少能分离出弯曲杆菌。分子检测可用于鉴定弯曲杆菌，尤其是区分海鸥弯曲菌和空肠弯曲菌，因为它们有相同的表型特性[100]。曾有报道，以 cadF 为目标的空肠弯曲菌 / 大肠弯曲菌实时 PCR 分析并设计其用于诊断关节液中的空肠弯曲菌[105]。体外抗菌药物敏感性实验的方法仍有争议，因为大多数感染具有自限性，但肠外感染或严重感染的病例还应进行药敏实验。空肠弯曲菌对大环内酯类、氟喹诺酮类、氨基糖苷类、四环素和氯霉素敏感，对甲氧苄啶和大多数 β - 内酰胺类抗生素耐药[106]。令人担忧的是弯曲杆菌抗生素耐药率的增加，特别是对氟喹诺酮类药物[106-108]。

治疗

一般来说，弯曲杆菌相关 PJI 的手术治疗效果取决于临床表现、基础条件和假体状态。一些病例以 DAIR 进行治疗，之后长期口服抗生素来控制感染。一名海鸥弯曲菌菌血症的患者死于脓毒症并发症[100]，其他患者在没有进行手术的情况下接受了抗生素治疗，其中一名患者接受了 1 个月的氯霉素治疗，2 个月后死于与原发病无关的心脏病[109]。第 2 名患者接受了 8 周的肠外抗生素治疗（主要为红霉素和环丙沙星），并在 6 个月的随访中取得了良好的结果[102]。

红斑丹毒丝菌（*Erysipelotrix rhusiopathiae*）

红斑丹毒丝菌是类丹毒的病原体，与接触家猪、死亡的麝牛有关，并与北极狐出现的一种新疾病综合征相关联。已经报道了数例 TKA 和 THA 术后猪丹毒丝菌相关 PJI[110-114]。除了一个病例外，其他所有患者都接触过动物、饲养猎犬或从事屠宰职业。2 名患者因使用类固醇药物、患有类风湿关节炎、狼疮性肾炎或长期酗酒而处于免疫功能低下状态。患者一般没有全身症状。

诊断依赖于培养、分离出病原菌。分子诊断包括 16S rRNA 测序。关节液 PCR 检测可能是检测病原菌的一种灵敏、特异的方法，特别是在细菌培养结果阴性而又高度怀疑感染的情况下[111]。

猪丹毒丝菌对万古霉素和氨基糖苷类固有耐药，对青霉素、广谱头孢菌素和氟喹诺酮类药物敏感[115]。治疗需要手术干预和抗生素相结合。在报道的病例中手术治疗包括截骨关节成形术和 TSE。

厌氧微生物

艰难梭菌（*Clostridium difficile*）

艰难梭菌很少引起结肠外疾病，是骨与关节感染的罕见病原菌。梭状芽孢杆菌相关 PJI 通常发生在有潜在胃肠道疾病的患者中。已在髋、膝、肩 PJI 患者中发现了艰难梭菌[116-118]。在所有 THA 术后感染艰难梭菌的病例中都报道了此前曾使用过抗生素。2 个病例表现为迟发性慢性感染，发生于艰难梭菌相关性腹泻（*C. difficile*-associated diarrhea，CDAD）后，间隔时间不定。Mc Carthy 等[119]报道了 1 例 THA 术后艰难梭菌相关 PJI，发生在 CDAD 康复后的 12 个月。通过脉冲场凝胶电泳结果显示，从 THA 术后 PJI 中分离出的菌株与 12 个月前从患者粪便中分离出的菌株相同。

治疗

所有报道的病例均用甲硝唑治疗，2 名患者分别在关节切开引流术和抗生素治疗失败后进行了截骨关节成形术和截肢，1 名患者死于原发疾病的并发症。

放线菌（*Actinomyces*）

放线菌很少引起 PJI，合并症包括肥胖、静脉注射药物、糖尿病、牙科手术和宫内节育器[120-129]。患者在初次 TJA 或翻修术后出现迟发症状，间隔时间从 20 天到 11 年不等。单一病原菌感染和多重感染均有报道。

微生物学诊断

放线菌属很难培养，在实验室中生长可能需要 5～20 天[130]。16S rRNA 测序可能有助于检测放线菌。基质辅助激光解吸电离飞行时间质谱（matrix-assisted laser desorption ionization-time of flight mass spectrometry，MALDI-TOF）可以提供快速、准确的鉴定结果[124]。

治疗

在报道的病例中，大多数患者接受了 TSE 治疗，截骨关节成形术、DAIR[121]或 OSE[128]亦有报道。重新植入假体后，一些作者建议使用阿莫西林或口服青霉素 6 周至 3 个月[124]。放线菌属对 β - 内酰胺类敏感，但苯唑西林、氯唑西林和头孢氨苄对其治疗无效。多西环素用于青霉素过敏的患者。已报道的放线菌相关 PJI 病例患者口服或肠外使用 β - 内酰胺类药物治疗 6～9 周，然后治疗 4 周至 1 年，甚至无限期的口服抗生素治疗[120-123]。

其他厌氧菌

目前报道了殊异韦荣球菌、小韦荣球菌、产黑普雷沃菌、产气荚膜梭菌相关 PJI 的病例[131-134]。败毒梭菌相关 PJI 与肠道恶性肿瘤有关[135-136]。

分枝杆菌

结核分枝杆菌（*Mycobacterium tuberculosis*）

1%～5% 的结核病病例为肌肉骨骼系统感染[137-139]。全关节置换术后发生结核分枝杆菌感染的病例系列报道很少。一项回顾性研究指出，22 年内发作的 2116 次 PJI 中只有 7 例（0.3%）是由结核分枝杆菌引起[139-140]。结核性 PJI 通常累及髋、膝、肩，最常见于局部病灶再激活，或偶尔由血行播散引起。据报道，没有结核病史的患者中也会出现结核分枝杆菌 TJA 术后感染[139, 141-142]。在以 THA 或 TKA 治疗静止性结核性原发性化脓性关节炎的患者中，结核分枝杆菌再激活的风险在 0～31% 之间。TKA（27%）术后患者发生结核分枝杆菌感染的概率高于 THA（6%）的患者[140-142]。对于未接受结核病现代化疗的患者，在以关节置换术治疗潜伏的结核性化脓性关节炎时，先进行抗结核治疗可能更合理；或者，对于有结核性化脓性关节炎病史的患者术前可以考虑使用异烟肼进行预防性治疗[141-145]，预防用药的持续时间仍然未知。对于有潜在免疫缺陷、结核感染史或有结核病危险因素的患者，可能需要在术后预防结核病[146]。在这些情况下，关节置换术中应取样本进行结核分枝杆菌培养。对于来自结核高流行地区的患者、由不明病原体引起的原发性化脓性关节炎病史的患者、未知有潜在关节疾病的患者，应在全关节置换术前进行 PPD 实验。大多数结核分枝杆菌相关 PJI 患者 PPD 实验结果阳性，但 Tokumoto 等报道了阴性检测结果[147]。Quantiferon-B Gold 可能会有所帮助，但无法区分潜伏性和活动性结核病。

结核性 PJI 的临床病程可呈现两种模式，首先，根据关节置换术中组织学或微生物学证据识别结核分枝杆菌感染；其次，结核病仅在术后晚期（＞6 周）才被发现。在后一种情况下，结核分枝杆菌相关 PJI

通常会隐匿数周至数月。引流瘘管较为常见，Berbari 等描述的所有病例中均存在引流瘘管[140]。

微生物学诊断

目前，诊断的金标准包括关节液或滑膜液抗酸杆菌培养和组织病理学分析[146]。然而，组织病理学标本或培养结果阴性并不能排除结核感染[143, 146]。来自于肺外组织标本的 PCR 检测灵敏度在 53.7% ～ 100%，具体取决于样本的选择[146]。Neogi 等[139] 报道了一名 73 岁女性在 TKA 术后 14 年罹患结核性 PJI，其关节液或滑膜液培养阴性，但滑膜组织结核分枝杆菌 PCR 结果阳性。

治疗

在某些病例中报道了一种双重感染病原菌[139-140]。由于耐药性的出现，应对所有结核分枝杆菌分离株进行体外药敏试验。初始治疗应包括异烟肼、利福平和吡嗪酰胺，并在怀疑异烟肼耐药的情况下加用乙胺丁醇或链霉素[139, 148]（见第 19 章）。

结核分枝杆菌相关 PJI 的最佳治疗方式尚不清楚。在文献中，包括利福平在内的长期抗结核药物治疗方案的中位数时间为 12 个月，在法国多中心研究中为 14 个月，即使在没有手术的情况下感染也可以治愈，因为相比于葡萄球菌，结核分枝杆菌的黏附性和生物膜形成能力要低得多[149]。对于迟发性结核分枝杆菌相关 PJI 的患者，单靠药物治疗通常难以达到治愈目的，常常需要取出假体。TSE[140, 149-151]、部分 OSE[140, 149-153]、DAIR[140-141, 147, 149, 154-155] 和单独药物治疗均有报道。DAIR 的治疗失败率为 50%，结果表明应该更换假体[140-141, 147, 149, 154-155]。

牛型结核分枝杆菌（*Mycobacterium bovis*）

已有牛型结核分枝杆菌关节假体感染的病例报道，主要是膀胱癌患者使用卡介苗的并发症[156-163]。

非结核分枝杆菌（*Non-tuberculous mycobacteria*）

龟分枝杆菌和偶发分枝杆菌很少引起 PJI。这些快速生长的分枝杆菌是通常发现于土壤或水中的无色素分枝杆菌。数篇文章报道了髋关节和膝关节的偶发分枝杆菌相关 PJI[157-169]，但几乎没有龟分枝杆菌相关 PJI[165, 170-171] 和脓肿分枝杆菌相关 PJI[172-179] 的报道。偶发分枝杆菌相关 PJI 大多发生在术后早期。龟分枝杆菌相关 PJI 通常表现为晚期感染，为急性病

程，伴有引流液、脓肿和瘘管形成。

微生物学诊断

龟分枝杆菌在琼脂培养基上的生长速度比普通细菌慢，但比其他分枝杆菌快（5 ～ 7 天）。龟分枝杆菌的培养结果为阴性，或可能被误认为是棒状杆菌，龟分枝杆菌也可能被误判为星形诺卡菌。原代培养物应培养 6 周，否则可能无法观察到细菌的原始生长。由于对抗菌药物的敏感性不同，通过生化方法将龟分枝杆菌与偶发分枝杆菌区分开来很重要。以纸片扩散法进行药敏实验比铁摄取实验具有一定的时间优势，准确度近乎相同[179-180]。推荐用于快速生长分枝杆菌的药敏试验方法是肉汤微量稀释法，其 MIC 测定和耐药性折点与其他细菌的相似（NCCLS）。

治疗

与龟分枝杆菌、脓肿分枝杆菌相比，偶发分枝杆菌对抗生素敏感性更高。基本上所有分离株在体外都对阿米卡星、头孢西丁、亚胺培南、磺胺类、氟喹诺酮类药物可达到的血清浓度具有敏感性[179, 181]。尽管有多种抗生素治疗方案，但偶发分枝杆菌分离株仍可产生耐药性，因此当怀疑治疗失败时，治疗期间的重复药敏试验就很重要[179, 182]。

脓肿分枝杆菌是一种难以控制的病原菌，因为它对抗生素具有较高耐药性，它还对常见的消毒剂耐药[183]，但通常对阿米卡星和头孢西丁敏感[181, 183]，一些分离株对亚胺培南中度敏感。与偶发分枝杆菌不同，龟分枝杆菌、脓肿分枝杆菌在体外往往对大多数可能有效的口服抗菌药物（强力霉素、红霉素和磺胺异噁唑）具有耐药性[183-186]。利奈唑胺和特地唑胺有望成为治疗偶发分枝杆菌、龟分枝杆菌和脓肿分枝杆菌感染的有效药物。利奈唑胺的建议 MIC 折点：敏感 ≤ 8 μg/mL，中度敏感 ＝ 16 μg/mL，耐药 ≥ 32 μg/mL[183, 187-188]。目前已报道了存在利奈唑胺耐药的脓肿分枝杆菌菌株[177]。替加环素也可用于治疗脓肿分枝杆菌相关 PJI。氯法齐明是治疗此类感染的二线药物。

已证明单独使用抗生素或抗生素联合 DAIR 治疗偶发分枝杆菌相关 PJI 无效。大多数患者需要移除假体或进行关节融合术。建议将肠外抗生素治疗时间延长至 6 周，然后进行 3 ～ 6 个月的口服抗生素治疗，直至细菌学证据证明在再次植入假体之前感染已完全消除[167, 177]。TKA 术后龟分枝杆菌感

染需要用头孢西丁和阿米卡星抗感染治疗 6 周，然后给予甲氧苄氨嘧啶－磺胺甲噁唑，共治疗 3 个月时间。2 年时间的随访发现，OSE 联合长期使用环丙沙星效果良好[170, 177]。移除假体对于治疗脓肿分枝杆菌相关 PJI 是必不可少的，因为该菌可以表现出光滑菌落的表型，严重阻碍治愈目标的达成[189]。脓肿分枝杆菌感染的病例的手术治疗方式采用截骨矫形术[172-173, 179, 189]、DAIR[179]、TSE[175, 183] 或关节融合术[183]。抗生素治疗方案较为复杂，并且需要药敏实验结果指导实施，推荐的治疗维持时间为 6 ～ 12 个月。对于脓肿分枝杆菌相关 PJI 的治疗，建议在二期置换重新植入假体之前，应保证抗生素治疗后至少 2 个月内引流液细菌培养结果为阴性[175]。阿米卡星骨水泥占位器在脓肿分枝杆菌相关 PJI 治疗中的作用存在争议。尽管抗生素骨水泥已成为治疗 PJI 的标准做法，但该辅助剂的疗效尚未得到临床试验的证实。根据我们的经验，脓肿分枝杆菌相关 PJI 的转归很差，尽管有治疗成功的病例报道[172, 175, 177, 183]。

鸟－胞内分枝杆菌复合群（*Mycobacterium avium complex*）

禽分枝杆菌复合群（Mycobacterium avian complex，MAC）很少引起 PJI。感染往往发生在免疫功能低下的患者（HIV、器官移植、SLE、类风湿关节炎）[190-194]。与结核分枝杆菌相关 PJI 不同，鸟－胞内分枝杆菌复合群相关 PJI 是近期血行播散引起，而不是感染的再激活。McLaughlin 等[192] 报道了一名 20 岁 AIDS 的男性患者，THA 术后感染鸟－胞内分枝杆菌复合群。该患者合并鸟－胞内分枝杆菌复合群血症，并且在双侧 THA 术中都发现了播散性鸟－胞内分枝杆菌复合群感染的组织病理学证据。

微生物学诊断

鸟分枝杆菌复合体可能是一种污染物，使对培养结果的解释复杂化[195]。在病理学上，肉芽组织生长不良，宿主炎症反应小[196]。

治疗

由于 MAC 相关 PJI 十分少见，尚无最佳治疗方案。应获得药敏实验结果来指导治疗。推荐大环内酯类、乙胺丁醇和利福霉素三药联合的方案持续治疗 6 ～ 12 个月，此外还需清创术后进行截骨矫形术[193, 197]，截骨

矫形术后进行适当的抗分枝杆菌治疗可达到最佳效果。如果进行 DAIR 治疗，可能需要长期口服抗生素以防止复发[173, 191, 193]。

其他微生物

支原体（*Mycoplasma*）

人型支原体、肺炎支原体和唾液支原体是 PJI 的罕见病原体[198-202]。患者关节出现感染症状，伴有脓性抽吸物、革兰氏染色阴性、标准培养阴性时，应怀疑人型支原体相关 PJI。PJI 培养阴性时应考虑支原体感染，尤其是在低丙种球蛋白血症患者中。最近报道了一名免疫功能正常的患者，经尿道活检术后出现了人工膝关节假体的支原体感染[202]。

应当要求微生物实验室专门寻找人型支原体，关节抽吸物的革兰氏染色无法发现支原体，血清和关节液抗体水平在病程中可测及或升高，16S rRNA 测序在膝关节假体感染的病例中鉴定出了人型支原体[202]。一名低丙种球蛋白血症患者 TKA 术后发生了 PJI，鸟枪法宏基因组测序从其样本中检测到了唾液支原体[199]。人型支原体的药敏实验的方法尚未标准化，并且其结果与临床转归无关。许多菌株在体外对四环素、克林霉素敏感，对利福平中度敏感。人型支原体通常对氨基糖苷类、β - 内酰胺类抗生素、万古霉素、磺胺类、甲氧苄啶和红霉素耐药。氟喹诺酮类药物通常在体外对人型支原体具有活性，但当支原体在体外暴露于浓度不断增加的氟喹诺酮类药物，可以诱导其产生耐药。有限的资料表明，人型支原体在体外对利奈唑胺和奎奴普汀－达福普汀敏感，但尚无使用此类药物治疗人型支原体感染的临床试验[203]。

脲原体（*Ureplasma*）

解脲脲原体、无胆甾脲原体是 THA 和 TKA 术后 PJI 的罕见病原体，通过 16S rRNA 测序可诊断[204-206]。

棘球绦虫（*Echinococcus*）

据报道，3 名 THA 术后患者出现了棘球绦虫相关 PJI[207-209]。血清学检测可能有助于棘球蚴病的诊断。血清学试验阴性不能排除棘球蚴病，Casoni 皮内试验和 Weinberg 补体结合试验曾确诊了 1 例棘球蚴病[207]。另一病例是通过病理学做出了诊断[208]。

棘球绦虫引起的骨感染在治疗时需要完整切除相关骨段。手术前后的辅助化疗似乎通过灭活原头节、

减轻病灶囊性结构的张力从而更容易去除病灶囊来降低复发风险[210]。如果完全切除病灶囊在技术上不可行，则需要移除假体并延长阿苯达唑治疗时间。

惠普尔养障体（*Tropheryma whipplei*）

报道过的 2 例惠普尔养障体相关 PJI：一名患者惠普尔病完全治愈 2 年后接受了 TKA，另一名 THA 患者术前未确诊惠普尔病[211-212]。微生物学诊断通常需要对关节液进行 PCR 分析。在未明确关节感染的情况下，小肠组织的 PCR 阳性结果可能支持惠普尔养障体关节感染的诊断。目前尚无法培养致病微生物。病例报道中，对膝关节假体进行 DAIR 治疗后，长期口服甲氧苄氨嘧啶-磺胺甲噁唑，之后使用普那霉素，一年的随访结果证实感染得到了控制[211]。THA 患者发生 PJI 后接受了 OSE 治疗，随后用甲氧苄啶-磺胺甲噁唑治疗 9 个月，短期效果良好[212]。

伯氏疏螺旋体（*Borrelia burgdorferi*）

已报道了 4 名患者 TKA 术后出现伯氏疏螺旋体相关 PJI[213-215]。所有病例均发生在病原体流行地区，蜱接触史并不很明显。在所有病例中，症状均是急性发作。此类 PJI 细菌培养结果为阴性，最终通过对关节液进行莱姆病血清学和莱姆 PCR 检测而确诊。最佳治疗方式仍然不确定，但 4～6 周的抗生素治疗（头孢曲松、多西环素）似乎已足够。手术干预的病例中 2 名患者接受 DAIR，1 名患者接受 TSE，1 名患者没有进行手术治疗[213-215]。在莱姆病高发地区，特别是在处理细菌培养结果阴性的 PJI 时，应进行关节液莱姆 PCR 检测和莱姆抗体检测。

要点

- 在治疗 PJI 患者时，暴露史具有重要临床意义，因为充分的抗菌治疗取决于正确的病因诊断。这在以下情况下尤为重要，即尽管有非微生物标准证明存在 PJI，但常规细菌培养仍无法识别病原微生物时。
- 对于细菌培养结果阴性的 PJI 患者，保持高度怀疑至关重要，因为罕见或苛养微生物需要特殊的染色和培养条件，或需要通过现代分子学方法诊断（见第 4 章）。
- 微生物学家和骨科感染病专家之间的交流对于病

原微生物的最终诊断极为重要。
- 尚无罕见微生物引起的 PJI 标准化手术方案，因为目前缺乏确切治疗方法的大样本系列研究。

参考文献

1. Askar M, Bloch B, Bayston R. Small-colony variant of Staphylococcus lugdunensis in prosthetic joint infection. Arthroplast Today. 2018;4(3):257–260.
2. Brandt CM, Duffy MC, Berbari EF, et al. Staphylococcus aureus prosthetic joint infection treated with prosthesis removal and delayed reimplantation arthroplasty. Mayo Clin Proc. 1999;74(6):553–558.
3. Sampathkumar P, Osmon DR, Cockerill FR, 3rd. Prosthetic joint infection due to Staphylococcus lugdunensis. Mayo Clin Proc. 2000;75(5):511–512.
4. Weightman NC, Allerton KE, France J. Bone and prosthetic joint infection with Staphylococcus lugdunensis. J Infect. 2000;40(1):98–99.
5. Nagy MT, Hla SM, Keys GW. Late Streptococcus bovis infection of total knee replacement complicated by infective endocarditis and associated with colonic ulcers. BMJ Case Rep. 2013;2013.
6. Thompson JC, Goldman AH, Tande AJ, et al. Streptococcus bovis Hip and Knee Periprosthetic Joint Infections: A Series of 9 Cases. J Bone Jt Infect. 2020;5(1):1–6.
7. Wilde AH, Ruth JT. Two-stage reimplantation in infected total knee arthroplasty. Clin Orthop. 1988(236):23–35.
8. Emerton ME, Crook DW, Cooke PH. Streptococcus bovis-infected total hip arthroplasty. J Arthroplasty. 1995;10(4):554–555.
9. Clarridge JE, 3rd, Attorri SM, Zhang Q, *et al.* 16S ribosomal DNA sequence analysis distinguishes biotypes of *Streptococcus bovis*: *Streptococcus bovis* Biotype II/2 is a separate genospecies and the predominant clinical isolate in adult males. J Clin Microbiol. 2001;39(4):1549–1552.
10. Eggelmeijer F, Petit P, Dijkmans BA. Total knee arthroplasty infection due to Gemella haemolysans. Br J Rheumatol. 1992;31(1):67–69.
11. von Essen R, Ikavalko M, Forsblom B. Isolation of Gemella morbillorum from joint fluid. Lancet. 1993;342(8864):177–178.
12. Leung DT, Davis EM, Qiian Q et al. First report of prosthetic joint infection by Gemella sanguinis and associated "pseudosatelliting" phenomenon on culture. J Clin Microbiol. 2011;49(9):3395–3397.
13. von Essen R. Blood culture bottles improve microbe isolation rate from joint fluids. Am J Clin Pathol. 1989;91(4):501–503.
14. Nieman RE, Lorber B. Listeriosis in adults: a changing pattern. Report of eight cases and review of the literature, 1968-1978. Rev Infect Dis. 1980;2(2):207–227.
15. Bush LM, Abdulah A, Perez MT. Listeria monocytogenes prosthetic joint infections. A review a propos a case report. 2014; Infect Dis. Clin Pract: 1–4.
16. Allerberger F, Kasten MJ, Cockerill FR, 3rd, et al. Listeria monocytogenes infection in prosthetic joints. Int Orthop. 1992;16(4):237–239.
17. Diaz-Dilernia F, Costantini J, Nicolino TI et al. Unusual Listeria monocytogenes hematogenous infection in total knee replacement treated with one-stage revision surgery. Arthroplasty today 2019:296–300.
18. Seo Y, Noh YS, Wie SH, et al. Prosthetic knee joint infection due to Listeria monocytogenes bacteremia in a diabetic female. Korean J Intern Med. 2016 31:616–619.
19. Tabib W, Guiffault P, Lemort CB, et al. Prosthetic hip joint infection caused by Listeria monocytogenes. Acta Orthop Belg. 2002;68(2):182–186.
20. Arnal C, Man H, Delisle F, M'Bappe P, et al. Nocardia infection of a joint prosthesis complicating systemic lupus erythematosus. Lupus. 2000;9(4):304–306.
21. Robinson D, Halperin N. Nocardia asteroides infection of an Austin-Moore hemiarthroplasty in a nonimmunocompromised host A case report. Bull Hosp Jt Dis Orthop Inst. 1989; 49(1):107–110.
22. Hadeed MM, MacDonell JR, Dempsey IJ et al. Chronic Nocardia cyriacigeorgica Periprosthetic Knee Infection Successfully Treated with a Two-Stage Revision: A Case Report. JBJS Case Connect. 2017;7(4):e74.
23. Laurent F, Rodriguez-Villalobos H, Cornu O, et al. Nocardia prosthetic knee infection successfully treated by one-stage exchange: case report and review. Acta Clin Belg. 2015;70(4): 287–290.
24. Palmer DL, Harvey RL, Wheeler JK. Diagnostic and therapeutic considerations in Nocardia asteroides infection. Medicine. 1974;53(5):391–401.
25. Ambaye A, Kohner PC, Wollan PC, et al. Comparison of agar dilution, broth microdilution, disk diffusion, E-test, and BACTEC radiometric methods for antimicrobial susceptibility testing of clinical isolates of the Nocardia asteroides complex. J Clin Microbiol. 1997;35(4): 847–852.
26. Wallace RJ, Jr, Septimus EJ, Williams TW, et al. Use of trimethoprim-sulfamethoxazole for treatment of infections due to Nocardia. Rev Infect Dis. 1982;4(2):315–325.
27. Pidoux O, Argenson JN, Jacomo V, et al. Molecular identification of a Dietzia maris hip prosthesis infection isolate. J Clin Microbiol. 2001;39(7):2634–2636.
28. Larkin JA, Lit L, Sinnott J, et al. Infection of a knee prosthesis with Tsukamurella species. South Med J. 1999;92(8):831–832.
29. Harrington RD, Lewis CG, Aslanzadeh J, et al. Oerskovia xanthineolytica infection of a prosthetic joint: case report and review. J Clin Microbiol. 1996;34(7):1821–1824.
30. Funke G, von Graevenitz A, Clarridge JE, 3rd et al. Clinical microbiology of coryneform bacteria. Clin Microbiol Rev. 1997;10(1):159.
31. Reboli AC, Bryan CS, Farrar WE. Bacteremia and infection of a hip prosthesis caused by Bacillus alvei. J Clin Microbiol. 1989;27(6):1395–1396.
32. Ha J, Park YJ, Kim YJ et al. Late prosthetic joint infection and bacteremia by *Bacillus cereus* confirmed by 16S rRNA sequencing and hip joint tissue pathology. Ann Clin Microbiol 2016;19(2):54–57.
33. Rae S, Webley M, Snaith ML. Salmonella typhimurium arthritis in rheumatoid disease. Rheumatol Rehabil. 1977;16(3):150–151.
34. Widmer AF, Colombo VE, Gachter A, et al. Salmonella infection in total hip replacement: tests to predict the outcome of antimicrobial therapy. Scand J Infect Dis. 1990;22(5): 611–618.
35. Samra Y, Shaked Y, Maier MK. Nontyphoid salmonellosis in patients with total hip replacement: report of four cases and review of the literature. Rev Infect Dis. 1986;8(6):978–983.
36. Arda B, Sipahi OR, Yamazhan T, et al. Salmonella enteritidis related prosthetic joint infection. West Indian Med J. 2006;55(6):454–455.
37. Ekinci M, Bayram S, Akgul T. et al. Periprosthetic joint infection caused by Salmonella- Case reports of two azathioprine and prednisolone induced immunocompromised patients. Hip Pelvis 2017;29(2):139–144.

38. Gupta A, Berbari EF, Osmon DR et al. Prosthetic joint infection due to Salmonella species: a case series. BMC Infect Dis. 2014;14:633.
39. Lo I-F, Chang. H-C. Salmonella Septic Arthritis in A Patient with A Hip Implant: A Case Report. Intern J Gerontology 2018;12(4):344–347.
40. Tsukayama DT, Estrada R, Gustilo RB. Infection after total hip arthroplasty. A study of the treatment of one hundred and six infections. J Bone Joint Surg Am. 1996;78(4):512–523.
41. Hashimoto Y, Itho Y, Fujinaga Y, et al. Development of nested PCR based on the ViaB sequence to detect Salmonella typhi. J Clin Microbiol. 1995;33(3):775–777.
42. Glynn MK, Bopp C, Dewitt W, et al. Emergence of multidrug-resistant Salmonella enterica serotype typhimurium DT104 infections in the United States. N Engl J Med. 1998;338(19):1333–1338.
43. Chiu CH, Wu TL, Su LH, et al. The emergence in Taiwan of fluoroquinolone resistance in Salmonella enterica serotype choleraesuis. N Engl J Med. 2002;346(6):413–419.
44. Day LJ, Qayyum QJ, Kauffman CA. Salmonella prosthetic joint septic arthritis. Clin Microbiol Infect. 2002;8(7):427–430.
45. Chen CM, Lu TC, Lo WH. Salmonella infection in total hip replacement--report of successful reimplantation and review of the literature. Chung Hua i Hsueh Tsa Chih - Chinese Med J. 1999;62(7):472–476.
46. Widmer AF, Colombo VE, Gächter A, et al. Salmonella Infection in Total Hip Replacement: Tests to Predict the Outcome of Antimicrobial Therapy. Scand J Infect Dis. 1990;22(5):611–618.
47. Fu TS, Ueng SW. Two-staged revision total hip arthroplasty due to Salmonella infection: case report. Chang Gung Medical Journal. 2001;24(3):202–207.
48. Tattevin P, Cremieux A, Joly-Guillou M. First case of Salmonella hirschfeldii infection of a prosthetic hip. Clin Microbiol Infect. 1998;4:228–230.
49. Madan S, Abbas D, Jowett RL, et al. Salmonella enteritidis infection in total knee replacement. Rheumatology (Oxford). 2001;40(1):112–113.
50. Rae S, Webley M, Snaith ML. Salmonella typhymurium arthritis in rheumatoid disease. Rheumatol Rehabil. 1977; 16:150–151.
51. Samra Y, Shaked Y, Maier MK. Nontyphoid Salmonellosis in Patients with Total Hip Replacement: Report of Four Cases and Review of the Literature. Rev Infect Dis 1986.;8(6):978–983.
52. Vikram HR, Buencamino RB, Aronin SI. Primary meningococcal arthritis in a prosthetic knee joint. J Infect. 2001;42(4):279–281.
53. Carral BB, Manoja EA, Cardenas SL. Neisseria meningitidis infecting a Prosthetic Knee Joint: A New Case of an Unusual Disease. Case Rep Infect Dis. 2017: 1–3.
54. McCarthy A, Broderick JM, AP. M. Neiserria meningitidis as a cause of septic arthritis: an unusual case of periprosthetic joint infection. Case Rep Infect Dis. 2020:1–3.
55. Söderquist B. Prosthetic hip joint infection caused by non-capsulated *Haemophilus influenzae*. Scand J Infect Dis. 2014;46(9):665–668.
56. Khan S, Reedy S. Haemophilus influenzae infection is a prosthetic knee joint in a patient with CLL: a vaccine preventable disease. BMJ Case Rep. 2013:1–3.
57. Bezwada HP, Nazarian DG, Booth RE, Jr. Haemophilus influenzae infection complicating a total knee arthroplasty. Clin Orthop. 2002(402):202–205.
58. Borenstein DG, Simon GL. Hemophilus influenzae septic arthritis in adults. A report of four cases and a review of the literature. Medicine (Baltimore). 1986;65(3):191–201.
59. Jellicoe PA, Cohen A, Campbell P. Haemophilus parainfluenzae complicating total hip arthroplasty: a rapid failure. J Arthroplasty. 2002;17(1):114–116.
60. Manian FA. Prosthetic joint infection due to Haemophilus parainfluenzae after dental surgery. South Med J. 1991;84(6):807–808.
61. Ortega-Andreu M, Rodriguez-Merchan EC, Aguera-Gavalda M. Brucellosis as a cause of septic loosening of total hip arthroplasty. J Arthroplasty. 2002;17(3):384–387.
62. Rodriguez Zapata M, Gamo Herranz A, De La Morena Fernandez J. Comparative study of two regimens in the treatment of brucellosis. Chemioterapia. 1987;6(2 Suppl):360–362.
63. Weil Y, Mattan Y, Liebergall M, Rahav G. Brucella prosthetic joint infection: a report of 3 cases and a review of the literature. Clin Infect Dis. 2003;36(7):e81–86.
64. Agarwal S, Kadhi SK, Rooney RJ. Brucellosis complicating bilateral total knee arthroplasty. Clin Orthop. 1991(267):179–181.
65. Malizos KN, Makris CA, Soucacos PN. Total knee arthroplasties infected by Brucella melitensis: a case report. Am J Orthop. 1997;26(4):283–285.
66. Orti A, Roig P, Alcala R, Navarro V, et al. Brucellar prosthetic arthritis in a total knee replacement. Eur J Clin Microbiol Infect Dis. 1997;16(11):843–845.
67. Yagupsky P, Peled N, Press J, et al. Rapid detection of Brucella melitensis from blood cultures by a commercial system. Eur J Clin Microbiol Infect Dis. 1997;16(8):605–607.
68. Balkhair A, Al Maskari S, Ibrahim S et al. Brucella Periprosthetic Joint Infection Involving Bilateral Knees with Negative Synovial Fluid Alpha-Defensin. Case Rep Infect Dis. 2019(1–3).
69. Solís García del Pozo JI, Solera J. Systematic review and meta-analysis of randomized clinical trials in the treatment of human brucellosis. Plos One 2012;7(2), e32090.
70. Lang R, Rubinstein E. Quinolones for the treatment of brucellosis. J Antimicrob Chemother. 1992;29(4):357–360.
71. Jones RB, Smith J, Hoffmann A, et al. Secondary infection of a total hip replacement with Brucella abortus. Orthopedics. 1983;6:184–186.
72. Chrdle A, Trnka T, Musil D et al. Francisella tularensis periprosthetic joint infections diagnosed with growth in cultures. J Clin Microbiol. 2019;57:1–7.
73. Cooper CL, Van Caeseele P, Canvin J, et al. Chronic prosthetic device infection with Francisella tularensis. Clin Infect Dis. 1999;29(6):1589–1591.
74. Rawal H, Patel A, Moran M. Unusual case of prosthetic joint infection caused by Francisella tularensis. UBMJ Case Rep. 2017:1–3.
75. Koneman EN, Allen SD, Janda WM. Other miscellanous fastidious Gram-negative bacteria. Color atlas and textbook of diagnostic microbiology. 5th ed. Philadelphia: Lipincott-Raven; 1997. p. 431.
76. Iglesias L, Garcia-Arenzana JM, Valiente A, et al. Yersinia enterocolitica O:3 infection of a prosthetic knee joint related to recurrent hemarthrosis. Scand J Infect Dis. 2002;34(2): 132–133.
77. Oni JA, Kangesu T. Yersinia enterocolitica infection of a prosthetic knee joint. Br J Clin Pract. 1991;45(3):225.
78. Jalava-Karvinen P, Oksi J, al. Rantakokko-Jalava K et al. Yersinia enterocolitica infection of a prosthetic knee joint. Case report and review of the literature on dep sited infections caused by Yersinia enterocolitica. Advances Infect Dis. 2013 3:95–99.
79. Honnorat E, Seng P, Savini H et al. Prosthetic joint infection caused by Pasteurella multocida; a case series and review of the literature. BMC Infectious Dis. 2016;16(435):1–7.
80. Lam PW, Page A. Pasteurella multocida non-native joint infection after dog lick. A case report describing a complicated two -stage revision and a comprehensive review of the literature. Can J Infect Dis Med Microbiol 2015;26(4):212–217.
81. Gabuzda GM, Barnett PR. Pasteurella infection in a total knee arthroplasty. Orthop Rev. 1992;21(5):601, 4–5.
82. Orton DW, Fulcher WH. Pasteurella multocida: bilateral septic knee joint prostheses from a distant cat bite. Ann Emerg Med. 1984;13(11):1065–1067.
83. Mellors JW, Schoen RT. Pasteurella multocida prosthetic joint infection. Ann Emerg Med. 1985;14(6):617.
84. Sugarman M, Quismorio FP, Patzakis MJ. Joint infection by Pasteurella multocida. Lancet. 1975;2(7947):1267.
85. Chikwe J, Bowditch M, Villar RN, et al. Sleeping with the enemy: Pasteurella multocida infection of a hip replacement. J R Soc Med. 2000;93(9):478–479.
86. Guion TL, Sculco TP. Pasteurella multocida infection in total knee arthroplasty. Case report and literature review. J Arthroplasty. 1992;7(2):157–160.
87. Antuna SA, Mendez JG, Castellanos JL, et al. Late infection after total knee arthroplasty caused by Pasteurella multocida. Acta Orthop Belg. 1997;63(4):310–312.
88. Braithwaite BD, Giddins G. Pasteurella multocida infection of a total hip arthroplasty. A case report. J Arthroplasty. 1992;7(3):309–310.
89. Arvan GD, Goldberg V. A case report of total knee arthroplasty infected by Pasteurella multocida. Clin Orthop. 1978(132):167–169.
90. Spagnuolo PJ. Pasteurella multocida infectious arthritis. Am J Med Sci. 1978;275(3): 359–363.
91. Maurer KH, Hasselbacher P, Schumacher HR. Letter: Joint infection by Pasteurella multocida. Lancet. 1975;2(7931):409.
92. Maradona JA, Asensi V, Carton JA, et al. Prosthetic joint infection by Pasteurella multocida. Eur J Clin Microbiol Infect Dis. 1997;16(8):623–625.
93. Griffin AJ, Barber HM. Joint infection by Pasteurella multocida. Lancet. 1975;1(7920): 1347–1348.
94. Chenouard R, Hoppe E, Lemarie C et al. A rare case of prosthetic joint infection associated with Coxiella burnetii. International J Infect Dis. 2019;87:166–169.
95. Tande AJ, Cunningham SA, Raoult D, et al. A case of Q fever prosthetic joint infection and description of an assay for detection of *Coxiella burnetii*. J Clin Microbiol 2014;51(1):66–69.
96. Million M, Bellevegue L, Labussiere AS ea. Culture-negative prosthetic joint arthritis related to Coxiella burnetii. Am J Med. 2014;786.
97. Eldin C, Melenotte C, Mediannikov O. et al. From Q Fever to Coxiella Burnetii Infection: A Paradigm Change. Clin Microbiol Rev. 2017;30(1):115–190.
98. Meriglier E, Sungler A, Elsendoom A. et al. Osteoarticular manifestations of Q fever: A case series and literature review. Clin Microbiol Infect. 2018;24:8.
99. Weisenberg S, Perlada D, Peatman T. Q fever prosthetic joint infection. BMJ Case Rep. 2017:1–3.
100. Werno AM, Klena JD, Shaw GM, *et al.* Fatal case of *Campylobacter lari* prosthetic joint infection and bacteremia in an immunocompetent patient. J Clin Microbiol. 2002;40(3): 1053–1055.
101. Dumic I, Sengodan M, Franson J et al. Early onset prosthetic joint infection and bacteremia due to Campylobacter fetus subspecies fetus. Case Rep Infect Dis. 2017:1–6.
102. Peterson MC, Farr RW, Castiglia M. Prosthetic hip infection and bacteremia due to Campylobacter jejuni in a patient with AIDS. Clin Infect Dis. 1993;16(3):439–440.
103. Peterson MC, Farr RW, Castiglia M. Prosthetic hip infection and bacteremia due to Campylobacter jejuni in a patient with AIDS. Clin Infect Dis. 1993;16(3):439–440.
104. Zamora-López MJ, Álvarez-García P, García-Campello M. Prosthetic hip joint infection caused by Campylobacter fetus: A case report and literature review. Rev Esp Quimioter. 2018;31(1):53–57.
105. Vasoo S, Scwab JJ, Cunningham SA. et al. Campylobacter prosthetic joint infection. J Clin Microbiol. 2014;52(5):1771–1774.
106. Lariviere LA, Gaudreau CL, Turgeon FF. Susceptibility of clinical isolates of Campylobacter jejuni to twenty-five antimicrobial agents. J Antimicrob Chemother. 1986;18(6):681–685.
107. Endtz HP, Ruijs GJ, van Klingeren B, et al. Quinolone resistance in campylobacter isolated from man and poultry following the introduction of fluoroquinolones in veterinary medicine. J Antimicrob Chemother. 1991;27(2):199–208.
108. Tenover FC, Baker CM, Fennell CN et al. Antimicrobial resistance in Campylobacter species. In: Nachamkin I, Blaser MJ, Tomkins LS, editors. Campylobacter jejuni: current status and future trends. Washington, DC: American Society for Microbiology; 1992. p. 66–73.
109. Bates CJ, Clarke TC, Spencer RC. Prosthetic hip joint infection due to Campylobacter fetus. J Clin Microbiol. 1994;32(8):2037.
110. Gazeau P, Rezig S, Quaesaet L, *et al. Erysipelothrix rhusiopathiae* knee prosthesis infection. Med Mal Infect. 2018;48(5):372–373.
111. Groeschel M, Forde T, Turvey S, et al. An unusual case of Erysipelothrix rhusiopathiae prosthetic joint infection from the Canadian Arctic: whole genome sequencing unable to identify a zoonotic source. BMC Infect Dis. 2019;19(1):282.
112. Hocqueloux L, Poisson DM, Sunder S, et al. Septic arthritis caused by Erysipelothrix rhusiopathiae in a prosthetic knee joint. J Clin Microbiol. 2010;48(1):333–335.
113. Traer EA, Williams MR, Keenan JN. Erysipelothrix rhusiopathiae infection of a total knee arthroplasty an occupational hazard. J Arthroplasty. 2008;23(4):609–611.
114. Troelsen A, Møller JK, Bolvig L, et al. Animal-associated bacteria, Erysipelotrix rhusiopathiae, as the cause of infection in a total hip arthroplasty. J Arthroplasty. 2010;25(3):497.e21–23.
115. Brooke CJ, Riley TV. Erysipelothrix rhusiopathiae: bacteriology, epidemiology and clinical manifestations of an occupational pathogen. J Med Microbiol. 1999;48(9):789–799.
116. Al-Tawfiq JA, Babiker MM. Mulit-focal *Clostridioides (Clostridium) difficile* osteomyelitis in a patient with sickle cell anemia: case presentation and literature review. Diagn Microbiol Infect Dis. 220;**96**(1):114915. Doi: 10.1016/j.diagmicrobio.2019.114915.
117. Pron B, Merckx J, Touzet P, et al. Chronic septic arthritis and osteomyelitis in a prosthetic knee joint due to Clostridium difficile. Eur J Clin Microbiol Infect Dis. 1995;14(7):599–601.
118. Ranganath S, Midturi JK. Unusual case of prosthetic shoulder joint infection due to Clostridium difficile. Am J Med Sci. 2013;346(5):422–423.
119. McCarthy J, Stingemore N. Clostridium difficile infection of a prosthetic joint presenting 12 months after antibiotic-associated diarrhoea. J Infect. 1999;39(1):94–96.
120. Brown ML, Drinkwater CJ. Hematogenous infection of total hip arthroplasty with *Actinomyces* following a noninvasive dental procedure. Orthopedics. 2012;35(7):e1086–1089.
121. Dagher R, Riaz T, Tande AJ, et al. Prosthetic Joint Infection due to Actinomyces species: A case series and review of literature. J Bone Jt Infect. 2019;4(4):174–180.
122. Dubourg G, Delord M, Gouriet F, et al. Actinomyces gerencseriae hip prosthesis infection: a case report. J Med Case Rep. 2015;9:223.
123. Hedke J, Skripitz R, Ellenrieder M, et al. Low-grade infection after a total knee arthroplasty caused by Actinomyces naeslundii. J Med Microbiol. 2012;61(Pt 8):1162–1164.
124. Redmond SN, Helms R, Pensiero A. A Case of Actinomyces Prosthetic Hip Infection. Cureus. 2020;12(7):e9148.
125. Rieber H, Schwarz R, Krämer O, et al. Actinomyces neuii subsp. neuii associated with periprosthetic infection in total hip arthroplasty as causative agent. J Clin Microbiol. 2009;47(12):4183–4184.
126. Sharma S, Sharma SC. Forgotten intrauterine contraceptive device - A threat to total hip prosthesis: A case report with review of the literature. J Clin Orthop Trauma. 2016;7(2): 130–133.
127. Wu F, Marriage NA, Ismaeel A, et al. Infection of a total hip arthroplasty with actinomyces israelii: Report of a case. N Am J Med Sci. 2011;3(5):247–248.
128. Wust J, Steiger U, Vuong H, et al. Infection of a hip prosthesis by Actinomyces naeslundii. J Clin Microbiol. 2000;38(2):929–930.

129. Zaman R, Abbas M, Burd E. Late prosthetic hip joint infection with Actinomyces israelii in an intravenous drug user: case report and literature review. J Clin Microbiol. 2002; 40(11):4391–4392.
130. Valour F, Sénéchal A, Dupieux C, et al. Actinomycosis: etiology, clinical features, diagnosis, treatment, and management. Infect Drug Resist. 2014;7:183–197.
131. Steckelberg J, Osmon D. Prosthetic joint infections. In: Bisno A, Waldwogel FA, editors. Infections associated with indwelling medical devices. Washington, DC: ASM press; 2000. p. 259–290.
132. Stern SH, Sculco TP. Clostridium perfringens infection in a total knee arthroplasty. A case report. J Arthroplasty. 1988;3(Suppl):S37–40.
133. Marchandin H, Jean-Pierre H, Carriere C, et al. Prosthetic joint infection due to Veillonella dispar. Eur J Clin Microbiol Infect Dis. 2001;20(5):340–342.
134. Maniloff G, Greenwald R, Laskin R, et al. Delayed postbacteremic prosthetic joint infection. Clin Orthop. 1987(223):194–197.
135. Burnell CD, Turgeon TR, Hedden DR, et al. Paraneoplastic Clostridium septicum infection of a total knee arthroplasty. J Arthroplasty. 2011;26(4):666.e9–11.
136. Economedes DM, Santoro J, Deirmengian CA. Clostridium septicum growth from a total knee arthroplasty associated with intestinal malignancy: a case report. BMC Infect Dis. 2012;12:235.
137. Farer LS, Lowell AM, Meador MP. Extrapulmonary tuberculosis in the United States. Am J Epidemiol. 1979;109(2):205–217.
138. Watts HG, Lifeso RM. Tuberculosis of bones and joints. J Bone Joint Surg Am. 1996;78(2):288–298.
139. Neogi DS, Kumar A, Yadav CS, et al. Delayed periprosthetic tuberculosis after total knee replacement: is conservative treatment possible? Acta Orthop Belg. 2009;75(1):136–140.
140. Berbari EF, Hanssen AD, Duffy MC, et al. Prosthetic joint infection due to Mycobacterium tuberculosis: a case series and review of the literature. Am J Orthop. 1998;27(3):219–227.
141. Spinner RJ, Sexton DJ, Goldner RD, et al. Periprosthetic infections due to Mycobacterium tuberculosis in patients with no prior history of tuberculosis. J Arthroplasty. 1996;11(2):217–222.
142. Amouyel T, Gaeremynck P, Gadisseux GB, et al. *Mycobacterium tuberculosis* infection of reverse total shoulder arthroplasty: a case report. J Shoulder Elbow Surg. 2019;28:e271–e274.
143. Kim YH, Han DY, Park BM. Total hip arthroplasty for tuberculous coxarthrosis. J Bone Joint Surg Am. 1987;69(5):718–727.
144. Eskola A, Santavirta S, Konttinen YT, et al. Arthroplasty for old tuberculosis of the knee. Journal of Bone and Joint Surgery - British Volume. 1988;70(5):767–769.
145. Santavirta S, Eskola A, Konttinen YT, et al. Total hip replacement in old tuberculosis A report of 14 cases. Acta Orthop Scand. 1988;59(4):391–395.
146. Bi AS, Li D, MA Y, et al. Mycobacterium tuberculosis as a cause of periprosthetic joint infection after total knee arthroplasty: a review of the literature. Cureus. 2019;11(3):e4325, 1–8.
147. Tokumoto JI, Follansbee SE, Jacobs RA. Prosthetic joint infection due to Mycobacterium tuberculosis: report of three cases. Clin Infect Dis. 1995;21(1):134–136.
148. American Thoracic Society, CDC, IDSA. Treatment of tuberculosis. MMWR. 2003;52(RR 11):57.
149. Uhel F, Corvaisier G, Poinsignon Y, et al. Mycobacterium tuberculosis prosthetic joint infections: a case series and literature review. J Infect 2019;78:27–34.
150. Wolfgang GL. Tuberculosis joint infection following total knee arthroplasty. Clin Orthop. 1985(201):162–166.
151. Ueng WN, Shih CH, Hseuh S. Pulmonary tuberculosis as a source of infection after total hip arthroplasty A report of two cases. Int Orthop. 1995;19(1):55–59.
152. Krappel FA, Harland U. Failure of osteosynthesis and prosthetic joint infection due to Mycobacterium tuberculosis following a subtrochanteric fracture: a case report and review of the literature. Arch Orthop Trauma Surg. 2000;120(7-8):470–472.
153. Kreder HJ, Davey JR. Total hip arthroplasty complicated by tuberculous infection. J Arthroplasty. 1996;11(1):111–114.
154. McCullough CJ. Tuberculosis as a late complication of total hip replacement. Acta Orthop Scand. 1977;48(5):508–510.
155. Johnson R, Barnes KL, Owen R. Reactivation of tuberculosis after total hip replacement. Journal of Bone and Joint Surgery - British Volume. 1979;61-B(2):148–150.
156. Leach WJ, Halpin DS. Mycobacterium bovis infection of a total hip arthroplasty: a case report. J Bone Joint Surg Br. 1993;75(4):661–662.
157. Gomez E, Chiang T, Louie T, et al. Prosthetic Joint Infection due to Mycobacterium bovis after Intravesical Instillation of Bacillus Calmette-Guerin (BCG). Int J Microbiol. 2009;2009:527208.
158. Langlois ME, Ader F, Dumistrescu O, et al. Mycobacterium bovis prosthetic joint infection. Med Mal Infect. 2016;46(8):445–448.
159. Metayer B, Menu P, Khatchatourian L, et al. Prosthetic joint infection with pseudo-tumoral aspect due to Mycobacterium bovis infection after Bacillus-Calmette-Guerin therapy. Ann Phys Rehabil Med. 2018;61(1):62–64.
160. Nguyen MH, Giordani MM, Thompson GR, 3rd. The double-edged sword - prosthetic joint infection following BCG treatment for bladder cancer: a case report. BMC Infect Dis. 2019;19(1):331.
161. Patel A, Elzweig J. Mycobacterium bovis prosthetic joint infection following intravesical instillation of BCG for bladder cancer. BMJ Case Rep. 2019;12(12).
162. Storandt M, Nagpal A. Prosthetic joint infection: an extremely rare complication of intravesicular BCG therapy. BMJ Case Rep. 2019;12(12).
163. Williams A, Arnold B, Gwynne-Jones DP. Mycobacterium bovis infection of total hip arthroplasty after intravesicular Bacillus Calmette-Guérin. Arthroplast Today. 2019;5(4):416–420.
164. Chazerain P, Desplaces N, Mamoudy P, et al. Prosthetic total knee infection with a bacillus Calmette Guerin (BCG) strain after BCG therapy for bladder cancer. J Rheumatol. 1993;20(12):2171–2172.
165. Badelon O, David H, Meyer L, et al. Mycobacterium fortuitum infection after total hip prosthesis. A report of 3 cases. Rev Chir Orthop Reparatrice Appar Mot. 1979;65(1):39–43.
166. Booth JE, Jacobson JA, Kurrus TA, et al. Infection of prosthetic arthroplasty by Mycobacterium fortuitum. Two case reports. J Bone Joint Surg Am. 1979;61(2):300–302.
167. Herold RC, Lotke PA, MacGregor RR. Prosthetic joint infections secondary to rapidly growing Mycobacterium fortuitum. Clin Orthop. 1987(216):183–186.
168. Horadam VW, Smilack JD, Smith EC. Mycobacterium fortuitum infection after total hip replacement. South Med J. 1982;75(2):244–246.
169. Moerman J, Vandepitte J, Corbeel L, et al. Iatrogenic infections caused by the Mycobacterium fortuitum-chelonei complex. Report of two cases and review. Acta Clin Belg. 1985;40(2): 92–98.
170. Pring M, Eckhoff DG. Mycobacterium chelonae infection following a total knee arthroplasty. J Arthroplasty. 1996;11(1):115–116.
171. Heathcock R, Dave J, Yates MD. Mycobacterium chelonae hip infection. J Infect. 1994;28(1):104–105.
172. Amit P, Rastogi S, Marya S. Prosthetic knee joint infection due to Mycobacterium abscessus. Indian J Orthop. 2017;51(3):337–342.
173. Eid AJ, Berbari EF, Sia IG, et al. Prosthetic joint infection due to rapidly growing mycobacteria: report of 8 cases and review of the literature. Clin Infect Dis. 2007;45(6):687–694.
174. Napaumpaiporn C, Katchamart W. Clinical manifestations and outcomes of musculoskeletal nontuberculous mycobacterial infections. Rheumatol Int. 2019;39(10):1783–1787.
175. Nengue L, Diaz MAA, Sherman CE, et al. Mycobacterium abscessus Prosthetic Joint Infections of the Knee. J Bone Jt Infect. 2019;4(5):223–226.
176. Pace V, Antinolfi P, Borroni E, et al. Treating Primary Arthroprosthesis Infection Caused by Mycobacterium abscessus subsp. abscessus. Case Rep Infect Dis. 2019;2019:5892913.
177. Petrosoniak A, Kim P, Desjardins M, et al. Successful treatment of a prosthetic joint infection due to Mycobacterium abscessus. Can J Infect Dis Med Microbiol. 2009;20(3):e94–96.
178. Wang SX, Yang CJ, Chen YC, et al. Septic arthritis caused by Mycobacterium fortuitum and Mycobacterium abscessus in a prosthetic knee joint: case report and review of literature. Intern Med. 2011;50(19):2227–2232.
179. Spanyer J, Foster S, Thum-DiCesare JA et al Mycobacterium abscessus: A Rare Cause of Periprosthetic Knee Joint Infection. MD Edge Surgery. 2018.
180. Wallace RJ, Jr, Swenson JM, Silcox VA, et al. Disk diffusion testing with polymyxin and amikacin for differentiation of Mycobacterium fortuitum and Mycobacterium chelonei. J Clin Microbiol. 1982;16(6):1003–1006.
181. Swenson JM, Wallace RJJ, Silcox VA, et al. Antimicrobial susceptibility of five subgroups of Mycobacterium fortuitum and Mycobacterium chelonae. Antimicrob Agents Chemother. 1985;28:807.
182. Martin ML, Dall L. Emergence of multidrug-resistant Mycobacterium fortuitum during treatment. Chest. 1984;85(3):440–441.
183. Malhotra R, Kiran B, al. Gautam D, et al. Mycobacterium abscessus periprosthetic joint infection following bilateral total knee arthroplasty. ID Cases. 2019;17:e00542.
184. Wallace RJ, Jr, Wiss K, Bushby MB, et al. In vitro activity of trimethoprim and sulfamethoxazole against the nontuberculous mycobacteria. Rev Infect Dis. 1982;4(2):326–331.
185. Wallace RJ, Jr, Jones DB, Wiss K. Sulfonamide activity against Mycobacterium fortuitum and Mycobacterium chelonei. Rev Infect Dis. 1981;3(5):898–904.
186. Silcox VA, Good RC, Floyd MM. Identification of clinically significant Mycobacterium fortuitum complex isolates. J Clin Microbiol. 1981;14(6):686–691.
187. Brown-Elliott BA, Wallace RJ, Jr. Clinical and taxonomic status of pathogenic nonpigmented or late-pigmenting rapidly growing mycobacteria. Clin Microbiol Rev. 2002;15(4):716–746.
188. Wallace RJ, Jr, Brown-Elliott BA, Ward SC, et al. Activities of linezolid against rapidly growing mycobacteria. Antimicrob Agents Chemother. 2001;45(3):764–767.
189. Howard ST, Rhoades E, Recht J, et al. Spontaneous reversion of Mycobacterium abscessus from a smooth to a rough morphotype is associated with reduced expression of glycopeptidolipid and reacquisition of an invasive phenotype. Microbiology. 2006;152(Pt 6):1581–1590.
190. Gupta A, Clauss H. Prosthetic joint infection with Mycobacterium avium complex in a solid organ transplant recipient. Transpl Infect Dis. 2009;11(6):537–540.
191. Ingraham NE, Schneider B, Alpern JD. Prosthetic Joint Infection due to Mycobacterium avium-intracellulare in a Patient with Rheumatoid Arthritis: A Case Report and Review of the Literature. Case Rep Infect Dis. 2017;2017:8682354.
192. McLaughlin JR, Tierney M, Harris WH. Mycobacterium avium intracellulare infection of hip arthroplasties in an AIDS patient. J Bone Joint Surg Br. 1994;76(3):498–499.
193. Tan EM, Marcelin JR, Mason E, et al. Mycobacterium avium intracellulare complex causing olecranon bursitis and prosthetic joint infection in an immunocompromised host. J Clin Tuberc Other Mycobact Dis. 2016;2:1–4.
194. Isono SS, Woolson ST, Schurman DJ. Total joint arthroplasty for steroid-induced osteonecrosis in cardiac transplant patients. Clin Orthop. 1987(217):201–208.
195. Spinner RJ, Sexton DJ, Vail TP. Mycobacterium avium intracellulare infection. J Bone Joint Surg Br. 1995;77(1):165.
196. Horsburgh CR, Jr. Mycobacterium avium complex infection in the acquired immunodeficiency syndrome. N Engl J Med. 1991;324(19):1332–1338.
197. Griffith DE, Aksamit T, Brown-Elliott BA, et al. An official ATS/IDSA statement: diagnosis, treatment, and prevention of nontuberculous mycobacterial diseases. Am J Respir Crit Care Med. 2007;175(4):367–416.
198. Han Z, Burnham C-A, Clohisy J, et al. Mycoplasma pneumoniae Periprosthetic Joint Infection Identified by 16S Ribosomal RNA Gene Amplification and Sequencing: A Case Report. The Journal of bone and joint surgery American volume. 2011;93:e103.
199. Thoendel M, Jeraldo P, Greenwood-Quaintance KE, et al. A Novel Prosthetic Joint Infection Pathogen, Mycoplasma salivarium, Identified by Metagenomic Shotgun Sequencing. Clin Infect Dis. 2017;65(2):332–335.
200. Sneller M, Wellborne F, Barile MF, et al. Prosthetic joint infection with Mycoplasma hominis. J Infect Dis. 1986;153(1):174–175.
201. Madoff S, Hooper DC. Nongenitourinary infections caused by Mycoplasma hominis in adults. Rev Infect Dis. 1988;10(3):602–613.
202. Rieber H, Frontzek A, Fischer M. Periprosthetic joint infection associated with Mycoplasma hominis after transurethral instrumentation in an immunocompetent patient. Unusual or underestimated? A case report and review of the literature. Int J Infect Dis. 2019;82:86–88.
203. Kenny GE, Cartwright FD. Susceptibilities of Mycoplasma hominis, M. pneumoniae, and Ureaplasma urealyticum to GAR-936, dalfopristin, dirithromycin, evernimicin, gatifloxacin, linezolid, moxifloxacin, quinupristin-dalfopristin, and telithromycin compared to their susceptibilities to reference macrolides, tetracyclines, and quinolones. Antimicrob Agents Chemother. 2001;45(9):2604–2608.
204. Roerdink RL, Douw CM, Leenders AC, et al. Bilateral periprosthetic joint infection with Ureaplasma urealyticum in an immunocompromised patient. Infection. 2016;44(6):807–810.
205. Rouard C, Pereyre S, Abgrall S, et al. Early prosthetic joint infection due to *Ureaplasma urealyticum:* Benefit of 16S rRNA gene sequence analysis for diagnosis. J Microbiol Immunol Infect. 2019;52(1):167–169.
206. Sköldenberg OG, Rysinska AD, Neander G, et al. Ureaplasma urealyticum infection in total hip arthroplasty leading to revision. J Arthroplasty. 2010;25(7):1170.e11–13.
207. Voutsinas S, Sayakos J, Smyrnis P. Echinococcus infestation complicating total hip replacement. A case report. J Bone Joint Surg Am. 1987;69(9):1456–1458.
208. Notarnicola A, Panella A, Moretti L, et al. Hip joint hydatidosis after prosthesis replacement. Int J Infect Dis. 2010;14 Suppl 3:e287–290.
209. Perlick L, Sommer T, Zhou H, et al. Atypical prosthetic loosening in the hip joint. Radiologe. 2000;40(6):577–579.
210. Aktan AO, Yalin R. Preoperative albendazole treatment for liver hydatid disease decreases the viability of the cyst. Europ J Gastroenterol Hepatol. 1996;8(9):877–879.
211. Fresard A, Guglielminotti C, Berthelot P, et al. Prosthetic joint infection caused by Tropheryma whippelii (Whipple's bacillus). Clin Infect Dis. 1996;22(3):575–576.
212. Cremniter J, Bauer T, Lortat-Jacob A, et al. Prosthetic hip infection caused by Tropheryma whipplei. J Clin Microbiol. 2008;46(4):1556–1557.
213. Adrados M, Wiznia DH, Golden M, et al. Lyme periprosthetic joint infection in total knee arthroplasty. Arthroplasty Today. 2018;4(2):158–161.
214. Collins KA, Gotoff JR, Ghanem ES. Lyme Disease: A Potential Source for Culture-negative Prosthetic Joint Infection. J Am Acad Orthop Surg Glob Res Rev. 2017;1(5):e023.
215. Wright WF, Oliverio JA. First Case of Lyme Arthritis Involving a Prosthetic Knee Joint. Open Forum Infect Dis. 2016;3(2):ofw096.

第 4 章
骨与关节感染病原菌的非培养技术鉴定

Maria Eugenia Portillo and Stéphane Corvec

概述

尽管正确实施了特殊的诊断培养技术，如用珠磨机处理组织样本、延长孵育时间或超声处理取出的植入物，但仍有相当数量的骨和关节感染（BJI）培养阴性，或者被误判为无菌性松动（aseptic failure，AF）[1-3]。误诊可能引起错误或不必要的抗菌治疗，甚至导致不必要的手术[4-5]。

非培养技术的诊断价值在滑液、假体周围组织样本（手动或半自动匀浆技术[6]）和超声液[7-9]中已有研究。虽然这些创新技术已被证明有益，但需要经过专门培训的工作人员遵守严格的操作条件，以避免任何污染。现阶段多种切实可行优化措施的出现，如实时荧光定量技术、自动化系统和商业化的试剂盒等，给微生物学家的日常工作带来便利[10]。

在这一章中，我们详述了基于核酸扩增、测序和质谱方法的非培养技术。聚合酶链式反应（polymerase chain reaction，PCR）是大多数微生物实验室经常使用的一种技术，它可以通过扩增序列来检测核酸片段。有不同的 PCR 类型可用于 BJI 诊断，每种类型都需要选择合适的引物（表 4.1）。

广谱 PCR

广谱 PCR 在 BJI 诊断中的价值已经被广泛研究，但是从骨、关节组织或植入物中提取病原体 DNA 仍然具有挑战性[11]。破坏生物膜释放 DNA 是提高广谱细菌 PCR 灵敏度的重要步骤[12]。

在属或种未知的情况下，用常规技术检测和鉴定病原体仍然十分困难，成功的可能性偏低[11]，但可以使用通用引物扩增细菌或真菌的 DNA，然后通

表 4.1 BJI 诊断中的 PCR 类型

PCR	一般说明	同时扩增和检测	定量方法
广谱 PCR	检测微生物中普遍存在的基因，需要后测序步骤进行鉴定	否	通过比较凝胶条带强度进行半定量
靶向 PCR	对特定微生物和（或）耐药机制的特殊检测	否：基于凝胶的 PCR 是：荧光定量 PCR	半定量是
多重 PCR	通过加入多条感兴趣引物，同时检测多种微生物和（或）耐药机制	否：基于凝胶的 PCR 是：荧光定量 PCR	半定量是

过测序来识别病原体，这项技术也被称为通用 PCR。这种方法适用于用常规技术难以鉴定分离的菌株。最近，通用 PCR 已被应用于检测和鉴定传统方式不能或难以识别的临床样本中病原体。

广谱 PCR 包括两个步骤：样本中的细菌或真菌 DNA 扩增，然后对 PCR 扩增片段进行测序以鉴定微生物（图 4.1）。所使用的基因组区域必须满足以下基本特征：首先，它们必须存在于所有细菌或真菌物种中；其次，它们应该包含引物所指向的高度保守的序列；最后，它们必须包括多态序列，以便区分不同的种属。在扩增和测序该片段后，将获得的序列与 NCBI GenBank 等公共数据库中的序列进行比对，使用诸如 BLAST 这样的程序，可以进行在线序列比对[13]。

在细菌中，分子水平上的物种鉴定基于对 16S rRNA 基因序列的分析。这个分子的大小为 1500 bp。通常情况下，分析这个基因的前 500 bp 就足够了，因为它是最易变的区域。但有些情况下，必须对整个基因进行测序，甚至必须对基因组中的其他位点进行研

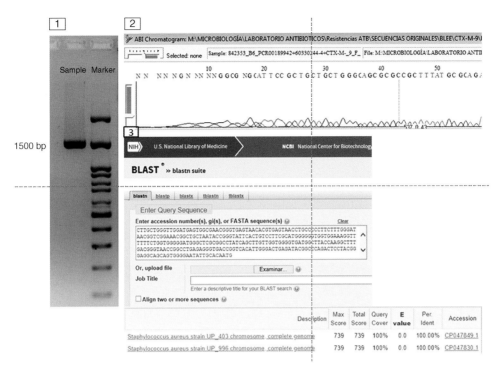

图 4.1　细菌和真菌的广谱 PCR 方案。根据相应的基因组区域：①使用针对所有（普遍的）细菌或真菌中存在的保守区的引物来扩增 DNA 片段；②对多态区进行测序；③对物种进行鉴定。资料来源：ABI 色谱图和美国国立卫生研究院（彩图见文后）

究。同样，对于真菌的广谱 PCR，使用的引物必须针对编码 18S、5.8S 和 28S 核糖体亚基的基因保守区。在这些基因中，ITS-1 和 ITS-2 区域可以区分不同的真菌物种[14]。

因此，尽管广谱 PCR 不如靶向 PCR 或多重 PCR 灵敏，但它可以识别以前认为不会引起感染的微生物。广谱 PCR 的主要缺点是缺乏敏感性，污染导致假阳性结果，需要后续测序，以及对结果解释的挑战[15]。此外，序列分析可能不具备信息性，因此，这种方法可能无法明确多重或单一微生物感染（由于电泳谱峰重叠）或误导性感染（由于少数物种的漏检）。这个问题可以通过更详细的序列分析或通过测序器数据的软件操作（即使用软件 RipSeq）来解决[16]。在一项前瞻性多中心横断面研究中，Bémer 等证实[17]，PCR 方法对关节假体感染（PJI）的诊断敏感性仅为73.3%。虽然已经开发了新的 PCR 检测方法，在不同的研究中，PCR 诊断 PJI 的敏感性不尽相同，然而其特异性高，因此可以用以排除 PJI[18]。

靶向 PCR

靶向或特异性 PCR 可以针对任何已知微生物进行检测，并且可以设计得极其敏感。其分析过程通常

实时进行，因为扩增过程和检测同时发生在同一密闭的小瓶中。此外，由于反应中产生的荧光发射与形成 DNA 的量成正比，因此可以测量扩增过程中每个时刻合成的 DNA 量。因此，与传统或琼脂糖凝胶 PCR 相比，实时荧光定量 PCR 具有快捷、污染率低、DNA 定量准确三大优点。同样，也可以检测到可能与抗生素耐药性或毒力因子有关的点突变。但是，如果需要对基因进行测序，最好进行基于琼脂糖凝胶的 PCR[19-20]。

在 PCR 扩增和测序的基础上，以不同基因为靶点，能准确地鉴定大多数与 BJI 有关的凝固酶阴性葡萄球菌（CNS）。通过对葡萄球菌 3-磷酸甘油醛脱氢酶基因的部分序列、16S rRNA、hsp60、rpoB、sodA和 tuf 基因序列的比较，可以对葡萄球菌进行遗传分类和鉴定[21]。

目前认为，金格杆菌是 6 ~ 48 个月儿童 BJI 的主要病因（见第 8 章）。这种微生物对生存环境要求很高，它的生长受到滑液和骨渗出物的抑制，在临床标本中，传统的培养方法往往忽略了它的存在。因此，强烈推荐在婴幼儿化脓性关节炎和骨髓炎中使用特异性 PCR[22]（图 4.2）。

不同的公司已经开发出一种自动化、易于使用、快速和准确的实时金黄色葡萄球菌鉴定 PCR 方法，

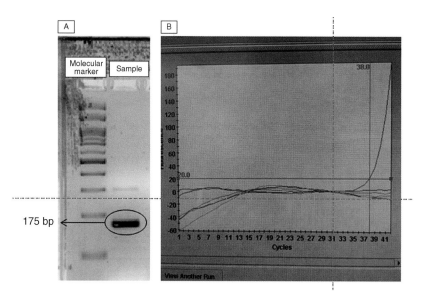

图 4.2　Kingella kingae *cpn*60 基因的靶向 PCR 检测：**A**，常规凝胶电泳；**B**，实时荧光定量 PCR（彩图见文后）

它可与寻找甲氧西林耐药基因［*mec*A 和（或）*mec*C 基因］相结合，以优化患者管理，选择最佳治疗方案，特别是在急性化脓性关节炎病例中[23]。

如果细菌培养阴性，或者怀疑存在苛养菌，也建议增加特异性核酸扩增检测方法。这种情况通常可能发生在脊椎骨髓炎患者（布鲁氏菌属、结核分枝杆菌属、鞭毛虫属、柯克斯菌属或支原体属）[24]（见第 18 章和第 19 章）。

多重 PCR

多重 PCR 是一种在扩增不同靶序列的过程中涉及两组以上引物的技术，可以同时检测和鉴定不同的基因。这些技术的主要优点是能够将不同的靶向 PCR 组合在一个过程中，简化了过程，节省了时间和成本，并缩短了诊断时间[5]。

最近一项 meta 分析表明，植入假体的超声液多重 PCR 检测结果可靠，对 BJI 的诊断有重要价值[25]。多个团队已经开发了不同的多重 PCR 组合。然而，这些检测方法目前主要针对血行感染。因此，它们非推荐用于 BJI 的快速诊断（off-label）[26-28]。现阶段存在不同的引物组合（表 4.2），包括用于慢性或迟发性 PJI 中经常涉及的低毒微生物引物，如棒状杆菌属、皮肤杆菌属或其他厌氧菌。

下一代基因测序技术

在过去的二十年间，除培养方法外出现了多种非培养技术以更好地检测临床围术期样本中的微生物，包括细菌或者真菌。

为了提高 BJI 的诊断水平，不同的团队开发了独创的测序方法。此后，随着测序成本的降低和下一代测序（next-generation sequencing，NGS）方法的出现，有理由相信可以捕获所有存在于关节、骨组织样本或与设备接触的组织中的多种病原体潜在序列（表 4.3）。有趣的是，与被称为宏分类组的靶向 16S 通用 PCR 相比，鸟枪随机法可以捕获所有序列，包括来自真菌或潜在病毒的序列（表 4.4）。2018 年，Dekker[29]在其发表的文章中写道，对于临床感染性疾病的诊断检查，宏基因组学方法更接近真实。

表 4.2　应用于 BJI 的多重 PCR 平台

平台	厂家	BJI 墨盒	靶点	耐药基因
Unyvero i60	Curetis	是	GPB[a] 包括棒状杆菌属、颗粒状芽孢杆菌属和无生菌属，GNB[b] 包括非发酵菌、厌氧菌和真菌	是
SeptiFast[c]	Roche	否	GPB[a]、GNB[b] 包括非发酵菌和真菌	是
FilmArray	BioFire（BJI）	是	GPB[a]、GNB[b] 包括非发酵菌、金格杆菌、厌氧菌和真菌	是

[a] GPB：革兰氏阳性菌；[b] GNB：革兰氏阴性菌；[c]：即将停产

表 4.3　下一代测序（NGS）在临床微生物学中的不同应用

方法	应用
全基因组测序	从培养物中分离纯化组织的 WGS
基于样本直接靶向 NGS	从临床标本中检测 16S rDNA 用于细菌图谱分析，或对其他特定目标进行 PCR 扩增后测序
基于标本直接进行宏基因组 NGS	样本的核酸组成包括宿主、微生物群，以及可能是意外引入的污染核酸

表 4.4　下一代测序领域中使用的术语

术语	定义
下一代基因测序	高通量、大规模并行的 DNA 片段独立和同步测序
全基因组测序（WGS）	微生物基因组的测序。WGS 可用于纯培养生长，也可直接从标本中提取
靶向 WGS	测序前通过选择程序来富集特定目标
宏基因组 WGS	对直接从患者样本中检测到的所有核酸进行测序

然而，我们需要强调的是，首要挑战是潜在的微生物 DNA 污染，这可能发生在采样过程中、与试剂有关、仪器表面受到污染或者环境影响[30]。因此，对结果的解释需要严格的标准和临床相关知识，以便发现苛养菌并排除污染物。在多学科会议上，专业的微生物学家应该协助临床医生解释 NGS 的结果。二代测序方法应该仅限于慢性感染患者、样本培养阴性的患者、最近或正在接受抗菌治疗的患者中使用，这样才能更有意义。另一个问题是人类宿主 DNA（中性粒细胞、成骨细胞和破骨细胞）经常过度表达，虽然在数量或比例上较少出现，但会干扰微生物的序列。出于这些原因，我们应该对这项新技术持保留态度。然而，基于 NGS 的技术将逐步提高 BJI 的病因诊断水平，在不久的将来将成为感染性疾病诊断的标准。

2017 年，来自牛津团队的 Street 等发表在《临床微生物学杂志》（*Journal of Clinical Microbiology*）上的论文，是关于 NGS（宏基因组测序）最早的研究之一[31]。该研究对来自各种骨科内植物的 97 个超声处理液样本进行了宏基因组测序。他们推断，如果未来有更好的技术来避免微生物 DNA 和人类 DNA 的污染，NGS 的应用前景将非常广阔。不同检测系统的实用性越来越高，比培养更快甚至更便携，这

将为临床提供一种新的、实用的快速诊断工具（表 4.3）。然而，他们也强调了假阳性结果的风险，特别是皮肤微生物群中的痤疮皮肤杆菌，或者与水有关的环境细菌。此外，由于数据库有限，可能会出现假阴性结果。因此，每个病例都应该在一个多学科团队中进行讨论[31]。同年，来自 Robin Patel 研究小组的 Thoendel 等[32]报道了 NGS 对识别各种 BJI 病原体的实用性，包括难以检测的病原体，尤其是在培养阴性的感染病例中，其中支原体、厌氧菌包括痤疮表皮杆菌、真菌、葡萄球菌和链球菌，均被鉴定为培养阴性 BJI 中新的致病微生物。混合菌群和多菌群 PJI 也可检出。然而，数据解读需要注意。读长和基因组测序覆盖深度对于区分未感染病例的潜在微生物（未培养）或阴性对照很重要。这构成了一个重大挑战，需要对背景读长进行仔细分析以确定它们的相关性。

在过去的几年里，文献报道了在骨科领域使用这种新的分子策略的多个个案或序列研究[33-37]。此外，滑液在内的其他样本已经使用 NGS 进行了检测。宏基因组鸟枪测序法可以检测引起 BJI 的微生物，可能对阴性培养病例的滑液样本尤其有用。Ivy 等[38]描述了他们在研究期间使用的工作流程、方法和解释。他们根据读长列出了最常见的污染微生物名单。读长从表皮细菌的 2669 个增加到不动杆菌的 2 017 563 个。尽管在所有使用 NGS 技术分析 BJI 的研究中都缺乏公认的金标准，但根据检测到的读长来定义阈值似乎很重要。此外，为了限制病原体和污染微生物 DNA 之间的这种偏差，有效的微生物富集和 DNA 分离仍然至关重要，以便更好地分析样本。因此，使用严格的操作规程和谨慎的结果解读使我们能够正确识别污染物。

在这一领域，还有另一种技术方法可用。Sanderson 等[39]对 9 份标本（7 份阳性，2 份阴性）进行了长读长测序 MinION 技术的概念验证。尽管含有近 90% 的人类 DNA，他们还是设法直接从超声处理液样本提取的 DNA 中检测出细菌感染，并有可能在刚开始测序的几分钟内提供答案。其中 1 例为含有 3 种不同的微生物的多菌种，组织活检或超声处理液培养均未检出梭形杆菌[39]。因此，这一策略可能会优化特殊病例的诊断过程，但并非所有实验室都适用，必须定义患者的入组标准。如果用在正确的人群，会缩短诊断花费的时间，可以更快地开始靶向抗生素治疗，患者的结果可能会改善。

关于使用 16S 宏基因组方法分析多重微生物感染，Chen 等[40] 的研究表明使用的三个数据库提供了类似的结果。事实上，观察到的唯一变异是在相对丰度较低的属上，特别是那些相对丰度不到总读长的 5% 的属。这项研究的一个缺点是患者数量（$n = 11$）很少，而且可能选择的引物也很少[40]。

最后，随着 NGS ［宏基因组和（或）鸟枪法］的"平民化"和成本的降低、方法学的标准化，尤其是 NGS 的标准化，对于优化 BJI 诊断是值得关注的（图 4.3）。事实上，由于每项研究的实验设计和分析方法不同，为 PJI 建立一个 NGS 金标准是合理的，这将为围术期标本建立一个合适的标准程序，以便对不同的研究进行比较。因此，最近，Li 等[41] 发表了一篇关于测序分析在 PJI 诊断中的应用的系统综述和 meta 分析。即使有时很难比较不同的研究，测序分析也有可能有助于 PJI 的生物学诊断，特别是在培养结果为阴性的情况下。然而，一个值得注意的问题是我们应该谨慎选择采用哪种类型的培养。根据经验，经过珠磨处理后的培养仍然优于其他方法。作者强调了停用抗生素一段时间对于提高检测速度、增强微生物检测能力的重要性，特别是那些难以培养但对抗生素敏感的微生物。他们还强调了合成测序的优越

性。虽然 Sanger 测序法仍然更容易获得且测序更准确，但考虑到成本和快速性，NGS 可能更优越[41]。最后，在他们的模型中，Torchia 等[42] 建议 NGS 方法应推荐给 PJI 高预测概率的患者，以及临床上的特殊情形，如抗生素预处理、重复既往干预、多重微生物感染风险和慢性感染。显然我们需要定义能够通过 NGS 受益的临床适应证和患者亚群[42]。最近，Wang 等[43] 的研究表明：基于 NGS 结果的靶向抗生素治疗对培养阴性 PJI 患者的病原菌鉴定是可靠的，且在短时间内取得了良好的治疗效果。因此，我们可以提出两个问题。第一，这项技术是否应该纳入常规诊断程序中？第二，尽早从经验性抗生素治疗转向有针对性的抗生素治疗，NGS 确实改善了培养阴性 PJI 患者的预后吗？这一点对于苛养菌或多种微生物感染的 PJI 患者尤其重要，因为即使采用最佳的培养方法，适应性治疗在这类人群中也可能延迟一周[44]。

综上所述，当检测标准不够完善时，NGS 方法只是一种补充的诊断方法。然而，在不久的将来，它仍将局限于专门的实验室，那里有测序平台（表 4.5）和生物信息学渠道，具备专业能力的实验室工作人员。很可能在不久的将来，随着这项技术的成本的降低，NGS 方法得到更广泛的应用。

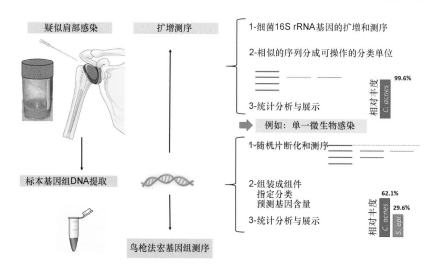

图 4.3 下一代基因测序，包括样品制备和生物信息学分析（彩图见文后）

表 4.5 目前临床微生物学诊断常用的 NGS 平台

平台	厂家	NSG 代数	技术
iSeq，MiSeq…	Illumina	二代	边合成边测序
Ion Torrent	ThermoFisher	二代	边合成边测序
MinION，GridION…	Oxford Nanopore	三代	核酸外切酶 / 电信号测序
Sequel RSII	Pacific Biosiences	三代	边合成边测序

基于质谱的方法

十多年来，微生物鉴定新技术（MALDI-TOF 光谱测定法：基质辅助激光解析电离-飞行时间）在微生物学领域的发展，使鉴定的周期得到了真正的发展和改进[45]。当培养呈阳性时，这种方法鉴定过程所需的时间减少了 24 小时。很快，它的用途转向直接从样品中获得快速的鉴定结果，特别是从血液培养瓶和关节液中[46-47]。十多年来，大多数微生物学实验室一直在使用 MALDI-TOF 技术，这种鉴定方法可以直接通过琼脂平板进行快速诊断（图 4.4）[5]。

2010 年，Harris 等[48]报道了 MALDI Biotyper 软件识别种群内克隆相关菌株（即亚型）的能力和巨大潜力。这种 MALDI-TOF/MS MALDI Biotyper 系统提供了一种快速可靠的方法，可以将 BJI 的临床分离株鉴定到物种水平，并具有亚型分型的潜力[48]。Peel 等的研究成果[49]证实了这些数据可用于 PJI 的诊断。微生物是病原体或污染物的可能性随着假体关节位置的不同而不同，尤其是痤疮表皮杆菌，这在肩部 PJI 中尤为常见。这种光谱方法是一种有价值的工具，可以鉴定从假体关节分离出的细菌，并且提供物种水平的鉴定，可以为病原体与污染物的培养结果提供解释信息[49]。在不久的将来，它还可以与匹配的软件一起使用，以筛选更多的菌落，并区分相同物种不同菌落造成的单克隆或多克隆感染[50]。

Lallemand 等[51]评估了直接对骨骼样本进行 MALDI-TOF 鉴定的机会，以比较常规实验室中使用的不同方法。直接在标本上使用 MALDI-TOF 对常规诊断并不能提供帮助，可能是因为用于 BJI 诊断的手术室样本的细菌负荷较低。优化培养获得了最高的敏感性（85.9%）。直接检查仍然不敏感（31.7%），而 MALDI-TOF 鉴定的敏感性为 6.3%[51]。如前所述，在血液培养瓶中富集提取后，可以对这种方法进行改进。使用 MALDI-TOF 对骨样富集颗粒进行细菌鉴定是一种准确、快速和稳健的方法，可用于 BJI 临床分离株的细菌鉴定，但链球菌除外，正如既往报道的那样[47]，链球菌物种水平的鉴定仍很困难。

另一方面，Jacovides 等[53]基于一个带有旧版本软件的仅供研究使用的平台，对 PCR- 电喷雾电离质谱（PCR-electrospray ionization mass spectrometry, PCR-ESI/MS）进行了第一次研究。Greenwood-Quaineter 等[52]对这项新技术（PCR-ESI/MS）进行了评估。事实上，它结合了广谱 PCR 和 MALDI-TOF 技术。显然，数据库是不同的，应该定期更新。他们将 PCR-ESI/MS 结果与 431 例患者的膝关节或髋关节假体的超声液培养结果进行了比较。简而言之，在使用雅培公司生产的 PLEX-IDPCR-ESI/MS 仪器之前，先解冻 1 ml 非浓缩超声液，然后进行 DNA 提取。PCR-ESI/MS 和培养法检测 BJI 感染的敏感性分别为 77.6% 和 69.7%（$P = 0.0105$），特异性分别为 93.5% 和 99.3%（$P = 0.0002$）。这种方法敏感性更高，但特异性较低，似乎是快速检测 BJI 的有用工具，并可以整合用于确定致病菌的各种方法。来自梅奥诊所的同一团队发表了一项类似的研究，他们使用的是滑液样本[54]，诊断 PJIs 敏感性和特异性分别是 81% 和 95%。与其他方法一样，有意义的解释必须要有一个适当的临界值。其他研究小组已经报道了这种方法在检测全

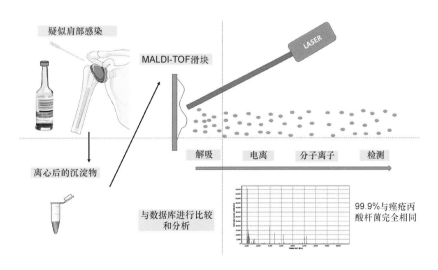

图 4.4　MALDI-TOF 的分析性能（彩图见文后）

31

血中数百种不同微生物 DNA 的效用[55]。微生物的检测基于该系统的软件，并根据两个参数进行，Q 值的范围从 0（低）到 1（高），表示相对的测量强度（已报道高达 0.9），检测水平代表一种相对于内部测量的检测扩增 DNA 半定量方法，与基因组等效性一致（待斟酌）。在数据解释中应控制好这些参数，以避免误判假阳性或假阴性结果。因此，这种方法可以检测出水平为 15，Q 值为 0.9 的黄色微球菌，但这并不意味着感染。事实上，在 Jacovides 的研究[53] 中，假阳性率很高，57 例肺感染导致失败患者中有 49 例 PCR-ESI/MS 结果呈阳性。同样，与 NGS 一样，检测到的微生物、数值的解释、临床表现和多学科方法仍然是 BJI 诊断和治疗成功的关键。此外，与传统的分子技术或 NGS 一样，微生物 DNA 检测不应被系统地解释为感染。成功治疗后，临床样本、骨活检样本、滑液或组织中 DNA 残留是真实存在的。Bémer 等[56] 报道了一名完全健康的患者使用 16S PCR 检测出单核细胞增多性李斯特菌，该患者已经停用抗生素，并进行了一年的安全随访。有了这项新技术，人们应该意识到，DNA 在成功治疗后可能会持续存在，因此 DNA 的存在并不总是意味着持续感染[54]。

要点（图 4.5）

- 为了检测和诊断病原体的敏感性，应始终采集临床样本进行培养。
- 非培养技术的使用可能会提高儿童 BJI 的病原学诊断率，特别是对于苛养菌，如金格杆菌。
- 对急性化脓性关节炎病例，使用靶向 PCR 检测金黄色葡萄球菌可能会缩短诊断时间。
- 对于因苛养菌或生长缓慢的微生物引起的 BJI 培养阴性患者，非培养技术是一种有价值的补充方法，可以更早地启动针对病原体的治疗。
- 非培养技术作为辅助工具提高了接受过抗生素治疗的 BJI 患者的病原体检出率。

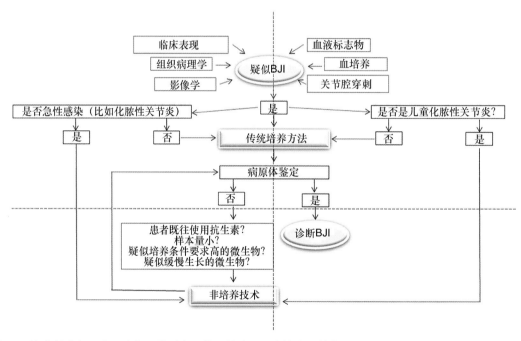

图 4.5　疑似 BJI 的诊断路径。为了诊断和检测病原体的敏感性，应始终坚持传统培养方法。如路径所示，除了常规方法外，非培养技术在特殊情况下也很有用

参考文献

1. Trampuz A, Piper KE, Jacobson MJ, et al. Sonication of removed hip and knee prostheses for diagnosis of infection. N Engl J Med 2007; 357:654–663.
2. Berbari EF, Marculescu C, Sia I, et al. Culture-negative prosthetic joint infection. Clin Infect Dis 2007; 45:1113–1119.
3. Bellova P, Knop-Hammad V, Königshausen M, et al. Sonication of retrieved implants improves sensitivity in the diagnosis of periprosthetic joint infection. BMC Musculoskelet Disord 2019; 20: 623.
4. Baron EJ, Miller JM, Weinstein MP, et al. Executive summary: a guide to utilization of the microbiology laboratory for diagnosis of infectious diseases: 2013 recommendations by the Infectious Diseases Society of America (IDSA) and the American Society for Microbiology (ASM)(a). Clin Infect Dis 2013; 57:485–488.
5. Corvec S, Portillo ME, Pasticci BM, et al. Epidemiology and new developments in the diagnosis of prosthetic joint infection. Int J Artif Organs 2012; 35:923–934.
6. Roux AL, Sivadon-Tardy V, Bauer T, et al. Diagnosis of prosthetic joint infection by beadmill processing of a periprosthetic specimen. Clin Microbiol Infect 2011; 17:447–450.
7. Portillo ME, Salvadó M, Alier A, et al. Advantages of sonication fluid culture for the diagnosis of prosthetic joint infection. J Infect 2014; 69:35–41.
8. Ascione T, Barrack R, Benito N, et al. General Assembly, Diagnosis, Pathogen Isolation - Culture Matters: Proceedings of International Consensus on Orthopedic Infections. J. Arthroplasty. 2019; 34:S197–S206.
9. Corvec S, Portillo ME, Vossen JA, et al. Diagnostics. In: AOTrauma Principles of Orthopedic

Infection Management. 2016: 91–119.

10. Costerton JW, Post JC, Ehrlich GD, et al. New methods for the detection of orthopedic and other biofilm infections. FEMS Immunol Med Microbiol 2011; 61:133–140.

11. Gomez E, Cazanave C, Cunningham SA, et al. Prosthetic joint infection diagnosis using broad-range PCR of biofilms dislodged from knee and hip arthroplasty surfaces using sonication. J Clin Microbiol 2012; 50:3501–3508.

12. Portillo ME, Salvadó M, Trampuz A, et al. Sonication versus vortexing of implants for diagnosis of prosthetic joint infection. J Clin Microbiol 2013; 51:591–594.

13. Plouzeau C, Bémer P, Valentin AS, et al. First experience of a multicenter external quality assessment of molecular 16S rRNA gene detection in bone and joint infections. J Clin Microbiol 2015; 53:419–424.

14. Reller LB, Weinstein MP, Petti CA. Detection and identification of microorganisms by gene amplification and sequencing. Clin Infect Dis 2007; 44:1108–1114.

15. Fenollar F, Roux V, Stein A, et al. Analysis of 525 samples to determine the usefulness of PCR amplification and sequencing of the 16S rRNA gene for diagnosis of bone and joint infections. J Clin Microbiol 2006; 44:1018–1028.

16. Kommedal Ø, Kvello K, Skjåstad R, et al. Direct 16S rRNA gene sequencing from clinical specimens, with special focus on polybacterial samples and interpretation of mixed DNA chromatograms. J Clin Microbiol 2009; 47:3562–3568.

17. Bemer P, Plouzeau C, Tande D, et al. Evaluation of 16S rDNA PCR sensitivity and specificity for diagnosis of prosthetic-joint infection: a prospective multicenter cross-sectional study. J Clin Microbiol 2014; 52:3583–3589.

18. Jun Y, Jianghua L. Diagnosis of periprosthetic joint infection using polymerase chain reaction: an updated systematic review and meta-analysis. Surg Infect (Larchmt) 2018; 19:555–565.

19. Hartley JC, Harris KA. Molecular techniques for diagnosing prosthetic joint infections – search results – PubMed. J Antimicrob Chemother 2014; 69:121–124.

20. Van Belkum A, Rochas O. Laboratory-based and point-of-care testing for MSSA/MRSA detection in the age of whole genome sequencing. Front. Microbiol. 2018; 9:1437.

21. Ghebremedhin B, Layer F, Konig W, et al. Genetic classification and distinguishing of Staphylococcus species based on different partial gap, 16S rRNA, hsp60, rpoB, sodA, and tuf gene sequences. J Clin Microbiol 2008; 46:1019–1025.

22. El Houmami N, Bzdreng J, Durand GA, et al. Molecular tests that target the RTX locus do not distinguish between Kingella kingae and the recently described Kingella negevensis Species. J Clin Microbiol 2017; 55:3113–3122.

23. Ross JJ. Septic Arthritis of Native Joints. Infect. Dis. Clin. North Am. 2017; 31:203–218.

24. Berbari EF, Kanj SS, Kowalski TJ, et al. Executive Summary: 2015 Infectious Diseases Society of America (IDSA) clinical practice guidelines for the diagnosis and treatment of native vertebral osteomyelitis in adults. Clin Infect Dis 2015; 61:859–863.

25. Liu K, Fu J, Yu B, et al. Meta-analysis of sonication prosthetic fluid PCR for diagnosing periprosthetic joint infection. PLoS One 2018; 13.

26. Portillo ME, Salvado M, Sorli L, et al. Multiplex PCR of sonication fluid accurately differentiates between prosthetic joint infection and aseptic failure. J Infect 2012; 65:541–548.

27. Malandain D, Bémer P, Leroy AG, et al. Assessment of the automated multiplex-PCR Unyvero i60 ITI® cartridge system to diagnose prosthetic joint infection: a multicentre study. Clin Microbiol Infect 2018; 24:83.e1–83.

28. Vasoo S, Cunningham SA, Greenwood-Quaintance KE, et al. Evaluation of the FilmArray blood culture ID panel on biofilms dislodged from explanted arthroplasties for prosthetic joint infection diagnosis. J. Clin. Microbiol. 2015; 53:2790–2792.

29. Dekker JP. Metagenomics for clinical infectious disease diagnostics steps closer to reality. J. Clin. Microbiol. 2018; 56:9.

30. Thoendel M, Jeraldo P, Greenwood-Quaintance KE, et al. Impact of contaminating DNA in whole-genome amplification kits used for metagenomic shotgun sequencing for infection diagnosis. J Clin Microbiol 2017; 55:1789–1801.

31. Street TL, Sanderson ND, Atkins BL, et al. Molecular diagnosis of orthopedic-device-related infection directly from sonication fluid by metagenomic sequencing. J Clin Microbiol 2017; 55:2334–2347.

32. Thoendel M, Jeraldo P, Greenwood-Quaintance KE, et al. Identification of prosthetic joint infection pathogens using a shotgun metagenomics approach - PubMed. Clin Infect Dis 2018; 67:1333–1338.

33. Thoendel M, Jeraldo P, Greenwood-Quaintance KE, et al. A novel prosthetic joint infection pathogen, Mycoplasma Salivarium, identified by metagenomic shotgun sequencing – PubMed. Clin Infect Dis 2017; 65:332–335.

34. Tarabichi M, Alvand A, Shohat N, et al. Diagnosis of Streptococcus canis periprosthetic joint infection: the utility of next-generation sequencing. Arthroplast Today 2018; 4:20–23.

35. Pham TT, Lazarevic V, Gaia N, et al. Second periprosthetic joint infection caused by Streptococcus dysgalactiae: how genomic sequencing can help define the best therapeutic strategy. Front Med 2020; 7:53.

36. Huang Z, Zhang C, Li W, et al. Metagenomic next-generation sequencing contribution in identifying prosthetic joint infection due to Parvimonas micra: a case report. J Bone Jt Infect 2019; 4:50–55.

37. Sharma H, Ong MR, Ready D, et al. Real-time whole genome sequencing to control a Streptococcus pyogenes outbreak at a national orthopaedic hospital. J Hosp Infect 2019; 103:21–26.

38. Ivy MI, Thoendel MJ, Jeraldo PR, et al. Direct detection and identification of prosthetic joint infection pathogens in synovial fluid by metagenomic shotgun sequencing. J Clin Microbiol 2018; 56:9.

39. Sanderson ND, Street TL, Foster D, et al. Real-time analysis of nanopore-based metagenomic sequencing from infected orthopaedic devices. Biological Sciences Genetics. Microbiology. BMC Genomics 2018; 19:714.

40. Chen MF, Chang CH, Chiang-Ni C, et al. Rapid analysis of bacterial composition in prosthetic joint infection by 16s rRnA metagenomic sequencing. Bone Jt Res 2019; 8:367–377.

41. Li M, Zeng Y, Wu Y,et al. Performance of Sequencing Assays in Diagnosis of Prosthetic Joint Infection: A Systematic Review and Meta-Analysis. J. Arthroplasty. 2019; 34:1514–1522.

42. Torchia MT, Austin DC, Kunkel ST, et al. Next-generation sequencing vs culture-based methods for diagnosing periprosthetic joint infection after total knee arthroplasty: a cost-effectiveness analysis. J Arthroplasty 2019; 34:1333–1341.

43. Wang C, Huang Z, Li W, et al. Can metagenomic next-generation sequencing identify the pathogens responsible for culture-negative prosthetic joint infection? BMC Infect Dis 2020; 20:253.

44. Deroche L, Bémer, Valentin, et al. The right time to safely re-evaluate empirical antimicrobial treatment of hip or knee prosthetic joint infections. J Clin Med 2019; 8:2113.

45. Carbonnelle E, Beretti JL, Cottyn S, et al. Rapid identification of staphylococci isolated in clinical microbiology laboratories by matrix-assisted laser desorption ionization-time of flight mass spectrometry. J Clin Microbiol 2007; 45:2156–2161.

46. Kaleta EJ, Clark AE, Cherkaoui A, et al. Comparative analysis of PCR - Electrospray ionization/mass spectrometry (MS) and MALDI-TOF/MS for the identification of bacteria and yeast from positive blood culture bottles. Clin Chem 2011; 57:1057–1067.

47. Thomin J, Aubin GG, Foubert F, et al. Assessment of four protocols for rapid bacterial identification from positive blood culture pellets by matrix-assisted laser desorption ionization-time of flight mass spectrometry (Vitek® MS). J Microbiol Methods 2015; 115:54–56.

48. Harris LG, El-Bouri K, Johnston S, et al. Rapid identification of staphylococci from prosthetic joint infections using MALDI-TOF mass-spectrometry. Int J Artif Organs 2010; 33:568–574.

49. Peel TN, Cole NC, Dylla BL, et al. Matrix-assisted laser desorption ionization time of flight mass spectrometry and diagnostic testing for prosthetic joint infection in the clinical microbiology laboratory. Diagn Microbiol Infect Dis 2014; 81: 163–168.

50. Nagy E, Urbán E, Becker S, et al. MALDI-TOF MS fingerprinting facilitates rapid discrimination of phylotypes I, II and III of Propionibacterium acnes. Anaerobe 2013; 20:20–26.

51. Lallemand E, Coiffier G, Arvieux C, et al. MALDI-TOF MS performance compared to direct examination, culture, and 16S rDNA PCR for the rapid diagnosis of bone and joint infections. Eur J Clin Microbiol Infect Dis 2016; 35:857–866.

52. Greenwood-Quaintance KE, Uhl JR, Hanssen AD, et al. Diagnosis of prosthetic joint infection by use of PCR-electrospray ionization mass spectrometry. J Clin Microbiol 2014; 52:642–649.

53. Jacovides CL, Kreft R, Adeli B, et al. Successful identification of pathogens by polymerase chain reaction (PCR)-based electron spray ionization time-of-flight mass spectrometry (ESI-TOF-MS) in culture-negative periprosthetic joint infection. J Bone Jt Surg - Ser A 2012; 94:2247–2254.

54. Melendez DP, Uhl JR, Greenwood-Quaintance KE, et al. Detection of prosthetic joint infection by use of PCR-electrospray ionization mass spectrometry applied to synovial fluid. J Clin Microbiol 2014; 52:2202–2205.

55. Strålin K, Rothman RE, Özenci V, et al. Performance of PCR/electrospray ionization-mass spectrometry on whole blood for detection of bloodstream microorganisms in patients with suspected sepsis. J Clin Microbiol 2020.

56. Bémer P, Plouzeau C, Tande D, et al. Evaluation of 16S rRNA gene PCR sensitivity and specificity for diagnosis of prosthetic joint infection: A prospective multicenter cross-sectional study. J Clin Microbiol 2014; 52:3583–3589.

第 5 章
噬菌体治疗细菌生物膜感染

Mercedes Gonzalez-Moreno，Paula Morovic，Tamta Tkhilaishvili，and Andrej Trampuz

噬菌体治疗人类感染的历史

噬菌体，字面义为"食细菌者"，源自希腊语 *phagein*，意指"吞噬"，于 1915 年由 Frederick Twort（弗雷德里克·特沃特）首次报道。1917 年，Félix d'Hérelle 从志贺菌感染患者的粪便样本中分离出噬菌体，并指出其治疗潜力[1]。此后不久，d'Hérelle 将噬菌体用于治疗痢疾（志贺菌病）。这可能是噬菌体首次被尝试应用于致病菌感染治疗。d'Hérelle 和一些同事首先自我服用噬菌体制剂来评估其安全性，以便为一名患有严重痢疾的 12 岁男孩使用。在单次服用抗痢疾噬菌体后，患者的症状消失，男孩也在几天内完全康复[2]。受这些结果的启发，d'Hérelle 继续研究噬菌体的治疗作用，在人体上进行了许多非随机试验[3]，并与 George Eliava 共同在格鲁吉亚第比利斯建立了一个研究所，即今天的"Eliava—噬菌体、微生物学和病毒学研究所"，该所开展噬菌体相关的基础研究，并提供噬菌体以治疗人类细菌感染。

噬菌体作为抗菌剂的发展持续了约 30 年，即从 1915 年到 1942 年[4]。在此期间，除其他适应证外，噬菌体在法国用于治疗鸡沙门菌引起的禽伤寒，在美国用于治疗慢性疖病。在苏联和芬兰之间的冬季战争（1939—1940）期间，噬菌体治疗了 6000 名苏联士兵因链球菌或葡萄球菌导致的伤口感染，从而避免了截肢，并降低了由坏疽造成的死亡率。德国的贝林公司和美国的礼来公司生产了抗链球菌、葡萄球菌和大肠埃希菌的噬菌体制剂。在第二次世界大战期间，德国军队和盟军在非洲用噬菌体对付痢疾[5]。

20 世纪 40 年代青霉素的合成开创了抗生素时代，这是一个一直延续到今天的医学黄金时代，并导致科学界几乎完全失去了对噬菌体作为临床使用抗菌剂的兴趣，这在西方国家尤为明显[4]。然而，在东方国家，噬菌体疗法从未被放弃，在波兰、格鲁吉亚和俄罗斯等国家一直沿用至今。人类关于噬菌体治疗病患的诸多知识来自于该时期俄罗斯或波兰期刊上的大量出版物，例如口服噬菌体治疗胃肠道感染，包括志贺菌病和沙门菌病[4]。

自 20 世纪 80 年代 Smith 和 Huggins 的研究开始，西方学界重新启用了噬菌体疗法，该疗法在 20 世纪 90 年代逐渐受到重视，随后在 21 世纪初开始了人体试验[6]。美国的第一个安慰剂对照 I 期试验于 2009 年发表，显示噬菌体治疗没有任何安全问题[7]。

由于广谱耐药菌感染的出现，近些年研究和推广噬菌体疗法不断增加，从而促进多种感染的治疗。尽管根据美国和欧盟的现行指南，生产噬菌体需要花费大量成本和时间，但一些国家正试图通过所谓的"地方法院法"加速噬菌体疗法的实施。例如，比利时目前正在实施一个噬菌体治疗实用框架，该框架通过制药公司制备个体化治疗性噬菌体制剂，尽管最终产品难以完全符合欧洲对人类医药产品的要求（指令 2001/83/EC），但这种按方配制的噬菌体制剂仍可用于治疗比利时的患者[8]。

噬菌体治疗的原理

分子学背景

噬菌体（英文名：Bacteriophages 或 phages）是专门感染细菌的病毒。噬菌体是地球上丰度最高的生物，约有 10^{31} 个噬菌体分布在地球上各种生态系统中。噬菌体的基因组（单链或双链的 DNA 或 RNA）通常包裹在蛋白质衣壳中，部分带有尾部和各式复杂的附属物（如尾刺、尾丝等）（图 5.1）[9-10]。作为非生命微生物，它们依靠细菌的细胞机器进行繁殖。病毒侵染宿主细胞时，首先通过特异性识别细菌细胞上的一个或多个受体，将其附着到细菌宿主上。这些受体存在于细胞壁、荚膜、黏液层、菌毛或鞭毛中，通常由蛋白质、脂多糖、磷壁酸和其他细胞表面结构组成，是不可逆的噬菌体结合受体[11]。识别细胞受体后，噬菌体将其遗传物质注入受感染细胞的细胞质，

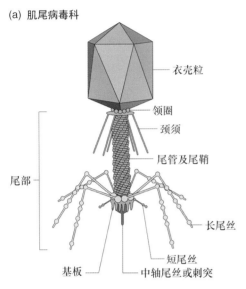

(a) 肌尾病毒科

衣壳粒

领圈
颈须
尾管及尾鞘
尾部

长尾丝

短尾丝
基板
中轴尾丝或刺突

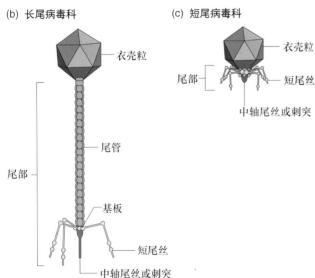

(b) 长尾病毒科

衣壳粒

尾管

尾部

基板

短尾丝

中轴尾丝或刺突

(c) 短尾病毒科

衣壳粒

尾部
短尾丝

中轴尾丝或刺突

图 5.1　尾病毒科的代表性结构。所有尾病毒科成员都有衣壳：包裹与保护基因组，并将其连接到尾部。（a）肌尾病毒科噬菌体是唯一具有可收缩尾鞘的尾病毒科成员；（b）属于肌尾病毒科和长尾病毒科家族的两种噬菌体在尾部远端都有一个基板，其上附着受体结合蛋白（RBPs），如短尾丝和中轴尾丝；（c）短尾病毒科噬菌体无基板，RBP 直接附着于尾巴上。此外，长尾病毒科和短尾病毒科还有一个中轴尾丝或棘突，从尾部或基板的远端突出。经 Nobrega 等许可转载[10]（彩图见文后）

并根据其性质（毒性或温和性），遵循裂解性或溶原性周期。

毒性噬菌体遵循裂解性周期，宿主基因组首先被降解，噬菌体挟持细菌代谢机器来复制病毒基因组并产生病毒蛋白。随即，子代病毒颗粒完成组装，噬菌体通过酶类裂解细菌细胞，释放子代噬菌体并杀死细菌宿主。相对地，温和噬菌体可以遵循溶原周期。噬菌体基因组以游离质粒形式存在于细胞内或整合到细菌染色体中而进入潜伏状态。通过这种方式，它们随细菌同步繁殖。在特定的应激环境条件下，温和噬菌体可转向裂解性周期。其结果是，噬菌体基因组从宿主染色体上切离、复制、包裹；而后，噬菌体颗粒通过细胞裂解从宿主细菌中释放，导致细菌宿主细胞死亡[12]。已有报道，温和噬菌体可将新基因转入宿主，包括抗生素抗性基因。此外，它们可以改变宿主基因的表达，或保护宿主免受其他噬菌体的感染[13]。因此，具有直接杀菌效应的毒性噬菌体在临床实践中更具应用潜力。

耐受机制

细菌可以在噬菌体感染周期的任何阶段对噬菌体产生耐受，分为特异性机制和非特异性机制[11]。迄今为止已描述的常见非特异性耐受机制包括：①通过表面修饰和受体突变，阻止噬菌体吸附和核酸注入；②超感染排除系统，可防止因相同或高度相似的病毒所导致的二次感染；③负责切割外源双链 DNA 和保护细菌遗传物质的限制-修饰系统；④流产感染，当噬菌体复制时，细胞死亡或停滞。而第二道防线（特异性防御机制）与限制性内切酶和 CRISPR/Cas 系统（集簇规则间隔短回文重复序列和相关蛋白质）相关，该系统能够以高度特异和有效的方式识别和切割噬菌体核酸[14]。

噬菌体可以进化和发展对抗策略，来规避细菌耐受机制。基于其基因组可塑性和高复制率，噬菌体可以克服特定基因点突变的吸附抑制，或通过基因组重排，以逃避限制性修饰机制。此外，噬菌体可以使用抗 CRISPR 蛋白来逃避 CRISPR/Cas 系统，或者通过失活细菌抗毒素来避免流产感染[11]。

与抗生素相反，噬菌体由于其高度的细菌种类或菌株特异性，对正常微生物组的影响较小，并且由于其"复制性"，噬菌体能够增加在感染部位的数量[15]，这在理论上意味着小剂量的噬菌体就足以进行有效治疗。

抗生素-噬菌体的联用

虽然单独应用噬菌体在临床上被证明有效，但许多体外和动物研究显示，噬菌体与抗生素的联合使用比单一疗法更有效。这些研究已证明具有统计学或临床意义的噬菌体-抗生素协同作用、生物被膜最小化或减少耐药性出现[12]。无论细菌的抗生素耐药情况如何，使用噬菌体和抗生素的组合方法已经证明了一系列优点[16]。例如，对于某些噬菌体/抗生素组合，亚抑菌浓度抗生素可以促进噬菌体增殖，从而减少细菌数量。抗生素的敏感性也可以通过降低细菌适应性或通过噬菌体与细菌药物外排系统的相互作用而得以恢复。此外，噬菌体还可以作为佐剂参与到抗生素对生物被膜的拮抗中，通过解聚酶降解胞外多糖基质，或者侵染耐抗生素持留菌，使抗生素能够深入生物被膜内的细菌细胞（更多信息详见"噬菌体拮抗细菌生物被膜与持留菌"一节）。然而，根据治疗条件（例如剂量、给药顺序、时间等），噬菌体/抗生素组合也可能在彼此间产生拮抗作用。因此，联合疗法需要仔细选择给药剂量和给药时间点。有体外研究指出，如果在使用抗生素之前使用噬菌体，比在使用噬菌体之前或同时使用抗生素的效果更好。这可能是由于抗生素杀灭了宿主细菌，而宿主细菌对噬菌体的产生至关重要[12]。噬菌体和抗生素之间的其他竞争动力学也可能发挥作用。推测抗生素可能会干扰对噬菌体活性至关重要的细菌生理过程，例如干扰噬菌体蛋白生产所需的细菌核糖体功能[17]。

传统上用于抗生素的药代动力学/药效学（PK/PD）模型，不能简单用于分析噬菌体。由于噬菌体可在活细菌中的增殖，感染部位的噬菌体浓度预期应增加。噬菌体治疗的PK/PD模型应将经典的抗菌药理学观点（药物对机体的影响、药物相互作用、吸收、分布、代谢、分泌等）与噬菌体的自我复制特性结合起来[18]。

免疫系统在噬菌体失活，或（及）其体内清除方面也起着关键作用，这可能会影响足量噬菌体滴度的维持，而降低治疗效果。基于毒性噬菌体引起免疫反应的有限临床研究报道，噬菌体的免疫原性似乎并不代表安全性风险。主要问题包括促炎细胞因子的增加，而这源于细菌溶解后细菌内毒素的大量释放，该现象在应用某些抗生素后也被观察到[19]。到目前为止，还没有足够的循证数据来更好地理解噬菌体药代动力学和噬菌体与免疫系统的相互作用，以及这些数据的临床相关性。

噬菌体拮抗细菌生物被膜与持留菌

生物被膜是由单个或多个菌种组成的复杂群落，通过胞外聚合物（extracellular polymeric substances，EPS）聚合并黏附在一些物体表面，包括活组织或医疗器械等。生物被膜内微生物的代谢活性较低，且生长速率极慢。因此，它们对许多抗生素具有耐受性[20-21]。噬菌体不仅因其在感染部位的大量复制而在生物被膜清除方面展现了出众的效果，同时也可通过产生特定的酶，使其能够主动穿透和破坏生物被膜，并能感染代谢活性较低的持留菌[20]。

编码EPS降解酶的噬菌体对生物被膜尤其有效。目前，一类多样化的噬菌体编码酶已被报道，其称为解聚酶，能降解聚合物——如可降解细胞表面多聚物（如荚膜多糖）以促进噬菌体吸附，或可降解生物被膜基质中的EPS以促进噬菌体在生物被膜中扩散[22]。解聚酶可能与病毒粒子相关，形成噬菌体颗粒的一部分（例如位于尾刺部位），也能以可溶形式存在。

检测来源于噬菌体的解聚酶对不同种类细菌的生物被膜的抑制效果，结果显示解聚酶的活性具有剂量依赖性，并可显著降低生物被膜的生物量[20, 23-24]。与噬菌体的宿主特异性相似，噬菌体相关解聚酶对宿主来源的EPS具有高度特异性。由于不同菌种产生的EPS成分各异，对一种细菌产生的多糖具有活性的解聚酶，可能对其他细菌产生的多糖无活性[24]。尽管如此，部分解聚酶可降解多个属细菌产生的EPS[23]。此外，一些噬菌体可诱导其宿主细菌产生并释放解聚酶，这可能是噬菌体采取的主动策略，导致生物被膜基质多孔，以利于子代噬菌体的侵染；或为受感染细菌的应对反应，促进细菌远离噬菌体感染[24]，上述两类情形均最终导致生物被膜的解聚。

不同于其他抗菌剂，噬菌体在宿主细胞内复制，噬菌体数量不断增加进而持续杀菌。子代噬菌体在局部扩散可侵染并杀死更多的细菌，引起感染部位的杀菌效应倍增。这些机制需要在同一感染部位有相当数量的宿主细菌，生物被膜感染便是典型情形之一[24]。因此，通过在生物被膜中扩散，噬菌体可以逐步清除生物被膜并降低其再生的可能性。

生物被膜内细菌的重新生长被认为是由持留菌引起。不同于耐药菌通过遗传突变阻断抗菌活性，持留菌呈现一种短暂的非遗传表型，表现出对抗生素不敏感，即持留菌细胞功能停滞，抗生素无法作用于非生长细胞，导致细菌耐受[25]。因此，在抗生素条件下，持留菌得以存活，并在抗生素水平下降时重新生长并形成生物被膜，导致感染复发。一些研究指出，噬菌体具备侵染持留菌的能力，能在持留菌转变为正常生长状态时启动裂菌感染，最终导致其裂解[24]。

如今，在基于噬菌体的治疗中出现了许多新的策略，其目的在于提高噬菌体治疗的效果，以及最大限度降低耐受菌的产生。图 5.2 显示了基于噬菌体的生物被膜去除处理的示意图[20]。

包含针对多种细菌的噬菌体鸡尾酒疗法，已被证明对多物种生物被膜有效[23, 26]。噬菌体鸡尾酒疗法由于含有针对特定目标菌的多个噬菌体，除具有广宿主谱特点外，还可阻止噬菌体耐受菌的出现[20]。不过，为了避免噬菌体鸡尾酒疗法可能的不良影响，合理设计鸡尾酒方案至关重要。在噬菌体鸡尾酒疗法中，各种噬菌体应不存在相互竞争，以将效力降低的风险降至最小。此外，细菌对噬菌体的耐受机制应该有所不同，以最低减少细菌产生交叉抵抗的风险[26]。

噬菌体可以通过遗传修饰来提高其杀菌效率。基因工程噬菌体的实例包括：改变尾丝蛋白以扩展噬菌体的宿主谱[23]；噬菌体产生可溶性水解酶以降解生物被膜；去除溶原相关基因，将温和噬菌体转变为裂解性噬菌体；编码具有广谱抗生物被膜效应的短肽的嵌合噬菌体[20]。

噬菌体敏感性试验：噬菌谱（phagogram）

噬菌体疗法在世界大部分地区尚未获得批准，其有效性和安全性仍有待深入研究。不过，在符合《赫尔辛基宣言》（Declaration of Helsinki）（第 37 条）规定的特殊条件下，遵循地方法院的做法（美国"复合"药品相关法案）后即可应用噬菌体。实际操作

中，这意味着，只有在没有其他治疗选择的情况下，医生才会为单个患者开具噬菌体制剂，继而由医院药剂师根据严格的安全规定进行制备[8]。由于噬菌体具有高度的宿主特异性（主要感染单一物种乃至单一菌株），因此在为单个患者制备噬菌体制剂时，选择对从患者分离的菌株具有活性的噬菌体非常重要。为此，与抗生素敏感性试验类似，需要检测所谓的"噬菌谱"[8]。

检测细菌对噬菌体敏感性的多种方法已被广泛描述，例如斑点试验、成斑效率（efficacy of plating，EOP）或杀灭试验。其中最简单的方法是斑点试验，将噬菌体裂解物的小液滴滴加在用待测菌株制备的平板上，形成透明区（裂解区）则表明细菌对噬菌体敏感。然而，通过该方法观察到的裂解现象存在多种解释：如噬菌体感染产生子代噬菌体并导致细菌裂解，也可能是由于噬菌体制剂中残留的细菌素杀死了细菌，或者是由于流产感染或从外部裂解，从而出现假阳性结果[27]。通过测定不同滴度的噬菌体的成斑效率，量化噬斑形成单位（plaque-forming units，PFU），并将其与参考菌株的 PFU 计数进行比较，可以提供关于特定噬菌体功效的更多信息[27]。然而，无噬斑形成并不能推论噬菌体无感染能力。噬斑的形成与多个因素有关，例如噬菌体在琼脂中的扩散、吸附速率、电解质要求、宿主的生长阶段等[28]。

杀灭试验中，细菌和噬菌体共同孵育在液体培养基中，以光密度或热流产生量作为判定细菌存在的指标，该方法有助于测定杀灭细菌所需的最低噬菌体滴度，或能够更好地监测噬菌体的毒力[29-30]。另一方面，由于仪器成本较高、自动化程度较低或通量受限，这些分析试验通常比临床实验室的检测方法性价比要低。

一种操作简单、快速且可及性高的标准化方法仍有待开发。目前，一些自动化、可靠和可重复的噬菌谱技术的研发项目正在进行中。其中包括 Pherecydes

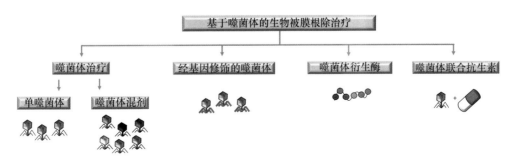

图 5.2.　根除生物被膜感染的主要噬菌体疗法。经 Ferriol-González 和 Domingo-Calap 许可转载[20]（彩图见文后）

Pharma 公司（https://www.pherecydes-pharma.com/phagogramme.html）正在开发的 PHAGOGramme 项目；临床研究公司 Adaptive Phage Therapeutics（http://www.aphage.com/thescience/#phagebank）开发的 PhageBank™ 和 HRQT™ 技术；以及多机构（包括 Charité-Universitätsmedizin、柏林 Bundeswehr 医院、莱布尼茨研究所 DSMZ 和 Fraunhofer ITEM）合作的 PhagoFlow 项目（https://www.phagoflow.de/en/phagogram/）。

噬菌体治疗的实验及临床证据

尽管自 20 世纪初发现噬菌体以来，噬菌体已有很长的抗菌治疗应用历史，甚至在一些国家（如格鲁吉亚、波兰、俄罗斯）也已有了用于治疗细菌感染的噬菌体产品，但噬菌体治疗仍缺乏全面的体外实验研究以及临床试验，以符合噬菌体治疗的要求[31]。

鉴于噬菌体治疗对血液、胃肠道、泌尿道和呼吸道感染以及烧伤伤口感染的疗效已有研究[19, 26]，本文我们将重点聚焦在噬菌体治疗骨和关节感染的实验和临床证据上。

大多数临床前实验研究鉴定了噬菌体对单种微生物如金黄色葡萄球菌或铜绿假单胞菌感染的疗效，结果表明噬菌体可导致浮游细菌大量减少，有效阻止细菌对外部材料的黏附，同时抗生素和噬菌体在清除生物被膜方面具有协同作用[32]。然而，仍有许多实验限制需要解决。例如，尽管表皮葡萄球菌在植入物相关的感染中发病率高，生物被膜形成能力强，且对抗生素具有广谱耐药性，但对表皮葡萄球菌具有活性的噬菌体的数据有限[33]。此外，目前缺乏能够模拟关节和内植物周围微环境的体内模型，使得临床前研究难以转化至临床实践[34]。Carli 等在 2017 年[35]发表了一个有应用前景的体内模型，其能准确模拟全关节置换术的临床环境，可以在将来用于噬菌体治疗试验。

其他相关研究指出了噬菌体治疗的浓度依赖性，表明噬菌体的低滴度给药或单剂量给药难以显出成效。此外，考虑到开放性骨折中可能存在的血管损伤，以及尽可能减少全身效应，故而针对骨和关节的感染通常首选局部治疗[36]。因此，为了在治疗过程中保持噬菌体的稳定性和适当的释放动力学，噬菌体治疗研究的一个重要部分是将噬菌体包理到缓释系统中。许多关于噬菌体配方和封装的策略正在谋划中，

以求在实验环境下做出突破性的结果[36]。然而，巨大的挑战在于，如何合理设计携带精确剂量的胶囊化噬菌体的载体，以控制噬菌体在患者体内的释放。

骨髓炎是另一个应用噬菌体治疗的临床领域，通常使用抗葡萄球菌噬菌体。噬菌体治疗肌肉骨骼感染的临床研究总结见表 5.1[32]。在格鲁吉亚第比利斯进行了 120 名参与者的最大规模临床研究，评估了个体化医疗的葡萄球菌鸡尾酒疗法对关节炎和骨髓炎的治疗效果。遗憾的是，得到的实验结果并不能评估噬菌体的功效。所有 120 名患者的骨髓炎和（或）关节炎均完全恢复，其中 9 名患者单独使用噬菌体治疗，51 名患者使用噬菌体加抗生素，60 名患者单独使用抗生素。每个治疗组的结果都超出预期。

在西方国家，由于对噬菌体治疗的应用有严格的规定，噬菌体的临床试验仅限于个别病例，2017—2019 年共发表了 5 份病例报道和 1 个病例系列。如表 5.1 所示，两份病例报道研究了噬菌体在骨髓炎中的应用，两份为在人工关节感染中的应用，一份为在骨折相关感染中的应用。所用噬菌体分别靶向铜绿假单胞菌、金黄色葡萄球菌、鲍曼不动杆菌、肺炎克雷伯菌、表皮葡萄球菌和粪肠球菌。噬菌体的给药方式包括静脉注射或局部注射，或与静脉注射抗生素联用。除一名患者因原发疾病导致死亡外，其余病例均根除感染。

迄今为止，尽管噬菌体治疗显示出良好的疗效和安全性，但仍缺乏临床实践经验，后续需要对噬菌体的生产和加工、给药和剂量进行全面和组织完备的研究，并对结果进行详尽的临床监测。

噬菌体局部给药与系统应用

噬菌体治疗的一个主要障碍是如何在感染部位获得足够数量的噬菌体以完成治疗。噬菌体在全身运送的能力在很大程度上取决于给药途径和初始噬菌体剂量[37]。高剂量或重复使用噬菌体可能会增加成功运送到靶组织的概率。此外，包裹噬菌体有助于噬菌体的受控释放，并起到防止化学降解或免疫中和的作用，延长其体循环周期[18]。噬菌体的应用途径包括肠外给药、口服给药、局部给药和雾化给药。表 5.2 总结了给药途径的一些优点和缺点[19]。

系统性给药

通过静脉注射、腹腔注射或肌内注射系统性递送

表 5.1.　噬菌体治疗肌肉骨骼感染的人体临床试验。经 Onsea 等许可转载[32]

参考文献	样本量	患者体征	干预手段	结果
Lang et al., 1979	7	PJI（$n = 2$）、OM（$n = 1$）、化脓性关节炎（$n = 1$）、脊柱感染（$n = 1$）、FRI（$n = 2$）	适应分离菌株的噬菌体 局部给药或通过引流系统注射给药 一些病例接受了抗生素联合治疗	5/7 例 接受治疗后脊柱感染复发和 1 次 FRI
Kutateladze and Adamia, 2010	120	葡萄球菌性 OM 或关节炎患者	三组： – 抗生素（$n = 60$） – 噬菌体单一疗法（$n = 9$） – 噬菌体＋抗生素（$n = 51$）。局部或静脉内施用 Eliava 葡萄球菌噬菌体制剂	各组成功率 100%
Slopek et al., 1987	100	化脓性关节炎和肌炎（$n = 19$），OM 的长骨（$n = 40$），FRI（$n = 41$）	局部和（或）口服给药 一些病例接受了抗生素联合治疗	成功率： – 化脓性关节炎和肌炎：89.5% – 长骨 OM：95% – FRI：90.2%
Weber-Dabrowska et al., 2000	81	长骨的 OM（$n = 40$），FRI（$n = 41$）	局部给药和（或）口服给药 不清楚一些患者是否接受了抗生素联合治疗	成功率： 长骨 OM：95% FRI：60%
Vogt et al., 2017	1	OM	重复给药噬菌体鸡尾酒 Pyo 噬菌体通过引流系统，结合抗生素治疗	根除感染
Ferry et al., 2018a	1	OM（post-radiation）	每 3 d 应用定制的噬菌体鸡尾酒，并结合静脉抗生素治疗	由于癌症的恶化，患者在治疗后 45 d 死亡
Ferry et al., 2018b	1	PJI	单次术中注射定制的噬菌体混合物与静脉抗生素治疗相结合	根除感染
Nir-Paz et al., 2019	1	FRI	静脉内重复给药定制的噬菌体混合物，结合静脉内抗生素治疗	根除感染（在两种噬菌体治疗方案后）
Tkhilaishvili et al., 2019	1	PJI	重复给药定制的噬菌体混合物，结合静脉抗生素治疗	根除感染
Onsea et al., 2019	4	OM	重复给药 BFC1 鸡尾酒或 Pyo 噬菌体鸡尾酒与静脉内抗生素治疗相结合	在所有情况下根除感染

缩写：PJI，假体周围感染；OM，骨髓炎；FRI，骨折相关感染

噬菌体，可使噬菌体在不同器官和组织中快速扩散，如肝、脾、肾和肺[38]。静脉注射几分钟后，注射的噬菌体几乎完全恢复[37]。研究发现噬菌体可分布在心脏、骨骼肌、膀胱、胸腺、骨髓、肺和大脑中，但在关节、骨骼或眼睛中尚未报道[18]。

需要说明的是，必须使用不含细菌成分或内毒素的高纯度噬菌体制剂，以减少杂质引起的副作用。

口服或吸入式给药

口服给药途径已成功应用于胃肠道感染治疗。然而，胃和十二指肠的酸性环境可能导致噬菌体的稳定性降低，进而影响噬菌体浓度或活性[38]。因此，正如一项针对沙门菌的研究[39]所示，通过包裹噬菌体可以保护噬菌体免受胃酸的影响。

在呼吸道感染中，已研究了液体和干粉噬菌体制剂的雾化和吸入局部给药，用于治疗急性和慢性肺部感染[40]。

局部给药

对于植入医疗器械或慢性伤口相关的生物被膜感染患者，有效的局部输送抗菌物质至关重要，因为抗菌药物在此类感染中的活性有限。由于噬菌体能到

表 5.2　噬菌体治疗的给药途径。经 Romero-Calle 等许可转载 [19]

给药途径	优点	缺点	缺陷完善方式
腹腔内	可能达到更高的剂量，并扩散至其他处	在人体中，噬菌体向其他部位的扩散程度可能被高估（目前的数据几乎都来自小型实验动物）	多个给药位点
肌肉内	噬菌体直接给药至感染部位	噬菌体扩散较慢（可能）。以及较低的剂量体积	多剂量过程
皮下注射	局部弥散与系统性弥散	较低的剂量体积	多剂量过程
静脉注射	快速扩散至全身	免疫系统会快速清除噬菌体	低免疫原性噬菌体的体内选择是可行的
外用	可在感染部位递送高剂量的噬菌体	如果噬菌体悬浮在液体中，则从目标位点逸出	将噬菌体掺入凝胶和敷料中
栓剂	可长期稳定缓释的噬菌体	有限的应用 / 位点 需要大剂量 制造的技术具有挑战性	需要仔细计量噬菌体动力学
口服	易于交付。更高的剂量体积可能	胃酸降低噬菌体滴度。噬菌体对胃内容物和其他微生物群落的非特异性黏附	加入碳酸钙以缓冲 pH。微胶囊化将噬菌体递送至目标区域
气雾喷剂	相对容易的给药方式 可以到达灌注不良的受感染肺部	高比例的噬菌体丢失 黏液和生物被膜会影响分娩	使用解聚酶以减少黏液

达感染部位，在此类感染中具有更好的效果。因此，重要关注点之一是设计药物载体，以实现噬菌体局部和长期释放。令人遗憾的是，如何将噬菌体加工成定义明确的药物制剂、其长期稳定性以及对噬菌体体内有效性的影响，相关研究数据仍匮乏 [40]。促进伤口愈合是局部应用噬菌体的治疗领域之一，受到了广泛关注。噬菌体制剂（包括水凝胶、脂质体包埋或噬菌体固定伤口敷料）的研究进展已使得噬菌体治疗在局部应用的成功率增加 [41]。许多综述报道了噬菌体制剂在临床上广泛用于治疗皮肤感染、化脓性伤口和外科伤口感染，该类报道主要集中于苏联国家。在欧洲，2013 年 6 月启动的 Phagoburn 项目是第一个前瞻性的多中心、随机、单盲和对照临床试验，用于治疗烧伤患者的大肠埃希菌和铜绿假单胞菌皮肤感染 [42]。这使得噬菌体治疗的监管框架也取得了重大进展。

一些临床病例和临床前实验也有力支持了噬菌体的有效局部递送以治疗局部骨感染这一观点（见"噬菌体治疗的实验和临床证据"一节）。目前，噬菌体在严重肌肉骨骼感染患者中的应用通常包括通过引流系统局部给药（图 5.3）[43]。尽管这种方法已显示出有效性，但其缺点是使用引流管作为输送途径，不仅方法繁琐，还可能出现重叠感染。因此，优化局部噬菌体递送策略可能有助于克服这些问题。例如，通过改造的水凝胶将靶向铜绿假单胞菌的噬菌体输送至骨感染部位 [44]，或使用纤维蛋白胶持续输送活性噬菌体 [45]。噬菌体也可被固定在物体表面以防止生物被膜的形成，如固定在导尿管，或固定在尼龙缝合线上以助于伤口愈合 [36]。

前景与未来展望

多重耐药细菌感染的威胁日益严重，众多研究机构、医院和行业齐心协力，寻求传统抗生素之外的替代疗法。

噬菌体因其独特性，能够单独或与其他抗菌剂联合使用，从而成为令人信服的抗菌剂，而噬菌体治疗的局限性可通过选择合适的噬菌体、有效的配方，及提高临床医生对产品应用的理解和熟悉程度等加以克服。自发现噬菌体以来，噬菌体便被用于治疗细菌感染，其治疗历史已有数十年。

几十年来，噬菌体治疗一直是东欧多国的标准治疗方案，近年来在西欧和美国的个案治疗中也证明了其临床有效性，迄今为止尚无严重不良事件的报道。

最近十年来，涌现了越来越多的出版物，且业内人士对噬菌体治疗越发感兴趣，这表明在解决应用

(a) (b)

(c) (d)

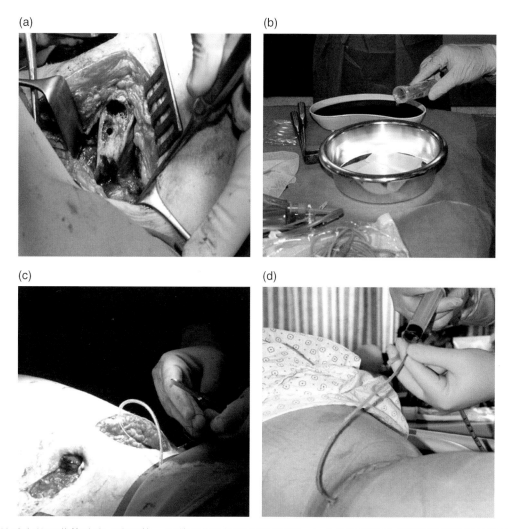

图 5.3　骨盆骨髓炎的噬菌体治疗（病原体：广谱耐药性铜绿假单胞菌）。（**a**）清除异物和对坏死组织进行外科清创；（**b**）制备用噬菌体溶液浸渍伤口的填充物；（**c**）伤口闭合前插入输液管；（**d**）在用碳酸氢盐缓冲液对伤口进行预处理后（超过一周），再每日口服 50 ml 噬菌体悬液。经 Vogt 等许可转载[43]（彩图见文后）

噬菌体治疗所需的知识缺口方面取得了令人鼓舞的进展。

要点

- 随着细菌耐药性的增加，人们对噬菌体治疗的潜力越来越感兴趣。

- 生物被膜感染具有广谱耐受性。针对此类感染的噬菌体治疗将会是一个极具吸引力的新选择。

- 一些临床研究表明，噬菌体在根除肌肉骨骼感染的同时，并不会引起严重不良事件。然而，这一观点仍缺乏高质量的对照试验。

- 尽管目前噬菌体治疗的应用受限，但基于噬菌体技术的商业化正在西方国家引起广泛关注。

参考文献

1. D'Herelle F. On an invisible microbe antagonistic toward dysenteric bacilli: brief note by Mr. F. D'Herelle, presented by Mr. Roux. 1917. Res Microbiol, 2007. 158(7):553–554.
2. Sulakvelidze A, Alavidze Z, Morris JG, Jr. Bacteriophage therapy. Antimicrob Agents Chemother, 2001. 45(3):649–659.
3. Dublanchet A and Bourne S. The epic of phage therapy. Can J Infect Dis Med Microbiol, 2007. 18(1):15–18.
4. Green S, Ma L, Maresso A. (2019). Phage therapy, in T.M. Schmidt (ed.) Encyclopedia of Microbiology (Fourth Edition), pp. 485–495 (Oxford: Academic Press).
5. Moelling K, Broecker F, Willy C. A wake-up call: We need phage therapy now. Viruses, 2018. 10(12). doi: 10.3390/v10120688.
6. Wittebole X, De Roock S, Opal SM. A historical overview of bacteriophage therapy as an alternative to antibiotics for the treatment of bacterial pathogens. Virulence, 2014. 5(1):226–235.
7. Rhoads DD, Wolcott RD, Kuskowski MA, et al. Bacteriophage therapy of venous leg ulcers in humans: results of a phase I safety trial. J Wound Care, 2009. 18(6):237–243.
8. Pirnay JP, Verbeken G, Ceyssens PJ, et al. The magistral phage. Viruses, 2018. 10(2). doi: 10.3390/v10020064.
9. Dion MB, Oechslin F, Moineau S. Phage diversity, genomics and phylogeny. Nat Rev Microbiol, 2020. 18(3):125–138.
10. Nobrega FL, Vlot M, de Jonge PA, et al. Targeting mechanisms of tailed bacteriophages. Nat Rev Microbiol, 2018. 16(12):760–773.
11. Orzechowska B and Mohammed M. (2019). The war between bacteria and bacteriophages, in M. Mishra (ed.) Growing and Handling of Bacterial Cultures, (London: IntechOpen). doi: 10.5772/intechopen.87247.
12. Morrisette T, Kebriaei R, Lev KL, et al. Bacteriophage therapeutics: A primer for clinicians on phage-antibiotic combinations. Pharmacotherapy, 2020. 40(2):153–168.
13. Howard-Varona C, Hargreaves KR, Abedon ST, et al. Lysogeny in nature: mechanisms, impact and ecology of temperate phages. ISME J, 2017. 11(7):1511–1520.
14. Ofir G and Sorek R. Contemporary phage biology: from classic models to new insights. Cell, 2018. 172(6):1260–1270.

15. Loc-Carrillo C and Abedon ST. Pros and cons of phage therapy. Bacteriophage, 2011. 1(2):111–114.
16. Tagliaferri TL, Jansen M, Horz HP. Fighting pathogenic bacteria on two fronts: Phages and antibiotics as combined strategy. Front Cell Infect Microbiol, 2019. 9(22). doi: 10.3389/fcimb.2019.00022.
17. Abedon ST. Phage-antibiotic combination treatments: Antagonistic impacts of antibiotics on the pharmacodynamics of phage therapy? Antibiotics, 2019. 8(4). doi: 10.3390/antibiotics8040182.
18. Dąbrowska K. Phage therapy: What factors shape phage pharmacokinetics and bioavailability? Systematic and critical review. Med Res Rev, 2019. 39(5):2000–2025.
19. Romero-Calle D, Guimarães-Benevides R, Góes-Neto A, et al. Bacteriophages as alternatives to antibiotics in clinical care. Antibiotics, 2019. 8(3). doi: 10.3390/antibiotics8030138.
20. Ferriol-González C and Domingo-Calap P. Phages for biofilm removal. Antibiotics, 2020. 9(5). doi: 10.3390/antibiotics9050268.
21. Stewart PS. Antimicrobial tolerance in biofilms. Microbiol Spectr, 2015. 3(3). doi: 10.1128/microbiolspec.MB-0010-2014.
22. Pires DP, Oliveira H, Melo LDR, et al. Bacteriophage-encoded depolymerases: their diversity and biotechnological applications. Appl Microbiol Biotechnol, 2016. 100(5):2141–2151.
23. Geredew-Kifelew L, Mitchell JG, Speck P. Mini-review: efficacy of lytic bacteriophages on multispecies biofilms. Biofouling, 2019. 35(4):472–481.
24. Harper DR, Parracho HMRT, Walker J, et al. Bacteriophages and biofilms. Antibiotics, 2014. 3(3):270–284.
25. Balaban NQ, Helaine S, Lewis K, et al. Definitions and guidelines for research on antibiotic persistence. Nat Rev Microbiol, 2019. 17(7):441–448.
26. Kortright KE, Chan BK, Koff JL, et al. Phage therapy: A renewed approach to combat antibiotic-resistant bacteria. Cell Host Microbe, 2019. 25(2):219–232.
27. Khan-Mirzaei M and Nilsson AS. Isolation of phages for phage therapy: A comparison of spot tests and efficiency of plating analyses for determination of host range and efficacy. PLoS One, 2015. 10(3). doi: 10.1371/journal.pone.0118557.
28. Abedon S. (2018). Detection of bacteriophages: phage plaques, in D. Harper, et al. (ed.) Bacteriophages, pp. 1–32. (Basel: Springer, Cham).
29. Xie Y, Wahab L, Gill JJ. Development and validation of a microtiter plate-based assay for determination of bacteriophage host range and virulence. Viruses, 2018. 10(4). doi: 10.3390/v10040189.
30. Tkhilaishvili T, Di Luca M, Abbandonato G, et al. Real-time assessment of bacteriophage T3-derived antimicrobial activity against planktonic and biofilm-embedded Escherichia coli by isothermal microcalorimetry. Res Microbiol, 2018. 169(9):515–521.
31. Alavidze Z, Ami-nov R, Betts A, et al. Silk route to the acceptance and re-implementation of bacteriophage therapy. Biotechnol J, 2016. 11(5):595–600.
32. Onsea J, Wagemans J, Pirnay JP, et al. Bacteriophage therapy as a treatment strategy for ortho-paedic-device-related infections: where do we stand? Eur Cell Mater, 2020. 39:193–210.
33. Akanda ZZ, Taha M, Abdelbary H. Current review—The rise of bacteriophage as a unique therapeutic platform in treating peri-prosthetic joint infections. J Orthop Res, 2018. 36(4):1051–1060.
34. Jie K, Deng P, Cao H, et al. Prosthesis design of animal models of periprosthetic joint infection following total knee arthroplasty: A systematic review. PLoS One, 2019. 14(10). doi: 10.1371/journal.pone.0223402.
35. Carli AV, Bhimani S, Yang X, et al. Quantification of peri-implant bacterial load and in vivo biofilm formation in an innovative, clinically representative mouse model of periprosthetic joint infection. J Bone Joint Surg Am, 2017. 99(6). doi: 10.2106/jbjs.16.00815.
36. Malik DJ, Sokolov IJ, Vinner GK, et al. Formulation, stabilisation and encapsulation of bacteriophage for phage therapy. Adv Colloid Interface Sci, 2017. 249:100–133.
37. Huh H, Wong S, St. Jean J, et al. Bacteriophage interactions with mammalian tissue: Therapeutic applications. Adv Drug Deliv Rev, 2019. 145:4–17.
38. Ryan EM, Gorman SP, Donnelly RF, et al. Recent advances in bacteriophage therapy: how delivery routes, formulation, concentration and timing influence the success of phage therapy. J Pharm Pharmacol, 2011. 63(10):1253–1264.
39. Colom J, Cano-Sarabia M, Otero J, et al. Liposome-encapsulated bacteriophages for enhanced oral phage therapy against Salmonella spp. Appl Environ Microbiol, 2015. 81(14):4841–4849.
40. Chang RYK, Wallin M, Lin Y, et al. Phage therapy for respiratory infections. Adv Drug Deliv Rev, 2018. 133:76–86.
41. Chang RYK, Morales S, Okamoto Y, et al. Topical application of bacteriophages for treatment of wound infections. Transl Res, 2020. 220:153–166.
42. Jault P, Leclerc T, Jennes S, et al. Efficacy and tolerability of a cocktail of bacteriophages to treat burn wounds infected by Pseudomonas aeruginosa (PhagoBurn): a randomised, controlled, double-blind phase 1/2 trial. Lancet Infect Dis, 2019. 19(1):35–45.
43. Vogt D, Sperling S, Tkhilaishvili T, et al. Beyond antibiotic therapy" – Zukünftige antiinfektiöse Strategien – Update 2017. Der Unfallchirurg, 2017. 120(7):573–584.
44. Wroe JA, Johnson CT, García AJ. Bacteriophage delivering hydrogels reduce biofilm formation in vitro and infection in vivo. J Biomed Mater Res A, 2020. 108(1):39–49.
45. Rubalskii E, Ruemke S, Salmoukas C, et al. Fibrin glue as a local drug-delivery system for bacteriophage PA5. Sci Rep, 2019. 9(1). doi: 10.1038/s41598-018-38318-4.

第 6 章
抗菌药物在骨组织中的药代动力学及药效学

Cornelia B. Landersdorfer，Jürgen B. Bulitta，Roger L. Nation，and Fritz Sörgel

概述

慢性骨髓炎需要长期抗菌药物治疗，复发率高，可造成不可逆转的损害。且骨科器械相关感染的数量预计将会持续增加[1-2]。因此充分的抗菌治疗及围术期预防至关重要。抗菌治疗成功与否主要取决于抗菌药物对病原菌的抗菌活性及在骨组织的渗透速率及程度。充分的骨组织穿透率可以保证抗菌药物在感染部位达到有效的杀菌浓度。因此在开展临床疗效试验之前，研究抗菌药物骨穿透的时间进程及程度非常重要。本章的主旨是综述抗菌药物在骨组织的药代动力学（pharmacokinetics，PK）及药效学（pharmacodynamics，PD），以及目前基于最佳循证证据抗菌药物剂量选择方案。

药代动力学

抗菌药物在体内尤其是在作用部位的时间进程及浓度大小决定了药物的疗效，因此研究药代动力学，阐明给药剂量与药物浓度在体内不同部位随时间变化的关系[3-4]具有重要意义。PK 过程包括药物从给药部位吸收进入体循环（静脉给药除外），从体循环分布到组织，通过代谢消除、肾排泄，或两者皆有。最常见的药代动力学特征是基于血浆或血清中测定的药物浓度，然而在治疗骨感染时，必须在骨感染部位达到足够的抗生素浓度。目前已经有大量关于抗生素骨组织浓度的定量临床研究。

骨组织是一种异质组织，其中有机骨基质占总骨量 30% ～ 35%，包括胶原纤维（～90%）、糖蛋白、蛋白聚糖及细胞外液。骨骼中的血管横穿骨基质的哈弗斯（Haversian）管和福尔克曼（Volkmann）管。骨细胞仅占总骨量的 1% ～ 2%，其中最成熟形式的

骨细胞局限于骨基质中。无机基质（65% ～ 70%）主要由沉积于有机基质中的磷酸钙晶体（羟基磷灰石）组成。正是由于骨组织的这种异质成分，无论是细菌还是抗菌药物都很难均匀地分布于骨组织中。

病原菌在骨组织中的分布尚不清楚，基于其大小考虑（如金黄色葡萄球菌约 1 μm），细菌预计可以通过骨组织中的哈弗斯管和福尔克曼管（直径约 70 μm），但不能进入羟基磷灰石晶体。金葡菌可以进入成骨细胞并在胞内存活，从而导致感染复发，而且这种病原体还可黏附于胶原这种骨基质成分[5-6]。

目前的技术很难达到将不同的骨组织成分进行分离并检测每一种成分中的药物浓度，因此大量已发表的研究均基于均质化的骨样本，且报道的是均质骨中的总药物浓度。在对骨组织穿透结果进行解读时，要特别注意仅游离（未结合）药物才具有微生物学活性。在均质骨样本中检测的药物总浓度，如果通过群体药代动力学模型和 Monte Carlo 模拟可靠地确定和分析，其结果较血清药物浓度更能预测治疗成功，因为后者在骨基质中还将进一步被清除。

骨组织标本制备及分析

相对于血浆或血清，骨或其他组织中的药物分析并没有明确的指导意见，但正确的且可复制的样本制备及药物检测流程无疑是至关重要的。在对已发表的研究结果进行解读时，务必考虑其所使用的分析技术。

骨切除之后，常需去除黏附在骨样本上的血管及软组织。因为由于术中浸泡而产生的多余的血液常可导致结果偏差，例如那些血药浓度高但骨组织穿透率低的药物有可能出现假性的高骨组织浓度。检测样本常分离为松质骨（长骨的内层部分）及皮质骨。与皮

质骨相比较，松质骨血管化程度更高，血管外液比例较高，无机质比例较低，从而导致抗菌药物穿透性在两者之间存在较大差异。

为了充分提取样本中的抗菌药物，骨组织样本需要处理成匀浆。骨组织样本经低温研磨机中的液氮粉碎后，可形成均一的精细粉末。上述过程可重复性高，且适用于那些热不稳定，在非低温环境下研磨可发生降解的药物（如β内酰胺类抗菌药物）。在新型技术发展之前，早期的研究中多采用切片，用研钵及研杵进行研磨或使用无冷却混合器等技术。从骨匀浆样本中提取药物，需要确保药物充分且可重复的回收率及稳定性。

为保证药物浓度检测的准确性，校准标准和质量控制样本是必需的，可以采用不含药物的骨组织粉末进行制备，而不是血浆、血清或者缓冲液等；且每一个检测样本还需要加入内标以提高分析方法的准确性。早期的研究常采用微生物检验的方法来测定药物浓度，而近期的研究主要采用高效液相质谱（high-performance liquid chromatography，HPLC）或液相色谱-串联质谱法（LC-MS/MS），其灵敏度及特异度均显著提高。上述色谱检测方法在检测骨组织样本时，较生物检测方法更优越[5]。骨组织穿透率的研究需要详细报道样本制备及分析的方法、回收率、变异度及精确度等。

骨匀浆中的药物浓度通常以总骨量的 mg/kg 表示，有些研究报道的浓度则与骨量、有机骨量、间质液或血液校正量等相关。因此在比较上述研究的结果时，应充分考虑这些报道中的潜在差异。

药代动力学采样及数据分析

近年来，部分研究尝试采用微量透析技术绘制未感染骨中游离药物的浓度时间曲线，下面也将讨论一些此类研究。然而这种技术的应用有一定限制，而且也不明确所检测到的浓度是否能够代表感染部位的浓度[7]。如上所述，大多数研究都涉及骨组织样本的采集，这些样本最多来源于骨科手术患者。通常每个患者仅采集一份骨组织样本，同时还收集一份血样本。多数研究将同一时间点的骨组织与血清或血浆中药物浓度比值报道为药物的骨组织穿透率，但是由于药物在血浆与骨组织中的动力学差异，在达到最终平衡之前，这个比值都会随时间变化而变化。因此当样本采集时间点不同时，这种现象（系统滞后性）会妨

碍对研究结果的准确阐释，也会妨碍在不同的研究及药物之间进行比较。

比较好的测量药物骨组织穿透程度的方法是计算骨组织中药物浓度-时间曲线下面积（AUC）与血浆或血清中 AUC 的比值，这种方法考虑了药物在骨组织及血浆（或血清）中浓度变化的全时过程，并不要求在给药后的同一时间点对所有患者采集骨组织及血样，而是分布在一段时间内，以便于建立药代动力学（PK）模型。基于上述研究设计，研究人员计算出每个采样点的平均药物浓度，从而获得骨组织及血浆中的平均 AUCs（朴素平均法）[8-10]；或者用一种适合全体患者的浓度-时间数据（原始池）及 AUC 合集的 PK 函数[11]。上述研究方法都去除了药物浓度随时间变化这一因素，仅考虑平均的药物浓度-时间曲线，而忽略了真实存在的患者之间的个体差异。

群体药代动力学分析方法是研究稀疏数据（如每个患者的一个骨组织样本结果）非常有效的工具，并且还可以阐释骨组织穿透的平均速率和程度及患者间的个体差异[7, 12-16]。最近一项研究进展是运用生理学基础的药代动力学模型绘制出骨组织及血浆中的环丙沙星浓度，这种模型综合考虑了骨骼不同部位及血流的差异[7]。若要通过其他患者群的浓度数据来拟合某一个患者的数据，骨组织及血清中测得的药时曲线及 AUC 最可能被用于预测每一位患者。通过估算药物在骨组织的穿透率，围术期预防使用抗菌药物的给药时机应是术前。现有的群体药代模型在骨组织穿透率的研究中可用于确定适宜的骨组织及血浆样本的采集时间。

药物骨组织穿透率的研究常在关节置换且没有骨感染的患者中进行，此类患者较骨髓炎患者更容易招募。与不同阶段及不同部位骨感染的患者相比，关节置换的患者骨样本可能更同质，因此不同研究之间的结果也就更易比较。但是，感染骨与非感染骨中的抗菌药物浓度可能存在差异，感染骨中反应性的充血可能会增加骨组织中的血流量，而脓液或者分隔又会限制抗菌药物在骨组织中的分布。截至目前，在骨感染患者中开展的研究还比较少，无法对感染和非感染骨组织穿透率进行系统比较。缺血、钙化、关节炎组织、骨囊肿及松质骨中的脂肪等因素都可影响抗菌药物骨中的分布。不同类型的骨骼（如髋、膝、胸骨）以及血液循环的变化（例如内乳动脉切除术或止血带的使用）都可影响骨组织中抗菌药物的浓度。

抗菌药物骨组织穿透率

图 6.1 概述了不同抗菌药物或类别在骨组织的穿透程度。每个符号表示的是从某一项临床研究中获得的骨组织与血清（或血浆）浓度比值的中位数或平均数，线条表示每种或每类抗菌药物的中位数。总计纳入 140 项研究（截至 2020 年 7 月）。大多数的浓度比值是在已发表的研究中直接报道，有些需要从报道的浓度经计算获得或从图表中读取。表 6.1 和表 6.2 列出了不同抗菌药物平均浓度比值范围，有些还提供了平均值的离散度[7-8, 10-12, 14-38]。除非特别标示，所有的浓度比值均是基于骨匀浆及血清（血浆）中的总浓度计算；在一些研究中也使用了骨组织的微透析采样技术。文中也对一些研究进行了更详细的讨论。

图 6.1 中的数据提示了不同抗生素类别之间存在系统性差异，这主要是基于抗菌药物之间不同的理化及结合特点。其中骨骼 / 血清浓度比值均数最高的抗菌药物（大环内酯类）与比值最低的抗菌药物（青霉素）之间有接近 5 倍的差异。喹诺酮类的骨骼 / 血

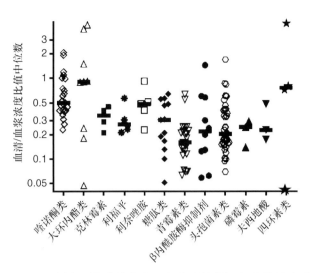

图 6.1 不同类别抗菌药物骨组织穿透性[5]。每个符号表示来自某一项临床研究的骨组织 / 血清或骨组织 / 血浆浓度比值的中位数或平均数；其中一项研究中左氧氟沙星的浓度比值为 11.6，远超表格范围[14]。线条表示群中位数。该文章的参考文献截至（含）2012 年[5]。最新的文献罗列于本章节正文后

清浓度比值均数为 0.50，利奈唑胺为 0.48。尽管化学结构存在巨大差异，但克林霉素、利福平、糖肽

表 6.1 部分喹诺酮类及大环内酯类药物的骨组织穿透率

抗菌药物及骨骼状态	末次给药后时间范围	平均骨 / 血清浓度比值范围	骨骼或手术类型	生物分析方法
环丙沙星				
非感染骨	0.5 ～ 13 h	0.27 ～ 1.2	髋、膝、颅骨	HPLC[10, 17-18]
非感染骨	0.5 ～ 20 h	随时间增加；有机骨基质-血浆分配系数在皮质骨为 3.39，松质为 5.11；基于生理学的群体药代模型	髋关节置换、股骨颈、肱骨、股骨、胫骨、骨盆骨折	HPLC[7]
骨髓炎	2 ～ 4.5 h	0.42	清创手术	HPLC[17]
左氧氟沙星				
非感染骨	0.7 ～ 2 h	0.36 ～ 1.0	髋或其他	HPLC[19-21]
非感染骨	1 ～ 3 h	1 h 为 3.8±2.1，2 h 为 11.6±6.4，3 h 为 20.9±11.9；基于群体药代模型模拟	髋或膝关节置换；皮质骨分析	HPLC[14]
氧氟沙星				
非感染骨	0.5 ～ 12 h	0.09 ～ 1.04	髋、鼻骨、乳突	HPLC[22-24]
莫西沙星				
非感染骨	1.5 ～ 5 h	0.33 ～ 1.05	髋、膝、胸骨、胸骨柄	HPLC[21, 25-27]
阿奇霉素				
非感染骨	0.5 ～ 6.5 d	2.5 ～ 6.3	牙槽骨	生物测定
泰利霉素				
非感染骨	3.3 ～ 24 h	1.5 ～ 2.6	筛骨	HPLC[8]

HPLC，高效液相色谱法

表 6.2　部分 β 内酰胺类抗生素骨组织穿透率

抗生素及骨骼状态	末次给药后时间范围	平均骨 / 血清浓度比值范围	骨骼或手术类型	生物分析方法
阿莫西林				
非感染骨	0.5 ～ 6 h	0.03 ～ 0.31	髋、颌	生物测定[11, 30-31] LC-MS/MS[32]
克拉维酸				
非感染骨	0.5 ～ 6 h	0.01 ～ 0.14	髋	生物测定[11, 30] LC-MS/MS[32]
头孢吡肟				
非感染骨	1 ～ 2 h	0.46 ～ 0.76[a]	髋	HPLC[33]
头孢他啶				
非感染骨	2 h	0.54	心脏手术	生物测定[34]
缺血性骨	1 ～ 2 h	0.04 ～ 0.08	足	HPLC[35-36]
头孢唑林				
非感染骨	2.5 ～ 24 h（微透析）	0.74±0.36 左胸骨，0.99±0.59 右胸骨，基于 AUC	胸骨松质骨	HPLC[37]
头孢曲松				
非感染骨	1 ～ 5 h	1 h 为 0.08±0.04，5 h 为 1.12±1.29，基于群体药代模型的模拟	髋或膝关节置换；松质骨	HPLC[12]
头孢呋辛				
非感染骨	0.25 ～ 8 h（微透析）	短时输注：松质骨 1.03，皮质骨 0.35 持续输注：松质骨 1.15，皮质骨 0.65 基于群体药代模型中非结合 AUC	膝关节置换，胫骨松质骨与皮质骨微透析	HPLC[15]
厄他培南				
非感染骨	2 ～ 28 h	0.025；来自群体药代模型	关节置换或下肢截肢术	LC-MS[16]
氟氯西林				
非感染骨	皮肤切开之前 3 ～ 71 min	髋关节置换：股骨头 0.078，股骨颈 0.071； 膝关节置换：股骨 0.056，胫骨 0.055	髋或膝关节置换	HPLC[38]

HPLC，高效液相色谱法；LC-MS 及 LC-MS/MS，液相色谱-质谱法及液相色谱-串联质谱法。
[a] 假设骨密度为 1 kg/L

类、磷霉素及夫西地酸等药物具有较接近的浓度比值 0.23 ～ 0.35。青霉素类、头孢菌素类及 β 内酰胺酶抑制剂的浓度比值均数分别为 0.16、0.21 及 0.22。图 6.1 的数据也提示了同类抗菌药物之间同样存在巨大的变异性。最突出的是大环内酯类，因不同药物之间理化特性的差异，其比值均数跨度极大，如阿奇霉素的骨穿透率就远高于螺旋霉素[5]。分析方法的差异（如图 6.1 中部分研究采用高效液相色谱法，而有些研究采用的是生物检测法）及给药后样本采集的时间不同也可导致比值的变化。

氟喹诺酮类

氟喹诺酮类常用于骨感染的治疗，具有极高的平均骨穿透率，其骨 / 血清浓度比值多在 0.3 ～ 1.2（图 6.1 和表 6.1）。这种高穿透特性部分是因为喹诺酮类可与骨中的钙相结合。由于只有游离抗菌药物才具有微生物学活性，因此喹诺酮类具有抗菌活性的药物浓度应该低于其测得的骨中的总浓度。多数喹诺酮类的浓度比值在末次给药后随时间而增加，但据最新的研究报道，环丙沙星存在从骨骼到血流的缓慢再分布过程[7]。因为金黄色葡萄球菌在体外可穿透进入成骨细胞并存活[6]，喹诺酮类均有较好的细胞穿透性，这对于治疗金葡菌骨髓炎非常有利。

在不同的患者群体中的多项研究均检测了环丙沙星的骨穿透性（表 6.1）。最新的研究报道在行骨科手术的非感染患者中（$n=39$），该药的平均皮质骨/血浆浓度比值在 0.5 ～ 2 h 为 0.67，在 13 ～ 20 h 为 5.1；而在松质骨中上述比值分别为 0.77 和 4.4[7]。此研究采用了新型生理学群体药代动力学模型估算有机骨基质中的药物分配系数，皮质骨为 3.39，松质骨为 5.11。Fong[17] 等比较了非骨髓炎（$n=18$，髋或膝关节置换，或截骨术）与骨髓炎（$n=10$）患者皮质骨中环丙沙星浓度，结果显示感染骨中的药物浓度较非感染骨高 30% ～ 100%，但由于药物血清浓度在骨髓炎患者中也更高，因此两类患者的平均骨/血清浓度比值都在 0.4 左右。

有 4 项研究对左氧氟沙星的骨穿透性进行了评价（表 6.1）。在行骨科手术（$n=9$）或压疮清创术（$n=12$）的患者中，该药的骨/血清浓度比值在皮质骨为 0.36（$n=6$），松质骨为 0.85 ± 0.40[19]。在 12 例髋关节置换的患者中，该比值在皮质骨为 1.0 ± 0.4，松质骨为 0.5 ± 0.1[20]。另一项研究报道，8 例髋关节置换的患者中，皮质骨中浓度比值为 0.42 ± 0.04，松质骨为 0.54 ± 0.5[21]。新近更多的研究报道，皮质骨中该药物的骨/血浆浓度比值大幅提高，对此现象的合理解释还有待确定[14]。

莫西沙星也有 4 项研究进行了报道，该药在不同类型的骨骼中，以及不同的样本均匀化方法（手动绞碎、超声波降解、低温研磨）之间均表现出较高的骨穿透性（表 6.1）。在此 4 项研究中，莫西沙星在皮质骨及松质骨中的穿透性相似。在 24 例髋关节置换的患者中，采用低温研磨及群体药代分析，莫西沙星骨/血清的 AUC 比值在皮质骨为 0.80（患者间变异性的第 10 ～ 90 个百分点：0.51 ～ 1.26），松质骨为 0.78（0.42 ～ 1.44）[25]。

大环内酯类及泰利霉素

大环内酯类的相关研究中有些是几十年前进行的，采用的是生物检测方法，检测结果显示此类药物的骨组织穿透性差异极大（图 6.1）。在两项最新的研究中[28-29]，患者在牙周手术前连续三天每天服用阿奇霉素一次，一次 500 mg。两项结果均显示：从末次给药后 12 h 到 2.5 天，药物的平均浓度比值略有

增加，当数值大于 6 以后则缓慢下降，在 6.5 天左右降为 2.5。但由于其第一批样本是在 12 h 采集，因此阿奇霉素的骨组织穿透率尚无法计算。在 28 例患者中研究了泰利霉素在筛骨的穿透性[8]，其浓度比在 3 ～ 24 h 之间持续升高，提示该药物给药后存在相对缓慢的平衡分布，因此建议该药宜在手术前至少 12 h 给药。采用朴素平均法，泰利霉素的平均骨/血清 AUC 比值为 1.6，为所研究药物中穿透性最高的药物之一。

克林霉素

克林霉素常被认为具有高骨穿透性，但 4 项相关研究显示该药骨/血清浓度比值中位数为 0.35，低于氟喹诺酮类（中位数 0.50）和利奈唑胺（中位数 0.48）（图 6.1）。这主要是由于大多数克林霉素的研究是在 20 世纪 70 年代开展，而当时氟喹诺酮类、利奈唑胺及阿奇霉素等尚未投入使用，克林霉素的骨穿透率高于当时其他可用的抗菌药物。所有已报道的克林霉素研究采用的是生物检测的方法，该方法可能被克林霉素活性代谢物干扰。多项研究结果显示克林霉素的骨穿透率为 0.21 ～ 0.45，类似于或略高于头孢菌素类[5]。

利福平

20 世纪七八十年代的 4 项研究报道，利福平在非感染骨中的骨/血清浓度比波动范围大（给药后 2 ～ 14 h 为 0.08 ～ 0.56），其中一项也在感染骨中进行了研究，其浓度比值与非感染骨类似（0.57/0.46）。所有研究均采用生物检测的方法，且患者间具有高度的变异性[5]。

四环素类及替加环素

四环素类的研究报道相对较少，尽管四环素类与钙的结合力很高，但结果各不相同[5]。而对于替加环素来说，从 25 例非感染的外科患者骨样本的初步分析显示，其浓度相对较低[9]；但采用新型的液相色谱-串联质谱法（LC-MS/MS）对同样的样本进行再分析，骨组织中的药物浓度较之前的方法平均升高了 9.5 倍[39]。上述情况也说明了全面验证分析方法的重要性。最近的研究报道了在 33 例非感染的外科患者中替加环素的骨组织穿透性，研究采用经过验证的 LC-MS/MS 分析，作者报道了基于基质中 AUCs 比率的骨与血清浓度比为 4.77[40]。

头孢菌素类

头孢菌素类的相关研究非常多。例如头孢呋辛，有 5 项研究报道了其血清及非感染骨中浓度，且其大多数样本均高于检测限，该药的平均骨 / 血清浓度比为 0.32（给药后 10 min ～ 6.5 h 波动于 0.09 ～ 0.55）[5]。在最近报道的一项研究中，在实施膝关节置换的非感染患者中评估了头孢呋辛的骨穿透性[15]。其中 9 例患者给予头孢呋辛短时输注，9 例患者采用持续输注，群体 PK 建模后基于非结合 AUC 的相应骨 / 血浆浓度比在松质骨为 1.03，皮质骨为 0.35；持续输注组的对应比值分别为 1.15 和 0.65（表 6.2）。

在髋关节置换的患者中同时进行了头孢曲松和头孢孟多的研究[41]。给药后 10 ～ 30 min，头孢曲松的平均骨 / 血清浓度比（95% 置信区间）为 0.156（0.123 ～ 0.190），头孢孟多为 0.184（0.156 ～ 0.212）。尽管上述两药血浆中非蛋白结合部分存在 6 倍的差异（头孢曲松为 0.05，头孢孟多为 0.30），而且也只有非结合药物可以在血浆和组织之间分布，但二者基于药物总浓度计算的骨 / 血浆浓度比却相似。这个问题在我们以前的综述中也进行了详细的讨论[5]。在给药 8 h 后，头孢曲松的骨 / 血清浓度比为 0.142（0.073 ～ 0.210），与 10 ～ 30 min 时非常接近，提示该药物在血清和骨组织之间存在快速平衡[41]，但如表 6.2 所示，近期大量的研究提示该药还存在缓慢平衡[12]。在 11 例胫骨感染性骨不连实施清创术的患者中进行研究，头孢曲松的平均骨 / 血浆 AUC 比值在皮质骨为 0.093，松质骨为 0.241[42]。

髋关节置换的患者，头孢孟多的平均骨 / 血清浓度比在给药后 10 ～ 30 min 为 0.227 ～ 0.249，而且在 10 min ～ 4 h，该药浓度比的总体范围为 0.12 ～ 2.3[5]。对 8 例感染患者采用生物检测的方法进行分析，头孢唑林持续输注期间，该药的骨 / 血清浓度比中位数为 0.25（0.06 ～ 0.41）[43]。在最近一项涉及骨微透析和 24 h 血浆取样的研究中，对实施冠状动脉旁路移植术（coronary artery bypass grafting，CABG）的患者采用 HPLC 对头孢唑林进行定量分析，基于 AUCs 计算的左、右胸骨平均骨 / 血浆浓度比分别为 0.74±0.36 和 0.99±0.59[37]。其他 β 内酰胺类药物的结果见表 6.2。

总体来说，头孢菌素类药物的浓度比在 0.1 ～ 1，在同时对松质骨和皮质骨进行分析的研究中，此类药物在松质骨中的穿透率均高于皮质骨，可能是因为松质骨中的细胞外液比例较高[5]，而包括头孢菌素在内的 β 内酰胺类药物主要分布在细胞外液中，与无机骨基质的结合有限。

青霉素类、碳青霉烯类及 β 内酰胺酶抑制剂

在 1994—2001 年有两项研究评估了哌拉西林 / 他唑巴坦在非感染髋骨中的骨穿透性，均纳入了 12 例患者，采用了同样的样本制备方法及检测方法（HPLC），两项研究结果也一致：在给药后 1 ～ 1.5 h，哌拉西林和他唑巴坦在皮质骨和松质骨中的骨 / 血浆浓度比为 0.2 ～ 0.3[44-45]。最近，有研究报道了哌拉西林 / 他唑巴坦在非感染的颌骨（n = 7）及髋骨（n = 2）中的骨穿透性[46]。该研究的样本制备方法和前述相似，分析检测采用的是 LC-MS/MS。在输注开始后平均 3 h（1 ～ 7 h）左右，哌拉西林和他唑巴坦的骨 / 血浆浓度比分别为 0.15 和 0.13。此结果和之前的研究相比，结果略低且更多变，可能是因为涉及的骨骼不一样，而且采样时间范围也更广。采用生物测定方法的多项研究显示阿莫西林的平均骨 / 血清浓度比波动较大（表 6.2），在 20 例髋关节置换的患者中采用 LC-MS/MS 检测及群体药代分析，结果显示该药的骨 / 血清 AUC 比值在皮质骨为 0.20（患者间变异性的第 10 ～ 90 个百分位数：0.116 ～ 0.25），松质骨为 0.18（0.11 ～ 0.29）[32]。在同一个研究中，克拉维酸的骨 / 血清 AUC 比值在皮质骨为 0.15（0.11 ～ 0.21），松质骨为 0.10（0.051 ～ 0.21）。最新的一项研究采用 HPLC 分析检测技术验证了氟氯西林的骨 / 血清浓度比，在给药后第一个 1.5 h，髋骨和膝盖骨中的浓度比值分别为 0.07 ～ 0.08 及 0.05 ～ 0.06（表 6.2）[38]。碳青霉烯类仅在少数研究中有关注，但结果却因为方法学上的差异而混淆不清[5]。最新的一项研究报道，在 10 例患者超过 2 ～ 28 h 连续采样，采用 LC-MS 及群体药代分析方法，厄他培南的骨 / 血浆浓度比为 0.025[16]。

利奈唑胺

与多数 β 内酰胺类药物相反，利奈唑胺结果相对稳定，而且现有研究都采用 HPLC 法检测。在 12 例髋关节置换的患者中，输注开始后 30 ～ 50 min，该药的平均骨 / 血清浓度比为 0.51（0.43 ～ 0.75）（95% 置信区间）[47]。在另一项 12 例行髋关节置换的老年患者中，术中 1.5 h 左右利奈唑胺的骨组织穿透率与前述研究相似（0.40±0.24）[48]。与前述两项

关节置换研究的给药剂量相同，在 11 例植入物相关感染的患者中，给药后 $0.5 \sim 1.5$ h 利奈唑胺浓度较低，平均骨 / 血浆浓度比约为 0.23[49]。最近的一项研究采用 LC-MS/MS 分析检测利奈唑胺，在 9 例脊柱结核的患者中，给药后 24 h 该药的平均骨 / 血浆浓度比为 0.48（$0.30 \sim 0.67$）[50]。另外两项研究采用微透析技术检测骨中利奈唑胺浓度[37, 51]，其中一项结果显示 3 例严重糖尿病足感染患者松质骨 / 血浆的游离 AUCs（超过 12 h）比值为 1.09 ± 0.11[51]，另一项研究在 9 例实施冠状动脉旁路移植术（CABG）的非感染患者中进行，超过 24 h 的 AUCs 比值在左胸骨为 0.82 ± 0.28，右胸骨为 1.02 ± 0.47[37]。上述两项研究结果非常接近，提示间质骨液及血浆中具有微生物活性的利奈唑胺暴露量很接近[37, 51]。与基于骨匀浆的浓度比相比，来自微透析的 AUC 比较高，这与利奈唑胺与无机骨基质形成螯合物的低倾向性相一致。

达托霉素

在糖尿病足感染的患者中进行了达托霉素骨穿透性的评估[52]，其中 5 名患者给药后 $0 \sim 8$ h 采集了稳态下的系列微透析样本，另外 4 名患者则从给药后 $8 \sim 16$ h 采集样本，距骨间质液 / 血浆的游离 AUC（fAUC）（$0 \sim 16$ h）平均比值为 1.08。这个游离药物浓度比提示，达托霉素虽然具有高血浆蛋白结合率（$\sim 90\%$）和高分子量，但也极易穿透进入间质液中，也就是最可能的感染部位。达托霉素的高蛋白结合率也可以解释为什么在一项测量总 AUC 比值的研究中报道该药的平均浓度比大幅下降：股骨为 0.095，胫骨为 0.082[53]。这一研究也强调了在解读骨穿透结果可能产生的临床疗效时，药物的蛋白结合率是一个非常重要的考虑因素。

磷霉素

在 1980—1983 年有 3 项研究报道了采用生物检测方法获得的磷霉素骨匀浆 / 血清浓度比为 $0.13 \sim 0.45$（图 6.1）。磷霉素可以与骨骼中的羟基磷灰石结合，因此并不是骨匀浆中所有的磷霉素都具有微生物活性。在 9 例糖尿病足感染的骨髓炎患者中，采用微透析技术检测该药的平均游离 AUC（fAUC）比值为 0.43 ± 0.04，这个结果高于或等于已经报道的该药骨匀浆 / 血浆浓度比[54]。由于磷霉素与血浆蛋白结合率极低，因此该药与骨组织各种成分结合的平均浓度

低于或接近于间质液浓度。但研究设计和方法的差异阻碍了各研究之间的比较。

糖肽类及脂肽类

据报道，糖肽类在髋骨、膝、胸骨的平均浓度比值波动范围大，多数在 $0.1 \sim 0.6$ 之间（图 6.1）。最新的一项研究在 10 例实施膝关节置换的患者中，采用松质骨和皮质骨的微透析采样技术评估万古霉素的骨穿透性[55]。在 8 h 内采集的样本结果显示该药的平均（95% 置信区间）骨 / 血浆游离 AUC 比值，松质骨为 0.45（$0.29 \sim 0.62$），皮质骨为 0.17（$0.11 \sim 0.24$）。在 30 例行膝或髋关节置换术的患者中评估了达巴万星的骨穿透性[13]，采用 LC-MS/MS 技术对皮质骨及血浆中的达巴万星浓度进行定量分析，数据结果经过群体药代动力学建模，得出该药骨 / 血浆浓度比为 0.131。解释上述数据结果时，一定要注意该药血浆蛋白结合率接近 $90\% \sim 95\%$。

药效学和 Monte Carlo 模拟

药效学（PD）描述了血浆或靶部位的药物浓度与药物作用的时间曲线之间的关系。对于 β 内酰胺类药物，游离药物浓度高于细菌最低抑菌浓度的时间段（fT > MIC）可预测该类药物抗菌作用程度。而其他抗菌药物如喹诺酮类，fAUC/MIC 则与抗菌效应密切相关。

对于对所有样品使用相同采样时间的药物骨穿透性研究，不可能进行 PD 分析，因为将特定时间的药物骨浓度与 MIC 进行比较提供的信息有限。不论采用何种类型的数据分析，对方法和假设的充分报道都很重要。

如前所述，采用单纯聚集或平均法可以计算平均的 AUC/MIC 及大于 MIC 的时间，这可以预测一个"一般"患者是否可以达到 PK/PD 的靶目标。但是这些单纯的计算方法因为没有充分考虑患者之间真实存在的个体差异，特别是在骨穿透性方面，故也存在缺点。

群体模型可以解决平均骨穿透率和个体间变异性的问题（图 6.2）。若一旦建立了血浆以及骨组织的群体药代模型并应用于蒙特卡洛模拟中，可以预测预期的浓度-时间曲线，而不仅仅依靠研究给药方案来预测，而且这种方法还可以预测个体间浓度-时间曲线的变异性。这样不仅可以预测是否能达到 PK/PD 靶目标，

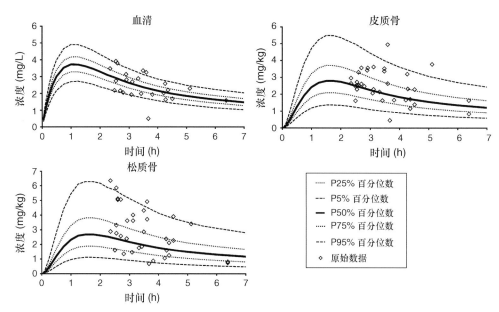

图 6.2 莫西沙星群体模型的可视化预测检验，显示中值浓度-时间曲线及其在血清、皮质骨和松质骨中的受试者间变异性。菱形代表从 24 例髋关节置换患者中得到的个体数据；实线代表模型预测的中值分布；虚线是模型预测的 5%、25%、75% 和 95% 的百分位数（来自 Ref.[25]，© 美国微生物协会）

而且可以推荐如何给药以增加抗感染治疗的成功率。

有效治疗骨感染的血浆和骨浓度 PK/PD 靶值通常未知，而治疗其他类型感染的靶值又不可借鉴。对于莫西沙星，目前还没有在骨髓炎患者中的临床研究。为了解决该药物在骨中 PK/PD 靶值缺失的问题，有研究者采用逆向工程法以确定该药在骨髓炎患者中达到临床及微生物治愈效果的最适 PK/PD 靶值[25]。此项研究整合了多种数据，包括临床研究中环丙沙星治疗骨髓炎的有效性数据及预期的血浆 AUC 数值、一段时期临床研究中环丙沙星骨 / 血浆 AUC 比值[10]、血浆中游离药物浓度及药敏数据等。逆向工程法结果提示血清 fAUC/MIC 数值为 40 及骨中 AUC/MIC 数值为 33 时，是取得预期临床及微生物良好疗效的最适 PK/PD 靶值。上述研究未对莫西沙星在骨中的游离分数的数值进行假设。据推测莫西沙星与环丙沙星在骨组织中具有相似的结合及分布特性，因为两者与结合相关的基本化学结构类似。莫西沙星在骨及血清中的群体药代模型可用于预测达到靶值的可能性。莫西沙星剂量 400 mg/ 次，一天一次，血清和松质骨中细菌 MIC 0.375 mg/L（mg/kg），皮质骨中细菌 MIC0.5 mg/L 时，预计可达到 ≥ 90% 临床和微生物学成功概率（图 6.3）。例如当金葡菌 MIC_{90} 为 0.125 mg/L 时，这些都是有利的结果，表明有必要进行临床试验。当使用公布的药物的达标概率制订患者抗菌药物治疗方案的时候，还应考虑当地医院的抗菌药物敏感性。

已经对阿莫西林 / 克拉维酸[32]和环丙沙星[7]进行了类似的分析，以确定使用临床安全给药方案达到目标的可能性。其中环丙沙星采用首次报道的生理学基础的群体药代模型评估血浆、皮质骨及松质骨中的药物浓度。骨组织中群体药代动力学及蒙特卡洛模拟的方法也适用于其他基质，例如滑膜液。

对于缺乏临床有效性试验的抗菌药物，结合群体药代动力学、利用文献中的有效性数据的逆向工程法、蒙特卡洛模拟等方法是目前获得有效治疗骨感染的 PK/PD 靶值的最佳可用方法，并且在后续的临床疗效研究中提供适宜的剂量方案。虽然充分的骨穿透性是治疗骨感染非常重要的因素，但仅凭骨浓度这一有限的信息无法得出抗菌药物有效性的结论。因此临床建议不应仅仅基于骨穿透性研究。抗菌药物还需对病原菌具有充分的抗菌活性。目前还需要在骨髓炎患者中进行良好对照的 PK/PD 研究，以便更好地阐明抗菌药物骨浓度与临床疗效之间的 PK/PD 关系，目前这种研究还比较缺乏。

结论

一篇纳入超过 140 篇文献研究的综述总结了不同类别抗菌药物的骨组织穿透性，氟喹诺酮类的平均穿透率为 0.3 ～ 1.2，利奈唑胺为 0.2 ～ 0.5，青霉素类

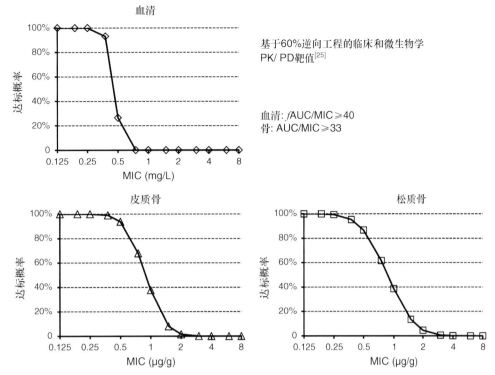

图 6.3 达到临床和微生物学疗效的达标概率。基于逆向工程法得出的血清中、皮质骨及松质骨中的 PK/PD 靶值[25]

为 0.1～0.3，头孢菌素类为 0.1～0.5。这些差异主要是由于不同类别抗菌药物的理化特性不同所致。其中有几种抗菌药物在松质骨中的浓度略高于皮质骨，因此未来开展更多关于抗菌药物在骨组织中的分布及结合的研究非常有临床意义。同一类抗菌药物不同研究的结果存在较大差异性，部分原因是缺乏标准的生物分析方法及试验设计。同一研究中纳入患者的个体差异性也是需要考虑的因素，这种差异可以依靠群体药代模型解决。目前还需要更多的数据说明在感染及非感染骨、是否有植入物，不同类别骨骼（如髋、膝、胸骨）等因素下抗菌药物的有效性。未来的临床研究应更关注于经验证的生物分析方法及试验设计，采用 PK/PD 分析骨浓度的时间进程等，以便为骨感染患者的治疗提供更多的循证证据。

要点

- 不同类别抗菌药物的骨穿透性存在差异，这种差异可能是由于理化及药物代谢特性不同而造成。
- 同类抗菌药物骨穿透性的差异以及同一种抗菌药物不同研究之间的差异性比较大，因此有必要应用标准化、经验证的样本制备方法、分析检测方法，并且计算骨/血清 AUC 比值而非采用单个

时间点的浓度比。

- 基于目前的数据，结合群体药代动力学模型、文献中报道的有效性数据、Monte Carlo 模拟等是目前阐明抗菌药物骨穿透性及时间进程及其与可能的临床疗效之间关系最适宜的方法。骨髓炎患者中对照良好的 PK/PD 研究可以直接确定抗菌药物的 PK/PD 靶值。

参考文献

1. Kurtz SM, Lau EC, Son MS, et al. Are we winning or losing the battle with periprosthetic joint infection: Trends in periprosthetic joint infection and mortality risk for the Medicare population. J Arthroplasty. 2018;33(10):3238–3245.
2. Sendi P, Zimmerli W. Antimicrobial treatment concepts for orthopaedic device-related infection. Clin Microbiol Infect. 2012;18(12):1176–1184.
3. Tozer TN, Rowland M. Essentials of Pharmacokinetics and Pharmacodynamics. 2nd ed., Philadelphia, Wolters Kluwer, 2015.
4. Drusano GL. Pharmacokinetics and pharmacodynamics of antimicrobials. Clin Infect Dis. 2007;45 Suppl 1:S89–95.
5. Landersdorfer CB, Bulitta JB, Kinzig M, et al. Penetration of antibacterials into bone: pharmacokinetic, pharmacodynamic and bioanalytical considerations. Clin Pharmacokinet. 2009;48(2):89–124.
6. Jevon M, Guo C, Ma B, et al. Mechanisms of internalization of Staphylococcus aureus by cultured human osteoblasts. Infect Immun. 1999;67(5):2677–2681.
7. Landersdorfer CB, Kinzig M, Höhl R, et al. Physiologically based population pharmacokinetic modeling approach for ciprofloxacin in bone of patients undergoing orthopedic surgery. ACS Pharmacol Transl Sci. 2020;3(3):444–454.
8. Kuehnel TS, Schurr C, Lotter K, et al. Penetration of telithromycin into the nasal mucosa and ethmoid bone of patients undergoing rhinosurgery for chronic sinusitis. J Antimicrob Chemother. 2005;55(4):591–594.
9. Rodvold KA, Gotfried MH, Cwik M, et al. Serum, tissue and body fluid concentrations of tigecycline after a single 100 mg dose. 2006;58(6):1221–1229.
10. Massias L, Buffe P, Cohen B, et al. Study of the distribution of oral ciprofloxacin into the mucosa of the middle ear and the cortical bone of the mastoid process. Chemotherapy. 1994;40 Suppl 1:3–7.
11. Weismeier K, Adam D, Heilmann HD, et al. Penetration of amoxycillin/clavulanate into human bone. J Antimicrob Chemother. 1989;24 Suppl B:93–100.
12. Gergs U, Clauss T, Ihlefeld D, et al. Pharmacokinetics of ceftriaxone in plasma and bone of patients undergoing hip or knee surgery. J Pharm Pharmacol. 2014;66(11):1552–1558.
13. Dunne MW, Puttagunta S, Sprenger CR, et al. Extended-duration dosing and distribution of dalbavancin into bone and articular tissue. Antimicrob Agents Chemother. 2015;59(4):1849–1855.

14. Gergs U, Ihlefeld D, Clauss T, et al. Population pharmacokinetics of levofloxacin in plasma and bone of patients undergoing hip or knee surgery. Clin Pharmacol Drug Dev. 2018;7(7): 692–698.

15. Tøttrup M, Søballe K, Bibby BM, et al. Bone, subcutaneous tissue and plasma pharmacokinetics of cefuroxime in total knee replacement patients – a randomized controlled trial comparing continuous and short-term infusion. APMIS. 2019;127(12):779–788.

16. Chambers J, Page-Sharp M, Salman S, et al. Ertapenem for osteoarticular infections in obese patients: a pharmacokinetic study of plasma and bone concentrations. Eur J Clin Pharmacol. 2019;75(4):511–517.

17. Fong IW, Ledbetter WH, Vandenbroucke AC, et al. Ciprofloxacin concentrations in bone and muscle after oral dosing. Antimicrob Agents Chemother. 1986;29(3):405–408.

18. Leone M, Sampol-Manos E, Santelli D, et al. Brain tissue penetration of ciprofloxacin following a single intravenous dose. J Antimicrob Chemother. 2002;50(4):607–609.

19. von Baum H, Böttcher S, Abel R, et al. Tissue and serum concentrations of levofloxacin in orthopaedic patients. Int J Antimicrob Agents. 2001;18(4):335–340.

20. Rimmelé T, Boselli E, Breilh D, et al. Diffusion of levofloxacin into bone and synovial tissues. J Antimicrob Chemother. 2004;53(3):533–535.

21. Metallidis S, Topsis D, Nikolaidis J, et al. Penetration of moxifloxacin and levofloxacin into cancellous and cortical bone in patients undergoing total hip arthroplasty. J Chemother. 2007;19(6):682–687.

22. Meissner A, Borner K, Koeppe P. Concentrations of ofloxacin in human bone and in cartilage. J Antimicrob Chemother. 1990;26 Suppl D:69–74.

23. Tolsdorff P. Penetration of ofloxacin into nasal tissues. Infection. 1993;21(1):66–70.

24. Tolsdorff P. Tissue and serum concentrations of ofloxacin in the ear region following a single daily oral dose of 400 mg. Infection. 1993;21(1):63–65.

25. Landersdorfer CB, Kinzig M, Hennig FF, et al. Penetration of moxifloxacin into bone evaluated by Monte Carlo simulation. Antimicrob Agents Chemother. 2009;53(5):2074–2081.

26. Malincarne L, Ghebregzabher M, Moretti MV, et al. Penetration of moxifloxacin into bone in patients undergoing total knee arthroplasty. J Antimicrob Chemother. 2006;57(5): 950–954.

27. Metallidis S, Charokopos N, Nikolaidis J, et al. Penetration of moxifloxacin into sternal bone of patients undergoing routine cardiopulmonary bypass surgery. Int J Antimicrob Agents. 2006;28(5):428–432.

28. Malizia T, Tejada MR, Ghelardi E, et al. Periodontal tissue disposition of azithromycin. J Periodontol. 1997;68(12):1206–1209.

29. Malizia T, Batoni G, Ghelardi E, et al. Interaction between piroxicam and azithromycin during distribution to human periodontal tissues. J Periodontol. 2001;72(9):1151–1156.

30. Grimer RJ, Karpinski MR, Andrews JM, et al. Penetration of amoxycillin and clavulanic acid into bone. Chemotherapy. 1986;32(3):185–191.

31. Akimoto Y, Kaneko K, Tamura T. Amoxicillin concentrations in serum, jaw cyst, and jawbone following a single oral administration. J Oral Maxillofac Surg. 1982;40(5):287–293.

32. Landersdorfer CB, Kinzig M, Bulitta JB, et al. Bone penetration of amoxicillin and clavulanic acid evaluated by population pharmacokinetics and Monte Carlo simulation. Antimicrob Agents Chemother. 2009;53(6):2569–2578.

33. Breilh D, Boselli E, Bel JC, et al. Diffusion of cefepime into cancellous and cortical bone tissue. J Chemother. 2003;15(2):134–138.

34. Adam D, Reichart B, Williams KJ. Penetration of ceftazidime into human tissue in patients undergoing cardiac surgery. J Antimicrob Chemother. 1983;12 Suppl A:269–273.

35. Raymakers JT, Schaper NC, van der Heyden JJ, et al. Penetration of ceftazidime into bone from severely ischaemic limbs. J Antimicrob Chemother. 1998;42(4):543–545.

36. Raymakers JT, Houben AJ, van der Heyden JJ, et al. The effect of diabetes and severe ischaemia on the penetration of ceftazidime into tissues of the limb. Diabet Med. 2001;18(3): 229–234.

37. Andreas M, Zeitlinger M, Wisser W, et al. Cefazolin and linezolid penetration into sternal cancellous bone during coronary artery bypass grafting. Eur J Cardiothorac Surg. 2015;48(5): 758–764.

38. Torkington MS, Davison MJ, Wheelwright EF, et al. Bone penetration of intravenous flucloxacillin and gentamicin as antibiotic prophylaxis during total hip and knee arthroplasty. Bone Joint J. 2017;99-b(3):358–364.

39. Ji AJ, Saunders JP, Amorusi P, et al. A sensitive human bone assay for quantitation of tigecycline using LC/MS/MS. J Pharm Biomed Anal. 2008;48(3):866–875.

40. Bhattacharya I, Gotfried MH, Ji AJ, et al. Reassessment of tigecycline bone concentrations in volunteers undergoing elective orthopedic procedures. J Clin Pharmacol. 2014;54(1):70–74.

41. Lovering AM, Walsh TR, Bannister GC, et al. The penetration of ceftriaxone and cefamandole into bone, fat and haematoma and relevance of serum protein binding to their penetration into bone. J Antimicrob Chemother. 2001;47(4):483–486.

42. Garazzino S, Aprato A, Baietto L, et al. Ceftriaxone bone penetration in patients with septic non-union of the tibia. Int J Infect Dis. 2011;15(6):e415–421.

43. Zeller V, Durand F, Kitzis MD, et al. Continuous cefazolin infusion to treat bone and joint infections: clinical efficacy, feasibility, safety, and serum and bone concentrations. Antimicrob Agents Chemother. 2009;53(3):883–887.

44. Incavo SJ, Ronchetti PJ, Choi JH, et al. Penetration of piperacillin-tazobactam into cancellous and cortical bone tissues. Antimicrob Agents Chemother. 1994;38(4):905–907.

45. Boselli E, Breilh D, Biot L, et al. Penetration of piperacillin/tazobactam into cancellous and cortical bone tissue. Curr Ther Res Clin Exp. 2001;62(7):538–545.

46. Al-Nawas B, Kinzig-Schippers M, Soergel F, et al. Concentrations of piperacillin-tazobactam in human jaw and hip bone. J Craniomaxillofac Surg. 2008;36(8):468–472.

47. Lovering AM, Zhang J, Bannister GC, et al. Penetration of linezolid into bone, fat, muscle and haematoma of patients undergoing routine hip replacement. J Antimicrob Chemother. 2002;50(1):73–77.

48. Rana B, Butcher I, Grigoris P, et al. Linezolid penetration into osteo-articular tissues. J Antimicrob Chemother. 2002;50(5):747–750.

49. Kutscha-Lissberg F, Hebler U, Muhr G, et al. Linezolid penetration into bone and joint tissues infected with methicillin-resistant staphylococci. Antimicrob Agents Chemother. 2003;47(12): 3964–3966.

50. Li Y, Huang H, Dong W, et al. Penetration of linezolid into bone tissue 24 h after administration in patients with multidrug-resistant spinal tuberculosis. PLoS One. 2019;14(10):e0223391.

51. Traunmüller F, Schintler MV, Spendel S, et al. Linezolid concentrations in infected soft tissue and bone following repetitive doses in diabetic patients with bacterial foot infections. Int J Antimicrob Agents. 2010;36(1):84–86.

52. Traunmüller F, Schintler MV, Metzler J, et al. Soft tissue and bone penetration abilities of daptomycin in diabetic patients with bacterial foot infections. J Antimicrob Chemother. 2010;65(6):1252–1257.

53. Montange D, Berthier F, Leclerc G, et al. Penetration of daptomycin into bone and synovial fluid in joint replacement. Antimicrob Agents Chemother. 2014;58(7):3991–3996.

54. Schintler MV, Traunmüller F, Metzler J, et al. High fosfomycin concentrations in bone and peripheral soft tissue in diabetic patients presenting with bacterial foot infection. J Antimicrob Chemother. 2009;64(3):574–578.

55. Bue M, Tøttrup M, Hanberg P, et al. Bone and subcutaneous adipose tissue pharmacokinetics of vancomycin in total knee replacement patients. Acta Orthop. 2018;89(1):95–100.

第 7 章
骨与关节感染的临床前模型

Caroline Constant，Lorenzo Calabro，Willem-Jan Metsemakers，R. Geoff Richards，and T. Fintan Moriarty

概述

随着骨科内植物的广泛应用以及耐药细菌（医院或社区获得性）的逐渐增多，使骨与关节感染成为未来几十年许多专业临床医生必须面对的重大挑战。现阶段骨与关节感染的治疗得益于大量的临床前研究，正是这些研究为临床应用抗菌药物的种类和剂量提供了依据。不久的将来，进一步的临床前研究有望为新技术的开展提供强力支持，这些新技术包括抗菌涂层、疫苗以及快速、敏感、高特异性诊断技术等。任何抗菌策略的有效评估以及新技术的安全有效实施，均依赖于动物模型的精心设计和临床相关状况的体内模拟。

现有文献中描述了多种骨与关节感染的动物模型。然而，依然缺乏标准化或普遍接受的参考动物模型。构建骨与关节感染动物模型所涉及的设计变量多种多样，因此不可避免地会出现一些偏差。在骨科创伤领域，骨折相关性感染（fracture related infection，FRI）通常与其他类型骨与关节感染有着不同特征（如软组织和血管损伤、创伤性骨折），标准化的和改进的骨折固定方法对改善现有模型和提高临床转化潜能尤为重要。

能够再现临床实践、保障骨折愈合而无并发症、生物力学稳定且可重复的固定系统应当作为制订抗感染策略等临床相关研究的起点。动物模型领域的重大进展是能够为小型实验动物定制骨折固定系统[1]，以及更加意识到复制感染关键特征（如软组织损伤）的重要性。人源化小鼠模型的出现是另一重大进展，极大提高了临床前体内研究的价值。这些进步和其他方法使建立可靠、可控、一致性的动物模型成为可能，从而在对动物伤害最小的情况下得出强有力的科学结论。

物种对骨与关节感染临床前模型的影响

为了模拟人骨与关节感染疾病，许多不同种类的动物被用于临床前研究（图 7.1）[2]。目前还没有证据表明物种选择对特定研究的有效性产生明显影响。大多数研究主要为小动物，如大鼠、兔子、小鼠和豚鼠，因为它们成本低，更容易饲养和处理[3]。临床前体内试验的核心前提是动物模型的病理生理和治疗反应与人类反应足够相似，这样才能得出有价值的推论。

理想的骨与关节感染研究的动物模型应该是：①具有类似人类骨骼的分子、细胞、结构和力学特征；②适当大小和温顺的性格，具有较低的照护和处理成本；③有良好的遗传和免疫特征；④能够承受模拟临床实践的医疗和外科手术负荷。实际上这些特征在不同物种之间有所不同，一个有效的研究设计需要考虑到这些差异。临床上许多骨与关节感染病例涉及慢性感染、植入物松动、长期使用抗生素和多次手术。很明显，在临床前动物模型中复制这些情形将不可避免地使实验动物承受过多负荷，一些负荷在许多临床前研究中可能会不合理。因此，应基于研究的目标来确定特定模型需要反映的临床状况，并兼顾实验动物所承受的负荷。

传统上，骨与关节感染的动物模型是否成功取决于其放射学、组织学和微生物学结果正确反映人类疾病的程度。宿主对感染的反应依赖于机体的固有免疫。物种决定了适应性免疫防御的动员以及骨的塑形和重塑机制。骨构成成分、微观和宏观结构是其力学特性的重要决定因素，物种之间、同一物种不同个体

53

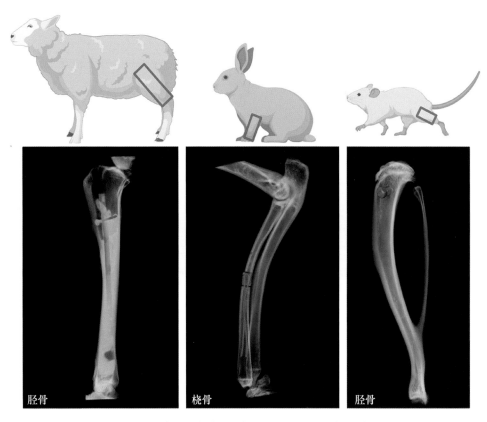

图 7.1 在一个共同作者的实验室中，骨与关节感染临床前研究使用的不同物种示例。绵羊慢性骨髓炎模型（左）被用于确认新型局部抗生素载体（淡蓝色为抗生素负载水凝胶）在锁定型髓内钉中的有效性；兔桡骨缺损模型用来比较抗生素洗脱支架清除感染的能力；大鼠胫骨螺钉模型，用以探究合并症对骨溶解、抗生素治疗以及骨修复过程的影响（彩图见文后）

及不同解剖部位之间均存在差异。Aerssens 等[4]研究观察了牛、羊、鸡和大鼠的骨骼成分，结果显示四种动物的股骨皮质骨矿物质含量都显著高于人类，其中大鼠的含量最高。胶原含量所占比例则相反，大鼠的胶原含量最低。骨的微观结构与骨重塑特性有关，并在不同物种之间存在差异。人类皮质骨从胎儿期开始就表现出高度的重塑性，次级骨结构是一个围绕中央哈弗管的同心层状致密骨组织。非人灵长类动物和狗有着相似的微结构，而绵羊、猪、山羊和牛在生命初期都是网状骨，在生命后期只在特定位置发育次级骨[6]。啮齿类和家兔具有初级板层骨结构，次级骨罕见[5]。

骨与关节感染动物模型的另一重要要求是测试微生物在目标物种中引起感染的能力。人类病原体在特定动物模型中不一定会导致预期的疾病或其他任何疾病。此外，不同动物对相同细菌的反应可能不同[1]。金黄色葡萄球菌是引起骨髓炎最常见的病原体[7]，也是其他哺乳动物及家养动物感染的重要原因[8]。通过对人和动物临床分离的金黄色葡萄球菌菌株的比较发现，动物感染的金黄色葡萄球菌在很大程度上是由遗传和表型不同的菌株引起的[9]。这意味着病原体在不同物种中发生了不同程度的突变，这可能是菌株承受不同免疫防御的免疫选择压力所致。除金黄色葡萄球菌外，家畜中由创伤和手术部位感染蔓延引起的骨髓炎最常见病原体包括伪中间葡萄球菌和链球菌属[8]。

在感染试验中，承认物种间对细菌入侵引起的免疫反应差异也很重要。在具体涉及的致病微生物方面，大多数用于临床前研究的动物都没有携带特定的病原体，并且发生细菌感染的机会有限，除非发生皮肤擦伤引起微生物入侵。因此，大多数用于骨与关节感染研究动物产生的致病菌循环抗体非常有限。这与人类的情况相反，因为大多数人在一生中都会遇到金黄色葡萄球菌和凝固酶阴性葡萄球菌（coagulase-negative staphylococci，CNS），因此会对许多葡萄球菌抗原具有明显的适应性免疫记忆。但适应性免疫记忆对感染进展有何影响还有待确定，其临床相关性在临床前研究中还未被充分考虑。

小鼠模型常用于宿主对感染反应的临床前研究，因为小鼠品系基因多样（包括野生型、突变型），可适用人源化菌株，同时针对小鼠的分子生物学工具种类丰富。例如，辅助型 T 细胞（TH）免疫反应在对感染的免疫反应中至关重要，这可通过仔细的品系选择加以控制。

一些细菌毒力因子特异作用于人类受体（如双组分白细胞毒素），这是临床前试验中的一个潜在混淆因素。例如，引起社区相关感染的耐甲氧西林金黄色葡萄球菌（methicillin-resistant *S. aureus*，MRSA）菌株同时表达白细胞杀灭素（Panton-Valentine leucocidin，PVL）[10]。尽管 PVL 在流行病学上与人类的严重感染有关[11]，但在小鼠模型中 PVL 缺失突变体并不能有效证明感染严重程度降低[12-13]，其仅在兔感染模型中观察到能显著降低感染[14]。同样，我们知道 PVL 激活或杀死中性粒细胞的能力因物种而异[10]。这种差异的分子基础归结于 PVL 受体 C5aR 和 C5L2 在人类和兔体内的高度特异性[15]。金黄色葡萄球菌感染的频繁复发及其在人类免疫系统中操纵免疫反应的能力，被认为是金黄色葡萄球菌的几种潜在重要毒力因素特异性作用导致[16]。这些情况突出了物种选择的重要性，因为一些动物不一定能正确地模拟人类金黄色葡萄球菌感染的所有方面。最近开发的人类免疫系统重组的免疫缺陷小鼠[17-18]，通常称为人源化小鼠，其在使用小鼠感染模型作为临床前研究中，提供了一个评估人类特异性毒素发挥作用的框架。这些工程化小鼠首先是通过基因敲除，或在一些必要细胞成分上（如巨噬细胞、自然杀伤细胞、T 和 B 细胞）与突变株进行反向杂交，以此获得免疫缺陷小鼠[17]。随后，人体细胞和（或）组织被移植以模拟人体免疫反应[13]。尽管人源化小鼠具有巨大潜力，但要提高可移植性，该模型仍存在许多问题亟待解决[17, 19]，迄今为止尚未在骨与关节感染模型中大量应用。

在评估骨与关节感染时，临床前研究的植入物系统是另一个需要考虑的重要因素。例如，在骨折的情况下，机械环境（即固定稳定性）会影响骨形成、血管重建和感染的易感性[1, 20]。在这方面，使用大型动物，如非人类灵长类动物、绵羊、山羊和狗具有一定优势，因为它们的骨骼结构可以适应模拟临床场景中类似人体的内固定操作。在小动物中通常使用髓内钢针（K-wire）[21-23]进行固定，与临床中更为稳定的固定相比，这可能会对修复的稳定性产生负面影响。啮齿类动物的小型固定装置，如类似于锁定钢板和交锁钉的内固定器，已经被开发出来，使得小型动物骨折模型也能够很好地模拟临床情况。这些模型允许研究者评估骨折愈合情况，并在刚性或弹性固定之间进行选择，以模拟膜内或软骨内成骨[24]。

动物模型概述

构建骨与关节感染实验动物模型的目的多种多样，方法与结果也各不相同。常见目的包括对感染参数进行分析，如细菌毒性因子或新型诊断工具、干预措施或生物材料性能。感染通常是由细菌接种和骨生理学的局部干扰共同引起的。这可以通过植入物、实验性缺血或使用硬化剂来实现。骨与关节感染研究的设计旨在再现临床状况并符合临床分类（见第 16 章）。

目前，骨与关节感染研究的两个重要热点领域是骨折相关性感染（FRI）和假体周围关节感染（PJI）。聚焦这些领域的临床前模型应包括骨科内植物相关感染的所有因素，并考虑翻修手术的需要。当模拟开放性骨折时，在临床前模型中需要考虑的重要 FRI 特征包括骨不稳定（骨折）、软组织损伤和治疗延迟（事故发生几小时后的清创和手术固定）。最新的临床前体内模型已经根据细菌接种的方式（直接/外源性 *vs.* 血源性）和是否应用超出手术最低要求的软组织损伤进行了广泛分类（表 7.1）[21-23, 26-38]。

直接接种且创伤最小

早期的血源性骨髓炎体内模型的研究发现，在年轻的健康动物中单独静脉接种细菌会导致不一致的结果，而且单独直接接种金黄色葡萄球菌到完整的骨骼中不能产生类似慢性骨髓炎的病理[39]。为了获得持续和进行性骨髓炎，可以使用硬化剂鱼肝油酸钠，对骨造成局部缺血和组织损伤[39]。然而，由于硬化剂的未知作用，当前硬化剂的使用仍存在争议，因为可能会混淆研究结果。

目前，临床前模型显示，手术部位存在骨损伤和（或）异物残留而没有额外软组织损伤的情况下，采用外源性细菌直接接种能获得可靠结果。这些模型特别适用 PJI 的相关问题研究。Smeltzer 等[40]研究表明，在健康的兔桡骨中阻断血供可产生慢性骨髓炎。接种金黄色葡萄球菌的缺血骨骼会成为感染播散的病灶中心，而当金黄色葡萄球菌加入骨缺损部位时，这种情况则不会发生。Andriole 等[41]早期研究发现植入物发挥了类似的作用，即在兔胫骨内植入一块钢片时，感染的发生率比没有异物时高。Petty 等[42]证实

表 7.1　根据临床情况选择骨关节感染研究的动物模型分类

研究目的	临床表现	物种	部位	骨不稳定类型	植入物	参考文献
骨折相关性感染的治疗	开放性骨折	鼠	股骨	骨缺损	金属板	[26]
	闭合性骨折	鼠	股骨	骨缺损	金属板	[27]
骨折相关性感染的预防	闭合性骨折	兔	胫骨	截骨术	髓内针	[28]
			肱骨	截骨术	金属板	[29]
		鼠	股骨	截骨术	金属板	[30]
				骨缺损	金属板	[32]
						[33]
			胫骨	截骨术	髓内针	[34]
		羊	胫骨	截骨术	金属板	[35]
	开放性骨折	羊	胫骨	截骨术	髓内针	[36]
骨愈合伴感染	闭合性骨折	鼠	股骨	截骨术	髓内针	[21]
				截骨术	金属板	[31]
				截骨术	髓内针	[23]
肌肉骨骼感染发病机制	闭合性骨折	鼠	股骨	截骨术	金属板	[37]
				骨折（创伤）	髓内针	[22]
		兔	股骨	骨缺损	金属板	[38]

了植入物对感染有更高的易感性。他们对不同材料的比较发现，骨水泥比钛或不锈钢更容易增加感染风险。这可能是由于聚甲基丙烯酸甲酯聚合过程中产生热量导致。最近的研究表明，包括骨不稳定（截骨或骨缺损）后固定的 FRI 模型也可能建立可靠的感染[21, 23, 29-31, 34, 37, 43-45]。

Rittman 和 Perren[46] 建立了早期绵羊实验大动物模型，以评估感染情况下骨折稳定对骨愈合的影响。他们优先关注的是骨折一期愈合的组织学表现，这是当时临床关注的焦点。该模型表明在生物力学稳定的条件下即使发生感染，也可能发生骨折愈合。随后的系列研究引起了对骨折合并污染的大型动物模型安全性的关注，特别是当使用髓内钉时[36]。最近，一种使用长骨板接骨的绵羊感染模型被开发出来，并被用于评估疏水性聚阳离子涂层、抗菌聚合物和万古霉素修饰钢板对生物膜形成的影响[35, 47]。该模型使用 LCP 钢板对单侧胫骨骨干中段的截骨修复，并发症发生较少。

小动物模型也有描述。Darouiche 等[48] 创建了一个很值得关注的模型，该模型是最早评估骨折时预防性植入物涂层的作用的体内模型之一。该模型通过锯切兔胫骨，然后用氯己定和氯甲基酚包覆的髓内克

氏针固定，并接种金黄色葡萄球菌。六周后，涂层髓内针组显示的植入物相关感染微生物证据明显少于无涂层对照组。Worlock 等[49] 是最早通过兔胫骨截骨建立慢性骨髓炎模型的学者之一。利用这个模型，他们明确了固定稳定性对感染易感性的影响。这一实验设计的局限性是在胫骨固定中使用不带内锁定的克氏针，这一结构本身就是不稳定的。后来在家兔中研究了更稳定的固定方法，最近研究使用髓内钉和钢板固定修复肱骨和胫骨截骨术后的骨不稳定，成功地复制了 FRI 模型[29, 44-45, 50]。截骨模型也广泛应用于啮齿动物。在小鼠股骨截骨后成功应用钢板，以描述金黄色葡萄球菌对皮质骨小管的影响，并评估骨折固定中有金黄色葡萄球菌感染和没有金黄色葡萄球菌感染的机体的免疫应答[37, 43]。在大鼠中使用了一个类似的截骨模型来评估 FRI 发生后移除植入物的必要性，应用不同的抗生素治疗方案以及阳离子类固醇抗生素来预防骨折后感染性骨不连[21, 23, 30, 34]。

当前还建立了股骨感染性大段骨缺损的大鼠模型，以便评估在骨髓炎情况下骨诱导剂、骨传导支架材料的作用以及在污染的骨折部位不同抗菌药物递送系统的效力[27, 32-33, 38]。过去如何稳定骨缺损是研究的主要挑战，但近年来微型锁定钢板和锁钉的出现已

使啮齿类动物成为研究骨与关节感染的主要动物模型之一。

接种的致病菌是临床前研究中需要考虑的另一个重要因素。迄今为止，金黄色葡萄球菌是 FRIs 动物模型中接种最多的致病菌，其接种率达 97%[3]。在临床实践中，许多其他病原体也会导致 FRI，但现有文献中尚无有关这些致病菌研究的报道[3]。

全身抗生素应用是骨髓炎预防与治疗的基石。动物模型主要用于验证其疗效、调整治疗方案并描述相关的药理学参数。例如利福平是一种治疗植入物相关骨感染的关键抗生素[27, 34]，其疗效在[51]皮下组织放置肽笼的豚鼠模型中被描述。由于利福平作为单一药物使用时耐药性迅速出现，因此在该模型中评估了 MRSA 的联合抗生素方案。数据显示，达霉素和左氧氟沙星是特别有效的联合用药方案，能够防止利福平耐药性的出现。值得注意的是，皮下组织肽笼常被用作异物感染模型。尽管该模型没有考虑骨感染的特殊性，但它提供的临床前数据有助于推断植入物相关骨感染。

Schwank 等[58]在临床前研究中采用了一种有趣的方法来观察抗生素疗效。这种新颖方法是在体外小玻璃珠上生长细菌生物膜，并将它们暴露在人体相似药代动力学的抗生素浓度下。由此能够确定体外能够消除生物膜的抗生素组合，并在豚鼠中复制这些情境，发现生物膜感染中这些抗菌方案在体外和体内发挥的作用存在相关性。

在过去的二十年里，大量的动物实验也研究了局部递送抗生素载体的效力。在体内模型中从技术层面上探索可以局部应用的消毒剂或抗生素载体，其中包括胶原蛋白片[52]、磷酸钙颗粒[53]、多糖（壳聚糖）[54]、交联高直链淀粉植入物[55]、可降解聚合物珠[56]、植入物涂层[45]、共价结合抗生素[57]，以及凝胶或热反应载体[27, 29]。在这种情况下，体内模型设计被用于分析结果，如药物释放特性、生物相容性、对骨折愈合的影响、感染易感性和耐药性。

Lucke 等[58]设计的大鼠模型，用于评价富含庆大霉素的超高分子聚 -DL- 乳酸（PDLLA）涂层的髓内钉，该模型已被批准用于临床，成为临床转化研究的良好范例。该模型将克氏针被覆含有庆大霉素的 PDLLA 聚合物，与金黄色葡萄球菌一起植入胫骨髓内。与对照组相比，治疗组的临床症状明显减轻。后续实验中应用相同的大鼠模型，描述了感染进展的不同时间点上抗生素的暴发释放情况和骨组织药物浓

度。本研究与一项胫骨开放性骨折[59]的前瞻性临床试验同时进行。这种含抗生素的特殊医疗器械是目前正在研发的众多设备之一。系列研究表明，将这种涂层成功引入临床之前，动物模型在证明其作用方面功不可没。

骨与关节感染中成功治疗感染比预防感染更具挑战性。生物膜的形成、骨组织中抗生素浓度低和脓肿形成使其需要多种形式的药物治疗和手术治疗。感染治疗的体内模型也相应地更加复杂。因为至少需要两次手术即细菌接种与感染的治疗。细菌接种后需要间隔一段时间以便感染发生，然后需要对手术部位进行外科清创（图 7.2）。有效的预防措施未必具有治疗作用。例如，使用犬骨感染模型证明 PMMA 加庆大霉素成功地预防了感染的发展。然而，它对已经形成的感染无效[60]。活动性感染的治疗涉及生物膜形成、细菌细胞内化和组织坏死等多种临床状况，解决这些问题对任何负载抗生素的生物材料来说都极具挑战性。

合并创伤的骨与关节感染动物模型

开放性骨折所导致的感染严重并发症给临床治疗带来了巨大挑战[25]。创伤患者的软组织损伤增加了 FRI 发生率[61]，大鼠模型显示标准化闭合软组织损伤后的感染率显著增加[62]。然而，创伤性骨折和软组织损伤增加了感染模型的复杂性，只有 25% 的研究将其纳入，这主要考虑到实验动物的承受的负荷[3]。如前所述，大多数研究人员采用截骨或骨缺损来模拟骨折。尽管建立创伤性（真实的）骨折更贴近现实，但截骨术减少了混杂因素，提高了体内模型的可重复性，并将需求的动物数量保持在最低水平。此外，与可控的截骨术相比，创伤性骨折的骨折稳定性更难实现。无论如何，建立一个更加贴近现实和临床场景的真实骨折，通常需要伴有软组织损伤、血肿和潜在的血管损伤。在临床前模型中，用于制造伴有软组织创伤相关的骨折技术包括：重物砸在骨头上造成钝性损伤[63-66]、采用模拟创伤力的三点弯曲装置[67]、使用钢碎片[68]或止血钳夹击胫骨[69]。Lindsey 等[63]报道了一种大鼠股骨模型，他们使用铡刀钝性作用于股骨制造可重复的闭合骨折，然后用克氏针固定，并接种金黄色葡萄球菌造成局部感染，而不会引起脓毒症。这个模型后来被用来验证抗生素使用时间和手术对金黄色葡萄球菌污染伤口感染率的影响。通过改变两种干预措施的时间，发

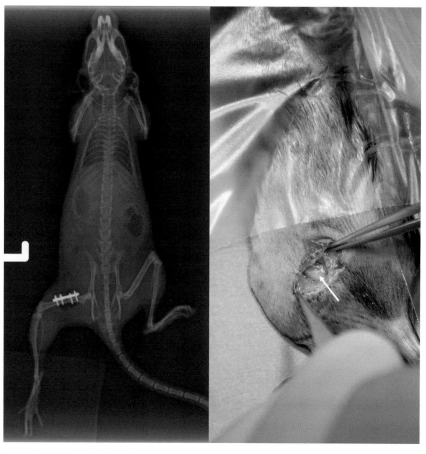

图 7.2 不稳定性骨折的小鼠感染模型，初次手术后采用锁定钢板固定，并进行了细菌接种，第二次进行了感染部位的清创（白色箭头显示有脓肿）（彩图见文后）

现早期抗生素治疗是降低感染发生风险的单独的重要因素[70]。手术延迟确实会导致感染发生率增加，但 6 ~ 24 h 的延迟没有明显增加感染风险。

文献中仅有一种临床前模型描述了 FRI 的所有临床特征（骨折块形成、软组织损伤、治疗延迟）。该模型采用 Sprague-Dawley 大鼠，通过高处重物掉落的钝性创伤造成股骨骨折。骨折形成后，手术部位接种金黄色葡萄球菌悬液，并保持切口开放 1 h，然后使用髓内针进行固定[63-66]。最近一项研究阐明了模型中潜在的伦理和固有的并发症问题，该研究旨在大鼠模型中可靠地复制创伤性胫骨骨折[71]。受试动物根据骨折形态，以及骨折后采取髓内钉固定还是外固定进行实验分组。研究发现，大鼠在术后第 7 天发生了肢体坏死，一些动物出现体重减轻和明显营养不良的迹象。

血源性感染模型

血源性骨髓炎是儿科面临的一个特殊问题，其中化脓性关节炎和邻近长骨干骺端的感染较为常见[72]。同样，血源性感染也是关节置换术后晚期假体周围感染（PJI）的常见原因，其中 39% 为金黄色葡萄球菌引起[73]。基于这些不同病因学认识，许多研究者试图用金黄色葡萄球菌建立血源性骨髓炎模型，典型的局灶性骨损伤在金葡菌接种前或接种时发生。Deysine 等[74]建立的早期模型是将钡剂和 5×10^5 CFU 的金黄色葡萄球菌同时注入犬胫骨滋养动脉。这样确实造成了急性骨髓炎，但败血症的死亡率高得令人无法接受。在鸡[75]和兔[76]的其他类似模型中也遇到了同样的问题，描述全身接种时接种剂量的安全范围很窄。然而，Hienz 等[77]却能够在 14 天的研究期间创造出无死亡的大鼠模型。他们将 SM 局部注射到下颌骨和胫骨，并将不同剂量的金黄色葡萄球菌静脉注射到尾静脉，以感染动物 50%（ID_{50}）和 100%（ID_{100}）来确定所需的剂量。动物接种细菌后，除了局部注射 SM 的部分动物，其余都没有发生骨髓炎，再次证明了骨生理学局部紊乱的重要性。Whalen 等[78]采用了另一种方法，他们设计了一个模型来模拟儿童血源性骨髓炎。使用骨骼未成熟的兔子，他们在胫骨近端干骺端造成部分生长板骨折，并通过耳静脉注射金黄色葡萄球菌，这样可靠地引起局灶性急性骨髓炎，而没有其他转移性感染。为了模拟儿童血源性骨髓炎，该研究使用了骨骼未成熟（20～24 周）的兔子。一项研究通过将金黄色葡萄球菌单侧注射到家猪的股动脉中来建立局灶性骨髓炎模型，其强调选择动物模型来复制临床病例的重要性[79]。使用幼猪（40 kg）导致一些动物因跛行、浅呼吸、发烧和厌食症而提前执行安乐死，相比之下，使用更年幼的猪（20 kg）的并发症和执行安乐死的更少。此外，在 7 头 20 kg 猪中有 6 头出现了金黄色葡萄球菌骨髓炎，而在 40 kg 的猪中没有出现[80]。最近的几项研究报道了经尾静脉注射 10^6 CFU 金黄色葡萄球菌后的小鼠慢性骨髓炎模型，这一模型与人感染极其相似[81-82]。

展望

建立骨与关节感染动物模型的主要目的是改善临床预后。理论上，它们允许对潜在的治疗、预防药物和诊断方法进行体内评估，而不需要考虑人体临床试验相关成本、安全性和伦理学问题。

全身和局部抗生素应用的外科感染预防策略在过去四十年中得到了快速发展。20 世纪 70 年代，关节置换术中静脉抗生素和抗生素骨水泥的临床应用逐渐增加，而后在动物模型中得到更多的详细描述[83]。骨感染的主要外科治疗技术，如清创术、稳定术和灌洗术是在临床实践中逐渐发展并确定的，并非在动物模型的帮助下发展起来的。然而，由于这些传统策略的局限性，以及对细菌毒力因素的不断深入了解，促使人们致力于开发应对骨髓炎的新技术，这不可避免地增加对可靠和有效体内模型的需求[84]。

有前景的预防感染新方法包括：①改进植入物表面结构以阻止细菌黏附[57]；②使用可降解聚合物覆盖植入物，将高浓度的抗生素（安全浓度）洗脱到局部环境中[58, 85]；③针对细菌黏附、群体感应或 RNA 加工中细菌基因或效应分子的靶向新药[86-88]；④针对生物膜细菌的疫苗开发[89]。

结论

现代生物医学研究中的动物模型在新型干预和诊断技术的发展中不可或缺。未来任何抗感染技术的成功都将取决于在合适动物模型中进行适当评估。任何临床器械性能的良好评估可能需要在相对低负荷的动物模型中进行测试，而某些情况下也需要更高负荷的模型，这包括骨折和局部组织损伤。精细小动物模型的开发能够在早期阶段对备选技术进行筛选，以减少对最有前景技术之外的其他技术进行不必要的研究。实时体内细菌负荷评估可能是未来减少动物数量的关键所在。

肌肉骨骼感染的临床前模型应包含典型的临床特征[2, 26]。目前关于肌肉骨骼感染临床前研究的模型中，很少有研究能够模拟临床的真实情况。除了金黄色葡萄球菌在感染模型中获得很好展示外，软组织损伤等其他临床重要因素很少被重现。骨与关节感染的防治要取得更大进展，必须完善现有临床前模型，开发更加符合临床场景的新模型。近年来人源化技术的发展为此开辟了广阔前景，提高了利用小鼠感染模型进行临床前研究及临床转化的潜能[13]。

要点

- 不同动物种属可能在骨骼结构、感染的易感性、对细菌的适应性免疫反应和细菌毒素的特异反应有所不同。
- 实验室动物的植入物系统正在改进，生物力学概念的骨折固定现在可以用于啮齿类动物模型。
- 当决定选择特定模型时，研究者应该权衡临床相关的实验动物负荷。
- 测试新的预防措施的动物模型应不同于测试骨与关节感染新治疗方法的动物模型。
- 用人类造血免疫系统重组的免疫缺陷小鼠的感染动物模型可以评估人类特异性毒素。

参考文献

1. Sabaté Brescó M, O'Mahony L, Zeiter S, et al. Influence of fracture stability on Staphylococcus epidermidis and Staphylococcus aureus infection in a murine femoral fracture model. Eur Cell Mater. 2017;34:321–340.
2. Moriarty TF, Harris LG, Mooney RA, et al. Recommendations for design and conduct of preclinical in vivo studies of orthopedic device-related infection. Journal of Orthopaedic Research. 2019;37(2):271–287.
3. Vanvelk N, Morgenstern M, Moriarty TF, et al. Preclinical in vivo models of fracture-related infection: a systematic review and critical appraisal. Eur Cell Mater. 2018;36:184–199.
4. Aerssens J, Boonen S, Lowet G, et al. Interspecies differences in bone composition, density, and quality: potential implications for in vivo bone research. Endocrinology. 1998;139(2):663–670.
5. Currey JD. Bones: structure and mechanics: Princeton University Press, 2006.
6. Reinwald S, Burr D. Review of nonprimate, large animal models for osteoporosis research. J Bone Miner Res. 2008;23(9):1353–1368.
7. Torbert JT, Joshi M, Moraff A, et al. Current bacterial speciation and antibiotic resistance in deep infections after operative fixation of fractures. J Orthop Trauma. 2015;29(1):7–17.
8. Gieling F, Peters S, Erichsen C, et al. Bacterial osteomyelitis in veterinary orthopaedics: Pathophysiology, clinical presentation and advances in treatment across multiple species. The Veterinary Journal. 2019;250:44–54.
9. Sung JM, Lloyd DH, Lindsay JA. Staphylococcus aureus host specificity: comparative genomics of human versus animal isolates by multi-strain microarray. Microbiology (Reading). 2008;154(Pt 7):1949–1959.
10. Löffler B, Hussain M, Grundmeier M, et al. Staphylococcus aureus panton-valentine leukoci-

din is a very potent cytotoxic factor for human neutrophils. PLoS Pathog. 2010;6(1):e1000715.
11. Gillet Y, Issartel B, Vanhems P, *et al.* Association between Staphylococcus aureus strains carrying gene for Panton-Valentine leukocidin and highly lethal necrotising pneumonia in young immunocompetent patients. Lancet. 2002;359(9308):753–759.
12. Shallcross LJ, Fragaszy E, Johnson AM, *et al.* The role of the Panton-Valentine leucocidin toxin in staphylococcal disease: a systematic review and meta-analysis. Lancet Infect Dis. 2013;13(1):43–54.
13. Prince A, Wang H, Kitur K, *et al.* Humanized mice exhibit increased susceptibility to Staphylococcus aureus pneumonia. The Journal of Infectious Diseases. 2016;215(9):1386–1395.
14. Lipinska U, Hermans K, Meulemans L, *et al.* Panton-Valentine leukocidin does play a role in the early stage of Staphylococcus aureus skin infections: a rabbit model. PLoS One. 2011; 6(8):e22864.
15. Spaan AN, Henry T, van Rooijen WJM, *et al.* The staphylococcal toxin Panton-Valentine Leukocidin targets human C5a receptors. Cell Host Microbe. 2013;13(5):584–594.
16. Thammavongsa V, Kim HK, Missiakas D, *et al.* Staphylococcal manipulation of host immune responses. Nat Rev Microbiol. 2015;13(9):529–543.
17. Yong KSM, Her Z, Chen Q. Humanized mice as unique tools for human-specific studies. Arch Immunol Ther Exp (Warsz). 2018;66(4):245–266.
18. Shultz LD, Brehm MA, Garcia-Martinez JV, *et al.* Humanized mice for immune system investigation: progress, promise and challenges. Nat Rev Immunol. 2012;12(11):786–798.
19. Shi Y, Inoue H, Wu JC, *et al.* Induced pluripotent stem cell technology: a decade of progress. Nat Rev Drug Discov. 2017;16(2):115–130.
20. Claes L, Meyers N, Schülke J, *et al.* The mode of interfragmentary movement affects bone formation and revascularization after callus distraction. PLOS ONE. 2018;13(8):e0202702.
21. Bilgili F, Balci HI, Karaytug K, *et al.* Can normal fracture healing be achieved when the implant is retained on the basis of infection? An experimental animal model. Clin Orthop Relat Res. 2015;473(10):3190–3196.
22. Gilbert SR, Camara J, Camara R, *et al.* Contaminated open fracture and crush injury: a murine model. Bone Res. 2015;3:14050–14050.
23. Schindeler A, Yu NY, Cheng TL, *et al.* Local delivery of the cationic steroid antibiotic CSA-90 enables osseous union in a rat open fracture model of Staphylococcus aureus infection. J Bone Joint Surg Am. 2015;97(4):302–309.
24. Histing T, Garcia P, Matthys R, *et al.* An internal locking plate to study intramembranous bone healing in a mouse femur fracture model. J Orthop Res. 2010;28(3):397–402.
25. Depypere M, Morgenstern M, Kuehl R, *et al.* Pathogenesis and management of fracture-related infection. Clinical Microbiology and Infection. 2020;26(5):572–578.
26. Brown KV, Penn-Barwell JG, Rand BC, *et al.* Translational research to improve the treatment of severe extremity injuries. Journal of the Royal Army Medical Corps. 2014;160(2): 167–170.
27. Rand BC, Penn-Barwell JG, Wenke JC. Combined local and systemic antibiotic delivery improves eradication of wound contamination: An animal experimental model of contaminated fracture. Bone Joint J. 2015;97-b(10):1423–1427.
28. Li Y, Chen S-K, Li L, *et al.* Bone defect animal models for testing efficacy of bone substitute biomaterials. Journal of Orthopaedic Translation. 2015;3(3):95–104.
29. Ter Boo GA, Arens D, Metsemakers WJ, *et al.* Injectable gentamicin-loaded thermo-responsive hyaluronic acid derivative prevents infection in a rabbit model. Acta Biomater. 2016;43:185–194.
30. Lovati AB, Drago L, Bottagisio M, *et al.* Systemic and local administration of antimicrobial and cell therapies to prevent methicillin-resistant Staphylococcus epidermidis-induced femoral nonunions in a rat model. Mediators Inflamm. 2016;2016:9595706.
31. Lovati AB, Romanò CL, Bottagisio M, *et al.* Modeling Staphylococcus epidermidis-induced non-unions: Subclinical and clinical evidence in rats. PLoS One. 2016;11(1): e0147447.
32. Penn-Barwell JG, Baker B, Wenke JC. Local bismuth thiols potentiate antibiotics and reduce infection in a contaminated open fracture model. J Orthop Trauma. 2015;29(2):e73–78.
33. Tennent DJ, Shiels SM, Sanchez CJ, Jr., *et al.* Time-dependent effectiveness of locally applied vancomycin powder in a contaminated traumatic orthopaedic wound model. J Orthop Trauma. 2016;30(10):531–537.
34. Sethi S, Thormann U, Sommer U, *et al.* Impact of prophylactic CpG Oligodeoxynucleotide application on implant-associated Staphylococcus aureus bone infection. Bone. 2015;78:194–202.
35. Schaer TP, Stewart S, Hsu BB, *et al.* Hydrophobic polycationic coatings that inhibit biofilms and support bone healing during infection. Biomaterials. 2012;33(5):1245–1254.
36. Hill PF, Clasper JC, Parker SJ, *et al.* Early intramedullary nailing in an animal model of a heavily contaminated fracture of the tibia. J Orthop Res. 2002;20(4):648–653.
37. de Mesy Bentley KL, Trombetta R, Nishitani K, *et al.* Evidence of Staphylococcus aureus deformation, proliferation, and migration in canaliculi of live cortical bone in murine models of osteomyelitis. J Bone Miner Res. 2017;32(5):985–990.
38. Seebach E, Holschbach J, Buchta N, *et al.* Mesenchymal stromal cell implantation for stimulation of long bone healing aggravates Staphylococcus aureus induced osteomyelitis. Acta Biomater. 2015;21:165–177.
39. Schrman L, Janota M, Lewin P. The production of experimental osteomyelitis: preliminary report. Journal of the American Medical Association. 1941;117(18):1525–1529.
40. Smeltzer MS, Thomas JR, Hickmon SG, *et al.* Characterization of a rabbit model of staphylococcal osteomyelitis. J Orthop Res. 1997;15(3):414–421.
41. Andriole VT, Nagel DA, Southwick WO. A paradigm for human chronic osteomyelitis. J Bone Joint Surg Am. 1973;55(7):1511–1515.
42. Petty W, Spanier S, Shuster JJ, *et al.* The influence of skeletal implants on incidence of infection. Experiments in a canine model. J Bone Joint Surg Am. 1985;67(8):1236–1244.
43. Rochford ETJ, Sabaté Brescó M, Zeiter S, *et al.* Monitoring immune responses in a mouse model of fracture fixation with and without Staphylococcus aureus osteomyelitis. Bone. 2016;83:82–92.
44. Arens D, Wilke M, Calabro L, *et al.* A rabbit humerus model of plating and nailing osteosynthesis with and without Staphylococcus aureus osteomyelitis. Eur Cell Mater. 2015;30:148–161; discussion 61–62.
45. Prinz C, Elhensheri M, Rychly J, *et al.* Antimicrobial and bone-forming activity of a copper coated implant in a rabbit model. J Biomater Appl. 2017;32(2):139–149.
46. Rittmann W, Perren S. *Cortical bone healing after internal fixation and fracture.* Springer/Verlag. Berlin/Heidelberg/New York, 1974.
47. Stewart S, Barr S, Engiles J, *et al.* Vancomycin-modified implant surface inhibits biofilm formation and supports bone-healing in an infected osteotomy model in sheep: a proof-of-concept study. The Journal of bone and joint surgery American volume. 2012;94(15):1406–1415.
48. Darouiche RO, Farmer J, Chaput C, *et al.* Anti-infective efficacy of antiseptic-coated intramedullary nails. J Bone Joint Surg Am. 1998;80(9):1336–1340.
49. Worlock P, Slack R, Harvey L, *et al.* The prevention of infection in open fractures. An experimental study of the effect of antibiotic therapy. J Bone Joint Surg Am. 1988;70(9):1341–1347.
50. Metsemakers WJ, Schmid T, Zeiter S, *et al.* Titanium and steel fracture fixation plates with different surface topographies: Influence on infection rate in a rabbit fracture model. Injury. 2016;47(3):633–639.
51. John AK, Baldoni D, Haschke M, *et al.* Efficacy of daptomycin in implant-associated infection due to methicillin-resistant Staphylococcus aureus: importance of combination with rifampin. Antimicrob Agents Chemother. 2009;53(7):2719–2724.
52. Riegels-Nielsen P, Espersen F, Hölmich LR, *et al.* Collagen with gentamicin for prophylaxis of postoperative infection. Staphylococcus aureus osteomyelitis studied in rabbits. Acta Orthop Scand. 1995;66(1):69–72.
53. Beardmore AA, Brooks DE, Wenke JC, *et al.* Effectiveness of local antibiotic delivery with an osteoinductive and osteoconductive bone-graft substitute. J Bone Joint Surg Am. 2005; 87(1):107–112.
54. Paiva Costa L, Moreira Teixeira LE, Maranhão Lima GS, *et al.* Effectiveness of Chitosan Films Impregnated With Ciprofloxacin for the Prophylaxis of Osteomyelitis in Open Fractures: An Experimental Study in Rats. Arch Trauma Res. 2016;5(3):e36952–e52.
55. Huneault LM, Lussier B, Dubreuil P, *et al.* Prevention and treatment of experimental osteomyelitis in dogs with ciprofloxacin-loaded crosslinked high amylose starch implants. J Orthop Res. 2004;22(6):1351–1357.
56. Ambrose CG, Clyburn TA, Louden K, *et al.* Effective treatment of osteomyelitis with biodegradable microspheres in a rabbit model. Clin Orthop Relat Res. 2004. doi: 10.1097/01.blo.0000126303.41711.a2(421):293-9.
57. Antoci V, Jr., Adams CS, Parvizi J, *et al.* The inhibition of Staphylococcus epidermidis biofilm formation by vancomycin-modified titanium alloy and implications for the treatment of periprosthetic infection. Biomaterials. 2008;29(35):4684–4690.
58. Lucke M, Schmidmaier G, Sadoni S, *et al.* Gentamicin coating of metallic implants reduces implant-related osteomyelitis in rats. Bone. 2003;32(5):521–531.
59. Fuchs T, Stange R, Schmidmaier G, *et al.* The use of gentamicin-coated nails in the tibia: preliminary results of a prospective study. Arch Orthop Trauma Surg. 2011;131(10): 1419–1425.
60. Fitzgerald RH, Jr. Experimental osteomyelitis: description of a canine model and the role of depot administration of antibiotics in the prevention and treatment of sepsis. J Bone Joint Surg Am. 1983;65(3):371–380.
61. Young K, Aquilina A, Chesser TJS, *et al.* Open tibial fractures in major trauma centres: A national prospective cohort study of current practice. Injury. 2019;50(2):497–502.
62. Kälicke T, Schlegel U, Printzen G, *et al.* Influence of a standardized closed soft tissue trauma on resistance to local infection. An experimental study in rats. J Orthop Res. 2003;21(2): 373–378.
63. Lindsey BA, Clovis NB, Smith ES, *et al.* An animal model for open femur fracture and osteomyelitis: Part I. J Orthop Res. 2010;28(1):38–42.
64. Boyce BM, Lindsey BA, Clovis NB, *et al.* Additive effects of exogenous IL-12 supplementation and antibiotic treatment in infection prophylaxis. J Orthop Res. 2012;30(2):196–202.
65. Li B, Jiang B, Boyce BM, *et al.* Multilayer polypeptide nanoscale coatings incorporating IL-12 for the prevention of biomedical device-associated infections. Biomaterials. 2009;30(13): 2552–2558.
66. Lindsey BA, Clovis NB, Smith ES, *et al.* An animal model for open femur fracture and osteomyelitis—Part II: Immunomodulation with systemic IL-12. Journal of Orthopaedic Research. 2010;28(1):43–47.
67. Ashhurst DE, Hogg J, Perren SM. A method for making reproducible experimental fractures of the rabbit tibia. Injury. 1982;14(3):236–242.
68. Hill PF, Watkins PE. The prevention of experimental osteomyelitis in a model of gunshot fracture in the pig. European Journal of Orthopaedic Surgery & Traumatology. 2001;11(4): 237–241.
69. Petri WH, 3rd, Schaberg SJ. The effects of antibiotic-supplemented bone allografts on contaminated, partially avulsive fractures of the canine ulna. J Oral Maxillofac Surg. 1984; 42(11):699–704.
70. Penn-Barwell JG, Murray CK, Wenke JC. Early antibiotics and debridement independently reduce infection in an open fracture model. J Bone Joint Surg Br. 2012;94(1):107–112.
71. Shi E, Chen G, Qin B, *et al.* A novel rat model of tibial fracture for trauma researches: a combination of different types of fractures and soft tissue injuries. J Orthop Surg Res. 2019;14(1):333.
72. Brown DW, Sheffer BW. Pediatric septic arthritis: An update. Orthop Clin North Am. 2019;50(4):461–470.
73. Sendi P, Banderet F, Graber P, *et al.* Periprosthetic joint infection following Staphylococcus aureus bacteremia. J Infect. 2011;63(1):17–22.
74. Deysine M, Rosario E, Isenberg HD. Acute hematogenous osteomyelitis: an experimental model. Surgery. 1976;79(1):97–99.
75. Emslie KR, Nade S. Pathogenesis and treatment of acute hematogenous osteomyelitis: evaluation of current views with reference to an animal model. Rev Infect Dis. 1986;8(6): 841–849.
76. Poultsides LA, Papatheodorou LK, Karachalios TS, *et al.* Novel model for studying hematogenous infection in an experimental setting of implant-related infection by a community-acquired methicillin-resistant S. aureus strain. J Orthop Res. 2008;26(10):1355–1362.
77. Hienz SA, Sakamoto H, Flock JI, *et al.* Development and characterization of a new model of hematogenous osteomyelitis in the rat. J Infect Dis. 1995;171(5):1230–1236.
78. Whalen JL, Fitzgerald RH, Jr., Morrissy RT. A histological study of acute hematogenous osteomyelitis following physeal injuries in rabbits. J Bone Joint Surg Am. 1988;70(9): 1383–1392.
79. Nielsen OL, Afzelius P, Bender D, *et al.* Comparison of autologous (111)In-leukocytes, (18) F-FDG, (11)C-methionine, (11)C-PK11195 and (68)Ga-citrate for diagnostic nuclear imaging in a juvenile porcine haematogenous staphylococcus aureus osteomyelitis model. Am J Nucl Med Mol Imaging. 2015;5(2):169–182.
80. Alstrup AKO, Nielsen KM, Schønheyder HC, *et al.* Refinement of a hematogenous localized osteomyelitis model in pigs. Scand J Lab Anim Sci. 2016;42:1–4.
81. Horst SA, Hoerr V, Beineke A, *et al.* A novel mouse model of Staphylococcus aureus chronic osteomyelitis that closely mimics the human infection: an integrated view of disease pathogenesis. Am J Pathol. 2012;181(4):1206–1214.
82. Tuchscherr L, Geraci J, Löffler B. Staphylococcus aureus Regulator Sigma B is Important to Develop Chronic Infections in Hematogenous Murine Osteomyelitis Model. Pathogens. 2017;6(3):31.
83. Norden CW. Experimental osteomyelitis. IV. Therapeutic trials with rifampin alone and in combination with gentamicin, sisomicin, and cephalothin. J Infect Dis. 1975;132(5): 493–499.
84. Montanaro L, Campoccia D, Arciola CR. Advancements in molecular epidemiology of implant infections and future perspectives. Biomaterials. 2007;28(34):5155–5168.
85. Xue-Wen H, Jie P, Xian-Yuan A, *et al.* Inhibition of bacterial translation and growth by peptide nucleic acids targeted to domain II of 23S rRNA. J Pept Sci. 2007;13(4):220–226.
86. Hatamoto M, Ohashi A, Imachi H. Peptide nucleic acids (PNAs) antisense effect to bacterial growth and their application potentiality in biotechnology. Appl Microbiol Biotechnol. 2010;86(2):397–402.
87. Teiber JF, Horke S, Haines DC, *et al.* Dominant role of paraoxonases in inactivation of the Pseudomonas aeruginosa quorum-sensing signal N-(3-oxododecanoyl)-L-homoserine lactone. Infect Immun. 2008;76(6):2512–2519.
88. Eidem TM, Roux CM, Dunman PM. RNA decay: a novel therapeutic target in bacteria. Wiley Interdiscip Rev RNA. 2012;3(3):443–454.
89. McCarthy AJ, Lindsay JA. Genetic variation in Staphylococcus aureus surface and immune evasion genes is lineage associated: implications for vaccine design and host-pathogen interactions. BMC Microbiol. 2010;10:173.

第8章
儿童原发性化脓性关节炎

Pablo Yagupsky

概述

儿童细菌性及真菌性关节感染需急诊处理。如果得不到及时充分的诊治，容易进展为重症，造成不可逆转的关节损伤，甚至导致死亡。相比于其他年龄段，儿童时期化脓性关节炎更为常见，半数以上化脓性关节炎发生在 20 岁以下的年轻人群中。

流行病学

据估计，在西方国家中，儿童关节感染的年发病率在 2 ~ 10 例 /100 000 人，在发展中国家和贫困人口中，发病率则更高[1-2]。在大样本病例报道中，男女患病的比值大于 1[3]。

95% 以上的儿童化脓性关节炎是血源性播散引起，且关节感染患者的年龄分布具有明显的低龄化趋势，这也进一步证明菌血症在儿童早期发病率较高[3]。在一项纳入 725 名儿童的大型研究中，54%的患儿发病年龄在 2 岁以下，25% 在 2 ~ 5 岁，15% 在 6 ~ 10 岁，其余 6% 年龄在 11 ~ 15 岁[4]。2 ~ 4 岁以下儿童，其免疫系统中 T 细胞尚未发育成熟，无法产生细菌多糖抗体[5]。因此，这个年龄组对 B 型流感嗜血杆菌、金黄色葡萄球菌或肺炎球菌等有荚膜的病原体具有更高的易感性[5-6]。6 个月以下婴儿化脓性关节炎发病率较低，主要是因为从母体获得垂直性免疫以及社会接触少，生活中接触潜在病原体的机会减少。

病原微生物学

致病菌及易感性

儿童关节感染通常是由血源性播散引起，所以化

脓性关节炎与小儿菌血症常是同一种病原菌。然而，一些微生物（如金黄色葡萄球菌或金格杆菌）在儿童关节炎中的比例明显升高，表现出对关节组织感染的倾向性[7]。

一般来说，小儿化脓性关节炎是由单一细菌（或真菌）入侵关节腔引起。当分离出多种病原微生物时，应警惕培养基污染、免疫缺陷、静脉注射药物或微生物经穿刺创口直接进入关节腔。如表 8.1 和表 8.2 所示，患者的年龄和相关的关节外症状、体征可以为明确致病菌提供线索。

表 8.1　按年龄划分的小儿血源性化脓性关节炎的病因

年龄	病原体
< 2 个月	金黄色葡萄球菌
	无乳链球菌
	肠杆菌
	念珠菌[a]
	凝固酶阴性葡萄球菌[a]
	淋球菌
2 个月 ~ 2 岁	金格杆菌
	流感嗜血杆菌[b]
	金黄色葡萄球菌
	肺炎链球菌[b]
	化脓性链球菌
2 ~ 4 岁	金格杆菌
	金黄色葡萄球菌
	化脓性链球菌
5 ~ 15 岁	金黄色葡萄球菌
	化脓性链球菌
> 15 岁	金黄色葡萄球菌
	淋病奈瑟菌[c]

[a] 在有血管置管的早产儿中；
[b] 在未接种疫苗和未完全接种疫苗的儿童中；
[c] 在性活跃的青少年中

表 8.2　小儿化脓性关节炎的病因及对应的临床表现

相关临床表现	可能的病因
皮肤	
脓皮病	金黄色葡萄球菌、化脓性链球菌
水痘病灶	化脓性链球菌，金格杆菌
红斑皮疹	化脓性链球菌
游走性红斑	伯氏疏螺旋体
点状皮疹	脑膜炎奈瑟菌
黏膜	
牙龈口炎	金格杆菌
泌尿生殖道感染	淋球菌，解脲支原体，人型支原体
呼吸系统	
肺炎	金黄色葡萄球菌，肺炎链球菌，流感嗜血杆菌 B 型
坏死性肺炎	金黄色葡萄球菌（尤其是社区获得型 MRSA）
心血管	
心内膜炎	金黄色葡萄球菌，金格杆菌
中枢神经系统	
脑膜炎	无乳链球菌，肺炎链球菌，流感嗜血杆菌 B 型，脑膜炎奈瑟菌，伯氏疏螺旋体
肝脾大	布鲁氏杆菌
多病灶感染	金黄色葡萄球菌，流感嗜血杆菌 B 型，淋球菌，布鲁氏杆菌
血红蛋白病	肠道沙门菌，肺炎链球菌，其他肠杆菌科细菌
免疫系统	
HIV 感染	金黄色葡萄球菌，肺炎链球菌，分枝杆菌属，诺卡菌，真菌
X 连锁无丙种球蛋白血症	有荚膜的细菌，支原体属，解脲支原体
常见变异型免疫缺陷病	支原体属，解脲支原体
慢性肉芽肿病	金黄色葡萄球菌，黏质沙雷菌，铜绿假单胞菌，非结核分枝杆菌，曲霉菌属
成瘾	
静脉吸毒	金黄色葡萄球菌，铜绿假单胞菌

金黄色葡萄球菌是新生儿以及 4 岁以上儿童关节感染最常见的致病菌，这种细菌具有多种毒力因子和抗生素耐药的基因型。近年来，在许多地区耐甲氧西林的金黄色葡萄球菌（methicillin-resistant strains of S. aureus，MRSA）感染越来越多，与此同时，对甲氧西林敏感的金黄色葡萄球菌的感染率仍然保持稳定[8]。社区相关耐甲氧西林的金黄色葡萄球菌（community-associated MRSA，CA-MRSA）感染会累及不具备传统院内 MRSA 感染危险因素的患者，大多数菌株都含有杀白细胞素（panton-valentine leukocidin，PVL）导致白细胞裂解，这类细菌通常对除 β- 内酰胺类以外的抗生素敏感[8-10]。CA-MRSA 感染会累及皮肤、软组织、肺部和骨骼系统，其特点是组织破坏严重、炎症反应重、并发症发生率较高，常常需要反复手术干预、入住重症监护室、住院时间长，且常遗留后遗症[10]。

化脓性链球菌（A 族链球菌）在学龄前和学龄早期儿童的感染性关节炎中占 10%～20%。大多在冬春季节发病[11]，且在有皮肤感染或水痘的患者中更多见[12]。尽管化脓性链球菌对 β- 内酰胺类抗生素非常敏感，但仍可能导致严重的败血症、感染性休克和死亡[12]。

无乳链球菌（B 族链球菌）感染几乎仅在新生儿中见到[13]。值得注意的是，B 族链球菌关节炎通常会影响肩关节，而在臀先露出生的新生儿中，它通常侵袭髋关节，表明创伤及局部压力增高有利于菌血症患者血液中的细菌播散到关节腔。该病通常起病较晚（出生后 7～90 天）。指南推荐检测母体内定植菌群，以阻止早期母婴传播。然而这并没有显著降低 B 族链球菌关节炎的发生率，可能与该病起病时间较晚有关[14]。

肺炎链球菌关节炎最常见于 6 个月至 2 岁的患儿[14]。在推广接种肺炎球菌疫苗的国家，肺炎链球菌感染（包括影响骨骼系统的感染）的发病率已大幅下降[15]。

在疫苗出现之前，B 型流感嗜血杆菌是 2 岁以下儿童化脓性关节炎最常见的致病菌，约占 50%[16]，患有 B 型流感嗜血杆菌关节炎的儿童经常伴有其他部位感染病灶，如脑膜炎（30% 人）、骨髓炎（22%）、蜂窝组织炎（30%）、肺炎（4%）和中耳炎（35%）[16]。现在，在疫苗覆盖率高的国家，B 型流感嗜血杆菌感染罕见[17]。但在世界范围内，由 A 型流感嗜血杆菌引起的侵袭性感染疾病（包括骨骼系统感染）的发病率却在增加[18]。由 A 型或 B 型以外的有荚膜的流感嗜血杆菌菌株、无荚膜的流感嗜血杆菌菌株和除流感病嗜血杆菌之外的其他嗜血杆菌引起的关节炎几乎只影响免疫功能低下的儿童[19]。

血培养基在骨感染渗出物培养中的广泛应用及种属特异性核酸扩增检查（nucleic acid amplification tests，NAATs）的推广使用，使金格杆菌被发现是 4 岁以下化脓性关节炎和其他骨感染的最常见病原体。金格杆菌是一种革兰氏阴性杆菌，是存在于人类咽部的正常菌种[7, 20-21]。患者在关节感染发病时或发病前，常常有口腔炎或上呼吸道感染，表明病毒感染破坏了黏膜层，为细菌入血并播散到关节创造了条件。该病的特点是全身和局部轻度炎症反应，需要高度警惕。目前已有金格杆菌导致的骨关节炎和其他侵袭性疾病在幼托机构中暴发的报道[21]。

尽管侵袭性脑膜炎球菌关节炎发病率高达 14%，但脑膜炎奈瑟菌真正侵入关节的情况并不多见[22]。在大多数情况下，关节炎症状出现在抗生素治疗数天之后，且关节液通常是无菌的，表明这是免疫复合物引起的现象[22]。疾病反复发作、病程长、分离出罕见的脑膜炎奈瑟菌血清型以及病例的家族聚集性，提示补体或 P 因子缺乏[23]。

淋病奈瑟菌关节炎常发生于性行为活跃的青少年中，在新生儿期以后儿童中分离出此细菌则是性虐待的确切证据。该病原菌很少累及关节，且与腱鞘炎和皮肤损伤有关。在极少数情况下，新生儿淋病奈瑟菌关节炎是由其感染淋病奈瑟菌的母亲传播[24]。

在患有镰刀型细胞贫血症和其他血红蛋白病的儿童，以及发展中国家生活贫困的儿童中，都有肠道沙门菌侵入关节腔的报道。其他肠杆菌科细菌，特别是大肠埃希菌和肺炎克雷伯菌，常与新生儿和免疫力低下者的化脓性关节炎有关[25]。

铜绿假单胞菌很少引起普通儿童的化脓性关节感染。然而，它可能会引起新生儿、留置导管的患儿、免疫缺陷儿童和静脉注射毒品的青少年的关节感染[26]。

由于采取了有效的措施，大多数西方国家已经消灭了人类布鲁氏菌病。但对于居住在某些特定国家，或者有这些地区旅居史的关节炎患儿，应考虑布鲁氏菌关节炎的可能性（见第 19 章）。该疾病的特点是疼痛、关节活动受限和肿胀，很少出现局部发红或发热。布鲁氏菌病通常影响负重关节，尤其是髋关节（有半数病例存在髋关节受累）。1/4 的患者可见多个关节受累[27]。

对于接触过蜱虫的患儿出现大关节的骨关节炎（髋关节除外），需要考虑诊断莱姆病的可能性[28]。18% 的伯氏疏螺旋体感染儿童存在游走性关节痛，10% 会表现为典型的关节炎症状[28]。尽管存在明显的关节炎症和大量关节腔积液，但患儿症状并不重，甚至可以活动，一半病例没有发热，并且白细胞计数在正常范围[28]。

由支原体和脲原体引起的化脓性关节炎几乎只在 X 连锁无丙种球蛋白血症、普通变异型免疫缺陷或器官移植后的患者中检测到[29]。

由厌氧菌引起的血源性化脓性关节炎在儿童中很少见，通常由一种细菌引起，一般为革兰氏阴性杆菌。对于穿透伤或咬伤造成的感染性关节炎，在关节液培养中可能分离出多种微生物，包括需氧菌和厌氧菌[30]。

关节炎是继脊柱结核之后骨骼系统结核病最常见的表现形式[31]。通常结核分枝杆菌在初次感染时通过血行途径接种在滑膜组织中。在少数情况下，细菌会直接侵袭相邻的组织，比如从肺尖直接感染寰枢关节。90% 的结核性关节炎仅累及 1 个关节，虽然理论上它几乎可以侵犯任何关节，但最常累及髋关节或膝关节[31]。只有少数儿童会出现全身症状，例如发热和体重减轻。肉芽肿和软骨侵蚀会导致慢性积液渗出和进行性关节破坏。结核性关节炎一般不存在急性炎症的表现，而是以局部畸形和活动受限为主要症状。

鼠咬热是一种罕见的人畜共患疾病，由鼠类口腔菌群的两种细菌念珠状链杆菌（主要在西方国家和澳大利亚）和小螺旋菌（主要分布在亚洲）引起[32]。这种疾病的伤口通常在败血症发生之前就已痊愈。鼠咬伤导致念珠状链杆菌感染会产生累及多个关节的关节炎，但这在螺旋体感染中很少见。念珠状链杆菌关节炎是一种反应性炎症，关节液培养经常是阴性[32]。

念珠菌属和凝固酶阴性葡萄球菌等低毒力病原体，可在重症监护室中的早产儿和新生儿以及留置动静脉导管的小婴儿中引起感染性关节炎[33]。

培养阴性的化脓性关节炎

在考虑诊断关节感染的儿童中，平均 33% 的患儿血液和关节液培养结果阴性[4, 6-7]，培养阴性的比例波动在 16%[34] 到 69%[35] 之间。这种明显差异可能是由于检验方法的敏感性不同、各个研究中采用的纳入标准不同或抗生素治疗造成的[36]。培养阴性的患儿在入院时一般具有以下特点：年龄较小、体温高、白细胞计数和C反应蛋白（CRP）值较低、症状较轻、住院时间较短和预后较好，提示某些特定的低毒力病原体可能是造成此类感染的原因[35, 37-39]。

在疑似关节感染的幼儿检查中常规纳入敏感的NAATs，特别是针对特定金格杆菌DNA序列的检查，已显著提高了化脓性关节炎的微生物学诊断水平，并明确了金格杆菌是许多培养阴性的关节炎病例的病原体[20-21]。然而，即使采用了敏感的NAATs的检测手段，仍有1/5的病例无法获得细菌学证据，这表明许多关节感染是由当前实验室方法无法检测到的病原体引起的[21]。最近，新一代测序宏基因组方法已被用于鉴定培养阴性关节感染的病原体，并取得了良好的结果[40]。该方法可以检测标本中存在的所有微生物，包括目前无法获得目标序列的病原体。尽管有这些理论和技术优势，许多技术问题仍有待解决，包括环境中背景DNA污染、关节液样本中病原体DNA相对宿主DNA较少、需要大量数据以及较高的成本[40]。预计这种或者其他不依赖于培养的诊断方法将减少甚至消除无法找到细菌学证据的病例。

发病机制

关节滑膜血供丰富且缺乏起屏障作用的基底膜，使得细菌容易进入关节腔。一旦病原体穿透滑膜进入关节，低流动性的关节液有利于微生物黏附[41]。少数情况下，小儿化脓性关节炎也可能是由于人或动物咬伤、关节穿刺（尤其是注射皮质类固醇）或外科手术将病原体直接接种到关节中。

大多数情况下，新生儿关节感染是相邻干骺端的骨髓炎病灶直接播散导致[42]。在6～9个月的幼儿中，骨骺软骨从干骺端毛细血管网中获得血液供应，因此干骺端部位的感染很容易通过生长板扩散到骨骺和关节腔；而在年龄较大的儿童中，骨骺和干骺端各自有单独的血液供应，并且只有髋、肩和踝部的干骺端包裹在关节囊内，所以这个年龄段从骨到关节的感染扩散不太常见[42]。某些情况下，新生儿关节可能由院内行股静脉穿刺的过程中皮肤上的病原菌入血形成菌血症进而侵犯关节引起[43]。上述菌血症的病原体可能来源于院内的高毒性金黄色葡萄球菌、新生儿皮肤的正常菌群，或者经产道分娩时从母体获得的肠杆菌、无乳链球菌或淋病奈瑟菌[4, 12, 24]。

与化脓性关节炎有关的细菌通常呈现多种表面受体，这些受体识别黏性基质分子，如胶原蛋白、纤维蛋白和弹性蛋白，通过将病原体固定在滑膜上促进侵袭[38]。局部创伤可能会暴露这些组织成分，促进细菌黏附，并增加化脓性关节炎的风险。编码细菌黏附素的基因失活会显著降低病原体感染关节的能力[41]。

细菌和宿主的免疫反应都会导致关节组织进行性破坏[41]。金黄色葡萄球菌等细菌可进入成骨细胞内，引起细胞凋亡或通过在细胞内环境中生存和繁殖来逃避免疫反应，并释放出强力毒素和酶分解宿主组织，为细菌生长提供营养。存在于关节中的细菌会诱发很强的炎症反应，包括滑膜细胞增殖、白细胞聚集以及肉芽组织和脓肿的形成。滑膜细胞和浸润的白细胞释放蛋白酶并分泌细胞因子，如白细胞介素-1-β、白细胞介素-6和肿瘤坏死因子-α[41]。这些细胞因子激活炎症级联反应，促进肝释放急性炎症相关的产物，如C反应蛋白，它可以黏附在入侵的细菌上，促进调理作用和激活补体。另一方面，细胞因子会增加宿主细胞基质金属蛋白酶（如溶基质素）和其他胶原降解酶的释放。炎症过程引发关节积液，增加关节内压力并诱导组织缺血和坏死[41]。由此产生的软骨破坏导致关节间隙变窄和进一步的侵蚀性损伤，最终导致骨关节各种后遗症。

临床表现

通常化脓性关节炎比骨髓炎起病更急，大多数关节感染的患儿会在出现症状后的2～5天就医。血源性化脓性关节炎中，95%的患者只累及单个关节。多个关节受累则提示病毒感染、反应性关节病或免疫功能低下。然而，在累及多关节的新生儿化脓性关节炎中，一半是由淋球菌引起的，7%由金黄色葡萄球菌、B型流感嗜血杆菌或念珠菌属引起[4]。

化脓性关节炎通常影响下肢大的负重关节（图8.1）。手足小关节感染以金格杆菌多见，布鲁氏菌感染则多累及骶髂关节，胸锁关节铜绿假单胞菌感染见于静脉吸毒患者[26]，同时也是锁骨下静脉置管的一种罕见并发症[44]（见第10章）。

大多数化脓性关节炎的儿童表现为急性发热和局部炎症表现，例如患处皮肤肿胀或局部红斑。常见的主诉包括烦躁、疼痛、强迫体位（以缓解疼痛）、活动范围受限、拒绝移动患肢或负重，以及跛行。如不治疗，化脓性关节炎的疼痛呈持续性、进行性加重，

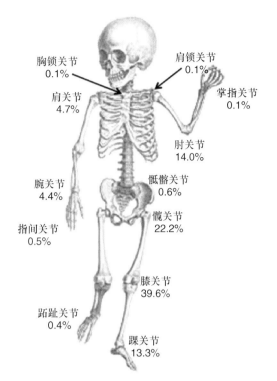

胸锁关节
0.1%

肩锁关节
0.1%

肩关节
4.7%

掌指关节
0.1%

肘关节
14.0%

腕关节
4.4%

骶髂关节
0.6%

指间关节
0.5%

髋关节
22.2%

膝关节
39.6%

跖趾关节
0.4%

踝关节
13.3%

图 8.1　725 例患儿，781 处化脓性关节炎病灶的解剖分布

这与炎性关节病，如青少年特发性关节炎不同，后者的症状在晨起时加重。

感染后关节周围肌肉收缩以稳定关节，限制关节活动并减轻压力和由此产生的疼痛。髋关节受累时，患肢保持屈曲、外旋和外展；膝或踝关节受累时会轻微屈曲；肩关节受累会内收和内旋。在给儿童进行查体时应该注意，髋关节的炎症通常难以定位，患者可能会表现为膝关节或大腿前部的疼痛[4]。骶髂关节炎患者的 FABERE 试验呈阳性［FABERE，即屈曲（flexion）、外展（abduction）、外旋（external rotation）、伸展（extension）的缩写］。直接压迫髂骨翼或直肠指检时压迫背侧也可引起关节的疼痛。新生儿和年幼患儿感染低毒力病原体，如金格杆菌或布鲁氏菌，可能不出现发热，诊断时需要警惕可能存在关节感染[20, 27]。新生儿尤其是早产儿，临床表现可能不典型，例如食欲不振、呕吐、腹胀、心动过速、呼吸急促、体温过低、烦躁或淡漠、低血压、灌注不良或酸中毒[33]。细致的体格检查可能会发现肢体活动受限或假性麻痹，以及受累关节轻微的局部感染征象，例如处理或更换尿布时患儿出现不适，或出现臀部、生殖器、大腿或整个肢体的肿胀。除了抽取关节液标本进行培养外，在经验性广谱抗菌治疗之前，还需要进行完整的败血症相关检查，包括获得血和尿培养以及腰椎穿刺。

实验室检查

诊断儿童细菌性关节炎的关键是要时刻保持高度警惕。应尽快通过用大口径针头（20 号或更大）抽吸关节液来明确诊断。尽管通常需要对关节液进行全面的微生物学、生化和细胞学分析[45]，但关节感染需要通过革兰氏染色涂片发现细菌，或培养阳性来明确诊断，或 NAATs 检测到病原体特异性 DNA 序列。如果通过盲穿无法获得关节液，则应在影像学引导下再次尝试该操作，尤其是对于髋部、肩部或骶髂关节等不易触及的部位[45]。

图 8.2 总结了目前儿童化脓性关节炎的微生物诊断方法。该实验室检测方案结合了传统的革兰氏染色和固体培养基培养，以及经过改进或者先进的检测方法，例如在血培养瓶上接种关节液进行培养，或者使用敏感性较高的 NAATs 技术。该方案还考虑了患儿的年龄以及特定危险因素，例如潜在的免疫缺陷、接触人畜共患病原体、人或动物咬伤、侵入性骨科操作等。

对于幼儿或已放置引流的小关节，抽取的关节液常常不足以进行全面的实验室检查。在这种情况下，尤其是对于 6 ～ 48 个月的患儿，推荐行革兰氏染色涂片、用 "通用" 细菌引物和金格杆菌特异性引物进行实时 PCR 检测，以及用血培养瓶接种培养。

混浊的关节积液都应被看作感染，除非有证据排除感染。虽然急性风湿热、莱特病和幼年特发性关节炎可产生炎性关节液，但对于化脓性关节炎的关节液，白细胞计数明显较高，通常在 50 000 ～ 200 000/mm³，其中 90% 以上是多核白细胞。通常建议将白细胞计数高于 50 000/mm³ 作为感染性关节炎和非感染性关节渗出液的分界线。然而，对于由革兰氏阴性菌如淋病奈瑟菌、金格杆菌和布鲁氏菌属引起的感染，任何细菌性关节炎的早期以及中性粒细胞减少症的患者，可能会出现白细胞计数不增高的情况[46-47]。相反，在儿童幼年特发性关节炎、血清病或反应性关节炎中，可能观察到关节液中 WBC 计数 > 50 000/mm³。关节液葡萄糖、蛋白质或乳酸含量的检测对细菌性关节炎的诊断敏感性与特异性均不高[48]。

抽取的关节液应立即用注射器或无菌管送到实验室。不推荐使用拭子，因为其虽然便宜好用，但容易被污染；且某些纤维，如棉花，可能会抑制细菌生长；除此之外，病原体可能会黏附在拭子上，导致革兰氏

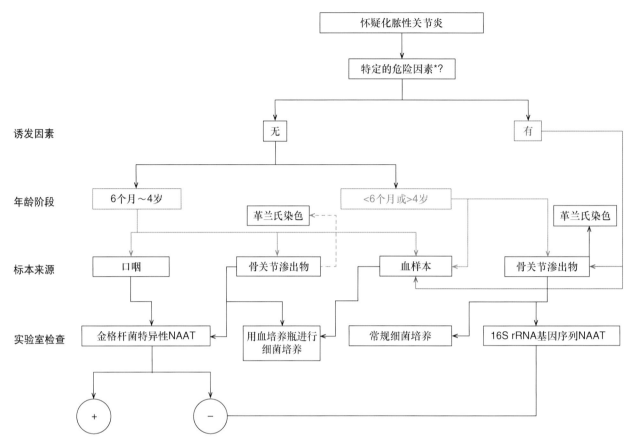

*: 免疫缺陷、血红蛋白病、人畜共患病、咬伤、穿通伤等

图 8.2　诊断小儿化脓性关节炎的微生物学方法。NAAT：核酸扩增试验

染色检查呈假阴性并降低培养的敏感性[46]。

选取离心后的关节液标本进行革兰氏染色涂片并仔细检查。在葡萄球菌关节炎患者中，革兰氏染色涂片阳性率为 75%，但在革兰氏阴性菌感染的患者中阳性率只有不到一半[45]，这可能是因为细菌载量较低，且在粉红色的细胞及纤维背景中，细菌很难被识别。

关节液应当接种到合适的培养基（包括巧克力琼脂平板）上，并在富含 CO_2 的环境中培养以促进嗜二氧化碳细菌（如肺炎球菌或奈瑟氏菌）的生长。我们还建议将标本接种到儿科血培养瓶，最好是含有抗生素结合树脂的瓶上，例如 BACTEC 9240 Peds Plus 瓶[49]或 BacT/Alert 瓶[50]，因为这种方法能显著提高对于生存环境要求较高的微生物（比如金格杆菌）的阳性率[20]，同时对于接受抗菌治疗的患者也适用。儿童关节炎不需要常规进行厌氧生物、抗酸杆菌和真菌培养，除非存在相关的危险因素，例如穿透伤、咬伤或免疫缺陷[51]。

如今，NAATs 对化脓性关节炎的诊治产生了深远影响。这项新技术提高了微生物的检出率，而且适用于已经接受抗生素治疗的患者，还可以缩短检测时间，并能够精确识别异常病原体[52]。尽管大多数临床微生物实验室采用通用的 16S rDNA 基因序列进行扩增，然后对扩增子进行测序，但检测病原体的物种特异性引物具有更高的灵敏度且不易受到污染。然而这需要结合流行病学和临床专业知识来判断出最可能的病原体（见第 4 章）。

由于金格杆菌是 6 ～ 48 个月儿童化脓性关节炎的主要病原体，而儿童的小关节和不易触及的关节难以取样，利用口咽处的标本进行金格杆菌特异性NAATs 具有较高的敏感性，推荐用于年龄较小的患者的诊断[53]。该操作简单无创，数小时即可出结果，可以用来替代有创诊断方法。然而，由于很多幼儿携带该细菌，阳性检测结果并不是明确感染的证据。不过，该检测的阴性结果价值非常高，可以排除金格杆菌感染[53]。

所有疑似化脓性关节炎的儿童都应该进行血培养，这不仅是因为获取血液标本比关节穿刺抽液更容易；更是因为在多达 50% 的病例中，即使关节液培养是阴性，仍然可以从血流中检测到病原体[45]。当怀疑青少年感染淋球菌时，还应进行宫颈、尿道、直肠和口咽部的细菌培养，并取尿液行核酸扩增试验[24]。

第 9 章讨论了测量白细胞和急性期反应物（如红细胞沉降率、C 反应蛋白和降钙素原）水平诊断化脓性关节炎的作用和局限性。

影像学检查

平片对检测关节积液的敏感性较低，因此不能帮助诊断化脓性关节炎，但可能有助于发现伴随的骨髓炎并排除其他疾病。超声的优点在于它是一种非侵入性检查，对髋关节等深部关节特别有价值，但其准确性取决于操作者水平。超声可以探测关节内积液，并指导诊断性关节穿刺抽液。然而，无论是积液的量还是回声性质，都不能判断积液是否被感染。但髋关节间隙中没有关节积液则有助于排除化脓性关节炎。

骨扫描可用于病灶不清楚时定位受累关节，并在怀疑有多个病灶时定位病变部位。化脓性关节炎的特征在于关节周围摄取增加，而在骨髓炎中，只能观察到单侧摄取增加[54]。需要指出的是，新生儿骨扫描的判读比较困难。

磁共振成像（MRI）提供高对比度、高分辨率以及多平面成像。这些特点使其对软组织和软骨病变有较好的辨识度。常规使用 MRI 可以显示骨骼和相邻关节的病灶[55]。该技术可用于化脓性关节炎与一过性、非感染性髋关节滑膜炎的鉴别诊断。对侧无症状的关节积液和周围软组织的信号改变和增强与一过性滑膜炎有关[56]，而邻近骨骼的水肿仅与化脓性关节炎有关[57]。然而，MRI 的局限性在于成本高且泛用性差，并且需要对年龄小且不合作的儿童进行镇静[58]。

鉴别诊断

化脓性关节炎的鉴别诊断很多，取决于患者的年龄、临床表现以及受累的关节（表 8.3）。

治疗

关节软骨的快速破坏有造成永久性残疾的风险，因此应将化脓性关节炎视为真正的急症。儿童化脓性关节炎的最佳治疗需要非手术和手术干预相结合，需

表 8.3 儿童化脓性关节炎的鉴别诊断

- 骨髓炎
- 病毒性关节炎［细小病毒 B19，HTLV-1（人类 T 淋巴细胞白血病病毒 I 型），HIV，风疹，α 病毒，乙型肝炎和丙型肝炎］
- 反应性关节炎
- 一过性滑膜炎
- 风湿热
- 骨梗死
- 自身免疫性关节炎
- 感染性滑囊炎
- 镰状细胞性贫血
- 股骨头骨骺滑脱
- Perthes 病
- 绒毛结节性滑膜炎
- 椎间盘炎
- 腰肌脓肿
- 血清病
- 过敏性紫癜
- 血友病
- 创伤
- 家族性地中海热
- 慢性复发性多灶性骨髓炎
- 白血病
- 神经母细胞瘤

要儿科医生和经验丰富的骨科医生共同努力来实现。高度的临床警惕性、抽取血液和关节液样本进行细菌学诊断、及时的关节引流以及充分的抗菌治疗是取得理想疗效的关键。

关节腔引流

通过闭合注射器抽吸、关节镜或手术引流清理关节间隙，提供关节液样本用于诊断，降低囊内压力，缓解疼痛，并清除细菌和破坏软骨的细菌毒素[59]。最佳引流方式仍存在争议，但大多数研究人员得出的结论是，与关节切开术相比，反复抽吸引流效果更好（髋关节除外）[45, 60-61]。然而，由于大多数是回顾性研究，不能排除选择偏倚，即临床表现更重的患者通常会接受切开引流，而这些患者本就预后不良。表8.4 总结了手术引流的常规指征。

表 8.4 儿童化脓性关节炎关节切开术的适应证

- 髋部和肩部关节炎
- 关节间隙内存在大量纤维蛋白渗出或游离体
- 存在植入物
- 三天内药物治疗效果不理想

由于股骨头的血液供应来自关节内单个动脉的分支，髋关节内脓液积聚可能导致压力增加和血管闭塞，从而影响骨组织的活性。股骨头缺血性坏死、关节不稳定、骨骺早闭和肢体不等长是髋关节感染治疗不及时或不充分的常见并发症，需要复杂的手术加以矫正，通常结果并不理想[62]。因此，传统上一直推荐及时行切开引流[63]。近年来，更提倡在超声引导下对关节间隙进行穿刺抽吸[64]。抽吸后，用同一针头冲洗关节，每日重复 1 次，持续 3 ～ 5 天。用这种方式治疗的 28 例患者中只有 4 例需要手术切开引流，并且平均随访时间大于 7 年，没有发现并发症[62]。在另一项研究中，对 6 岁以上患有葡萄球菌髋关节炎的儿童进行了三方向关节镜引流和灌洗，术后功能令人满意[65]。尽管取得了令人鼓舞的结果，但在对儿童化脓性髋关节炎推荐微创手术治疗之前，对这些治疗方法还需要更多地加以验证。

抗生素治疗

早期抗生素选择［培养和（或）核酸扩增结果尚未回时］应考虑以下内容：关节液革兰氏染色涂片、患者年龄、疫苗接种情况、是否存在特定危险因素（如免疫缺陷）、暴露于伯氏疏螺旋体或布鲁氏菌等病原体的可能，以及局部相关病原体（比如金黄色葡萄球菌）抗生素耐药性的流行情况[66]。表 8.5 提供了抗生素使用指南。通过口服或肠外途径使用大剂量的抗 β - 内酰胺酶的 β - 内酰胺类药物、头孢菌素或克林霉素。

骨骼感染的回顾性研究中，头孢曲松具有抗菌谱广、每日仅需使用一次、安全性好的优点，并且效果与苯唑西林相近[67]。然而，由于与苯唑西林或第一代头孢菌素等 β - 内酰胺酶抗性青霉素相比，其血清蛋白结合率高（ > 90%）以及较高的最小抑菌浓度（MIC），医生们不愿将其单独用于疑似或培养阳性的甲氧西林敏感的儿童金黄色葡萄球菌关节炎的治疗。

对于 4 岁以下的患者，起初联合使用一种对葡萄球菌有效的青霉素类药物和一种广谱头孢菌素（新生儿使用头孢噻肟，较大儿童使用头孢曲松或头孢呋辛）就足以控制常见细菌引起的关节炎。对于早产儿和接受重症监护的婴儿，应考虑针对院内感染细菌和酵母菌进行经验性治疗。4 岁以上时，除非存在免疫功能低下，通常使用针对革兰氏阳性菌的窄谱抗生素（如 β - 内酰胺酶抗性青霉素、万古霉素或

表 8.5　初始培养结果未回时的抗生素用药治疗指南[64]

年龄段	抗生素	用量	
		mg/（kg·d）	次/天
新生儿	BLRBL	100	4
	或		
	万古霉素	30	2
	或		
	克林霉素	20 ～ 30	3
	联合	100 ～ 150	
	头孢噻肟		3
≤ 4 岁的儿童	BLRBL	150	4
	或		
	万古霉素	40 ～ 60	3
	或		
	克林霉素	40	4
	联合		
	1 代或 2 代头孢菌素	150	4
	或		
	头孢曲松	100	1
大于 4 岁的儿童	BLRBL	150	4
	或		
	万古霉素	45 ～ 60	3
	或		
	克林霉素	30 ～ 40	3
性生活活跃的青少年	BLRBL	150	4
	或		
	万古霉素	40 ～ 60	3
	或		
	克林霉素	30 ～ 40	3
	联合		
	头孢曲松	100	1

BLRBL：抗性 β - 内酰胺酶的 β - 内酰胺抗生素（萘夫西林、氯唑西林、氟氯西林或双氯西林）

克林霉素）。需要指出的是，在社区相关 MRSA（CA-MRSA）流行的地区（MRSA 在葡萄球菌分离株中 > 10%），应使用万古霉素或克林霉素代替耐 β - 内酰胺酶的青霉素，直到培养结果返回时（图 8.3）。复方新诺明［16/90 mg/（kg·d），b.i.d.］也是一种选择，它对大多数 CA-MRSA 具有活性，能够提供足够广泛的抗菌覆盖，并具有很好的口服生物利用度[66]。

由于缺乏设计严谨、随机对照、有说服力的研究，无法为小儿化脓性关节炎抗生素治疗持续时间提供循证医学建议。大多数治疗方案是基于回顾性病

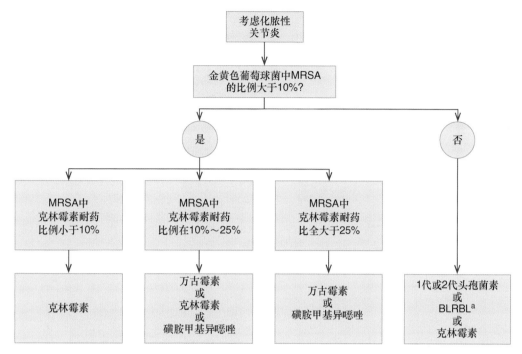

图 8.3　基于当地金黄色葡萄球菌的抗生素耐药性的流行率制订的抗生素初始给药指南[66]a：抗性 β- 内酰胺酶的 β- 内酰胺抗生素

例分析和个人经验得出，传统上提倡在院内长期静脉注射抗生素。通常治疗时长 3 ～ 6 周，具体取决于患者的年龄、细菌特性（金黄色葡萄球菌和肠杆菌科更长）和感染部位。目前这一传统观念正在逐渐变化，逐步朝着更短的治疗周期、肠外与口服用药相结合以及早期出院的方向发展。但需要满足以下条件：①孩子能够口服药物；②病原体种类已知；③有良好生物利用度的口服制剂可供使用；④可以保证患者的依从性；⑤依从性好，可在家里坚持抗生素治疗；⑥ CRP 水平降低并且可以进行监测[67-69]。这种方法的优点是节省住院天数、降低治疗成本、减少对家庭生活的影响、减少暴露于院内相关感染的机会，以及避免长时间肠外运用抗生素治疗的不良影响[70]。虽然在过去，只有在口服抗生素的血清杀菌活性峰值 ≥ 1：8 才能转为口服用药[70]，但是最近的研究简化了患者的管理流程，无须监测血清杀菌活性水平，因为用于治疗小儿骨骼系统感染的口服药物吸收充分，对关节的穿透性好，且能够耐受大剂量用药[64、66、68、71]。如果 24 h 内未再发热，局部症状体征和关节运动得到改善，且 CRP 水平降低，静脉抗生素治疗再继续使用 2 ～ 4 天，而后可转为口服用药（图 8.4）。如果同时存在骨髓炎，抗生素治疗应持续 20 天[71]，但同时有菌血症的儿童不需要更高的抗生素剂量和（或）更长时间的肠外给药时间，

也不需要延长抗生素治疗疗程[72]。根据这种新方法，应最大限度地限制手术干预，且绝大多数患者进行单关节穿刺抽液，包括髋关节或肩关节[66、73]。短期结果和 12 个月的随访表明，10 天抗生素方案并不劣于传统的 30 天方案，所有患者均康复，无明显骨关节后遗症[68]。然而，应该指出的是，患有严重贫血、营养不良、免疫缺陷和其他严重潜在疾病的患者，其治疗失败的风险会增加，因此抗生素治疗应个体化[71]。

一项小型回顾性研究结果表明，儿童金格杆菌化脓性关节炎可以通过口服 3 ～ 4 周抗生素成功治疗，无须一开始就注射抗生素[74]。尽管病因不确定，但细菌学未确诊的儿童化脓性关节炎治疗方法与培养阳性病例相似，长期结果相当[39]。

辅助抗感染治疗

由于宿主的免疫反应会导致软骨退化[41]，因此建议使用抗炎药物以减少关节组织破坏并预防肢体残疾。在金黄色葡萄球菌和流感嗜血杆菌关节炎的动物模型中，静脉注射地塞米松降低了关节内多形核白细胞、细胞因子和溶基质素的浓度，以及残余关节损伤的程度[75]。两项前瞻性随机双盲并使用安慰剂的对照研究，共纳入年龄在 3 个月～ 18 岁的 149 名儿童。研究表明，4 天静脉应用地塞米松

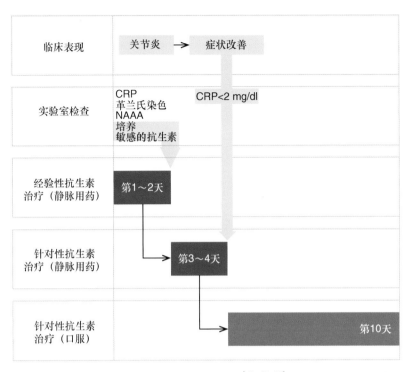

图 8.4　用于指导无并发症的儿童化脓性关节炎短期抗生素治疗方案 [64, 68, 71]。CRP：C- 反应蛋白；NAAT：核酸扩增试验

（0.15 ～ 0.2 mg/kg 体重，每 6 ～ 8 小时 / 次）显著缩短了有细菌学证据 [76] 或推断的 [77] 儿童化脓性关节炎的疼痛时间，并且可以缩短肠外抗生素使用时间 [78]。其中一项新的研究发现：证实使用激素有助于降低病后 12 个月功能障碍发生率 [76]。尽管取得了一些积极的结果，但我们应该意识到，机体免疫反应具有清除入侵的病原体、过度表达造成关节损伤及永久性功能障碍的双重作用，我们需要维持这两者之间的微妙平衡。通过皮质类固醇减轻炎症可能会降低机体抗感染治疗的有效性，并增加潜在风险和副作用。在推荐常规使用地塞米松辅助治疗儿童化脓性关节炎之前，还需要进行更多的大型随机临床试验 [78]。

预后

　　因为出院时的评估经常无法检测到遗留的异常情况，故仍需要长期随访来评估儿童化脓性关节炎的关节功能。据报道，10% ～ 27% 的儿童会出现各种功能性后遗症，例如跛行、活动范围缩小或关节强直、关节不稳定、永久性脱位或骨骼发育异常。值得注意的是，患有金格杆菌关节炎的儿童通常会顺利康复，不会遗留长期残疾 [20]。骨关节方面预后不良的危险因素见表 8.6 [6, 79-80]。

表 8.6　儿童化脓性关节炎关节预后不良的危险因素

- 发病时年龄小于 6 个月
- 髋关节或肩关节受累
- 邻近部位有骨髓炎
- 延误诊断超过 4 天
- 感染金黄色葡萄球菌或革兰氏阴性肠道细菌
- 含有杀白细胞素（PVL）的社区获得性 MRSA 感染
- 经过一周规范的抗菌治疗后持续培养阳性

来源：[6, 79-80]

要点

- 小儿化脓性关节炎的病原与年龄有关：金黄色葡萄球菌在新生儿和 4 岁以上儿童中占优势，而金格杆菌在 6 个月至 4 岁最常见。
- 金格杆菌关节炎的患儿可能出现低热，而白细胞计数、CRP 和血沉可以正常。
- 临床高度警惕、抽取关节液和血液进行细菌学检测、及时关节引流和给予足够的抗生素是儿童化脓性关节炎治疗的关键。
- 使用灵敏的核酸扩增检测提高了金格杆菌等对生长环境苛刻的病原体的诊断，将检测时间从几天缩短到几个小时，并且让已经开始使用抗生素治疗的患者可以进行细菌学诊断。

- 临床症状改善和 CRP 水平降低可用于指导从肠外抗生素转为口服抗生素，并提示可以早期出院。

参考文献

1. Riise OR, Handeland KS, Cvancarova M, *et al.* Incidence and characteristics of arthritis in Norwegian children: a population-based study. Pediatrics 2008; 121 (2): e299–306.
2. Ike RW. Bacterial arthritis. Curr Opin Rheumatol 1998; 10 (4): 330–334.
3. Grammatico-Guillon L, Maakaroun Vermesse Z, Baron S, *et al.* Pediatric bone and joint infections are more common in boys and toddlers: a national epidemiology study. Acta Pædiatrica 2013; 102 (3): e120–125.
4. Trujillo M, Nelson JD. Suppurative and reactive arthritis in children. Semin Pediatr Infect Dis 1997; 8 (4): 242–249.
5. Weintraub A. Immunology of bacterial polysaccharide antigens. Carbohydr Res 2003; 338: (23) 2539–2547.
6. Welkon CJ, Long SS, Fisher MC, Alburger PD. Pyogenic arthritis in infants and children: a review of 95 cases. Pediatr Infect Dis 1986; 5 (6): 669–676.
7. Juchler C, Spyropoulou V, Wagner N, *et al.* The contemporary bacteriologic epidemiology of osteoarticular infections in children in Switzerland. J Pediatr 2018; 194 (3): 190–196.
8. Sarkissian EJ, Gans I, Gunderson MA, *et al.* Community-acquired methicillin-resistant *Staphylococcus aureus* musculoskeletal infections: emerging trends over the past decade. J Pediatr Orthop 2016; 36 (3): 323–327.
9. Dohin B, Gillet Y, Kohler R, *et al.* Pediatric bone and joint infections caused by Panton-Valentine leukocidin-positive *Staphylococcus aureus*. Pediatr Infect Dis J. 2007; 26 (11): 1042–1048. doi: http://dx.doi.org/10.1097/ INF.0b013e318133a85e.
10. Vardakas KZ, Kontopidis I, Gkegkes ID, *et al.* Incidence, characteristics, and outcome of patients with bone and joint infections due to community-associated methicillin-resistant *Staphylococcus aureus*: a systematic review. Eur J Clin Microbiol Infect Dis 2013; 32 (6): 711–721.
11. Sánchez-Encinales V, Ludwig G, Tamayo E, *et al.* Molecular characterization of *Streptococcus pyogenes* causing invasive disease in a pediatric population in Spain. A 12-year study. Pediatr Infect Dis J. 2019; 38 (12): 1168–1172.
12. Tyrrevll GJ, Lovgren M, Kress B, Grimsrud K. Varicella-associated invasive group A streptococcal disease in Alberta, Canada 2000-2002. Clin Infect Dis 2005; 40 (7): 1055–1057.
13. Memon IA, Jacobs NM, Yeh TF, Lilien LD. Group B streptococcal osteomyelitis and septic arthritis. Its occurrence in infants less than 2 months old. Am J Dis Child 1979; 133 (9): 921–923.
14. Trijbels-Smeulders M, de Jonge GA, Pasker de Jong PC, *et al.* Epidemiology of neonatal group B streptococcal disease in the Netherlands before and after introduction of guidelines for prevention Arch Dis Child Fetal Neonatal Ed 2007; 92 (4): F272–276.
15. Olarte L, Romerom J, Barson W, *et al.* Osteoarticular inections caused by *Streptococcus pneumoniae* in children in the post-pneumococcal conjugate vaccine era. Pediatr Infect Dis J. 2017; 36 (12) 1201–1204.
16. Rotbart HA, Glode MP. *Haemophilus influenzae* type b septic arthritis in children: report of 23 cases. Pediatrics 1985; 75 (2): 254–259.
17. Howard AW, Viskontas D, Sabbagh C. Reduction in osteomyelitis and septic arthritis related to *Haemophilus influenzae* type b vaccination. J Pediatr Orthop 1999; 19 (6): 705–709.
18. Tsang RSW, Ulanova M. The changing epidemiology of invasive *Haemophilus influenzae* disease: Emergence and global presence of serotype a strains that may require a new vaccine for control. Vaccine. 2017; 35 (33): 4270–4275.
19. Le Quellec SN, Gaillot O, Chotel F, *et al.* Septic arthritis caused by nonencapsulated *Haemophilus influenzae*. J Clin Microbiol 2013; 51 (6): 1970–1972.
20. Chometon S, Benito Y, Boisset S, *et al.* Specific real-time polymerase chain reaction places *Kingella kingae* as the most common cause of osteoarticular infections in young children. Pediatr Infect Dis J 2007; 26 (5): 377–381.
21. Yagupsky P. *Kingella kingae*: carriage, transmission, and disease. Clin Microbiol Rev 2015;28 (1): 54–79.
22. Schaad UB. Arthritis in disease due to *Neisseria meningitidis*. Rev Infect Dis 1980; 2 (6): 880–888.
23. Mathew S, Overturf GD. Complement and properidin deficiencies in meningococcal disease. Pediatr Infect Dis J 2006; 25 (3): 255–256.
24. Rice PA. Gonococcal arthritis (disseminated gonococcal infection). Infect Dis Clin North Am 2005; 19 (4): 853–861.
25. Sreenivas T, Nataraj AR, Kumar A, Menon J. Neonatal septic arthritis in a tertiary care hospital: a descriptive study. Eur J Orthop Surg Traumatol 2016; 26 (5):477–481.
26. Brancos MA, Peris P, Miro JM, *et al.* Septic arthritis in heroin addicts. Semin Arthritis Rheum 1991; 21 (2): 81–87.
27. Bosilkovski M, Urosevic VK, Cekovska Z, *et al.* Osteoarticular involvement of childhood brucellosis: experience with 133 cases in an endemic region. Pediatr Infect Dis J 2013; 32 (8): 815–819.
28. Deanehan JK, Kimia AA, Tan Tanny SP, *et al.* Distinguishing Lyme from septic knee monoarthritis in Lyme disease-endemic areas. Pediatrics 2013; 131 (3): e695–701.
29. Franz A, Webster AD, Furr PM, Taylor-Robinson D. Mycoplasmal arthritis in patients with primary immunoglobulin deficiency: clinical features and outcome in 18 patients. Br J Rheumatol 1997; 36 (6): 661–668.
30. Brook I. Joint and bone infections due to anaerobic bacteria in children. Pediatr Rehabil 2002; 5 (1): 11–19.
31. Teo HE, Peh WC. Skeletal tuberculosis in children. Pediatr Radiol 2004: 34 (11): 853–860.
32. Flannery DD. Septic arthritis and concern for osteomyelitis in a child with rat bite fever. J Clin Microbiol 2013; 51 (6): 1987–1989.
33. Offiah AC. Acute osteomyelitis, septic arthritis and discitis: differences between neonates and older children. Eur J Radiol 2006; 60 (2): 221–232.
34. Speiser JC, Moore TL, Osborn TG, *et al.* Changing trends in pediatric septic arthritis. Semin Arthritis Rheum 1985; 15 (2): 132–138.
35. Spyridakis E, Gerber JS, Schriver E, et al. Clinical features and outcomes of children with culture-negative septic arthritis. J Pediatric Infect Dis Soc 2018 (3), 228–234.
36. Dubost JJ. Septic arthritis with no organism: a dilemma. Joint Bone Spine. 2006; 73 (4): 341–343.
37. Lyon RM, Evanich JD. Culture-negative septic arthritis in children. J Pediatr Orthop. 1999; 19 (5): 655–659.
38. Chang WS, Chiu NC, Chi H, *et al.* Comparison of the characteristics of culture-negative versus culture-positive septic arthritis in children. J Microbiol Immunol Infect 2005; 38 (3): 189–193.
39. Pääkkönen M, Kallio MJT, Kallio PE, Peltola H. Significance of negative cultures in the treatment of acute hematogenous bone and joint infections in children. J Pediatr Infect Dis Soc 2013; 2 (2): 119–125.
40. Dekker JP. Metagenomics for clinical infectious disease diagnostics steps closer to reality. J Clin Microbiol 2018; 56 (9): 1–7.
41. Shirtliff ME, Mader JT. Acute septic arthritis. Clin Microbiol Rev 2012; 15 (4): 527–544.
42. Montgomery CO, Siegel E, Blasier RD, Suva LJ. Concurrent septic arthritis and osteomyelitis in children. J Pediatr Orthop 2013; 33 (4): 464–467.
43. Asnes RS, Arendar GM. Septic arthritis of the hip: a complication of femoral venipuncture. Pediatrics 1966; 38 (5): 837–841.
44. Ross JJ, Shamsuddin H. Sternoclavicular septic arthritis: review of 180 cases. Medicine (Baltimore) 2004; 83 (3): 139–148.
45. Goldenberg DL, Reed JI. Bacterial arthritis. N Engl J Med 1985; 312 (12): 764–771.
46. Wilson ML, Winn W. Laboratory diagnosis of bone, joint, soft tissue, and skin infections. Med Microbiol 2008; 46 (3): 453–457.
47. Press J, Peled N, Buskila D, Yagupsky P. Leukocyte count in the synovial fluid of children with culture-proven brucellar arthritis. Clin Rheumatol. 2002; 21 (3): 191–193.
48. Smith JW, Chalupa P, Shabaz Hasan M. Infectious arthritis: clinical features, laboratory findings and treatment. Clin Microbiol Infect 2006; 12 (4): 309–314.
49. Hughes JG, Vetter EA, Patel R, *et al.* Culture with BACTEC Peds Plus/F bottle compared with conventional methods for detection of bacteria in synovial fluid. J Clin Microbiol. 2001; 39 (12): 4468–4471.
50. Bourbeau P, Riley J, Heiter BJ, *et al.* Use of the BacT/Alert blood culture system for culture of sterile body fluids other than blood. J Clin Microbiol 1998; 36 (11): 3273–3277.
51. Section J, Gibbons SD, Barton T, *et al.* Microbiological culture methods for pediatric musculoskeletal infection: a guideline for optimal use. J Bone Joint Surg Am. 2015; 97 (6): 441–449.
52. Fenollar F, Lévy PY, Raoult D. Usefulness of broad-range PCR for the diagnosis of osteoarticular infections. Curr Opin Rheumatol. 2008; 20 (4): 463–470.
53. Ceroni D, Dubois-Ferriere V, Cherkaoui A, *et al.* Detection of *Kingella kingae* osteoarticular infections in children by oropharyngeal swab PCR. Pediatrics 2013;131 (1): e230–235.
54. Connolly LP, Connolly SA. Skeletal scintigraphy in the multimodality assessment of young children with acute skeletal symptoms. Clin Nucl Med 2003; 28 (9): 746–754.
55. Monsalve J, Kan JH, Schallert EK, *et al.* Septic arthritis in children: frequency of coexisting unsuspected osteomyelitis and implications on imaging work-up and management. Am J Roentgenol 2015; 204 (6): 1289–1295.
56. Yang WJ, Im SA, Lim GY, *et al.* MR imaging of transient synovitis: differentiation from septic arthritis. Pediatr Radiol 2006; 36 (11): 1154–1158.
57. Marin C, Sanchez-Alegre ML, Gallego C, *et al.* Magnetic resonance imaging of osteoarticular infections in children. Curr Probl Diagn Radiol 2004; 33 (2): 43–59.
58. Hambleton S, Berendt AR. Bone and joint infections in children. Hot Top Infect Immun Child 2004; 549: 47–62.
59. Faust SN, Clark J, Pallett A, Clarke NM. Managing bone and joint infection in children. Arch Dis Child 2012; 97 (6): 545–553.
60. Nelson JD, Koontz WC. Septic arthritis in infants and children: a review of 117 cases. Pediatrics 1966; 38 (6): 966–971.
61. Morrey BF, Bianco AJ, Rhodes KH. Septic arthritis in children. Orthop Clin North Am 1975; 6 (4): 923–934.
62. Givon U, Liberman B, Schindler A, *et al.* Treatment of septic arthritis of the hip joint by repeated ultrasound-guided aspirations. J Pediatr Orthop 2004; 24 (3): 266–270.
63. Dunkele LM. Towards optimum management of serious focal infections: the model of suppurative arthritis. Pediatr Infect Dis J 1989; 8 (4): 195–196.
64. Pääkkönen M, Peltola H. Management of a child with suspected acute septic arthritis. Arch Dis Child 2012; 97 (3): 287–292.
65. Nusem I, McAlister A. Arthroscopic lavage for the treatment of septic arthritis of the hip in children. Acta Orthop Belg 2012; 78 (6): 730–734.
66. Pääkkönen M, Peltola H. Bone and joint infections. Pediatr Clin North Am 2013. 60 (2): 425–436.
67. Wieland BW, Marcantoni JR, Warren DK, Marschall J. A retrospective comparison of ceftriaxone versus oxacillin for osteoarticular infections due to methicillin-susceptible *Staphylococcus aureus*. Clin Infect Dis 2012; 54 (5): 585–590.
68. Peltola H, Pääkkönen M, Kallio P, Kallio JT. Prospective, randomized trial of 10 days versus 30 days of antimicrobial treatment, including a short-term course of parenteral therapy, for childhood septic arthritis. Clin Infect Dis 2009; 48 (9): 1201–1210.
69. Tetzlaff TR, McCracken GH, Nelson JD. Oral antibiotic therapy for skeletal infection of children. II. Therapy of osteomyelitis and suppurative arthritis. J Pediatr 1978; 92 (3): 485–490.
70. Faden D, Faden HS. The high rate of adverse drug events in children receiving prolonged outpatient parenteral antibiotic therapy for osteomyelitis. Pediatr Infect Dis 2009; 28 (6): 539–554.
71. Pääkkönen M, Peltola H. simplifying the treatment of acute bacterial bone and joint infections in children. Expert Rev Anti Infect Ther 2011; 9 (12): 1125–1131.
72. Pääkkönen M, Kallio PE, Kallio MJT, Peltola H. Does bacteremia associated with bone and joint infections necessitate prolonged parenteral antibiotic therapy? J Pediatr Infect Dis Soc. 2015; 4: 174–177.
73. Pääkkönen M, Kallio M, Peltola H, Kallio PE. Pediatric septic hip with or without arthrotomy: a retrospective analysis of 62 consecutive non-neonatal culture-positive cases. J Pediartr Orthop B 2010; 19 (3): 264–269.
74. Alcobendas R, Murias S, Remesal A, Calvo C. Oral treatment of osteoarticular infections caused by *Kingella kingae* in children. Eur J Rheumatol 2018; 5 (2):147–148.
75. Jafari HS, Sáez-Llorens X, Paris M, *et al.* Dexamethasone attenuation of cytokine-mediated articular cartilage degradation in experimental lapine *Haemophilus* arthritis. J Infect Dis 1993; 168 (5): 1186–1193.
76. Odio CM, Ramirez T, Arias G, *et al.* Double blind, randomized, placebo controlled study of dexamethasone therapy for hematogenous septic arthritis in children. Pediatr Infect Dis J 2003; 22 (10): 883–888.
77. Harel L, Prais D, Bar-On E, *et al.* Dexamethasone therapy for septic arthritis in children. Results of a randomized double-blind placebo-controlled study. J Pediatr Orthop 2011; 31 (2): 211–215.
78. Delgado-Noguera MF, Forero Delgadillo J, Franco AA, *et al.* Corticosteroids for septic arthritis in children. Cochrane Database Syst Rev. 2018; 11 (11): Art. No.: CD012125. DOI: 10.1002/14651858.CD012125.pub2.
79. Howard JB, Highgenboten CL, Nelson JD. Residual effects of septic arthritis in infancy and childhood. J Am Med Assoc 1976 23; 236 (8): 932–935.
80. Howard-Jones AR, Isaacs D, Gibbons PJ. Twelve-month outcome following septic arthritis in children. J Pediatr Orthop B 2013; 22 (5): 486–490.

第9章
成人原发性化脓性关节炎

Florian B. Imhoff，David E. Bauer，and Ilker Uçkay

概述

原发性化脓性关节炎与其他炎症性关节炎（如自身免疫性、晶体诱发性或反应性关节炎）症状相似。微生物或粒细胞释放的酶容易对关节软骨造成快速损伤。因此，化脓性关节炎需要引流治疗。化脓性关节炎的各种症状由多种病原体引起。可进一步分为急性与慢性、儿童与成人、社区获得性与医院获得性、细菌性与病毒性、血源性与局部创伤性、单关节与少关节/多关节的关节感染。"骨关节"这一术语在如今文献中经常再现，表明骨和关节感染的诊断和治疗相似。然而，化脓性关节炎、骨髓炎和植入物相关的骨与关节感染必须在性质、病因和治疗方面加以区分，因为治疗和结果迥异。本章将介绍成人原发性四肢关节的化脓性关节炎的特点以及流行病学、诊断和治疗。脊柱化脓性关节炎在第10章重点介绍，而儿童原发性化脓性关节炎在第8章有重点介绍。

危险因素

成人原发性细菌性关节炎相关的风险因素主要有免疫力低下、创伤（近期受伤或关节内类固醇注射）、静脉药物使用或心内膜炎等远处血管内感染[1-4]。宿主免疫力低下，包括年龄＞60岁、类风湿关节炎、糖尿病、癌症、肝硬化、肾病、吸毒或酒精成瘾，以及糖皮质激素或症状改善药物的系统治疗。类风湿关节炎患者尤其容易患化脓性关节炎。风险比一般人高15倍[1]。如此高的风险可能与疾病本身以及使用免疫抑制剂治疗有关[1]。麻烦的是许多关节感染发作无法解释，也与上述任何一种情况无关。住院成年患者的自发化脓性关节炎的回顾性研究显示，约50%的病例找不到确切病因，患者无法讲出或猜出感染的来源[2]。

发病机制、流行病学和微生物学

在发达国家，细菌性关节炎的年发病率在2～10/10万之间波动[5-7]。大多数是血源性，其中细微的皮肤破损可能是常见的细菌侵入方式[5-7]。负重关节在血源性化脓性关节炎中受影响最大，41.8%的病例膝关节受累，23.6%为髋关节[8]。英国一项为期10年的调查证实，膝关节是最常受影响的关节（31%），其次是髋（16%）、肘（9%）、手（6%）、腕（4%）、胸锁关节（0.8%）和骶髂关节（0.4%）[9]。少数患者（2.7%～15%）多关节受累[4, 9-13]。微生物学研究显示，化脓性关节炎由金黄色葡萄球菌致病占50%～60%，链球菌16%～17%，革兰氏阴性杆菌5%～15%，厌氧菌少于1%[4, 7]。这种病原体分布与外科术后关节感染相似（即无植入物的关节术后感染）[4, 7]。与预期相同，血源性化脓性关节炎中大多数发作是单一细菌感染，而外源性骨髓炎（糖尿病足或手术部位感染）通常是混合感染[2,6-13]。Clerc等[11]的研究结果也相似，小关节感染（通常是外源性的）中24%是多微生物感染，而大关节感染（通常是血源性的）只有1.4%。

少数化脓关节炎（4%～9%）由穿刺伤引起。表9.1总结了外源性关节炎的总体发病率，即医疗操作、干预后直接导致细菌接种、关节感染[5, 8-9, 12-13]。与血源性关节炎相比，外伤后感染主要发生在年轻健康男人：由咬伤、刺伤和意外事件引起，每种各有典型细菌。原发性化脓性关节炎典型致病菌为金黄色葡萄球菌，而创伤后化脓性关节炎多为革兰氏阴性病原

表 9.1 化脓性关节炎的病源。据参考文献改编[7]

发病机制	Kaandorp, 1997[12]	Weston, 1999[9]	Stutz, 2000[13]	Eder, 2005[8]	Geirsson, 2008[5]
大概血源性（原发性自发性关节炎）	68%	NA	54%	NA	NA
手术部位感染（总）	23%	NA	42%	15%	44%
－关节切开术后	21%	NA	28%	5%	26%
－关节内注射	2%	3%	10%	9%	NA
－关节穿刺术后/关节镜检查	NA	NA	4%	2%	18%
穿透伤	7%	9%	4%	12%	NA

NA＝不可用

体（51%），包括植物刺伤相关感染中的泛球菌凝集菌（54%）或器械、足浸泡伤的假单胞菌属（25%）。真菌（如孢子菌科）在开放伤和土壤直接接触的情况下可高达25%。非结核分枝杆菌的感染率高达16%，其中3/4的人在水中感染了海洋分枝杆菌，在陆地上感染了堪萨斯支原体。有趣的是，地震或海啸[14]的化脓性关节炎细菌培养结果类似。因此，对于穿刺伤后的外源性关节炎，经验性抗生素应用应更广谱些，应该包括革兰氏阴性杆菌；而对于血源性关节炎，使用窄谱抗生素行初始治疗就足够。

最后，成人原发性化脓性关节炎中还包括淋菌性关节炎[15-16]。淋病性关节炎源于生殖器感染，临床上可能是一过性的或症状轻微。经典标志是性病接触史，如有怀疑，应特别追问。淋病奈瑟菌曾经是感染性关节炎最常见的病因，但自从艾滋病流行以来，其流行率直线下降。因此，现在的很多医生可能不熟悉淋球菌感染的皮肤表现。临床上，淋病可能导致化脓性关节炎，类似于由其他细菌引起的化脓性关节炎，或导致腱鞘炎、皮肤损伤和多关节痛的独特的综合征，而不仅仅是关节炎症状[15-16]。

诊断

体征和症状

关节痛持续加重、局部发热和皮肤红肿是大多数患者的主要症状。伴菌血症的患者可能会出现高热和寒战。然而晶体性关节病、类风湿关节炎和其他炎性关节炎也可引起类似的局部症状。因此，每个病例都应全面体检、记录病史。病史应包括有关自身免疫性风湿病、腹泻、远处感染如感染性心内膜炎，及性病。如果发热，应进行血液培养，因为50%的发热患者血液培养可能是阳性[2]。图9.1中，

我们制订了一套原发性化脓性关节炎的检查和治疗流程。对于怀疑血源性感染或者创伤后化脓性关节炎，更多细节见第2章。慢性化脓性关节炎可有窦道。有窦道时，即使无局部炎症迹象，关节也必须被视为感染。慢性化脓性关节炎几乎只发生在有溃疡病史的多发性神经病足感染中，且常伴有邻近（继发）骨感染。

微生物学诊断

化脓性细菌性关节炎诊断的金标准仍然是从关节内组织活检或滑液中至少两个样本检测到相同病原体，或关节炎症状加血培养阳性（标本无污染）。但先前使用过抗菌药[17]、微生物数量少、培养基不合适、病原体培养要求苛刻，或标本到微生物实验室的运送时间明显延长，微生物培养结果可能仍然是阴性。培养阴性的细菌性关节炎尚无确切的诊断标准。通常在典型临床表现＋滑膜中高白细胞计数（＞50 000个细胞/μL）和（或）滑膜中粒细胞为主（＞90%）且无晶体病的患者中做出此诊断。真细菌通过聚合酶链反应（PCR）检查的敏感性低于标准培养，而且费用高。多微生物感染时，结果很难解释。此外，除了提供编码甲氧西林或利福平耐药基因，PCR不能提供抗生素耐药信息；相反，对于怀疑生长缓慢的细菌等的特殊情况下，做特异性或多重PCR有助于诊断，如金氏菌[18]、布鲁氏菌属、贝氏柯克斯体、巴尔通体、结核分枝杆菌或溃疡分枝杆菌。如果怀疑为淋球菌性化脓性关节炎，应在尿液和（或）滑液中用特异性PCR检测淋病奈瑟菌[15-16]。

血清炎症指标

对于无菌血症的局限性关节炎，尽管存在局限的化脓性细菌感染，但降钙素原常呈阴性[19-21]；在合

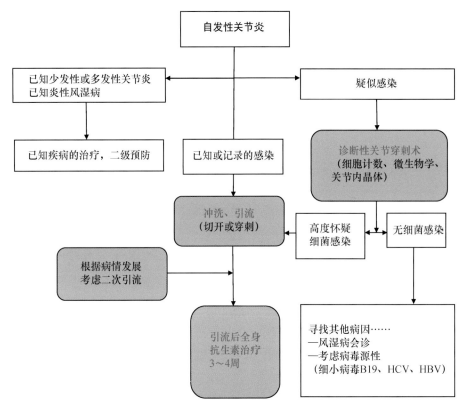

图 9.1　怀疑原发性化脓性关节炎的治疗策略

并败血症和（或）菌血症时多呈阳性[22]。然而，全身感染几乎所有的血清炎症标记物都升高。这一事实有重要含义。须知许多原发性细菌性关节炎可能是血源性的，因此这些血清炎症标记物可能反映的是无症状的菌血症，而非关节感染[2]。标记物之间相比较，血清降钙素原管用，其诊断价值高于其他生物标记物（白细胞、C 反应蛋白）[20-21]。

滑液分析

炎症标记物也可在局部检测，即在滑液中检测。已经有很多研究寻找各阈值以判断感染的细菌性质。例如，Baillet 等[23]研究钙保护蛋白和 a- 防御素是否可以区分化脓性关节炎和其他炎性关节炎。73 名患者中，钙保护蛋白是区分化脓性关节炎和非化脓性炎症性关节炎的唯一生物标记物，在 150 mg/L 钙保护蛋白阈值下，其敏感性为 76%，特异性为 94%，阳性似然比为 12.2[23]。将来可能会出现更多的滑膜内标记物。例如，血清 IL-6 水平在假体周围关节感染的诊断评估中是敏感和特异的[24]。目前还没有其在原发性化脓性关节炎患者中的研究数据，预计它也不能区分化脓性关节炎与自身免疫性炎性关节炎[25]。

关于滑膜白细胞的阈值，许多专家认为 ≥ 50 000个 / 微升作为化脓性关节炎的标准[26]。其他研究表明，即使 100 000 个 / 微升也无法区分化脓性或非化脓性联合感染[27]。一项包括 6242 名患者在内的文献综述表明，中性粒细胞比例＞ 90% 表明细菌性关节炎发生的可能性为其他性质关节炎的 3 倍[28]。文献不能提供一个明确的数值。我们认为，仅靠关节内细胞计数或中性粒细胞比值不足以确定治疗方案（图 9.1）。

显微镜下细菌染色

即使无菌滑液中的细菌数量很少，也足以引发强烈的局部和全身炎症反应。然而，显微镜下细菌少量种植通常不能被检测出来[29]。虽然许多中心仍然使用革兰氏或吖啶橙染色法快速诊断细菌性关节炎，但这种方法的成本效益比很可能为负值。在一项大型单中心研究中，我们评估了 500 例不同的细菌性关节炎标本。培养阳性病例中革兰氏染色出病原体的共有 146 例（146/500，29%），或微生物培养阳性中仅 146/400 例（37%）。总体而言，和金标准培养阳性相比，革兰氏染色诊断化脓性关节炎的敏感性、特异性、阳性和阴性预测值分别为 0.37、0.99、0.99 和 0.28。不同的患者亚群中有下列数值非常接近：免疫力受损患者的敏感度值为 0.40，接受抗生素治疗的患者为 0.36，伴有晶体关节病的患者为 0.52。CRP 水平高于 150 mg/L、菌血症和滑膜白细胞计数 > 180 000/μL 与"革兰氏染色有结果"显著相关。相反，滑膜内中性粒细胞比值高与革兰氏染色结果无相关性[29]。

影像学

即使 X 线片和超声可显示软组织肿胀或感染关节外隐藏的脓肿，但与慢性骨髓炎（第 20 章）相比，影像学检查对自发性细菌性关节炎的诊断价值偏低。仅在伴骨髓炎的情况下影像学表现才提示关节炎的化脓性。超声有助于辅助关节穿刺，尤其是髋关节。

治疗

概况

成人原发性性细菌性关节炎的治疗主要基于专家意见和个人经验。由于临床表现的多样性以及缺乏来自前瞻性随机试验的科学数据，很难标准化治疗。于是，不同地方、不同机构的治疗方法也不同。这点与其他骨和植入物相关感染的治疗情况相同。公认的治疗原则有二，即灌洗/引流和全身抗生素治疗[2]。相比之下，是否急诊行关节引流有争议。许多外科和内科医生强调，每一种细菌性关节炎，无论起源和临床表现，都应尽快引流。这一观点基于动物研究，表明需要非常早期的抗菌治疗来防止兔子葡萄球菌性关节炎导致的软骨破坏[30]。尽管如此，一些医生还是倾向于不要那么着急处理，而是等待最佳的引流时机。对于无败血症的患者，他们建议开始经验性抗菌治疗，但推迟引流，直到有骨科医生或风湿病学家到场。因此，他们不喜欢把引流纳入急诊流程（如夜晚值班）。Lauper 等[31]分析了 200 多个原发性成人化脓性关节炎病例，涉及手足关节（n = 46）、膝（n = 67）、肩（n = 48）、髋（n = 22）和足踝（n = 8）。患者长期功能结果为：入院后 6 h 内冲洗引流与 6～12 h、12～24 h 甚至 24 h 以上引流的患者无明显差异。有趣的是，入院前症状的中位持续时间为 3 天，这意味着早期急诊手术只会将疾病的总持续时间缩短最多 10%～25%[31]。事实上，在现有文献和现实生活条件下，成年患者的延迟伤害时间

更长，与急诊室的等待时间无关。例如，根据 Vispo-Seara 等[32]发现晚期软骨损伤，与症状和引流之间的间隔时间 > 2 周显著相关。Ross 等[33]研究显示没有证据表明入院和干预治疗之间的短暂延迟会影响任何结果。Balabaud 等[34]的研究显示，术前延迟在膝关节化脓关节炎治愈组比失败组（23 天）短平均 12 天。然而，作者也同样未能准确确定一个特定的干预时间标准。Klinger 等[35]报道，如果引流术在局部症状开始 2 周内完成，则肩关节愈后的评分会更好。Matthews 等[36]把延迟 ≥ 3 周作为股骨头继发性骨髓炎行切除术的阈值。

切开引流还是关节穿刺？

虽然外科医生更喜欢手术切开、关节冲洗[37]，但许多风湿病学家（如在法国）对病情稳定的患者进行关节连续闭合性针穿刺灌洗。由于成人化脓性关节炎患者的各种病理和治疗的文化差异，很难进行手术和多次关节穿刺之间的大型多中心正面比较。Harada 等[38]回顾性比较了 20 例床边闭式针关节穿刺术与 41 例手术（关节切开或关节镜）患者的结果。他们评估了康复时间、康复处置、感染复发和死亡率。在 12 个月的随访中，两组患者的所有结果均无差异。然而，关节穿刺术组在三个月恢复的人数更多，需要短期康复治疗的更少。这些统计结果可能有偏差，因为患者没有随机分为保守治疗组和手术治疗组。因此，严重关节感染患者接受手术治疗的风险很高。此外，该研究中没有一位作者是外科医生，患者显然没有接受多学科团队治疗。同样，Ravindran 等[39]回顾性比较了 19 例通过手术（关节切开/关节镜）治疗与 32 例通过保守（连续闭合针吸）治疗的原发性化脓性关节炎患者。同样，最终恢复结果没有差异。然而，手术引流的患者需要更多的理疗和再教育。同样，在这项非随机回顾性研究的分析中有偏倚的风险。综上所述，关于最佳引流技术（关节穿刺、关节切开、关节镜）和引流管数的争论尚未结束。我们反对仅根据第一次引流期间的肉眼所见就开始预定二次引流；建议根据临床进展评估二次干预的必要性。成功的干预在引流和正确的抗生素治疗后，通常在两天后会疼痛减轻、肿胀消退、发热减少。

抗生素治疗

抗菌药选择

抗菌药对滑膜的渗透性知之甚少。根据最近的

综述[40]，抗菌药穿透性在关节的研究少于骨。作者评估了30多种抗生素的骨和关节的穿透性。总体而言，大多数抗生素，包括阿莫西林、哌拉西林/他唑巴坦、氨曲南、头孢菌素、碳青霉烯类、克林霉素、氨基糖苷类、氟喹诺酮类、强力霉素、万古霉素、利奈唑胺、达托霉素、磷霉素、复方三唑啉、利福平和达巴万古霉素，显示出良好的骨关节组织渗透性，达到、超过常见病原体的最低抑菌浓度。青霉素和甲硝唑是例外，它们对骨的穿透力低，而甲硝唑和氟氯西林在关节间隙穿透力方面的表现较差。并不是所有评估的抗生素用于治疗骨髓炎和化脓性关节炎都有临床研究，但药代动力学结果表明渗透特性良好的药在此类感染中有潜在的优势[40]。表9.2显示了最常见微生物的标准和替代抗菌方案。重要的是，由于β-内酰胺类抗生素的口服生物利用度较低，因此口服给药（至少在治疗早期）不应选β-内酰胺类抗生素。万古霉素是抗甲氧西林病原体的标准静脉药物。虽然大家认为骨感染的最佳治疗至少需要20 mg/mL的血清水平[41]，但对原发性化脓性关节炎没有参考值。万古霉素给药时间应不低于1小时，以预防组胺引起的"红人"综合征。氟喹诺酮类药物是抗革兰氏阴性感染的重要药物。由于生物利用度佳，从治疗开始就可口服给药。瑞士的一项多中心研究证明，所有葡萄球菌感染，包括35例关节炎患者，氟喹诺酮类药物加利福平口服联合可替代肠外给药（缓解率分别为86%和84%）[42]。

抗菌治疗的持续时间

引流后全身抗生素持续时间仍有争议，理论上应个体化进行。现在（或过去）都推荐不同的治疗方案，例如对链球菌行三周的静脉抗生素注射治疗；对于葡萄球菌和革兰氏阴性杆菌，静脉注射3～4周；对于免疫功能低下的患者，静脉注射4周以上[2]。多数作者通常先两周静脉注射，后两周口服抗生素治疗[43]。然而，大多数专家认为对于已经引流的成人原发性化脓性关节炎无须那么长时间的抗生素治疗。3～4周的给药时间对引流后的不累及骨的滑膜内感染绰绰有余[2]。

大多数评估化脓性关节炎患者的对照试验都是在儿童身上进行。许多儿科出版物显示，使用总持续时间为10～20天能成功治愈感染，其中仅使用了短期的肠外抗生素[44]。细菌性手腕关节感染的传统抗菌治疗持续时间较短。Angly等[45]回顾了31个成人手指关节炎手术病例。中位抗生素持续时间为静脉注射2天和口服17天，无复发。在另一项对101例手关节感染患者的研究中，静脉注射3～5天后转口服。所有的治疗结果相似[46]。支持这种短期治疗手部小关节感染的文献正在出现，最近发表在一篇叙述性综述中[47]。

短程抗生素治疗对大关节的化脓性炎症是否也足够，目前尚不清楚。我们最近发表了一项前瞻性随机试验，评估了154例成人原发性化脓性关节炎患者的治疗时间[48]。只有1/3的患者患有中关节或大关

表 9.2　细菌性自发性关节感染的抗生素治疗（作者推荐）

肠外治疗			
微生物	治疗方案	备用方案	口服
甲氧西林敏感金黄色葡萄球菌	氟氯西林每2 g/6 h	头孢唑林2 g/8 h或头孢呋辛1.5 g/8 h	克林霉素600 mg/8 h
耐甲氧西林金黄色葡萄球菌	万古霉素［15 mg/（kg·12 h）］	达托霉素8 mg/（kg·24 h）	复方新诺明1片/12 h
链球菌	青霉素G IV（300万 U 4～6×/d）	头孢曲松每2 g/24 h	阿莫西林1 g/8 h 克林霉素600 mg/8 h
肠道革兰氏阴性杆菌	头孢曲松2 g/24 h	头孢呋辛每静脉注射1.5 g/8 h	环丙沙750 mg/12 h
铜绿假单胞菌沙雷菌	头孢他啶2 g/8 h	头孢吡肟每2 g/12 h	环丙沙750 mg/12 h
铜绿假单胞菌	克林霉素600 mg/8 h		克林霉素600 mg/8 h
厌氧菌	阿莫西林-克拉维酸每6～8 h 2.2 g	亚胺培南500 mg/6 h	甲硝唑500 mg/8 h
经验性治疗	第二代/第三代头孢菌素	阿莫西林-克拉维酸每6～8 h 2.2 g	

节感染。手术引流后接受两周治疗的患者与接受 4 周全身靶向抗生素治疗的患者在临床缓解、不良事件或机械后遗症方面没有差异。这些结果适用于意向治疗和方案分析，适用于整个关节感染人群，或单独分析手部关节感染病例。154 例中有 3 例复发，其中只有一例属于两周的治疗组。与儿科的研究相似，该试验也证实了关节感染的短期初始静脉注射已足够（平均只持续两天）[48]。综上所述，化脓性关节炎患者，尤其是手腕，可考虑在引流后行两周的抗生素治疗。然而，2 周疗程要推广到大关节感染，需大样本的对照研究来证实短程疗法的治疗效果不低于长程治疗方案。

结果

原发性细菌性关节炎直接致命的非常罕见，多由合并败血症或严重的原发性感染如心内膜炎导致。大关节[2]和小关节[48]感染治疗后的有效率分别为 90%～95% 和 97%。成人流调显示，治疗方法的不同与治疗失败关系不大。合并慢性类固醇类药物使用和器官移植等共病是感染复发的最强原因[2]。

一个棘手的大问题是感染遗留的肢体功能障碍。事实上，并发症中，长期肢体功能后遗症的概率是复发性关节炎或再感染的五倍[2, 48]。对感染性关节炎成年患者进行前瞻性随机试验，评估所有不良事件，发现 20%～35% 的肢体功能后遗症，其中 15% 需要再手术治疗[31, 48]。除了再教育、感觉整合治疗和最终的矫正手术外，目前缺乏有效预防这些后遗症或减轻其严重程度的措施。值得注意的是，感染导致软骨破坏可以引起继发性骨关节炎（关节病）等影像学改变。但是这种影像学表现并不总是与临床功能障碍程度相符[31-32]。

要点

- 所有化脓性关节炎都要引流，一次或多次序贯进行。
- 大多数原发性化脓性关节炎由金黄色葡萄球菌引起。创伤后关节感染则革兰氏阴性菌和非典型病原体的比例较高。
- 抗生素治疗的时间推荐：手腕关节感染，两周；中、大关节感染，3～4 周；先短期的肠外治疗，而后可口服具有良好生物利用度的抗生素。
- 肢体功能障碍后遗症是个大麻烦，发生率高达 30%。

致谢

感染巴尔格里斯特大学医院骨科的支持。

参考文献

1. Elsissy JG, Liu JN, Wilton PJ, et al. Bacterial septic arthritis of the adult native knee joint: a review. JBJS Rev. 2020;8(1):0059.
2. Uçkay I, Tovmirzaeva L, Garbino J, et al. Short parenteral antibiotic treatment for adult septic arthritis after successful drainage. Int J Infect Dis. 2013;17(3):199–205.
3. Uçkay I, Hirose CB, Assal M. Does intra-articular injection of the ankle with corticosteroids increase the risk of subsequent periprosthetic joint infection (PJI) following total ankle arthroplasty (TAA)? If so, how long after a prior intra-articular injection can TAA be safely performed? Foot Ankle Int. 2019;40(1):3–4.
4. Ross JJ, Ard KL, Carlile N. Septic arthritis and the opioid epidemic: 1465 cases of culture-positive native joint septic arthritis from 1990–2018. Open Forum Infect Dis. 2020;7(3):089.
5. Geirsson ÁJ, Statkevicius S, Vikingsson A. Septic arthritis in Iceland 1990-2002: Increasing incidence due to iatrogenic infections. Ann Rheum Dis. 2008;67(5):638–643.
6. Favero M, Schiavon F, Riato L, et al. Septic arthritis: a 12 years retrospective study in a rheumatological university clinic. Reumatismo. 2008;60(4):260–267.
7. Di Benedetto C, Hoffmeyer P, Lew I, Uçkay I. Post-traumatic septic arthritis. Eur Musculoskel Rev 2012;7.
8. Eder L, Zisman D, Rozenbaum M, et al. Clinical features and aetiology of septic arthritis in northern Israel. Rheumatology 2005;44:1559–63.
9. Weston VC, Jones AC, Bradbury N, et al. Clinical features and outcome of septic arthritis in a single UK Health District 1982–1991. Ann Rheum Dis. 1999;58(4):214–219.
10. Kennedy N, Chambers ST, Nolan I, et al. Native joint septic arthritis: Epidemiology, clinical features, and microbiological causes in a New Zealand population. J Rheumatol. 2015;42(12):2392–2397.
11. Clerc O, Prod'hom G, Greub G, et al. Adult native septic arthritis: a review of 10 years of experience and lessons for empirical antibiotic therapy. J Antimicrob Chemother. 2011;66(5):1168–1173.
12. Kaandorp CJE, Dinant HJ, van de Laar MAFJ, et al. Incidence and sources of native and prosthetic joint infection: A community based prospective survey. Ann Rheum Dis. 1997;56(8):470–475.
13. Stutz G, Kuster MS, Kleinstück F, et al. Arthroscopic management of septic arthritis: Stages of infection and results. Knee Surg Sports Traumatol Arthrosc. 2000;8(5):270–274.
14. Uçkay I, Sax H, Harbarth S, et al. Multi-resistant infections in repatriated patients after natural disasters: lessons learned from the 2004 tsunami for hospital infection control. J Hosp Infect. 2008;68(1):1–8.
15. Rice PA. Gonococcal arthritis (disseminated gonococcal infection). Infect Dis Clin North Am. 2005;19(4):853–861.
16. Garcia-De La Torre I, Nava-Zavala A. Gonococcal and nongonococcal arthritis. Rheum Dis Clin North Am. 2009;35(1):63–73.
17. Al-Mayahi M, Cian A, Lipsky BA, et al. Administration of antibiotic agents before intraoperative sampling in orthopedic infections alters culture results. J Infect. 2015;71(5):518–525.
18. Samara E, Spyropoulou V, Tabard-Fougère A, et al. Kingella kingae and osteoarticular infections. Pediatrics. 2019;144(6):20191509.
19. Uçkay I, Garzoni C, Ferry T, et al. Postoperative serum pro-calcitonin and C-reactive protein levels in patients with orthopedic infections. Swiss Med Wkly. 2010;140:13124.
20. Chouk M, Verhoeven F, Sondag M, et al. Value of serum procalcitonin for the diagnosis of bacterial septic arthritis in daily practice in rheumatology. Clin Rheumatol. 2019;38(8):2265–2277.
21. Paosong S, Narongroeknawin P, Pakchotanon R, et al. Serum procalcitonin as a diagnostic aid in patients with acute bacterial septic arthritis. Int J Rheum Dis. 2015;18(3):352–359.
22. Jung SW, Kim DH, Shin SJ, et al. Septic arthritis associated with systemic sepsis. Int Orthop. 2018;42(1):1–7.
23. Baillet A, Trocmé C, Romand X, et al. Calprotectin discriminates septic arthritis from pseudogout and rheumatoid arthritis. Rheumatology (Oxford). 2019;58(9):1644–1648.
24. Gallo J, Svoboda M, Zapletalova J, et al. Serum IL-6 in combination with synovial IL-6/CRP shows excellent diagnostic power to detect hip and knee prosthetic joint infection. PLoS One. 2018;13(6):0199226.
25. Ogata A, Kato Y, Higa S, et al. IL-6 Inhibitor for the treatment of rheumatoid arthritis: a comprehensive review. Mod Rheumatol. 2019;29(2):258–267.
26. McGillicuddy DC, Shah KH, Friedberg RP, et al. How sensitive is the synovial fluid white blood cell count in diagnosing septic arthritis? Am J Emerg Med. 2007;25(7):749–752.
27. Siva C, Velazquez C, Mody A, et al. Diagnosing acute monoarthritis in adults: A practical approach for the family physician. Am Fam Physician. 2003;68(1):83–90.
28. Margaretten ME, Kohlwes J, Moore D, et al. Does this adult patient have septic arthritis? JAMA. 2007;297(13):1478–1488.
29. Cunningham G, Seghrouchni K, Ruffieux E, et al. Gram and acridine orange staining for diagnosis of septic arthritis in different patient populations. Int Orthop. 2014;38(6):1283–1290.
30. Smith RL, Schurman DJ, Kajiyama G, et al. The effect of antibiotics on the destruction of cartilage in experimental infectious arthritis. J Bone Joint Surg Am. 1987;69(7):1063–1068.
31. Lauper N, Davat M, Gjika E, et al. Native septic arthritis is not an immediate surgical emergency. J Infect. 2018;77(1):47–53.
32. Vispo Seara JL, Barthel T, Schmitz H, et al. Arthroscopic treatment of septic joints: Prognostic factors. Arch Orthop Trauma Surg. 2002;122(4):204–211.
33. Ross JJ, Saltzman CL, Carling P, et al. Pneumococcal septic arthritis: review of 190 cases. Clin Infect Dis. 2003;36(3):319–327.
34. Balabaud L, Gaudias J, Boeri C, et al. Results of treatment of septic knee arthritis: A retrospective series of 40 cases. Knee Surg Sports Traumatol Arthrosc. 2007;15(4):387–392.
35. Klinger HM, Baums MH, Freche S, et al. Septic arthritis of the shoulder joint: An analysis of management and outcome. Acta Orthop Belg. 2010;76(5):598–603.

36. Matthews PC, Dean BJF, Medagoda K, *et al*. Native hip joint septic arthritis in 20 adults: Delayed presentation beyond three weeks predicts need for excision arthroplasty. J Infect. 2008;57(3):185–190.

37. Wirtz DC, Marth M, Miltner O, *et al*. Septic arthritis of the knee in adults: Treatment by arthroscopy or arthrotomy. Int Orthop. 2001;25(4):239–241.

38. Harada K, McConnell I, Derycke EC, *et al*. Native joint septic arthritis: Comparison of outcomes with medical and surgical management. South Med J. 2019;112(4):238–243.

39. Ravindran V, Logan I, Bourke BE. Medical vs surgical treatment for the native joint in septic arthritis: a 6-year, single UK academic centre experience. Rheumatology (Oxford). 2009;48(10):1320–1322.

40. Thabit AK, Fatani DF, Bamakhrama MS, *et al*. Antibiotic penetration into bone and joints: an updated review. Int J Infect Dis. 2019;81:128–136.

41. Hidayat LK, Hsu DI, Quist R, *et al*. High-dose vancomycin therapy for methicillin-resistant *Staphylococcus aureus* infections: efficacy and toxicity. Arch Intern Med. 2006;166(19):2138–2144.

42. Schrenzel J, Harbarth S, Schockmel G, *et al*. A randomized clinical trial to compare fleroxacin-rifampicin with fucloxacillin or vancomycin for the treatment of staphylococcal infection. Clin Infect Dis. 2004;39(9):1285–1292.

43. Cho HJ, Burke LA, Lee M. Septic arthritis. Hospital Medicine Clinics. 2014; 3:494–503.

44. Peltola H, Paakkonen M, Kallio P, *et al*. Prospective, randomized trials of 10 days versus 30 days of antimicrobial treatment, including a short-term course of parenteral therapy, for childhood septic arthritis. Clin Infect Dis. 2009;48(9):1201–1210.

45. Angly B, Steiger R, Zimmerli W. Infektiöse Arthritis der Fingergelenke. Handchir Mikrochir Plast Chir. 2007;39(2):118–123.

46. Meier R, Wirth T, Hahn F, *et al*. Pyogenic arthritis of the fingers and the wrist: Can we shorten antimicrobial treatment duration? Open Forum Infect Dis. 2017;25;4:058.

47. Sendi P, Kaempfen A, Uçkay I, *et al*. Bone and joint infections of the hand. Clin Microbiol Infect. 2020;1198:848–856.

48. Gjika E, Beaulieu JY, Vakalopoulos K, *et al*. Two weeks versus four weeks of antibiotic therapy after surgical drainage for native joint bacterial arthritis: a prospective, randomised, non-inferiority trial. Ann Rheum Dis. 2019;78(8):1114–1121.

第 10 章
化脓性中轴关节关节炎

Werner Zimmerli

本章将介绍三种不同的中轴关节关节炎：胸锁关节炎、耻骨联合炎和化脓性骶髂关节炎。这三种关节都属于软骨关节且活动范围小[1]。一般而言，化脓性关节炎罕见累及这三种关节，但不排除发生于有特殊风险因素的患者。胸锁关节为滑动型关节[2-3]，该关节的感染可表现为关节炎伴少量滑膜脓肿、软组织脓肿或骨髓炎。与之相反，耻骨联合与骶髂关节属两关节，只具备轻微活动。前者是软骨连结，后者为韧带连结。软骨连结是由透明软骨连接的软骨关节，韧带连结则由纤维结缔组织连接形成的微动关节且伴有骨内膜。由于这两种关节都存在一个理论上的骨内间隙，因此在大多数情况下软骨连结和韧带连结的感染表现为邻近骨的骨髓炎。由于这三种关节炎特点迥异，将分别介绍。

化脓性胸锁关节炎

概述

胸锁关节是连接中轴骨骼系统和上肢的滑膜关节，参与上肢的运动。它由胸锁前韧带、锁骨间韧带、肋锁韧带和两个被纤维软骨盘隔开的滑膜腔组成[4-7]。化脓性关节炎可通过血行途径、外源性直接损伤或邻近感染的持续播散发生。与其他关节相比，胸锁关节发生血源性感染罕见，因为该关节的血供只占心输出量非常小的比例。它接近主要血管结构这一特点解释了静脉吸毒者使用颈内静脉注射发生胸锁关节外源性感染[8]，它同样也是锁骨下静脉置管后的并发症[7]。此外，由于软组织覆盖薄弱，动物咬伤或抓伤亦可引起外源性感染。持续感染可通过邻近淋巴结转移或周围感染播散导致。据报道，结核性胸锁关节炎在初始播散过程中以血行方式播散[9-10]。但是对于双侧胸锁关节感染的报道，也可能是经双侧胸锁淋巴结的持续扩散导致[10]。

流行病学

胸锁关节关节炎罕见，特别在缺乏危险因素的普通人群中，其中之一的原因可能是诊断常被延迟[8]。表 10.1 显示了近 50 年来发表的 1695 例先天性关节炎病例中胸锁关节炎的患病率[11-18]。在许多额外的病例系列中，胸锁关节炎患者的确切数目没有被报道。报道的患病率从 0.5% 到 8.3% 不等[12, 18]，其 16 倍的发病率差异源于人群中不同的风险因素，而非患者来源不同的国家或报道日期。实际上，在澳大利亚的研究中没有患者使用静脉吸毒者的报道，但在瑞士的研究中，15% 的患者为静脉吸毒者。这是对两个系列显著差异的明确解释（见风险因素）。在泰国的系列研究中，尽管感染了艾滋病病毒，但静脉吸毒者缺少，可能由于病史被隐瞒。总体而言，普通人群中化脓性胸锁关节炎的平均患病率为 3.4%（表 10.1），但

表 10.1　胸锁关节炎中发生化脓性关节炎的比例

文献	国家	胸锁关节炎 / 总关节炎	百分比
Argen et al.，1966[11]	美国	5/60	8.3%
Morgan et al.，1996[12]	澳大利亚	1/191	0.5%
Kaandorp et al.，1997[13]	荷兰	4/214	1.9%
Weston et al.，1999[14]	英国	2/243	0.8%
Ross et al.，2003[15]	美国	2/108[a]	1.9%
Chanet et al.，2005[16]	法国	3/282	1.1%
Clerc et al.，2011[17]	瑞士	6/147	4.1%
Rodchuae et al.，2017[18]	泰国	33/450	7.3%
总计	4 大洲	55/1695	3.2%

[a] 仅统计肺炎球菌关节炎患者。资料来源[11-18]。

是在静脉吸毒者中高达 68% 的病例被观察到中轴关节受累[19]。在 Brancos 等[20] 的研究中，静脉吸毒者中化脓性关节炎累及胸锁关节占 8/36（22.2%）。

微生物学

金黄色葡萄球菌是所有化脓性关节炎中最常见的病原微生物。在 Ross 等[15] 报道累积统计的化脓性关节炎病例中，1066/2407 例（44%）由金黄色葡萄球菌引起，8% 为化脓性链球菌，6% 为肺炎链球菌。其同一位第一作者报道了 176 例化脓性胸锁关节炎分离出了微生物[8]（表 10.2）。迄今为止，在化脓性胸锁关节炎中金黄色葡萄球菌最常见（86/176 = 49%）；其次是铜绿假单胞菌，占 10%。有趣的是在普通人群化脓性关节炎中，金黄色葡萄球菌只占 1%[15]。在最近的病例系列中，在化脓性胸锁关节炎中高表达的金黄色葡萄球菌未见更多报道，可能由于静脉吸毒者已普及使用无菌用具[21-22]。布鲁氏菌虽然在

表 10.2　176 例化脓性胸锁关节炎的微生物分离结果（数据来自 Ross et al.[8]）

微生物	检出数量
金黄色葡萄球菌	86（49%）
铜绿假单胞菌	18（10%）
梅利特布鲁菌	13（7%）
大肠埃希菌	8（5%）
B 组链球菌	6（3%）
结核分枝杆菌	6（3%）
非特定链球菌	5（3%）
肺炎链球菌	4（2%）
厌氧菌	2（1%）
A 组链球菌	2（1%）
b 型流感嗜血杆菌	2（1%）
G 群链球菌	2（1%）
米勒链球菌群	2（1%）
淋病奈瑟菌	2（1%）
其他肠道革兰氏阴性杆菌 a	5（3%）
混合的 b	7（4%）
多种微生物的	6（3%）

a 无硝不动杆菌、类鼻疽伯克霍尔德菌、异型枸橼酸杆菌、神奇变形杆菌和黏质沙雷菌各 1 株。

b 白色念珠菌、嗜沫嗜血杆菌、鸟分枝杆菌复合群、痤疮丙酸杆菌、表皮葡萄球菌和鼠放线菌各 1 株

大多数情况下都很少见，但并非所有的研究都是针对胸锁关节炎[8, 21-23]，其更常见的是引起化脓性骶髂关节炎[23]。

风险因素

根据 Ross 等[8] 的研究，只有大约四分之一的化脓性胸锁关节炎患者没有任何诱因。但即使在没有危险因素的情况下，有相关体征和症状的患者也必须考虑化脓性胸锁关节炎。Bar-Natan 等[24] 报道了一个病例序列研究并回顾了 27 例既往健康的成年人。自 Ross 等[8] 发表综述以来，若干病例系列均证实了易感条件下的高患病率[7, 16, 25-27]。以下危险因素以不同频率报道：静脉吸毒、糖尿病、创伤、中心静脉感染、慢性肾衰竭、肝功能障碍、酗酒、皮质类固醇、HIV 感染、恶性肿瘤和肝硬化[8, 25-26]。此外，在胸锁关节区域的放射治疗也被视为一个危险因素。Chanet 等[16] 观察了 9 例乳腺癌放疗后的患者，中位时间间隔为放疗后 16 年，其中 6 例发生化脓性肩关节炎，3 例在既往放疗部位发生胸锁关节关节炎，这两个事件之间极有可能存在因果关系，因为作者的报道里只有 2/273（0.65%）的胸锁关节炎无放疗接触，3/9（33%）却具有放疗史。

在 Ross 等[8] 的研究中，25 例患者被诊断为原发病灶，最常见的是肺炎（10/180）、蜂窝织炎（8/180）、心内膜炎（3/180）。Cinquetti 等[27] 报道了勒米尔（Lemierre）综合征后的胸锁关节炎。显然，在该研究中，坏死梭杆菌从颈静脉脓毒性血栓持续播散到邻近关节。在舔狗[28] 和猫[29] 的患者中，偶有多杀性巴氏杆菌引起的病例。

静脉导管相关感染通过不同的致病机制侵犯胸锁关节。首先，感染可通过血源途径传播；其次，在穿刺过程中可直接接种关节；最后，导管相关感染可能侵入邻近的关节囊[7]。在静脉吸毒者中，感染的发病机制相似，由于这些患者金黄色葡萄球菌的定植增加，菌血症风险增高，在尝试直接穿刺胸锁乳突肌之间的颈内静脉的过程中，被污染的针头可能直接损伤相邻的关节。

临床及实验室特征

在 Ross 等最大病例数量的系列研究中[8]，73% 的患者为男性，这种男性发病的优势也在其他研究中被观察到，从 58%[21] 上升到 86%[25] 不等。这种性别失衡的原因至少部分是在大多数系列报道中静脉吸

毒者的比例过高，仅此群体中男性占比达到 91%[8]。然而，性别失衡并非唯一解释，在 Bar-Natan 等的系列研究中[24]，27 名没有潜在危险因素的患者中，男性占比 70%。

根据 Ross 等最全面的病例系列[8]，患者主要临床症状是胸痛（78%），时而局限于肩部（24%）。临床症状表现的范围从单纯的关节炎到关节周围炎症、骨髓炎、窦道、明显的脓肿形成以及纵隔炎[8, 30]。虽然只有 65% 的患者发热（体温 > 38℃），但可能与大多数患者使用抗炎镇痛药物有关。不到 20% 的患者出现以肩关节活动度减小为特征的功能障碍。由于胸锁关节依赖坚强的韧带连接，几乎无伸缩活动，因此其主要临床体征为压痛（90%），而非关节肿胀（4%）。右侧胸锁关节炎略占优势（57%），5% 为双侧胸锁关节受累，21% 为多关节化脓性关节炎。这在淋菌性关节炎中尤为典型，在伴有移行性腱鞘炎和少关节炎的患者中必须特别注意淋菌性关节炎的病因[31]。在中心静脉导管相关感染的患者中，诊断胸锁关节炎可能困难，因为其典型且主要感染表现为穿刺点周围的蜂窝织炎[7]。

由于胸锁关节只有极小的滑膜间隙，通过侵犯锁骨、胸骨和肋骨的内侧部分，关节炎迅速进展为骨髓炎。在 Murga 等的研究中[32]，47% 的患者术中确诊为骨髓炎。有时，化脓性感染并发症（胸壁脓肿、纵隔炎）也是胸锁关节炎的最初表现。总体上化脓性感染并发症常见，如脓肿形成、锁骨下静脉或颈内静脉脓毒性血栓、纵隔炎和脓胸[33-35]。Ali 等报道[36]，8% 的患者脓肿来自引流窦道，78% 来自影像学检查发现

（图 10.1）。在大多数系列中，死亡率 < 5%，这主要取决于患者群体的共病情况。

与大多数类型的关节炎一样，系统的实验室化验指标由于敏感性和（或）特异性低，诊断作用不大。在 Ross 等的案例序列中[8]，仅有 56% 的患者白细胞计数 > 11 吉咖 / 升（Giga/l，10^9/L），也仅有 62% 的患者出现菌血症。因此，快速诊断需要借助影像学检查，并进一步行关节穿刺或活检确诊。

影像学检查

平片对胸锁关节炎的诊断敏感性低，三相骨扫描对骨髓炎的诊断敏感性高但特异性低。鉴于化脓性感染并发症的发生率，所有患者均应进行 CT 扫描或 MRI 检查[36]。[18]F-FDG 标记的氟化脱氧葡萄糖 PET-CT 是诊断化脓性胸锁关节炎的一种替代手段[37]。关节间隙内的空气征不能证实为关节炎，它应被视作正常人体内的真空现象[4]。若怀疑有骨髓炎的可能，应首选 MRI 检查，而非 CT 扫描。

鉴别诊断

化脓性胸锁关节炎鉴别诊断众多，包括骨关节炎、类风湿关节炎、强直性脊柱炎、银屑病、痛风和软骨钙化症[2]。若关节炎的临床症状伴发皮疹，须考虑无菌性中性粒细胞皮肤病，这种罕见的综合征以首字母缩写命名为 SAPHO（synovitis, acne, palmoplantar pustulosis, hyperostosis, osteitis），即滑膜炎、痤疮、掌跖脓疱病、骨质增生、骨炎，其中多数病例（65% ~ 90%）侵犯胸锁关节[38]。

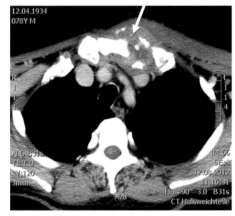
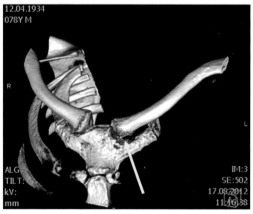

图 10.1　78 岁男性，单克隆丙种球蛋白病，临床表现为不明原因发热、蜂窝织炎和左上胸部肿胀。两次血培养均显示金黄色葡萄球菌。初次 CT 扫描发现从颈部到左侧乳头一大脓肿，尽管进行了手术引流和足够的静脉注射抗生素治疗，感染仍持续进展。左图：在初次手术引流并应用抗生素治疗 5 周后进行的 CT 扫描显示左侧胸锁关节脓肿，左锁骨近端骨髓炎，胸骨柄伴死骨，以及胸骨后脓肿（白色箭头）。右图：CT 三维重建显示胸锁关节脱位（黄色箭头），以及胸骨柄和第一肋骨被侵蚀（彩图见文后）

治疗

治疗目的是彻底根除感染，缓解疼痛，恢复上肢功能。因为诊断常被延迟，通常需要抗生素保守治疗和外科手术相结合的方法达到这一目的。治疗的方式从单纯的抗生素治疗到简单的切开引流术，再到侵入性手术，如整块切除术。应在进行适当的微生物学诊断之后，再使用抗生素。抗生素的选择与其他所有类型的先天性关节炎没有区别（见第 9 章）。总体上，治疗应先从静脉注射抗生素开始，如果对感染源具有良好生物利用度的敏感药物，可在几天后开始敏感抗生素口服治疗[39]。维持用药时间尚未在对照研究中证实，一般推荐 6 周的疗程。如果化脓性感染并发症不能完全通过手术清除，则需要更长的疗程。

表 10.3 为 Abu Arab 分类[25]，Ⅰ～Ⅲ级患者可单独使用抗生素治疗，对伴有积液或局部脓肿患者还可结合切开引流术治疗[25-26, 41-44]。一些Ⅲ级患者可能需要行死骨清创，对于Ⅳ或Ⅴ级患者通常需要切除胸锁关节。对胸锁关节切除、成形术，胸外科和骨科医生的联合手术将获益。如果有较大的软组织缺损，还应寻求整形外科医生的帮助。Ali 等[36]的研究表明与最终的创面真空治疗相比，使用肌皮瓣的患者复发风险更低。

表 10.3　Abu Arab 修订的胸锁关节（SCJ）分类[25]

分级	临床表现结合影像学检查
Ⅰ级	**体征**：胸锁关节炎症，皮肤覆盖完整，无全身感染征象 **症状**：轻度疼痛 **影像学检查**（X-ray，CT，MRI）：胸锁关节轻微肿胀，无骨髓炎迹象（锁骨、胸骨和第一肋骨均完整），胸锁关节处无或有轻微积液
Ⅱ级	**体征**：胸锁关节中至重度肿胀，伴或不伴炎症，伴或不伴全身感染征象 **症状**：疼痛 **影像学检查**：胸锁关节中度肿胀，中等至大量积液，无骨髓炎迹象（锁骨、胸骨和第一肋骨完整）
Ⅲ级	**体征和症状**：Ⅱ级中提到的任何标准 **影像学检查**：Ⅱ级中提到的任何标准，加骨髓炎的最细微的放射学征象
Ⅳ级	Ⅰ～Ⅱ级的任何临床或影像学标准加以下任何一项： ● 严重骨髓炎 ● 窦道 ● 感染持续或复发
Ⅴ级	任何Ⅰ～Ⅳ级临床或影像学标准加纵隔炎证据

要点

- 化脓性关节炎在普通人群中的发病率较低、占 0.5%～8.3%，但在静脉吸毒者中较高（15%～22%）。
- 3/4 的患者为男性。
- 在大多数情况下，需要结合抗生素和手术治疗。

耻骨联合化脓性关节炎

概述

耻骨联合为软骨连结，可进行最低限度的活动，但在孕妇中承受很大的剪切力，尤其是在分娩期间。此外，运动员包括跑步运动员、足球运动员、橄榄球运动员、冰球运动员在内收肌附着处反复遭受挫伤，易导致肌腱炎以及耻骨联合炎和硬化[45-46]。耻骨联合化脓性关节炎的诊断困难，因为非感染性耻骨炎和耻骨联合化脓性关节炎的临床表现相似；并且，关节缺乏滑液，难以临床诊断关节炎。因此，在具有典型的危险因素、体征和症状时，保持高度的警惕十分重要。

流行病学

耻骨联合化脓性关节炎的发病率非常低，在 5 项关于 1045 例局部化脓性关节炎患者发病的研究中，未见任何一例耻骨联合化脓性关节炎的报道[12-15, 17]。其中原因可能至少存在人为因素，因为有些病例可能被描述为骨髓炎而非关节炎，其中 95% 的病例不但有关节炎，而且伴随邻近的骨髓炎。无独有偶，在 Waldvogel 等[47]的骨髓炎研究系列中，骨盆发病部位罕见，约 3.8%。在静脉吸毒中，每种类型的中轴关节化脓性炎都比普通人群中的发病率高。实际上，在 Brancos 等[20]的报道中，海洛因成瘾者发生的化脓性关节炎有 217 例，其中 19 例（8.8%）位于耻骨联合。

微生物学

根据 Ross 和 Hu[48]的研究，1/3 的耻骨联合化脓性关节炎由金黄色葡萄球菌引起。它是运动员体内的主要病原体，1/4 由铜绿假单胞菌引起。在静脉吸毒患者中铜绿假单胞菌的检出率高达 87%。在 20 世纪 70 年代的美国，大多数静脉吸毒者使用的是一种违禁药物喷他佐辛，这种药物在未消毒的水中溶解[8]。这种微生物在吸毒者中占多数的原因是自来水经常受到铜绿假单胞菌的污染[49]。耐人寻味的是在欧洲，静脉吸毒者的假单胞菌感染很少被发现，那里的大多数吸毒者注射海洛因，而海洛因必须用酸溶解。至 20 世纪 80 年代，柠檬汁虽偶含念珠菌属，也被用于溶解海洛因[50]。但在过去至少 20 年的时间里，通过在监管下的药物注射室提供无菌用具，结果导致这种病原体在静脉吸毒者最近的一系列感染病例中消失了。

大多数盆腔恶性肿瘤患者存在厌氧 / 需氧混合感染，主要是由于窦道的存在[48]。在小便失禁手术后，发现了不同的肠杆菌科（大肠埃希菌、变形杆菌属、肺炎克雷伯菌等）、肠球菌或 B 组链球菌。其他微生物如肺炎链球菌、沙门菌属、分枝杆菌或布鲁氏菌属在罕见病例中也被发现[48, 51-53]。Bali 等[54] 回顾了过去 30 年发表的 9 个结核性耻骨联合炎病例，此外，他们还引用了 1888—1974 年发表的研究报道，其中有100 多例耻骨联合结核患者。因此，在抗结核药物出现之前，分枝杆菌显而易见的在耻骨联合处优先播种。

风险因素

仅少数患者没有易感条件。有五个主要的风险群体，以既往接受过尿失禁手术（Marshall-Marchetti-Krantz 尿道固定术）或盆腔恶性肿瘤（通常伴窦道）的患者风险最高。Bouza 等[53] 报道了 3 名男性患者在植入抗尿失禁装置后发生耻骨联合化脓性关节炎。有趣的是，其中两名患者曾因前列腺癌接受过局部放疗，这也可能是胸锁骨关节炎的一个诱发因素。此外，运动员、静脉吸毒者和产后妇女也存在风险[48, 55]。静脉吸毒者在不明原因下易患各种类型的中轴关节化脓性关节炎，值得关注。

临床及实验室特征

所谓的耻骨炎（运动员的无菌性炎症）和耻骨联合骨髓炎的症状类似[45]。根据 Ross 和 Hu[48] 以及诸如此类的许多病例报道，疼痛是主要症状[52-64]。在对 100 例患者的回顾性研究中[48]，由于缺乏特异性症状，诊断被延迟平均 29 天（1 ～ 180 天）。在高度怀疑该疾病的情况下，直接的检查有助于快速诊断局限性耻骨疼痛患者。但是，如果疼痛局限于腹股沟（41%）、大腿（15%）或臀部（12%），则必须排

除更为常见的其他诊断。在个别病例报道中，也有臀部[60] 或睾丸疼痛的报道[61]。主要体征是耻骨压痛（88%）、发热 > 38℃（74%）、步态疼痛（蹒跚）（59%）、髋关节运动疼痛（45%）[48]。

实验室指标要么不敏感，要么非特异，或两者兼而有之。白细胞增多（ > 110×10⁹/L ）仅有 1/3 的患者出现。相比之下，红细胞沉降速度和（或)C-反应蛋白的增加在大多数病例报道中被提及，但也是非特异性的。

影像学检查

X 线平片的表现滞后于临床症状 2 ～ 4 周。在 Ross 和 Hu[48] 病例系列中，24/76（32%）的骨盆 X 线片在初次检查时正常，后期动态观察才发现关节炎（耻骨联合增宽）或骨髓炎（边缘糜烂，骨破坏）征象。虽然 ^{99m}TC-MDP 骨扫描在早期数天内呈阳性，但特异性较低[60]，其记录着骨代谢的变化，涵盖了所有类型的炎症，包括无菌性骨炎在内。CT 扫描显示早期异常：以软组织炎症（蜂窝织炎、脓肿或窦道）和耻骨联合间隙增宽为特征的关节炎表现和以骨侵蚀、死骨为特征的骨髓炎表现（图 10.2）。骨髓

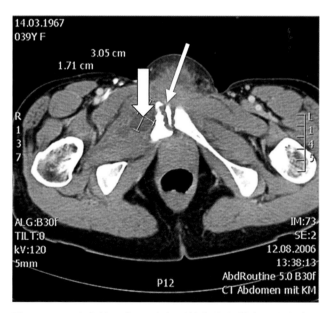

图 10.2　39 岁女性，自 15 岁起开始静脉注射毒品（海洛因和可卡因），患 HIV 感染（美国疾病控制与预防中心 B2）和慢性丙型肝炎。五年多来，她曾三次发作金黄色葡萄球菌性二尖瓣心内膜炎。间隔一年，患者偶尔静脉吸毒，继而出现剧烈的耻骨疼痛。CT 扫描怀疑为耻骨联合化脓性炎，并经耻骨联合活检证实。骨组织活检和血液培养结果显示为同一种表皮葡萄球菌。经过六周恰当的抗生素治疗后，仍残留骨侵蚀（细箭头）、死骨和耻骨前脓肿（粗箭头）

炎伴有死骨存在，与运动员骨炎不同。除外妊娠期和产后早期，正常的耻骨联合内无"空气征"，因此这也可能是耻骨联合化脓性关节炎的一个证据。在耻骨联合关节炎患者影像学诊断中，MRI 最具敏感性和特异性，可显示皮肤和肌肉炎症、关节内滑膜液或脓肿，及骨髓炎的早期迹象，且在 97% 的早期骨髓炎患者中伴随关节炎并发症[48]。如果 MRI 检查有禁忌证，PET-CT 是一种可供选择的影像学检查方法[65]。

鉴别诊断

临床鉴别诊断包括与耻骨联合关节炎具有相同疼痛症状特征的综合征，即急性阑尾炎（腹痛和发热）、腹股沟疝（腹股沟痛）、椎间盘脱出（背痛和大腿放射痛）、前列腺炎和膀胱炎。通过恰当的实验室或影像学检查，其中大多数疾病可以较容易地鉴别、排除。

不同的影像学检查（X 线平片、CT 扫描、骨扫描）发现的病理性特点具有广泛的鉴别诊断价值，包括耻骨联合关节炎、非感染性耻骨炎、血清学阴性的脊柱关节病、怀孕或分娩时的创伤后变化、运动员应力性损伤（足球、橄榄球、跑步、冰球等）、骨质疏松性骨折、骨关节炎和特发性骨质增生症、代谢性疾病（血色素沉着病等）和晶体性疾病（痛风、软骨钙化症），以及恶性肿瘤。

运动员的耻骨炎通常很难与化脓性耻骨关节炎鉴别[65]，二者相辅相成，存在耻骨炎易于继发感染，有关这两种诊断的共存现象已有报道[51]。足球运动员常出现耻骨联合的影像学改变。Harris 和 Murray[66] 报道了通过常规检查发现有 76% 的球员存在耻骨炎的放射学改变，此外，58% 的耻骨炎患者与腹股沟和腰痛等症状相关。

强直性脊柱炎患者不仅有骶髂关节炎的症状，而且常伴有耻骨联合的影像学异常变化[67]，虽然这种变化在银屑病关节炎患者中也被发现，但比强直性脊柱炎少见[68]。

耻骨联合钙化是软骨钙化症中十分常见的伴随表现，然而其大多无明显临床症状。临床也仅有一篇关于耻骨联合假性痛风的报道[69]，同样，症状性痛风也罕见发生在耻骨联合[70]。

治疗

一旦细菌学检测得以证实，所有患者都需要抗菌治疗。由于化脓性关节炎只能通过阳性培养结果来与耻骨炎相鉴别，所以在确诊感染之前，应避免使用抗生素。如果血液培养呈阴性，且穿刺培养细菌学亦阴性，则需要在抗菌治疗前进行开放性的清创手术以确诊。

由于化脓性耻骨关节炎的诊断常常被延迟，大多数患者已伴发骨髓炎，并且在许多患者中发现耻骨后脓肿，因此至少有一半的患者需要手术，包括切开和引流脓肿、清除死骨，或两者兼用。

抗菌剂的选择与其他类型的先天性关节炎或骨髓炎没有区别（见第 9 章和第 18 章）。一般情况下，建议持续 6 周时间。抗菌治疗一般采用静脉注射方式，若具有良好生物利用度的药物，可改为口服治疗[39]。

要点

- 大多数患者都具备易感条件，如泌尿生殖道手术、静脉注射毒品，或参加剧烈髋关节内收体育运动（足球、跑步、网球）。
- 疼痛和耻骨压痛是主要症状和体征，保持高度的警惕可避免延迟诊断。
- 对慢性骨髓炎或化脓性并发症患者，应手术治疗。

化脓性骶髂关节炎

概述

骶髂关节由骶骨和骨盆的无名骨连结构成，后上部分为韧带联合，而前部为滑膜连接[71]。易受炎症性风湿性疾病的影响，如强直性脊柱炎或银屑病性脊柱炎[72]。另外，与耻骨联合相似，骶髂关节在怀孕、分娩和剧烈运动情况下也承受机械应力[73-74]。因此，在临床区分炎症性风湿性疾病、机械应激和化脓性关节炎显得困难。

流行病学

化脓性骶髂关节炎的发病率低，有 6 项研究涉及 963 例化脓性关节炎的发病部位情况，位于骶髂关节的仅有 7 例（0.73%）[11-15, 17]。儿童的发病率约为成人的 3 倍。虽然在儿童发病率上不具性别差异，但在成人中 60% ～ 65% 的患者为女性，这可能是由于怀孕和产后导致其风险增加[75-79]。成人化脓性骶髂关节炎一般发生在青少年和育龄期[77]，且比其他类型化脓性关节炎患者年轻 10 岁左右[17, 75, 78-79]。在静脉吸毒者中，化脓性骶髂关节炎的发生率非常高，在 217 例海洛因成瘾者的关节炎中有 67 例（30.9%）位于骶髂关节[20]。

微生物学

根据对 326 例化脓性骶髂关节炎病例的回顾，除分枝杆菌和布鲁氏菌外，最常见的 3 种致病菌为金黄色葡萄球菌（70%）、链球菌（主要为 A、B 组）（8.9%）和铜绿假单胞菌（5.2%）[80]。任何引起菌血症的微生物都能在骶髂关节处滋生。例如一名年轻的 HIV 患者，在尿道炎发病 3 周后，通过 CT 引导下骶髂关节穿刺检测出衣原体 DNA[81]。通过对感染灶的检测能为发现化脓性骶髂关节炎的致病微生物提供线索。在 Zimmermann 等[80]的研究中，4.9% 的患者由沙门菌感染引起。Feldman[82]回顾了 1977—2006 年报道的 24 例沙门菌病例，绝大多数患者为青少年（平均年龄 18.8 岁），且无免疫缺陷和镰状细胞性贫血暴露。在布鲁氏菌流行地区（欧洲地中海国家、北非和东非、近东国家、印度、中亚、墨西哥、中美洲和南美洲），必须考虑布鲁氏杆菌性骶髂关节炎，尤其对双侧骶髂关节均无疼痛的患者[83]。在骨与关节结核中骶髂关节结核约占 10%。来自其主要流行地区的研究，Gao 等[84]报道了 1997—2007 年源自中国的 15 例患者；在来自法国的一个大型原始研究系列中报道了 214 例化脓性骶髂关节炎，其中 65% 由化脓性微生物引起，25% 由结核分枝杆菌引起，10% 由布鲁氏菌引起[85]。

风险因素

静脉吸毒是最常见的风险因素，被报道高达 14%。约 10% 的儿童和 6.6% 的成人化脓性骶髂关节炎患者既往有骨盆创伤史[86]。极少数的化脓性骶髂关节炎在妊娠期或产后早期发病[78, 80]。此外，骶髂关节类固醇注射也是一种越来越广泛的干预措施，这也可能导致化脓性骶髂关节炎[87]。

总体而言，化脓性骶髂关节炎属于血行性关节炎，一些患者具有原发感染病史。Vyskocil 等报道[86]，7.2% 的患者继发于皮肤感染，依次为上呼吸道感染（3.6%）和下呼吸道感染（1.8%）、妇科感染（3%）和泌尿道感染（1.2%）。

临床及实验室特征

化脓性骶髂关节炎的临床诊断困难，因其症状和体征为非特异性；此外，可能由于频繁使用镇痛药降温导致少有发热，所以确诊常被延迟[88]。一篇文献综述报道了发热和急性发作的疼痛发生在 103/137（75%）的病例，并列出了表现类型[86]。与此类似，Feldmann 报道了 138 例化脓性骶髂关节炎患者中有 82% 的体温 ≥ 38℃[85]。典型的发热、下腰痛和负重困难 "三联征" 在儿童（82%）比成人（64%）更多见[75]。

主要症状是疼痛，描述为下腰痛、臀部痛、腹部痛、耻骨痛、髋部痛、髋股痛、大腿痛和小腿痛。放射痛可由横跨骶髂关节前方的前两根骶神经（臀上神经和闭孔神经）引起[89]。临床体征可概括为发热、骶髂关节轻压痛、直肠触诊轻压痛、负重或骶髂关节活动时疼痛加重、痛性跛行、髋关节活动痛、腰大肌征和腹痛[72, 75-78, 80-82, 84-101]。另外，诸如门内尔试验（在美国文献中也被称为盖恩斯伦试验）或费伯试验（屈曲、外展、外旋）等激惹呈阳性。

白细胞计数不是一个敏感的参数。在 Wu 等[75]的研究中，仅有 46% 的患者出现白细胞增多，却有 73% 的患者被观察到 C- 反应蛋白（CRP）> 60 mg/L。

在四个不同的病例系列中，血培养阳性率从 23% 到 63% 不等[74-75, 86, 88]，血培养阳性率低可能归结于先前的抗生素治疗。我们至少观察到 8 名先前未接受治疗的患者，他们的血液培养均呈阳性[101]。在影像学检查中若没有液体证据，很难进行滑膜液体抽吸。但是，如果在 CT 或 MRI 上可见脓肿，滑液抽吸阳性率则高达 75%[75]。如果血培养和滑膜液培养均未显示微生物生长，那么在开始抗生素治疗前应进行骶髂关节活检。

影像学检查

X 线平片的敏感性低，通常在感染后数周内均显示正常[80, 86, 89, 102-104]。相比之下，^{99m}Tc-MDP 骨显像对骨与关节感染非常敏感，最早可在症状出现后两天呈现阳性[101]，在第 1 周后，大多数呈阳性[89, 101]。然而骨闪烁成像是非特异性的，即在所有类型的骨炎中它都显示相同的病理表现。此外，由于骨转换高，骶髂关节对锝甲基二膦酸盐的生理性摄取高。在单侧关节炎中，示踪剂的病理性累积更容易被发现。因此，如果怀疑为单侧化脓性骶髂关节炎，骨闪烁成像依然是有用的筛选试验。混合方法（单光子发射计算机断层扫描 / 计算机断层扫描：SPECT-CT）在炎症进程可以更好地定位[96]，但是，只有与标记的抗粒细胞抗体或粒细胞闪烁扫描结合使用时，该方法才更具特异性[105]。

计算机断层扫描可以评估软组织异常、骨异常、关节侵蚀和脓肿（图 10.3）[103]，所以它特别适合对治疗反应不理想的患者进行随访检查，以发现化脓性感染并发症（如髂分枝杆菌脓肿）。

在任何类型的骨髓炎中，MRI 是最具敏感性和特异性的影像学检查。在炎性类风湿疾病患者中，骨髓水肿和邻近肌肉组织炎症改变可区分化脓性骶髂关节炎和关节炎[95, 106-108]。

F-18 FDG PET/CT 高代谢活性也是检测炎症性和化脓性骶髂关节炎的敏感方法[109-110]，但对它在化脓性骶髂关节炎诊断中的作用尚待证实。

鉴别诊断

骶髂关节可受到风湿性疾病、创伤和感染的影响，因此鉴别诊断相当广泛。鉴别诊断包括不同类型的血清阴性脊椎关节病（如银屑病关节炎、强直性脊椎关节病）、晶体关节病、类风湿关节炎、家族性地中海热、白塞病、惠普尔病、甲状旁腺功能亢进和创

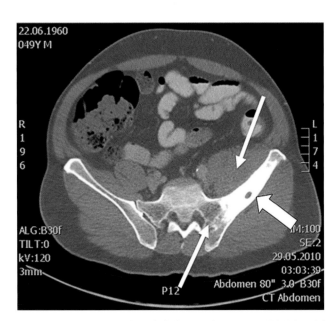

图 10.3 49 岁男性患者，来自斯里兰卡，左腿和骶骨有三周的疼痛史。没有外伤，没有注射、间歇性发热和寒战。在住院时体温 38.2℃，左腿不能站立，骶髂关节区域疼痛，左侧试验（盖门内尔征）激惹阳性。CRP 261 mg/l，白细胞 11.9 G/l，3/3 活检中金黄色葡萄球菌生长。CT 扫描是在住院时有三周症状后进行的，显示在左侧骶髂关节化脓性关节炎伴髂骨骨髓炎（粗箭头）和髂肌的一个大脓肿（腹侧细箭头）之后出现自发性关节融合的征象（背侧细箭头）。行开放性外科手术

伤性病变[80, 83]。转移性癌或肉瘤偶尔也会出现类似于骶髂关节炎的表现[83]。

在法国 39 个成人化脓性骶髂关节炎病例中，入院时疑似的临床诊断包括腰椎间盘突出症、椎体骨髓炎、机械性腰痛、脓毒性髋关节关节炎、炎症性骶髂关节炎等[77]。根据 1929—1983 年发表的一项包括 191 个病例的回顾性研究，腹痛占 24/191（12.6%）[111]，是常见症状。因此，化脓性骶髂关节炎具有急腹症的类似表现，在未能获取 CT 扫描和 MRI 检查的情况下，它经常导致误诊而进行剖腹手术。

治疗

迅速的静脉抗菌疗法是治疗的基石。然而，如同所有类型的骨和关节感染，只有在微生物学上证实感染时才应该开始使用抗生素。例外的是在感染综合征患者中，应在血培养取样和 CT 引导下穿刺可能存在的脓肿后立即开始经验性治疗。这种初步治疗必须根据最常见的微生物谱来指导，换言之，它必须是一个有根据的猜测。对于静脉吸毒者，应包括金黄色葡萄球菌和铜绿假单胞菌（如哌拉西林 / 他唑巴坦）；对于孕妇或产后妇女，应包括 B 组链球菌（如头孢曲松）；对于既往有腹泻病史的患者，沙门菌（如头孢曲松）应被经验性抗生素所覆盖。如果微生物及其敏感性已知，抗生素的选择同其他类型的先天性关节炎或骨髓炎（见第 9 章和第 18 章）。总体上推荐 6 周的疗程[48]。抗菌治疗一般采用静脉注射方式，如果具有良好生物利用度的药物，可改为口服治疗[39]。

在快速诊断的情况下，很少需要开放性手术干预[101]，但是在 Ross 等[48]的研究中，确诊前的症状平均持续时间为 29 天且 55% 需要手术。出于诊断和治疗的原因，如果影像学检查发现脓肿，应立即进行 CT 引导下的引流。万一出现大脓肿、对抗生素欠敏感、死骨，需要进行外科手术，或者晚期可能需要行灵活的手术清创和关节融合术[80, 98, 100]。为此，一种微创技术已经被描述[98]。

要点

- 成人患骶髂关节炎的平均年龄比其他类型化脓性关节炎年轻 10 岁左右。女性为多数优势。
- 仅有 2/3 的患者伴有典型的三联征，包括发热、

下腰痛和负重困难。

- 血清学阴性的脊柱关节病是最常见的鉴别诊断。

参考文献

1. Ross JJ. Septic Arthritis of Native Joints. Infect Dis Clin North Am. 2017;31(2):203–218.
2. Yood RA, Goldenberg DL. Sternoclavicular joint arthritis. Arthritis Rheum. 1980;23(2):232–239.
3. Renfree KJ, Wright TW. Anatomy and biomechanics of the acromioclavicular and sternoclavicular joints. Clin Sports Med. 2003;22(2):219–237.
4. Stark P, Jaramillo D. CT of the sternum. AJR Am J Roentgenol. 1986;147(1):72–77.
5. Restrepo CS, Martinez S, Lemos DF, *et al*. Imaging appearances of the sternum and sternoclavicular joints. Radiographics. 2009;29(3):839–859.
6. Barbaix E, Lapierre M, Van Roy P, *et al*. The sternoclavicular joint: variants of the discus articularis. Clin Biomech (Bristol, Avon). 2000;15 Suppl 1:S3–7.
7. Pradhan C, Watson NF, Jagasia N, *et al*. Bilateral sternoclavicular joint septic arthritis secondary to indwelling central venous catheter: a case report. J Med Case Rep. 2008;2:131.
8. Ross JJ, Shamsuddin H. Sternoclavicular septic arthritis: review of 180 cases. Medicine (Baltimore). 2004;83(3):139–148.
9. Djiba B, Kane BS, Diallo MA, *et al*. Tuberculosis arthritis of the sternoclavicular joint after uncomplicated falciparum malaria: a case report. Ann Clin Microbiol Antimicrob. 2017;16(1):44.
10. Pandita KK, Sharma R, Dogra S, *et al*. Bilateral sternoclavicular joint tubercular cold abscess. Ann Thorac Med. 2010;5(1):56–57.
11. Argen RJ, Wilson CH, Jr., Wood P. Suppurative arthritis. Clinical features of 42 cases. Arch Intern Med. 1966;117(5):661–666.
12. Morgan DS, Fisher D, Merianos A, *et al*. An 18 year clinical review of septic arthritis from tropical Australia. Epidemiol Infect. 1996;117(3):423–428.
13. Kaandorp CJ, Dinant HJ, van de Laar MA, *et al*. Incidence and sources of native and prosthetic joint infection: a community based prospective survey. Ann Rheum Dis. 1997;56(8): 470–475.
14. Weston VC, Jones AC, Bradbury N, *et al*. Clinical features and outcome of septic arthritis in a single UK Health District 1982-1991. Ann Rheum Dis. 1999;58(4):214–219.
15. Ross JJ, Saltzman CL, Carling P, *et al*. Pneumococcal septic arthritis: review of 190 cases. Clin Infect Dis. 2003;36(3):319–327.
16. Chanet V, Soubrier M, Ristori JM, *et al*. Septic arthritis as a late complication of carcinoma of the breast. Rheumatology (Oxford). 2005;44(9):1157–1160.
17. Clerc O, Prod'hom G, Greub G, *et al*. Adult native septic arthritis: a review of 10 years of experience and lessons for empirical antibiotic therapy. J Antimicrob Chemother. 2011;66(5): 1168–1173.
18. Rodchuae M, Ruangpin C, Katchamart W. Clinical manifestations, treatment outcomes, and risk factors for sternoclavicular septic arthritis. Rheumatol Int. 2017;37(5):819–824.
19. Belzunegui J, Rodriguez-Arrondo F, Gonzalez C, *et al*. Musculoskeletal infections in intravenous drug addicts: report of 34 cases with analysis of microbiological aspects and pathogenic mechanisms. Clin Exp Rheumatol. 2000;18(3):383–386.
20. Brancos MA, Peris P, Miro JM, *et al*. Septic arthritis in heroin addicts. Semin Arthritis Rheum. 1991;21(2):81–87.
21. Kang BS, Shim HS, Kwon WJ, *et al*. MRI findings for unilateral sternoclavicular arthritis: differentiation between infectious arthritis and spondyloarthritis. Skeletal Radiol. 2019;48(2): 259–266.
22. Von Glinski A, Yilmaz E, Rausch V, *et al*. Surgical management of sternoclavicular joint septic arthritis. J Clin Orthop Trauma. 2019;10(2):406–413.
23. Geyik MF, Gur A, Nas K, *et al*. Musculoskeletal involvement of brucellosis in different age groups: a study of 195 cases. Swiss Med Wkly. 2002;132(7-8):98–105.
24. Bar-Natan M, Salai M, Sidi Y, *et al*. Sternoclavicular infectious arthritis in previously healthy adults. Semin Arthritis Rheum. 2002;32(3):189–195.
25. Abu Arab W, Khadragui I, Echave V, *et al*. Surgical management of sternoclavicular joint infection. Eur J Cardiothorac Surg. 2011;40(3):630–634.
26. Bakaeen FG, Huh J, Fagan SP, *et al*. Surgical treatment of sternoclavicular joint infections in cirrhotic patients. Am J Surg. 2008;195(1):130–133.
27. Cinquetti G, Banal F, Mohamed S, *et al*. [Rare complications of Lemierre's syndrome: septic sternoclavicular joint arthritis and cavitating pneumonia]. Rev Med Interne. 2009;30(12): 1061–1063.
28. Blanchais A, Cormier G, Varin S, *et al*. [Pasteurella multocida septic oligoarthritis]. Med Mal Infect. 2010;40(2):123–125.
29. Nitsche JF, Vaughan JH, Williams G, *et al*. Septic sternoclavicular arthritis with Pasteurella multocida and Streptococcus sanguis. Arthritis Rheum. 1982;25(4):467–469.
30. Kachala SS, D'Souza DM, Teixeira-Johnson L, *et al*. Surgical Management of Sternoclavicular Joint Infections. Ann Thorac Surg. 2016;101(6):2155–2160.
31. Guillot X, Delattre E, Prati C, *et al*. Destructive septic arthritis of the sternoclavicular joint due to Neisseria gonorrhoeae. Joint Bone Spine. 2012;79(5):519–520.
32. Murga A, Copeland H, Hargrove R, *et al*. Treatment for sternoclavicular joint infections: a multi-institutional study. J Thorac Dis. 2017;9(6):1503–1508.
33. Pollack MS. Staphylococcal mediastinitis due to sternoclavicular pyarthrosis: CT appearance. J Comput Assist Tomogr. 1990;14(6):924–927.
34. Asnis DS, Dhaliwal GS. Bilateral sternoclavicular joint septic arthritis presenting as cutaneous abscesses. Clin Infect Dis. 1994;19(5):964–966.
35. Dhulkotia A, Asumu T, Solomon P. Breast abscess: a unique presentation as primary septic arthritis of the sternoclavicular joint. Breast J. 2005;11(6):525–526.
36. Ali B, Shetty A, Qeadan F, *et al*. Sternoclavicular joint infections: Improved outcomes with myocutaneous flaps. Semin Thorac Cardiovasc Surg. 2019.
37. Saad Aldin E, Sekar P, Saad Eddin Z, *et al*. Incidental diagnosis of sternoclavicular septic arthritis with Moraxella nonliquefaciens. IDCases. 2018;12:44–46.
38. Earwaker JW, Cotten A. SAPHO: syndrome or concept? Imaging findings. Skeletal Radiol. 2003;32(6):311–327.
39. Li HK, Rombach I, Zambellas R, *et al*. Oral versus intravenous antibiotics for bone and joint infection. N Engl J Med. 2019;380(5):425–436.
40. Jang YR, Kim T, Kim MC, *et al*. Sternoclavicular septic arthritis caused by Staphylococcus aureus: excellent results from medical treatment and limited surgery. Infect Dis (Lond). 2019;51(9):694–700.
41. Joethy J, Lim CH, Koong HN, *et al*. Sternoclavicular joint infection: classification of resection defects and reconstructive algorithm. Arch Plast Surg. 2012;39(6):643–648.
42. Nusselt T, Klinger HM, Freche S, *et al*. Surgical management of sternoclavicular septic arthritis. Arch Orthop Trauma Surg. 2011;131(3):319–323.
43. Puri V, Meyers BF, Kreisel D, *et al*. Sternoclavicular joint infection: a comparison of two surgical approaches. Ann Thorac Surg. 2011;91(1):257–261.
44. Burkhart HM, Allen MS, Nichols FC, 3rd, *et al*. Results of en bloc resection for bronchogenic carcinoma with chest wall invasion. J Thorac Cardiovasc Surg. 2002;123(4):670–675.
45. Choi H, McCartney M, Best TM. Treatment of osteitis pubis and osteomyelitis of the pubic symphysis in athletes: a systematic review. Br J Sports Med. 2011;45(1):57–64.
46. Paajanen H, Ristolainen L, Turunen H, *et al*. Prevalence and etiological factors of sport-related groin injuries in top-level soccer compared to non-contact sports. Arch Orthop Trauma Surg. 2011;131(2):261–266.
47. Waldvogel FA, Medoff G, Swartz MN. Osteomyelitis: a review of clinical features, therapeutic considerations and unusual aspects. N Engl J Med. 1970;282(4):198–206.
48. Ross JJ, Hu LT. Septic arthritis of the pubic symphysis: review of 100 cases. Medicine (Baltimore). 2003;82(5):340–345.
49. Fujitani S, Sun HY, Quintiliani R, *et al*. Pneumonia due to Pseudomonas aeruginosa: part II: antimicrobial resistance, pharmacodynamic concepts, and antibiotic therapy. Chest. 2011;139(5):1172–1185.
50. Miro JM, Puig de la Bellacasa J, Odds FC, *et al*. Systemic candidiasis in Spanish heroin addicts: a possible source of infection. J Infect Dis. 1987;156(5):857–858.
51. Pauli S, Willemsen P, Declerck K, *et al*. Osteomyelitis pubis versus osteitis pubis: a case presentation and review of the literature. Br J Sports Med. 2002;36(1):71–73.
52. Qassemyar Q, Smail A, Perignon D, *et al*. Cold abscess and Bazin's indurated erythema associated to pubic symphysis tuberculosis. Med Mal Infect. 2010;40(9):552–554.
53. Bouza E, Winston DJ, Hewitt WL. Infectious osteitis pubis. Urology. 1978;12(6):663–669.
54. Bali K, Kumar V, Patel S, *et al*. Tuberculosis of symphysis pubis in a 17 year old male: a rare case presentation and review of literature. J Orthop Surg Res. 2010;5:63.
55. Cosma S, Borella F, Carosso A, *et al*. Osteomyelitis of the pubic symphysis caused by methicillin-resistant Staphylococcus aureus after vaginal delivery: a case report and literature review. BMC Infect Dis. 2019;19(1):952.
56. Alaya Z, Osman W, Hassini L, *et al*. Osteopecilia associated with psoriatic arthritis. Pan Afr Med J. 2017;26:227.
57. Magarian GJ, Reuler JB. Septic arthritis and osteomyelitis of the symphysis pubis (osteitis pubis) from intravenous drug use. West J Med. 1985;142(5):691–694.
58. Brewer A. Acute pubic Osteomyelitis. Infect Disease Newsletter 12 (1). 1993.
59. Charles P, Ackermann F, Brousse C, *et al*. Spontaneous streptococcal arthritis of the pubic symphysis. Rev Med Interne. 2011;32(7):e88–90.
60. Cheer K, Pearce S. Osteoarticular infection of the symphysis pubis and sacroiliac joints in active young sportsmen. BMJ. 2009;339:b5019.
61. Andole SN, Gupta S, Pelly M. Septic arthritis affecting pubic symphysis. BMJ Case Rep. 2011;2011.
62. To F, Tam P, Villanyi D. Septic arthritis of the pubic symphysis from pseudomonas aeruginosa: reconsidering traditional risk factors and symptoms in the elderly patient. BMJ Case Rep. 2012;2012.
63. Garcia-Porrua C, Picallo JA, Gonzalez-Gay MA. Osteitis pubis after Marshall-Marchetti-Krantz urethropexy. Joint Bone Spine. 2003;70(1):61–63.
64. McPhee E, Eskander JP, Eskander MS, *et al*. Imaging in pelvic osteomyelitis: support for early magnetic resonance imaging. J Pediatr Orthop. 2007;27(8):903–909.
65. Ghislain L, Heylen A, Alexis F, *et al*. Septic arthritis of the pubic symphysis: an atypical abdominal pain. Acta Clin Belg. 2015;70(1):46–49.
66. Harris NH, Murray RO. Lesions of the symphysis in athletes. Br Med J. 1974; 4(5938):211–214.
67. Resnick D, Dwosh IL, Goergen TG, *et al*. Clinical and radiographic abnormalities in ankylosing spondylitis: a comparison of men and women. Radiology. 1976;119(2):293–297.
68. Maldonado-Cocco JA, Porrini A, Garcia-Mortoe O. Prevalence of sacroiliitis and ankylosing spondylitis in psoriasis patients. J Rheumatol. 1978;5(3):311–313.
69. Kenzaka T, Wakabayashi T, Morita Y. Acute crystal deposition arthritis of the pubic symphysis. BMJ Case Rep. 2013;2013.
70. Justiniano ME, Colmegna I, Gimenez CR, *et al*. Tophaceous gout of the symphysis pubis. Arthritis Rheum. 2005;52(12):4052.
71. Sgambati E, Stecco A, Capaccioli L, *et al*. Morphometric analysis of the sacroiliac joint. Ital J Anat Embryol. 1997;102(1):33–38.
72. Ehrenfeld M. Spondyloarthropathies. Best Pract Res Clin Rheumatol. 2012;26(1):135–145.
73. Keriakos R, Bhatta SR, Morris F, *et al*. Pelvic girdle pain during pregnancy and puerperium. J Obstet Gynaecol. 2011;31(7):572–580.
74. Ruhe A, Bos T, Herbert A. Pain originating from the sacroiliac joint is a common non-traumatic musculoskeletal complaint in elite inline-speedskaters – an observational study. Chiropr Man Therap. 2012;20(1):5.
75. Wu MS, Chang SS, Lee SH, *et al*. Pyogenic sacroiliitis – a comparison between paediatric and adult patients. Rheumatology (Oxford). 2007;46(11):1684–1687.
76. Leroux J, Bernardini I, Grynberg L, *et al*. Pyogenic sacroiliitis in a 13-month-old child: A Case Report and Literature Review. Medicine (Baltimore). 2015;94(42):e1581.
77. Hermet M, Minichiello E, Flipo RM, *et al*. Infectious sacroiliitis: a retrospective, multicentre study of 39 adults. BMC Infect Dis. 2012;12:305.
78. Imagama T, Tokushige A, Sakka A, *et al*. Postpartum pyogenic sacroiliitis with methicillin-resistant Staphylococcus aureus in a healthy adult: A case report and review of the literature. Taiwan J Obstet Gynecol. 2015;54(3):303–305.
79. Knipp D, Simeone FJ, Nelson SB, *et al*. Percutaneous CT-guided sacroiliac joint sampling for infection: aspiration, biopsy, and technique. Skeletal Radiol. 2018;47(4):473–482.
80. Zimmermann B, 3rd, Mikolich DJ, Lally EV. Septic sacroiliitis. Semin Arthritis Rheum. 1996;26(3):592–604.
81. Rihl M, Wagner AD, Bakhsh KA, *et al*. Detection of chlamydial DNA in the inflamed sacroiliac joint of a patient with multiple infections. J Clin Rheumatol. 2009;15(4):195–197.
82. Feldman LS. Salmonella septic sacroiliitis: case report and review. Pediatr Infect Dis J. 2006;25(2):187–189.
83. Slobodin G, Rimar D, Boulman N, *et al*. Acute sacroiliitis. Clin Rheumatol. 2016; 35(4):851–856.
84. Gao F, Kong XH, Tong XY, *et al*. Tuberculous sacroiliitis: a study of the diagnosis, therapy and medium-term results of 15 cases. J Int Med Res. 2011;39(1):321–335.
85. Feldmann JL, Menkes CJ, Weill B, *et al*. Infectious sacroiliitis. Multicenter study of 214 cases. Rev Rhum Mal Osteoartic. 1981;48(1):83–91.
86. Vyskocil JJ, McIlroy MA, Brennan TA, *et al*. Pyogenic infection of the sacroiliac joint. Case reports and review of the literature. Medicine (Baltimore). 1991;70(3):188–197.
87. McHugh RC, Tiede JM, Weingarten TN. Clostridial sacroiliitis in a patient with fecal incontinence: a case report and review of the literature. Pain Physician. 2008;11(2):249–252.
88. Kucera T, Brtkova J, Sponer P, *et al*. Pyogenic sacroiliitis: diagnosis, management and clinical outcome. Skeletal Radiol. 2015;44(1):63–71.
89. Carlson SA, Jones JS. Pyogenic sacroiliitis. Am J Emerg Med. 1994;12(6):639–641.
90. Liu XQ, Li FC, Wang JW, *et al*. Postpartum septic sacroiliitis misdiagnosed as sciatic neuropathy. Am J Med Sci. 2010;339(3):292–295.
91. Le Bars H, Lamini N, Brunet JF, *et al*. Sacroiliitis due to Kingella kingae in an adult: updates on this pathogen. Ann Biol Clin (Paris). 2010;68(3):341–345.
92. McKenna T, O'Brien K. Case report: group B streptococcal bacteremia and sacroiliitis after mid-trimester dilation and evacuation. J Perinatol. 2009;29(9):643–645.

93. Bindal M, Krabak B. Acute bacterial sacroiliitis in an adult: a case report and review of the literature. Arch Phys Med Rehabil. 2007;88(10):1357–1359.

94. Cinar M, Sanal HT, Yilmaz S, et al. Radiological followup of the evolution of inflammatory process in sacroiliac joint with magnetic resonance imaging: a case with pyogenic sacroiliitis. Case Rep Rheumatol. 2012;2012:509136.

95. Bellussi A, Busi Rizzi E, Schinina V, et al. STIR sequence in infectious sacroiliitis in three patients. Clin Imaging. 2002;26(3):212–215.

96. Moros ML, Rodrigo C, Villacampa A, et al. Septic shock in pregnancy due to pyogenic sacroiliitis: a case report. J Med Case Rep. 2009;3:6505.

97. Roca B, Torres V. Pyomyositis of the iliacus muscle complicated with septic sacroiliitis. QJM. 2008;101(12):983–984.

98. Giannoudis PV, Tsiridis E. A minimally invasive technique for the treatment of pyogenic sacroiliitis. J Bone Joint Surg Br. 2007;89(1):112–114.

99. Kanakaris NK, Psarakis S, Chalidis B, et al. Management of pelvic instability secondary to chronic pyogenic sacroiliitis: case report. Surg Infect (Larchmt). 2009;10(4):353–358.

100. Ebraheim NA, Ramineni SK, Alla SR, et al. Sacroiliac joint fusion with fibular bone graft in patients with failed percutaneous iliosacral screw fixation. J Trauma. 2010;69(5):1226–1229.

101. Spoendlin M, Zimmerli W. Pyogenic sacroiliitis. Review of 8 personal cases and 200 cases from the literature. Schweiz Med Wochenschr. 1988;118(21):799–805.

102. Abid H, Chaabouni S, Frikha F, et al. Contribution of imaging in the diagnosis of infectious sacroiliitis: about 19 cases. Pan Afr Med J. 2014;17:171.

103. Ford LS, Ellis AM, Allen HW, et al. Osteomyelitis and pyogenic sacroiliitis: A difficult diagnosis. J Paediatr Child Health. 2004;40(5–6):317–319.

104. Brtalik D, Pariyadath M. A case report of infectious sacroiliitis in an adult presenting to the emergency department with inability to walk. J Emerg Med. 2017;52(3):e65–e68.

105. Rambaldi PF, Ambrosone L, Mansi L, et al. Immunoscintigraphy as an adjunct to diagnostic imaging in septic sacroiliitis. Report of a case. Clin Rheumatol. 1996;15(1):67–71.

106. Sturzenbecher A, Braun J, Paris S, et al. MR imaging of septic sacroiliitis. Skeletal Radiol. 2000;29(8):439–446.

107. Lambert RG, Bakker PA, van der Heijde D, et al. Defining active sacroiliitis on MRI for classification of axial spondyloarthritis: update by the ASAS MRI working group. Ann Rheum Dis. 2016;75(11):1958–1963.

108. Puhakka KB, Melsen F, Jurik AG, et al. MR imaging of the normal sacroiliac joint with correlation to histology. Skeletal Radiol. 2004;33(1):15–28.

109. Raynal M, Bouderraoui F, Ouichka R, et al. Performance of (18)F-sodium fluoride positron emission tomography with computed tomography to assess inflammatory and structural sacroiliitis on magnetic resonance imaging and computed tomography, respectively, in axial spondyloarthritis. Arthritis Res Ther. 2019;21(1):119.

110. Ho CL, Wu WC, Chen S, et al. F-18 FDG PET/CT in an adult case of group B streptococcal sacroiliitis. Clin Nucl Med. 2010;35(10):834–835.

111. Cohn SM, Schoetz DJ, Jr. Pyogenic sacroiliitis: another imitator of the acute abdomen. Surgery. 1986;100(1):95–98.

第 11 章
人工关节假体周围感染：总论

Werner Zimmerli

概述

关节假体常用于替换因退变、创伤或炎症而受损的关节。因为受损的软骨不能被完美修复，所以关节置换术依然是唯一能够完全缓解疼痛和恢复功能的治疗方法。在获得最佳治疗效果的情况下，人工关节可以类似原生的关节那样，很好地发挥其作用。由于预期寿命的增加，需要接受关节置换的骨关节炎患者数量正在稳步上升[1-3]。相比之下，随着能有效改善病情药物的广泛应用，类风湿关节炎患者对关节置换手术的需求正在减少[4]。与初次关节置换术数量的增长相比，人工关节翻修术的需求甚至更高[5]。

关节置换后可以观察到数种并发症，包括机械性问题（如脱位）、异位骨化[6]、磨损颗粒[7]或植入物形状与骨骼不匹配[8]导致的无菌性松动。然而，最可怕的并发症是人工关节假体周围感染（periprosthetic joint infection，PJI），因为它可能导致假体失败[9-11]。尽管在预防方面做出了相当大的努力，但 PJI 的发病率在 2005—2015 年没有显著变化[12]。因此，这带来了相当大的经济负担。Kurtz 等[13]预计 2020 年 PJI 患者（包括全髋和全膝关节置换术后发生的）手术治疗总费用为 16 亿美元。因此，对患者和社会来说，避免PJI 或者以最佳的方式处理已发生的 PJI 至关重要。

无论假体的类型如何，植入物相关感染都有一些共同的特征：它们很容易发生感染且无法单纯使用抗生素治愈[9-11, 14-16]。此外，不仅在植入手术期间，而且只要它们还留在体内，假体都有感染的危险[17-19]。在本章中，我们将介绍 PJI 的共同特点。与每种类型的人工关节相关的具体问题将在涉及不同关节置换术的章节中单独讨论（见第 12 ～ 15 章）。

定义

PJI 的诊断尚无公认的金标准。因此，不同的论文中使用了不同的诊断标准[9, 11, 20]。两个最常用的标准是美国传染病协会（Infectious Disease Society of America，IDSA）标准和肌肉骨骼感染协会（Musculoskeletal Infection Society，MSIS）标准[11, 20]。但这两种标准都不完美。IDSA 标准遗漏了重要的指标，即滑膜细胞计数和中性粒细胞比率，而 MSIS 标准不够灵敏。因此，IDSA 标准进行了相应的修改[21-22]。此外，在最近的共识会议上，MSIS 标准也进行了修改。通过一项包含222 名 PJI 患者和 200 名无菌翻修患者的队列研究，新标准显示出良好的敏感性（97.7%）和特异性（99.5%）[23]。

对于临床研究，诊断标准应该具有非常高的特异性，以便对已发表的结果进行有意义的比较。相反，在临床实践中，为了不遗漏任何 PJI，应尽可能提高诊断标准的灵敏度。如果诊断延迟 3 ～ 4 周，保留假体下治愈感染的机会将会非常低[9-11]。在这种情况下，通常需要取出假体。因此，即使患者没有严格满足 PJI 的诊断标准，也应该考虑诊断性手术清创。不同类型的骨和关节感染的合理诊断方法将在单独的章节中讨论（见第 2 章）。

手术部位感染可分为浅表感染（如皮肤皮下）、深层软组织感染（如筋膜、肌肉）和器官 / 间隙感染[24]。但关节置换后，这种分类方法并不可靠。浅表感染会迅速进展为深层感染，临床上不可能进行区分[25]。如果误诊为手术部位浅表感染，给予较短疗程的抗生素治疗，通常会延误 PJI 的诊断。

分类

传统而言，PJI 分为早期感染（术后＜ 3 个月）、延迟感染（术后 3 ～ 24 个月）和晚期感染（术后＞ 2 年）[10-11]。早期和延迟感染主要是在围术期通过外源性获得，而大多数晚期 PJI 是通过血源性感染获得。出于临床考量，一种考虑到手术治疗的分类方法更加有用。表 11.1 展示了三种类型的 PJI。持续时间小于 3 周的急性血源性 PJI 和术后早期（术后＜ 1 个月）的 PJI 可以进行保留内植物的治疗。相比之下，在慢性 PJI 患者中，内植物上的生物膜通常不能被抗菌药物所消除[26-28]。因此，必须移除所有异物。

发病机制

内植物极容易被细菌和真菌感染[10, 14-16]。Elek 与 Conen[29] 的研究发现，只需要接种 100 CFU 的金黄色葡萄球菌就可以在受试者身上造成缝线脓肿，而在无异物的情况下，引起皮下脓肿则需要超过此剂量一万倍的金黄色葡萄球菌。我们在放置皮下组织笼的豚鼠模型中复制了同样的现象[14-15, 30]。这些实验观察表明这是一种局部获得性粒细胞缺乏，因为葡萄球菌感染是由吞噬细胞控制。

与假体相关的感染一旦发生就很难根除。这一方面是宿主的局部防御缺陷，另一方面是黏附微生物的耐药表型。其原因是植入异物与局部防御机制（如粒细胞、补体）产生不利的相互作用，以及从敏感的浮游微生物向耐药的生物膜转变。有趣的是，在异物对感染的易感性方面，材料的类型只起到很小的作用[31]。Ha 等[32] 的研究结果表明，能形成生物膜的表皮葡萄球菌在纯钛上的黏附程度高于在不锈钢上的黏附程度。然而，体内实验无法重复出这种差异。产生这一现象差异的原因可能是宿主蛋白直接覆盖了内

表 11.1 人工关节假体周围感染分类（按发病机制和病程急慢性）[9]

感染类型	特征
急性血源性 PJI	术后晚期感染，症状持续时间不超过 3 周
早期术后 PJI	在手术或关节穿刺术等侵入性手术后 1 个月内出现的感染
慢性 PJI	症状持续 3 周以上并晚于早期术后感染的时间发生

植物，而宿主蛋白与细菌黏附的关系比材料类型更重要。这一机制的主要论据是观察到纤维连接蛋白和其他蛋白质成为了葡萄球菌的受体[33-34]。

宿主的作用

一旦内植物植入体内，宿主固有的或非特异性宿主防御机制将负责快速有效地消除微生物[16]。第一步是宿主通过调理作用促进粒细胞或单核细胞快速摄入病原微生物，该过程涉及体液相中的非特异性（补体、细菌残留物）和特异性（抗体）可溶性成分以及吞噬细胞表面完整的相应受体。如果这一过程的任一组成部分受损，宿主的易感性就会增加。以下是宿主细菌清除受损的各种可能机制的假说以及植入物周围存在丰富粒细胞时微生物持续存在的相关理论。

内植物与粒细胞的相互作用

粒细胞的作用是杀死微生物，并通过吞噬作用清除异物（图 11.1）[16]，如果异物太大而无法进行吞噬，粒细胞会与该异物的表面相互作用，这一过程被称为吞噬受阻[35-36]。该概念已经在动物模型中进行了验证[14-15]，豚鼠组织笼模型完美地模拟了临床情况，非常少量的微生物即可导致持续的植入物相关感染，且感染无法自愈[9-10]。即使是所谓的非致病性细菌，如痤疮棒状杆菌或表皮葡萄球菌，也会在该模型中引起感染[37-38]。皮下内植物周围积液中纯化的粒细胞在摄取、杀灭葡萄球菌以及产生超氧化物等方面出现严重缺陷[14-15]，体外实验表明，这种缺陷是由于与不可吞噬表面的相互作用造成。此外，粒细胞在与内植物相互作用过程中会部分脱颗粒[15]，由于释放的颗粒中也含有胶原酶，这种现象也可能是感染期间内植物松动的原因[39]。

磨损颗粒与吞噬细胞的相互作用

关节置换术后，根据生物力学情况，会产生不同数量的磨损颗粒。大量的磨损颗粒被认为是内植物相关感染的一个危险因素[40]。因此，不仅是内植物，磨损颗粒也可能与粒细胞相互作用。事实上，Bernard 等[41-42] 发现，在体外实验中，在与磨损颗粒相互作用后，中性粒细胞杀菌活性会受损。与此相似，在有磨损颗粒的内植物周围组织中，局部巨噬细胞释放细胞因子[43]，其中 M-CSF 和 TGF-α 可直接刺激破骨细胞分化，从而通过促进骨吸收导致内植物松动。

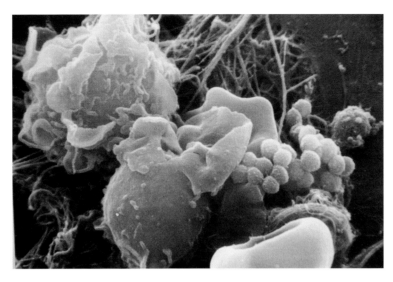

图 11.1 实验性内植物相关感染的扫描电子显微镜图像。该图为感染 3 h 后进行扫描电镜取样，图中显示了两个粒细胞与金黄色葡萄球菌的聚集物，金黄色葡萄球菌的不规则表面即胞外多糖形成了早期生物膜。该图经 Zimmerli 和 Sendi[16] 许可转载

微生物（生物膜）的作用

在假体植入的过程中，未被清除的微生物会迅速黏附于植入物，并抵抗宿主防御系统对其的清除作用[44]。因此，在关节置换手术中，感染预防至关重要。细菌黏附于假体表面涉及非特异性物理因素（例如表面张力、疏水性和静电作用）或特异性黏附素（如纤维连接蛋白）。生物膜的形成是在这一初始过程之后，其中部分是由细胞间黏附（intercellular adhesion，ICA）操纵子编码的多糖间细胞黏附介导[45]。在生物膜中，微生物被包裹在聚合物基质中，并发展成复杂、系统的群落，类似于多细胞生物。在较高的微生物密度下，所谓的群体感应基因被激活，进而控制生物膜的大小[46]。生物膜细菌对抗生素的耐药性比浮游细菌高出 1000 倍[47]。这也解释了植入物相关感染一旦出现就会持续存在的原因。随着时间的推移，生物膜会发生转变。临床上可以观察到，在植入物保留的情况下，如果在感染 3～4 周后开始治疗，治愈率会从 80%～90% 急剧下降到 30%～60%[48-54]。

感染途径

PJI 的感染来源可通过外源性或血行途径进行[9-10, 55]。外源性感染主要发生在围术期，并在手术后的前两年发生。感染因子的毒力越弱，感染发生的时间越晚。例如，由痤疮丙酸杆菌引起的 PJI 的诊断常常推迟数月甚至数年[56-57]。只要伤口没有完全干燥，微生物不仅在手术过程中，而且在手术后也会沿着引流管或直接通过伤口渗入。巨大血肿患者的感染风险尤其高。因此，术后早期的主要目的是快速愈合伤口。同时，在因大量分泌物而影响伤口愈合的情况下，兼具诊断和治疗性的清创手术不应被延误。极少数情况下，外源性感染发生在关节穿刺术后或者自发性或外伤性导致的皮肤穿孔之后。外源性 PJI 常见于软组织覆盖较差的关节，如膝关节、肘关节或踝关节置换术。事实上，85% 的踝关节假体周围感染是通过外源性途径发生[58]，而髋关节只有 57%[51]。在单独观察金黄色葡萄球菌性 PJI 患者时，差异甚至更显著，经外源性途径发生的膝关节 PJI 占 45%，但髋关节置换术后仅占 22%[55]。

血源性 PJI 是通过血流传播，可发生在手术后的任何时间点。膝关节和髋关节 PJI 的发病率在手术后前 2 年估计为每 1000 个关节年中 5.9 例，在 2 年之后为每 1000 个关节年中 2.3 例[59]。这种易感性的差异一方面反映了围术期感染的早期优势，另一方面反映了血源性 PJI 的较高初始发生风险。由于前面提到的植入物周围存在局灶性粒细胞缺陷，使得假体成为一种最小抵抗位点（locus minoris resistentiae），容易发生血源性种植。确实，Blomgren 等的研究[60-61]表明，在兔模型中，膝关节假体可以通过血行途径被感染。我们在豚鼠组织感染模型中量化了细菌种植的风险[62]。当每毫升血液存在 1000 CFU 金黄色葡萄球菌时，42% 的皮下组织笼可被选择性感染。血液中细菌浓度较低时，血管外的假体未发生感染。在细菌负荷较高的情况下，细菌播散没有选

择性，因为不仅是植入物，其他的器官也会被感染。综上所述，在高细菌浓度的金黄色葡萄球菌菌血症（> 1000 CFU/ml）发生的情况下，植入物是细菌播散的最佳部位。

实验室检查

一些实验室指标已经被用于筛选和确定 PJI。其中一些的敏感性不够，因此只能用作 PJI 的支持性证据。本章仅对不同的诊断标志物作概述。在第 2 章和第 4 章中，将分别更详细地介绍 PJI 的诊断方法和新型微生物检测技术。

血液中的感染性指标

白细胞计数无助于 PJI 的诊断。在荟萃分析中，白细胞计数的合并灵敏度仅为 45%，特异性为 87%[63]。红细胞沉降率（erythrocyte sedimentation rate，ESR）和 C- 反应蛋白（C-reactive protein，CRP）具有更好的灵敏度。在一项包括 30 项关于 ESR 和 CRP 不同临界值研究的系统综述中，其灵敏度分别为 75% 和 88%，特异性分别为 70% 和 91%[63]。在最近的一项单中心研究中，慢性 PJI 患者和那些如痤疮丙酸杆菌及凝固酶阴性葡萄球菌等低毒力微生物感染患者的 CRP 值特别低[64]。在另一项研究中，当排除培养阴性和炎性风湿性疾病病患者后，在连续 73 例 PJI 患者中有 32% 的 CRP 水平小于 8 mg/L[65]。关节液中 CRP 的测定存在争议[66-67]。因为 CRP 是在肝合成，而不是在吞噬细胞中合成，关节液中的水平只是反映了肝中 CRP 的产生和关节中的扩散。这解释了与血清相比，关节液中 CRP 的灵敏度更低的原因[67]。

降钙素原是诊断下呼吸道感染的极佳标志物[68]。然而，在未合并脓毒综合征的局灶性 PJI 中，降钙素原的诊断灵敏度低（33%，临界值为 0.3 μg/L）[69]。总之，不应使用血液中的感染指标排除 PJI，因为延误诊断 PJI 可能导致人工关节的失败。唯一有前景的指标是白细胞介素 6，当临界值为 10 pg/L[63, 69] 时，其具有近 100% 的极佳灵敏度。但是，通常情况下，该检测并不可用。

最近，血清 D- 二聚体被提出作为诊断 PJI 的次要标准[23]。但 Huang 等[70]研究表明，血清 D- 二聚体水平不能区分 PJI 和无菌性松动。D- 二聚体（> 0.85 μg/L）的敏感性并不优于 CRP（> 10 mg/L）的敏感性（71% vs 68%）；正如预期的那样，D- 二聚

体的特异性更低（80% vs 93%）。

关节液细胞

关节液中白细胞计数对于 PJI 的诊断阈值远低于原发化脓性关节炎。根据基础疾病（退行性或炎性关节炎）、关节部位和植入后的时间间隔，阈值不尽相同。由于仅在髋关节或膝关节置换术患者中进行了研究，因此无法将其他关节的关节穿刺结果与已发表的数据进行比较。在 3 项研究中，排除了类风湿关节炎患者、关节出血患者和术后早期患者[71-73]后，在髋关节置换术后的患者中，Schinsky 等[72]报道的最佳临界值为：白细胞计数 4200 个 / 微升和（或）中性粒细胞比例 80%。在两项针对膝关节置换术后患者的研究中，白细胞计数的最佳临界值分别为 1700 个 / 微升和 1100 个 / 微升，相应的中性粒细胞比例分别为 65% 和 64%[71, 73]。根据 Cipriano 等的研究[74]，有无合并基础炎性关节炎患者的最佳临界值相似。相反，在全膝关节置换术后 6 周内进行关节穿刺术的患者中，最佳临界值更高，白细胞计数为 27 800 个 / 微升，中性粒细胞比例为 89%[75]。

关节液白细胞酯酶

白细胞酯酶是一种由活化的粒细胞分泌的酶。因此，它是关节液中激活和溶解的粒细胞的标志物。在最近的一项荟萃分析中，用它诊断 PJI 的敏感性为 0.90（95%CI 0.76 ~ 0.96），特异性为 0.97（95%CI 0.95 ~ 0.98）[76]。因此，这项测试可以在无法获得细胞计数的中心使用。

组织病理学

术中冰冻切片只能在拥有丰富经验的病理学家的中心使用，他们能够区分机械性失败和感染。在手术过程中活检取样的组织应分为两部分：一部分用于微生物学检查，另一部分用于常规组织病理学。通过成对地比较活检结果，可以更好地解释培养结果（是否为污染标本）。此外，在阴性培养的情况下，活检标本中粒细胞的存在表明结果为培养阴性的 PJI。根据组织病理学的分类结果，诊断 PJI 的最佳鉴别临界值是在 10 个高倍视野中出现 23 个中性粒细胞[77]。

培养

拭子培养的敏感度较低，因此要避免使用。关节液培养的敏感性约为 85%，特异性至少为 95%[78]。

当使用聚合酶链式反应（polymerase chain reaction，PCR）[79] 或使用血培养瓶 [80] 培养关节液时，诊断敏感性更好。对于术中诊断 PJI，至少要做 3 次活检取样，但最好是 6 次 [11]。

超声培养与分子诊断

微生物在植入物上以生物膜的形式持续存在。使用超声波处理，可以将微生物从表面分离出来。在许多中心，这项技术被用来检查取出的假体或模块。由于超声波处理可能会损害微生物的生存能力，因此只能使用经过评价和验证的方案 [81-82]。在 Trampuz 等 [81] 的研究中，只有在采样前 2 周内接受抗生素治疗的患者，超声培养的敏感性才显著提高（75% vs 45%，$P < 0.001$）。Portillo 等的研究 [82] 表明，在翻修手术前两周内对使用抗生素的患者进行血培养瓶接种，可进一步提高超声液培养的敏感性。区分感染和污染的合适分界值取决于超声处理技术（液体量、浓缩步骤等）。因此，选择超声液的培养有助于手术前近期接受抗生素治疗的患者。分子诊断在疑似 PJI 患者中的作用尚不清楚。它可以在关节液、活检组织标本和超声液中进行。这些技术将在第 4 章中详细介绍。

治疗

与肺炎、鼻窦炎或肾盂肾炎等许多其他感染不同，PJI 不会自愈。没有临床症状不一定意味着 PJI 的治愈，而可能是 PJI 无症状的持续状态。这种情况多发生于进行了抗生素治疗而没有行清创手术的患者，或者是由于痤疮丙酸杆菌等低毒力微生物引起的 PJI 患者。为了获得最佳的治疗结果，抗生素应该在进行了适当的诊断流程之后才开始使用，并且抗菌治疗常应该与手术治疗相结合 [9-11]。应该为每个患者选择最合适的手术治疗。单纯选择侵入性最小的手术，而不管其失败的风险，这不是一个好的选择。首次治疗应该避免损伤软组织和关节功能完整性。因此，对于 PJI，建议尽早转诊到专科中心。

PJI 的治疗，首先应该决定是积极处理还是采取姑息。只有当一个专业的治疗团队反对特定的患者进行积极处理时，才应该选择姑息性治疗方案。PJI 的治愈被定义为感染完全根除且长期、无痛、有功能的关节。这需要恰当的外科手术和长期的抗菌治疗相结合；相反，姑息治疗的目的是抑制症状，而不是考虑

关节的功能 [83]。对于有很高手术风险的患者，姑息处理需要进行粗放的手术（如：关节切除术或截肢），或采用微创手术并进行终生抑制性抗菌治疗。

手术干预

PJI 的传统手术治疗方法是二期假体翻修术。第一阶段手术包括切除所有坏死组织和移除假体。患者在重新植入新的假体前应使用抗生素治疗 [84]。二期翻修术费用昂贵且有侵入性，并且通常会影响关节功能 [85]。然而如果不恰当地选择侵入性较小的手术方式，却会导致治愈率下降 [48, 52, 86-87]。在过去的二十年里，我们机构开发了一种针对不同临床表现患者的优化手术治疗规则 [10, 88]。通过与专门的跨学科团队一起使用该规则，可以显著改善 PJI 治疗结局 [89]。治疗方法有四种：保留假体清创术、一期翻修、短间隔二期翻修、长间隔二期翻修。该规则可针对每个患者用侵入性最小的操作获得最佳的治愈率。简而言之，只有急性血源性或术后早期感染的患者（表 11.1）才能成功地接受保留假体的治疗。而在所有其他患者中，为了获得更好的治愈率，必须移除或更换植入物。详细的治疗概念在相关章节中有详细的描述（见第 12 ～ 15 章）。如果能为每个患者选择适当的干预措施，那么所有四种手术方式的治愈率都在 80% 以上 [50-51]。而如果考虑某些原因，选择了姑息性治疗 [90]，那么主要的方法是移除假体而不置换，或者应用长期抑制性抗菌治疗并且联合或不联合手术 [83]。在膝关节 PJI 的患者中，在关节切除成形术后，需待感染愈合后再进行关节融合术。在危及生命的情况下，如 PJI 合并坏死性筋膜炎，或多次治疗失败后，则应考虑截肢 [92-93]。

抗生素治疗

由于氧气和葡萄糖受限，生物膜中的细菌会处于生长的静止阶段 [94]。因此，PJI 的成功治疗应考虑微生物的生物膜情况。体外研究表明，大多数抗生素都有最低杀菌浓度（minimal bactericidal concentration，MBC），而在细菌生长的静止期的 MBC 则会高达 100 倍以上 [95-105]。然而即使应用了高浓度的抗生素（相当于静止相 MBC），仍无法清除附着在玻璃微珠上的细菌 [96, 99]。高静止相的高 MBC 以及对黏附细菌的无效，都预示着在骨科植入物相关感染中抗菌治疗的失败 [54, 103, 106-108]。不幸的是，到目前为止，只有两类药物能有效消除相应的细菌生物膜，即：利福

平和其他利福霉素抗葡萄球菌[54, 109]、氟喹诺酮类抗革兰氏阴性杆菌[103, 107, 110]。

有关抗菌药物的类型和剂量、给药途径和疗程的详细信息，请参见相关章节（见第 12 ～ 15 章）。

预防

围术期的预防

由于任何一例 PJI 都是极其严重的不良事件，所以尽管是清洁手术，初次关节置换术还是需要预防性应用抗生素。这是基于 20 世纪 70 年代以来的多项安慰剂对照研究结果[111]，抗菌剂对大多数从皮肤传入的微生物有效。此外，应当根据当地相关耐药菌的流行病学的情况选择药物。通常，首选第一代或第二代头孢菌素[111]。在切皮时或即将切皮时，局部组织浓度应达到皮肤微生物的最低抑菌浓度（minimal inhibitory concentration，MIC）以上[112]；并且手术中应保持这种组织浓度。预防性使用的时间一般不应超过手术的时间[111]。

如果因 PJI 而需要进行抗生素干预，那么第一次使用抗生素的时间应推迟到用于培养的组织取样以后，因为患者不是接受单次剂量的预防，而是需要在手术后接受长期抗生素的治疗。

含抗生素骨水泥的作用从未在大型对照试验中测试过。然而，根据芬兰关节置换术登记系统对超过 4 万名患者的报道，在静脉预防的基础上，接受含有抗生素骨水泥的患者发生膝关节 PJI 的风险显著降低。这不仅包括关节翻修术的患者，也包括接受初次关节置换术的患者[113]。

血源性感染的预防

正如之前所述，只要关节假体留在体内，就有发生血源性感染的风险[59]。这种风险在金黄色葡萄球菌菌血症期间特别高（39% ～ 41%）[17-18]，但在远隔部位感染期间风险相对较低（1.4/10 000 患者-年）[114]。因此，使用关节假体的患者应被告知这一风险，万一发生感染，应尽快联系医生。这是因为细菌感染（如皮肤和软组织感染、发热性腹泻、肺炎）的快速抗菌治疗对预防菌血症的发生非常重要，进而防止病原菌播散种植于关节假体。此外，口腔卫生和定期牙科治疗对于预防牙源性 PJI 非常重要。然而，在常规的操作中，包括拔除未感染的牙齿，不需要进行抗生素预防[115]。这是因为，低风险和高风险

的牙科操作期间（＜ 50 CFU/ml 血液）引起的菌血症的细菌浓度太低，不会导致细菌在假体上的血源性播种[116]。

PJI 治疗中的错误

PJI 治疗中会出现一些危及治疗结果的错误。第一，如果怀疑 PJI，就不应当推迟诊断流程，这是因为保留假体手术成功的时间窗很窄。第二，在未进行规范的病原菌培养时，使用抗生素治疗，会增加培养阴性的风险，且使得不能采用合理的方式来治疗。第三，没有考虑植入物上黏附细菌的生物膜情况而导致结果较差。第四，不将抗菌治疗与适当的手术干预相结合，反之亦然。第五，采样不足（例如，用棉签代替活检）和（或）微生物检测技术不足（例如，培养时间短，没有厌氧培养）增加了假阴性培养的风险。第六，应根据合理的规则，将适用于所有人的单一手术技术（例如，二期翻修）改为差异化的手术方法，以获得最好的功能效果和微生物学治愈率。第七，对于不符合保留假体的患者而采取了保留假体方式，可能是重复治疗失败的开始，从而导致较差的治疗结果。如果有一个专门的跨学科专业团队来处理 PJI，就可以尽量避免错误[117]。

要点

- PJI 的分类应考虑从感染到诊断的时间间隔，有助于规划手术治疗。
- 由于局部宿主防御功能受损，假体极易受到感染。
- 软组织覆盖较差的关节（膝、肘、踝）进行关节置换术比髋关节置换术发生外源性感染的风险高。
- 关节穿刺术是诊断 PJI 最重要的单项检查。
- 急性血源性和术后早期 PJI 一般可以采用保留假体的治疗方式。
- 尽可能选择对生物膜有效的抗生素。

参考文献

1. Singh JA, Yu S, Chen L, et al. Rates of total joint replacement in the United States: Future projections to 2020–2040 using the national inpatient sample. J Rheumatol. 2019;46(9):1134–1140.
2. Rupp M, Lau E, Kurtz SM, et al. Projections of primary TKA and THA in Germany from 2016 through 2040. Clin Orthop Relat Res. 2020.
3. Rasmussen JV, Amundsen A, Sorensen AKB, et al. Increased use of total shoulder arthroplasty for osteoarthritis and improved patient-reported outcome in Denmark, 2006-2015: a nationwide cohort study from the Danish Shoulder Arthroplasty Registry. Acta Orthop. 2019;90(5):489–494.
4. Jamsen E, Virta LJ, Hakala M, et al. The decline in joint replacement surgery in rheumatoid arthritis is associated with a concomitant increase in the intensity of anti-rheumatic therapy: a nationwide register-based study from 1995 through 2010. Acta Orthop. 2013;84(4):331–337.
5. Kurtz S, Ong K, Lau E, et al. Projections of primary and revision hip and knee arthroplasty in

the United States from 2005 to 2030. J Bone Joint Surg Am. 2007;89(4):780–785.
6. Zeckey C, Hildebrand F, Frink M, *et al.* Heterotopic ossifications following implant surgery-epidemiology, therapeutical approaches and current concepts. Semin Immunopathol. 2011;33(3):273–286.
7. Catelas I, Wimmer MA, Utzschneider S. Polyethylene and metal wear particles: characteristics and biological effects. Semin Immunopathol. 2011;33(3):257–271.
8. Ochsner PE. Osteointegration of orthopaedic devices. Semin Immunopathol. 2011; 33(3):245–256.
9. Zimmerli W, Sendi P. Orthopedic implant-associated infections. In: Bennett JE, Dolin R, Blaser M, editors. *Mandell, Douglas, and Bennett's Principles and Practice of Infectious Diseases*, 9th edition. Philadelphia, PA: Elsevier; 2020.
10. Zimmerli W, Trampuz A, Ochsner PE. Prosthetic-joint infections. N Engl J Med. 2004;351(16):1645–1654.
11. Osmon DR, Berbari EF, Berendt AR, *et al.* Executive summary: diagnosis and management of prosthetic joint infection: clinical practice guidelines by the Infectious Diseases Society of America. Clin Infect Dis. 2013;56(1):1–10.
12. Kurtz SM, Lau EC, Son MS, *et al.* Are we winning or losing the battle with periprosthetic joint infection: Trends in periprosthetic joint infection and mortality risk for the medicare population. J Arthroplasty. 2018;33(10):3238–3245.
13. Kurtz SM, Lau E, Watson H, *et al.* Economic burden of periprosthetic joint infection in the United States. J Arthroplasty. 2012;27(8 Suppl):61–65 e61.
14. Zimmerli W, Waldvogel FA, Vaudaux P, *et al.* Pathogenesis of foreign body infection: description and characteristics of an animal model. J Infect Dis. 1982;146(4):487–497.
15. Zimmerli W, Lew PD, Waldvogel FA. Pathogenesis of foreign body infection. Evidence for a local granulocyte defect. J Clin Invest. 1984;73(4):1191–1200.
16. Zimmerli W, Sendi P. Pathogenesis of implant-associated infection: the role of the host. Semin Immunopathol. 2011;33(3):295–306.
17. Sendi P, Banderet F, Graber P, *et al.* Periprosthetic joint infection following *Staphylococcus aureus* bacteremia. J Infect. 2011;63(1):17–22.
18. Tande AJ, Palraj BR, Osmon DR, *et al.* Clinical presentation, risk factors, and outcomes of hematogenous prosthetic joint infection in patients with *Staphylococcus aureus* bacteremia. Am J Med. 2016;129(2):221 e211–220.
19. Rakow A, Perka C, Trampuz A, *et al.* Origin and characteristics of haematogenous periprosthetic joint infection. Clin Microbiol Infect. 2019;25(7):845–850.
20. Parvizi J, Zmistowski B, Berbari EF, *et al.* New definition for periprosthetic joint infection: from the Workgroup of the Musculoskeletal Infection Society. Clin Orthop Relat Res. 2011;469(11):2992–2994.
21. Zimmerli W. Clinical presentation and treatment of orthopaedic implant-associated infection. J Intern Med. 2014;276(2):111–119.
22. Renz N, Yermak K, Perka C, *et al.* Alpha defensin lateral flow test for diagnosis of periprosthetic joint infection: Not a screening but a confirmatory test. J Bone Joint Surg Am. 2018;100(9):742–750.
23. Parvizi J, Tan TL, Goswami K, *et al.* The 2018 definition of periprosthetic hip and knee infection: An evidence-based and validated criteria. J Arthroplasty. 2018;33(5):1309–1314 e1302.
24. Horan TC, Gaynes RP, Martone WJ, *et al.* CDC definitions of nosocomial surgical site infections, 1992: a modification of CDC definitions of surgical wound infections. Am J Infect Control. 1992;20(5):271–274.
25. Berbari EF, Hanssen AD, Duffy MC, *et al.* Risk factors for prosthetic joint infection: case-control study. Clin Infect Dis. 1998;27(5):1247–1254.
26. Gristina AG. Biomaterial-centered infection: microbial adhesion versus tissue integration. Science. 1987;237(4822):1588–1595.
27. Costerton JW, Stewart PS, Greenberg EP. Bacterial biofilms: a common cause of persistent infections. Science. 1999;284(5418):1318–1322.
28. Hoiby N, Bjarnsholt T, Moser C, *et al.* ESCMID guideline for the diagnosis and treatment of biofilm infections 2014. Clin Microbiol Infect. 2015;21 Suppl 1:S1–25.
29. Elek SD, Conen PE. The virulence of *Staphylococcus* pyogenes for man; a study of the problems of wound infection. Br J Exp Pathol. 1957;38(6):573–586.
30. Zimmerli W. Experimental models in the investigation of device-related infections. J Antimicrob Chemother. 1993;31 Suppl D:97–102.
31. Rochford ET, Richards RG, Moriarty TF. Influence of material on the development of device-associated infections. Clin Microbiol Infect. 2012;18(12):1162–1167.
32. Ha KY, Chung YG, Ryoo SJ. Adherence and biofilm formation of *Staphylococcus epidermidis* and *Mycobacterium tuberculosis* on various spinal implants. Spine (Phila Pa 1976). 2005;30(1):38–43.
33. Herrmann M, Vaudaux PE, Pittet D, *et al.* Fibronectin, fibrinogen, and laminin act as mediators of adherence of clinical staphylococcal isolates to foreign material. J Infect Dis. 1988;158(4):693–701.
34. Lopes JD, dos Reis M, Brentani RR. Presence of laminin receptors in *Staphylococcus aureus*. Science. 1985;229(4710):275–277.
35. Klock JC, Stossel TP. Detection, pathogenesis, and prevention of damage to human granulocytes caused by interaction with nylon wool fiber. Implications for filtration leukapheresis. J Clin Invest. 1977;60(5):1183–1190.
36. Wright DG, Gallin JI. Secretory responses of human neutrophils: exocytosis of specific (secondary) granules by human neutrophils during adherence in vitro and during exudation in vivo. J Immunol. 1979;123(1):285–294.
37. Furustrand Tafin U, Corvec S, Betrisey B, *et al.* Role of rifampin against *Propionibacterium acnes* biofilm in vitro and in an experimental foreign-body infection model. Antimicrob Agents Chemother. 2012;56(4):1885–1891.
38. Widmer AF, Frei R, Rajacic Z, *et al.* Correlation between in vivo and in vitro efficacy of antimicrobial agents against foreign body infections. J Infect Dis. 1990;162(1):96–102.
39. Syggelos SA, Eleftheriou SC, Giannopoulou E, *et al.* Gelatinolytic and collagenolytic activity in periprosthetic tissues from loose hip endoprostheses. J Rheumatol. 2001;28(6):1319–1329.
40. Hosman AH, van der Mei HC, Bulstra SK, *et al.* Effects of metal-on-metal wear on the host immune system and infection in hip arthroplasty. Acta Orthop. 2010;81(5):526–534.
41. Bernard L, Vaudaux P, Merle C, *et al.* The inhibition of neutrophil antibacterial activity by ultra-high molecular weight polyethylene particles. Biomaterials. 2005;26(27):5552–5557.
42. Bernard L, Vaudaux P, Huggler E, *et al.* Inactivation of a subpopulation of human neutrophils by exposure to ultrahigh-molecular-weight polyethylene wear debris. FEMS Immunol Med Microbiol. 2007;49(3):425–432.
43. Tuan RS, Lee FY, Y TK, *et al.* What are the local and systemic biologic reactions and mediators to wear debris, and what host factors determine or modulate the biologic response to wear particles? J Am Acad Orthop Surg. 2008;16 Suppl 1:S42–48.
44. Vaudaux PE, Zulian G, Huggler E, *et al.* Attachment of *Staphylococcus aureus* to polymethylmethacrylate increases its resistance to phagocytosis in foreign body infection. Infect Immun. 1985;50(2):472–477.
45. Laverty G, Gorman SP, Gilmore BF. Biomolecular mechanisms of staphylococcal biofilm formation. Future Microbiol. 2013;8(4):509–524.
46. Simonetti O, Cirioni O, Mocchegiani F, *et al.* The efficacy of the quorum sensing inhibitor FS8 and tigecycline in preventing prosthesis biofilm in an animal model of staphylococcal infection. Int J Mol Sci. 2013;14(8):16321–16332.
47. Stewart PS, Costerton JW. Antibiotic resistance of bacteria in biofilms. Lancet. 2001; 358(9276):135–138.
48. Deirmengian C, Greenbaum J, Lotke PA, *et al.* Limited success with open debridement and retention of components in the treatment of acute *Staphylococcus aureus* infections after total knee arthroplasty. J Arthroplasty. 2003;18(7 Suppl 1):22–26.
49. Barberan J, Aguilar L, Carroquino G, *et al.* Conservative treatment of staphylococcal prosthetic joint infections in elderly patients. Am J Med. 2006;119(11):993 e997–910.
50. Laffer RR, Graber P, Ochsner PE, *et al.* Outcome of prosthetic knee-associated infection: evaluation of 40 consecutive episodes at a single centre. Clin Microbiol Infect. 2006;12(5):433–439.
51. Giulieri SG, Graber P, Ochsner PE, *et al.* Management of infection associated with total hip arthroplasty according to a treatment algorithm. Infection. 2004;32(4):222–228.
52. Marculescu CE, Berbari EF, Hanssen AD, *et al.* Outcome of prosthetic joint infections treated with debridement and retention of components. Clin Infect Dis. 2006;42(4):471–478.
53. Sendi P, Zimmerli W. Antimicrobial treatment concepts for orthopaedic device-related infection. Clin Microbiol Infect. 2012;18(12):1176–1184.
54. Zimmerli W, Widmer AF, Blatter M FR, *et al.* Role of Rifampin for treatment of orthopedic implant-related staphylococcal infections: a randomized controlled trial. Foreign-Body Infection (FBI) Study Group. JAMA. 1998;279:1537–1541.
55. Sendi P, Banderet F, Graber P, *et al.* Clinical comparison between exogenous and haematogenous periprosthetic joint infections caused by *Staphylococcus aureus*. Clin Microbiol Infect. 2011;17(7):1098–1100.
56. Zappe B, Graf S, Ochsner PE, *et al.* *Propionibacterium* spp. in prosthetic joint infections: a diagnostic challenge. Arch Orthop Trauma Surg. 2008;128(10):1039–1046.
57. Lutz MF, Berthelot P, Fresard A, *et al.* Arthroplastic and osteosynthetic infections due to *Propionibacterium acnes*: a retrospective study of 52 cases, 1995–2002. Eur J Clin Microbiol Infect Dis. 2005;24(11):739–744.
58. Kessler B, Sendi P, Graber P, *et al.* Risk factors for periprosthetic ankle joint infection: a case-control study. J Bone Joint Surg Am. 2012;94(20):1871–1876.
59. Steckelberg J, Osman D. Prosthetic joint infection. In: Waldvogel FA, Bisno AL, editors. *Infections associated with indwelling medical devices*. Washington, DC: ASM Press; 2000, pp.173–248.
60. Blomgren G, Lindgren U. Late hematogenous infection in total joint replacement: studies of gentamicin and bone cement in the rabbit. Clin Orthop Relat Res. 1981(155):244–248.
61. Blomgren G, Lundquist H, Nord CE, *et al.* Late anaerobic haematogenous infection of experimental total joint replacement. A study in the rabbit using *Propionibacterium acnes*. J Bone Joint Surg Br. 1981;63B(4):614–618.
62. Zimmerli W, Zak O, Vosbeck K. Experimental hematogenous infection of subcutaneously implanted foreign bodies. Scand J Infect Dis. 1985;17(3):303–310.
63. Berbari E, Mabry T, Tsaras G, *et al.* Inflammatory blood laboratory levels as markers of prosthetic joint infection: a systematic review and meta-analysis. J Bone Joint Surg Am. 2010;92(11):2102–2109.
64. Akgun D, Muller M, Perka C, *et al.* The serum level of C-reactive protein alone cannot be used for the diagnosis of prosthetic joint infections, especially in those caused by organisms of low virulence. Bone Joint J. 2018;100-B(11):1482–1486.
65. Perez-Prieto D, Portillo ME, Puig-Verdie L, *et al.* C-reactive protein may misdiagnose prosthetic joint infections, particularly chronic and low-grade infections. Int Orthop. 2017;41(7):1315–1319.
66. Parvizi J, McKenzie JC, Cashman JP. Diagnosis of periprosthetic joint infection using synovial C-reactive protein. J Arthroplasty. 2012;27(8 Suppl):12–16.
67. Vanderstappen C, Verhoeven N, Stuyck J, *et al.* Intra-articular versus serum C-reactive protein analysis in suspected periprosthetic knee joint infection. Acta Orthop Belg. 2013;79(3): 326–330.
68. Schuetz P, Christ-Crain M, Thomann R, *et al.* Effect of procalcitonin-based guidelines vs standard guidelines on antibiotic use in lower respiratory tract infections: the ProHOSP randomized controlled trial. JAMA. 2009;302(10):1059–1066.
69. Bottner F, Wegner A, Winkelmann W, *et al.* Interleukin-6, procalcitonin and TNF-alpha: markers of peri-prosthetic infection following total joint replacement. J Bone Joint Surg Br. 2007;89(1):94–99.
70. Huang J, Zhang Y, Wang Z, *et al.* The serum level of D-Dimer is not suitable for distinguishing between prosthetic joint infection and aseptic loosening. J Orthop Surg Res. 2019;14(1):407.
71. Trampuz A, Hanssen AD, Osmon DR, *et al.* Synovial fluid leukocyte count and differential for the diagnosis of prosthetic knee infection. Am J Med. 2004;117(8):556–562.
72. Schinsky MF, Della Valle CJ, Sporer SM, *et al.* Perioperative testing for joint infection in patients undergoing revision total hip arthroplasty. J Bone Joint Surg Am. 2008;90(9): 1869–1875.
73. Ghanem E, Parvizi J, Burnett RS, *et al.* Cell count and differential of aspirated fluid in the diagnosis of infection at the site of total knee arthroplasty. J Bone Joint Surg Am. 2008;90(8):1637–1643.
74. Cipriano CA, Brown NM, Michael AM, *et al.* Serum and synovial fluid analysis for diagnosing chronic periprosthetic infection in patients with inflammatory arthritis. J Bone Joint Surg Am. 2012;94(7):594–600.
75 Bedair H, Ting N, Jacovides C, *et al.* The Mark Coventry Award: diagnosis of early postoperative TKA infection using synovial fluid analysis. Clin Orthop Relat Res. 2011;469(1):34–40.
76. Wang C, Li R, Wang Q, *et al.* Synovial fluid leukocyte esterase in the diagnosis of periprosthetic joint infection: A systematic review and meta-analysis. Surg Infect (Larchmt). 2018;19(3):245–253.
77. Krenn V, Morawietz L, Perino G, *et al.* Revised histopathological consensus classification of joint implant related pathology. Pathol Res Pract. 2014;210(12):779–786.
78. Widmer AF. New developments in diagnosis and treatment of infection in orthopedic implants. Clin Infect Dis. 2001;33 Suppl 2:S94–106.
79. Gallo J, Kolar M, Dendis M, *et al.* Culture and PCR analysis of joint fluid in the diagnosis of prosthetic joint infection. New Microbiol. 2008;31(1):97–104.
80. Font-Vizcarra L, Garcia S, Martinez-Pastor JC, *et al.* Blood culture flasks for culturing synovial fluid in prosthetic joint infections. Clin Orthop Relat Res. 2010;468(8):2238–2243.
81. Trampuz A, Piper KE, Jacobson MJ, *et al.* Sonication of removed hip and knee prostheses for diagnosis of infection. N Engl J Med. 2007;357(7):654–663.
82. Portillo ME, Salvado M, Trampuz A, *et al.* Improved diagnosis of orthopedic implant-associated infection by inoculation of sonication fluid into blood culture bottles. J Clin Microbiol. 2015;53(5):1622–1627.
83. Escudero-Sanchez R, Senneville E, Digumber M, *et al.* Suppressive antibiotic therapy in prosthetic joint infections: a multicentre cohort study. Clin Microbiol Infect. 2020;26(4):499–505.
84. Westrich GH, Bornstein L, Brause BD, *et al.* Historical perspective on two-stage reimplantation for infection after total hip arthroplasty at Hospital for Special Surgery, New York City. Am J Orthop (Belle Mead NJ). 2011;40(11):E236–240.
85. De Man FH, Sendi P, Zimmerli W, *et al.* Infectiological, functional, and radiographic outcome after revision for prosthetic hip infection according to a strict algorithm. Acta Orthop. 2011;82(1):27–34.
86. Brandt CM, Sistrunk WW, Duffy MC, *et al.* *Staphylococcus aureus* prosthetic joint infection

treated with debridement and prosthesis retention. Clin Infect Dis. 1997;24(5):914–919.

87. Lora-Tamayo J, Murillo O, Iribarren JA, *et al.* A large multicenter study of methicillin-susceptible and methicillin-resistant *Staphylococcus aureus* prosthetic joint infections managed with implant retention. Clin Infect Dis. 2013;56(2):182–194.

88. Zimmerli W, Ochsner PE. Management of infection associated with prosthetic joints. Infection. 2003;31(2):99–108.

89. Karczewski D, Winkler T, Renz N, *et al.* A standardized interdisciplinary algorithm for the treatment of prosthetic joint infections. Bone Joint J. 2019;101-B(2):132–139.

90. Bittar ES, Petty W. Girdlestone arthroplasty for infected total hip arthroplasty. Clin Orthop Relat Res. 1982(170):83–87.

91. Rand JA, Bryan RS, Chao EY. Failed total knee arthroplasty treated by arthrodesis of the knee using the Ace-Fischer apparatus. J Bone Joint Surg Am. 1987;69(1):39–45.

92. Krijnen MR, Wuisman PI. Emergency hemipelvectomy as a result of uncontrolled infection after total hip arthroplasty: two case reports. J Arthroplasty. 2004;19(6):803–808.

93. Isiklar ZU, Landon GC, Tullos HS. Amputation after failed total knee arthroplasty. Clin Orthop Relat Res. 1994(299):173–178.

94. Anderl JN, Zahller J, Roe F, *et al.* Role of nutrient limitation and stationary-phase existence in *Klebsiella pneumoniae* biofilm resistance to ampicillin and ciprofloxacin. Antimicrob Agents Chemother. 2003;47(4):1251–1256.

95. Baldoni D, Haschke M, Rajacic Z, *et al.* Linezolid alone or combined with rifampin against methicillin-resistant *Staphylococcus aureus* in experimental foreign-body infection. Antimicrob Agents Chemother. 2009;53(3):1142–1148.

96. Blaser J, Vergeres P, Widmer AF, *et al.* In vivo verification of in vitro model of antibiotic treatment of device-related infection. Antimicrob Agents Chemother. 1995;39(5):1134–1139.

97. Furustrand Tafin U, Majic I, Zalila Belkhodja C, *et al.* Gentamicin improves the activities of daptomycin and vancomycin against *Enterococcus faecalis* in vitro and in an experimental foreign-body infection model. Antimicrob Agents Chemother. 2011;55(10):4821–4827.

98. John AK, Baldoni D, Haschke M, *et al.* Efficacy of daptomycin in implant-associated infection due to methicillin-resistant *Staphylococcus aureus*: importance of combination with rifampin. Antimicrob Agents Chemother. 2009;53(7):2719–2724.

99. Schwank S, Rajacic Z, Zimmerli W, *et al.* Impact of bacterial biofilm formation on in vitro and in vivo activities of antibiotics. Antimicrob Agents Chemother. 1998;42(4):895–898.

100. Corvec S, Furustrand Tafin U, Betrisey B, *et al.* Activities of fosfomycin, tigecycline, colistin, and gentamicin against extended-spectrum-beta-lactamase-producing *Escherichia coli* in a foreign-body infection model. Antimicrob Agents Chemother. 2013;57(3):1421–1427.

101. Widmer AF, Wiestner A, Frei R, *et al.* Killing of nongrowing and adherent *Escherichia coli* determines drug efficacy in device-related infections. Antimicrob Agents Chemother. 1991;35(4):741–746.

102. Zimmerli W, Frei R, Widmer AF, *et al.* Microbiological tests to predict treatment outcome in experimental device-related infections due to *Staphylococcus aureus*. J Antimicrob Chemother. 1994;33(5):959–967.

103. Widmer AF, Colombo VE, Gachter A, *et al. Salmonella* infection in total hip replacement: tests to predict the outcome of antimicrobial therapy. Scand J Infect Dis. 1990;22(5):611–618.

104. Trampuz A, Murphy CK, Rothstein DM, *et al.* Efficacy of a novel rifamycin derivative, ABI-0043, against *Staphylococcus aureus* in an experimental model of foreign-body infection. Antimicrob Agents Chemother. 2007;51(7):2540–2545.

105. Niska JA, Shahbazian JH, Ramos RI, *et al.* Vancomycin-rifampin combination therapy has enhanced efficacy against an experimental *Staphylococcus aureus* prosthetic joint infection. Antimicrob Agents Chemother. 2013;57(10):5080–5086.

106. Widmer AF, Gaechter A, Ochsner PE, *et al.* Antimicrobial treatment of orthopedic implant-related infections with rifampin combinations. Clin Infect Dis. 1992;14(6):1251–1253.

107. Hsieh PH, Lee MS, Hsu KY, *et al.* Gram-negative prosthetic joint infections: risk factors and outcome of treatment. Clin Infect Dis. 2009;49(7):1036–1043.

108. Aboltins CA, Dowsey MM, Buising KL, *et al.* Gram-negative prosthetic joint infection treated with debridement, prosthesis retention and antibiotic regimens including a fluoroquinolone. Clin Microbiol Infect. 2011;17(6):862–867.

109. Zimmerli W, Sendi P. Role of rifampin against staphylococcal biofilm infections in vitro, in animal models, and in orthopedic-device-related infections. Antimicrob Agents Chemother. 2019;63(2).

110. Rodriguez-Pardo D, Pigrau C, Lora-Tamayo J, *et al.* Gram-negative prosthetic joint infection: outcome of a debridement, antibiotics and implant retention approach. A large multicentre study. Clin Microbiol Infect. 2014;20(11):O911–919.

111. Siddiqi A, Forte SA, Docter S, *et al.* Perioperative antibiotic prophylaxis in total joint arthroplasty: A systematic review and meta-analysis. J Bone Joint Surg Am. 2019;101(9):828–842.

112. Weber WP, Mujagic E, Zwahlen M, *et al.* Timing of surgical antimicrobial prophylaxis: a phase 3 randomised controlled trial. Lancet Infect Dis. 2017;17(6):605–614.

113. Jamsen E, Huhtala H, Puolakka T, *et al.* Risk factors for infection after knee arthroplasty. A register-based analysis of 43,149 cases. J Bone Joint Surg Am. 2009;91(1):38–47.

114. Uckay I, Lubbeke A, Emonet S, *et al.* Low incidence of haematogenous seeding to total hip and knee prostheses in patients with remote infections. J Infect. 2009;59(5):337–345.

115. Sendi P, Uckay I, Suva D, *et al.* Antibiotic prophylaxis during dental procedures in patients with prosthetic joints. J Bone Jt Infect. 2016;1:42–49.

116. Zimmerli W, Sendi P. Antibiotics for prevention of periprosthetic joint infection following dentistry: time to focus on data. Clin Infect Dis. 2010;50(1):17–19.

117. Li C, Trampuz A, Renz N, *et al.* Twenty common errors in the diagnosis and treatment of periprosthetic joint infection. Internat Orthop. 2019;44:3–14.

第 12 章
全髋和膝关节置换术后假体周围感染

Werner Zimmerli，Rihard Trebse，and Martin Clauss

概述

全髋关节置换术（THA）和全膝关节置换术（TKA）已在临床应用了 50 余年[1-2]。在减轻疼痛、假体功能和假体使用寿命方面，两种手术都相当成功。THA 和 TKA 是工业发达国家最常见的外科手术。Rupp 等[3]对德国将行初次 THA 和 TKA 的人口进行预测。他们估计每 10 万名 20 岁以上居民中，每年将有 338 ～ 437 人需要行 THA，245 ～ 379 人需要行 TKA，相当于从 2016—2040 年分别增加了 29% 和 55%。在美国，类似的研究预测从 2020—2040 年，初次 THA 将增长 119%，初次 TKA 将增长 401%[4]。因此，大西洋两岸都将有相当大幅度的增长。然而，与欧洲相比，在美国初次 TKA 的增长要比初次 THA 增长快很多。造成这种差异的原因尚不清楚，可能是由于病理性肥胖发病率较高，或是 TKA 在美国的手术指征相对不够严格。

由于假体周围的宿主防御机制受损，假体周围容易发生感染（见第 11 章）[5-7]。在围术期的假体周围感染（PJI）主要通过外源性途径获得，终生都可能因血源性途径获得 PJI。假体植入后第一年 PJI 的发生率约 0.8%，手术后几年中逐渐下降到约 0.07%[8]。Kurtz 等[9]预计，到 2020 年美国将发生 65 000 例与 THA、TKA 相关的 PJI。因此，PJI 数量将会大量增加。所以 THA 和 TKA 术的指征必须严格把控。此外，PJI 的快速诊断和正确处理不仅对患者个体而言很重要，对整个社会经济也很重要。

危险因素

PJI 的危险因素可分为患者个体、医源性和术后危险因素，但仅部分危险因素可控。目前大多数相关研究是回顾性队列研究。George 等[10]进行一项包含 27 项原始研究的系统回顾，分析了与初次 THA 和 TKA 相关的危险因素。高危因素包括术前使用高剂量类固醇药物（> 15 mg 强的松 / 日）、BMI > 35 kg/m²或 < 20 kg/m²、糖尿病、冠状动脉病变和吸烟。最显著的手术相关风险因素是同时进行双侧关节置换或手术时间超过 115 分钟。术后早期伤口延迟愈合、持续或大量伤口分泌物及巨大血肿将增加 PJI 风险。

Berbari 等的一项病例对照研究[11]定义了 PJI 的四个独立危险因素，即手术部位浅表感染［比值比（OR）为 35.9；95% 可信区间（CI）8.3 ～ 154.6］、NNIS（National Nosocomial Infections Surveillance 国家医院感染监测）外科患者风险指数评分为 2（OR 3.9；95% CI 1.3% ～ 7.5%）、患恶性肿瘤（OR 3.1；95% CI 1.3 ～ 7.2）和既往关节置换术史（OR 2.0；95% 可信区间 1.4% ～ 3.0%）。

只要人工关节假体存留在体内，菌血症和身体其他部位感染就可能是血源性 PJI 的来源。动物模型和观察性研究表明，金黄色葡萄球菌导致的菌血症患者风险非常高（> 30%）[12-14]。相比之下，身体其他部位感染导致假体感染的风险相对菌血症要低一些（< 2%）。日内瓦进行的队列研究中，每 79 例其他部位感染病例只有 1 例 PJI 发生（1.25%）[15]。

微生物学

几乎所有已知微生物都在 PJI 中有报道（见第 3 章），包括结核分枝杆菌[16]、非结核分枝杆菌[17]、支原体[18]、军团菌[19]和真菌[20]。不同的关节部位 PJI 中感染微生物相对发生率不同，但所有关节中都是葡萄球菌感染最常见。

表 12.1 根据 PJI 发病机制（所有类型对比血源性 PJI）列出了髋关节和膝关节 PJI 的致病微生物。在未经特别筛选研究对象的情况下，总结了 7 项仅报道髋关节或膝关节感染病例研究的数据，并详细地列出了微生物种类[21-27]。THA 术后 PJI 主要致病微生物是金葡菌，占 35%。TKA 术后 PJI 中，金葡菌和凝固酶阴性葡萄球菌（CNS）发生率大致相同，分别为 31.8% 和 27.1%。其他微生物在两种关节之间发生率无显著差异。在 2.3%THA 和 9.1%TKA 患者中观察到多重微生物感染。血源性 PJI 患者中除了金葡菌占优势，链球菌和革兰氏阴性杆菌也属于最为常见的菌种[26, 28]。有趣的是相对于 TKA，革兰氏阴性杆菌更容易导致 THA 术后 PJI 且原因尚不明确。根据研究结果，在未知 PJI 菌种的情况下，可预判低毒性微生物（如凝固酶阴性葡萄球菌或表皮杆菌）很少引起血源性 PJI。

临床特征

PJI 临床表现取决于病理生理（外源性或血源性）、关节部位和感染持续时间。急性外源性 PJI 的特征是局部炎症征象，如皮肤发红、体温过高、创面愈合延迟、开放伤口有液体持续渗出、脓性分泌物等[29-30]。外源性 PJI 患者多数无发热，通常体温低于 38.2℃[30]。围术期后急性发作的 PJI 通常为血源性[13-14, 28, 31]。主要由金葡菌、β - 溶血性链球菌等强毒性微生物引起，较少由革兰氏阴性杆菌引起（表 12.1）[13-14, 26, 28]。血源性金葡菌导致的 PJI 中，来源于皮肤和软组织感染的占 29%，1/4 病例无原发病灶[13]。梅奥诊所的研究发现，与住院期间发生的金葡菌菌血症相比，从社区感染获得血源性 PJI 的概率显著增加（OR 18.07，$P = 0.001$）。关节置换术后血源性感染最重要的诊断依据是植入物部位的深度疼痛、全身发热、肿胀和关节周围发热[13-14, 30]。

慢性 PJI 多在围术期获得。通常情况下，因为感染低毒性微生物（如 CNS 或痤疮皮杆菌）早期症状很轻微，常会导致慢性感染。主要症状是疼痛、慢性关节积液或假体松动。若长时间未能准确诊疗，可导致脓肿破溃后形成窦道。在作者的队列研究中，THA 术后（51%）比 TKA 术后（25%）PJI 患者更容易出现脓肿和窦道[21, 25]，这可能是因为 THA 术后 PJI 诊断时间晚于 TKA 术后。事实上在作者的队列研究中，THA 术后 41% 的 PJI 为慢性感染（诊断时假体植入时间超过 3 个月），而 TKA 只有 22.5%[21, 25]。

实验室检查

诊断 PJI 的各种实验室检查在第 2 章和第 11 章中介绍。因此，本章仅对 THA 和 TKA 术后 PJI 患者数据进行总结。

表 12.1 髋和膝关节假体周围感染的微生物发病机制

微生物	全髋关节置换术[a] 所有类型 $n = 389$	全髋关节置换术[b] 血源性 $n = 45$	全膝关节置换术[c] 所有类型 $n = 645$	全膝关节置换术[d] 血源性 $n = 158$
金黄色葡萄球菌	35%	37%	31.8%	58.9%
凝固酶阴性葡萄球菌	23.6%	6.5%	27.1%	5.1%
链球菌	8.7%	26.0%	7.8%	24.1%
肠球菌属	7.5%	10.9%	6.2%	4.4%
Cutibacterium spp	0.3%	0%	1.9%	0%
革兰氏阴性杆菌	9.8%	15.2%	5.9%	6.3%
混合感染	10%	2.2%	1.9%	0.6%
多重微生物	2.3%		9.1%	
无生长	2.8%	2.2%	8.3%	0.6%

[a] Giulieri *et al.*[21]，Schinsky *et al.*[22]，Gundoft *et al.*[23]．
[b] Rakow *et al.*[28]．
[c] Trampuz *et al.*[24]，Laffer *et al.*[25]，Stefansdottir *et al.*[26]，Holmberg *et al.*[27]．
[d] Rakow *et al.*[28]，Stefansdottir *et al.*[26]

C- 反应蛋白与红细胞沉降率

C- 反应蛋白（CRP）是诊断感染最常用的实验室检测方法[32]。但是其诊断感染的特异性有限。检验结果的不同数值区间被应用于诊断不同类型感染。红细胞沉降率（ESR）在欧洲国家很少被用来检测感染；然而，在美国仍然是标准检测方法。置换术后患者需要检测炎症指标的两个主要适应证包括：首先，可通过连续线性监测模式观察术后愈合过程。其次，CRP 和 ESR 可能有助于鉴别需要行翻修的患者是感染还是假体松动。然而，应该清楚其特异性和敏感性有限。Piper 等[33] 分析了 297 例 TKA 和 221 例 THA 术后翻修患者的术前 CRP 和 ESR 值。排除了有潜在炎性关节炎患者后，TKA 术后 PJI 患者（n = 82）的中位 ESR 为 54 mm/h（范围 6 ～ 128 mm/h），无菌松动患者（n = 215）的中位 ESR 为 11 mm/h（0 ～ 68 mm/h）。CRP 对应值分别为 51 mg/L（3 ～ 444 mg/L）和 4 mg/L（0.1 ～ 174 mg/L）。ESR 值大于 30 mm/h 的 TKA 患者诊断敏感性为 71%，THA 患者诊断敏感性为 47%。相应的特异性分别为 89% 和 84%。因此，用 ESR 区分 THA 术后 PJI 和无菌松动敏感性明显低于 TKA 术后。CRP 的差异较小，当大于 10 mg/L 时，TKA 术后检测 PJI 敏感性为 83%，THA 术后检测 PJI 敏感性为 74%。特异性分别为 79% 和 78%。综合考虑这两个参数，TKA 和 THA 术后阴性预测值均为 94%，因此联合检查血沉和 CRP 可能有助于 PJI 诊断。然而，应该记住的是阴性炎症指标正常并不能排除 PJI。在一项含 73 例确诊 PJI 患者队列研究中，32% 的 CRP ＜ 8 mg/L，23% 的 ESR ＜ 34 mm。在 CRP 正常的患者中，有 2/3 的 PJI 是由低毒性微生物（CNS 和痤疮皮杆菌）[34] 引起。

关节液细胞计数

对怀疑发生 PJI 的患者，利用关节液中白细胞鉴别和计数是最重要的诊断方法，对鉴别诊断 PJI 和无菌松动具有高敏感性和特异性。THA 术后疼痛的患者，关节液白细胞计数大于 4200 个 / 微升的诊断敏感性为 84%，特异性为 93%。关节液的中性粒细胞比例大于 80% 敏感性为 84%，特异性为 82%[22]。接受 TKA 翻修的患者，关节液白细胞计数大于 1700 个 / 微升敏感性为 94%，特异性为 88%。当关节液中性粒细胞比例大于 65% 时，PJI 的检测敏感性为 97%，特异性为 98%[24]。综上所述，即使关节液培养为阴性，关节液细胞计数使诊断 PJI 成为可能。

影像学检查流程

诊断 PJI 的影像学检查首选常规 X 线片，对评估术后并发症有很大的价值，可检测到透亮线、骨溶解和松动等迹象。这些 X 线表现在达到约 30% 骨量丢失时才会出现。因此，常规 X 线片对 PJI 检测敏感性较低。此外其特异性也较低，因为除感染外，无菌性松动也会出现这些表现[35-36]。超声检查可用于引导关节穿刺，主要在髋关节时需要采用[36]。

计算机断层扫描（CT）对诊断软组织感染（脓肿，窦道）、假体松动和骨破坏非常有效。通过特殊技术，可以将金属伪影降至最低[36]。如果假体无磁性（如钛和钽），可以使用磁共振成像（MRI）。利用减少金属伪影的序列（metal artifacts reducing sequences，MARS），MR 图像不仅能很好地显示离假体较远的软组织，还能显示与假体直接相邻的骨骼和肌腱[36-37]。

利用放射性核素成像，可以在发生解剖结构改变之前就观察到感染迹象。使用骨组织示踪剂[如锝 -99m- 标记的亚甲基二膦酸盐（99mTc-MDP）]的三相骨扫描对检测感染非常敏感，但特异性较差[38]。骨重塑时摄取标志物，在假体植入后至少一年内都显著增加[39]。因此，它只能用于排除 PJI。使用特异性放射示踪剂，如 99mTc 抗粒细胞单克隆抗体，可将 TKA 和 THA 术后感染特异性提高到 68%，但作为诊断依据时可靠性仍不足[40]。核素扫描技术空间分辨率有限。可将单光子发射计算机断层扫描和常规 CT 两种设备结合组配在一起（SPECT/CT）的检查设备更受欢迎。该技术主要利用 99mTc-MDP 标记的白细胞或抗粒细胞单克隆抗体，利于更精准定位放射性示踪剂。与平面图像相比，提高了敏感性和特异性。在 31 例疑似低毒力 PJI 患者中，敏感性、特异性和准确性分别从 66%、60% 和 61% 提高到 89%、73% 和 77%，该研究人群的 PJI 发生率为 29%[41]。

正电子发射断层显像（PET）在恶性肿瘤诊断中起着重要作用。18F- 氟脱氧葡萄糖（FDG）在细胞内聚集（如中性粒细胞等），并在细胞内磷酸化为稳定的分子。因此，核素聚集不仅发生在肿瘤，也发生在炎症病灶。在 130 例伴有疼痛的全髋关节置换术患者中测试 FDG-PET[42]。以 MSIS 标准为金标准，其敏感性为 95%，特异性为 38%，准确性为 56%。因此，FDG-PET 仅用于排除 PJI，尚不能推荐常规用于临床。

治疗

PJI 治疗包括手术清创（保留或取出假体）、抗生素治疗、对严重皮肤和软组织缺损患者需要行整形重建术。不同专家应协调各自专科的干预措施。首要的问题是考虑计划采取治愈性措施还是姑息性措施（见第 11 章）。治愈意味着完全根除感染，恢复关节功能。相比之下，姑息性治疗的目的是通过终身口服抗生素治疗或不考虑功能情况下手术切除感染灶（不以翻修或截肢为目的）来控制症状。

抗生素治疗

微生物取样后，立即开始抗生素治疗，最初通过静脉（IV）途径。这能保证组织内的药物浓度最高，并避免可能存在的围术期肠内吸收障碍。表 12.2

表 12.2　植入物相关感染治疗

微生物	抗菌药物 [a]	剂量	途径
葡萄球菌属	推荐用于初始治疗期（2 周）		
甲氧西林敏感	利福平联合	450 mg q12 h or 600 mg q24 h [b]	PO/IV
	萘夫西林或苯唑西林 [c]	2 g q6 h	IV
甲氧西林耐药	利福平联合	450 mg q12 h [b]	PO/IV
	万古霉素或	15 mg/kg q12 h [d]	IV
	达托霉素	6 ～ 10 mg/kg q24 h [e]	IV
葡萄球菌属	推荐用于初期治疗完成后		
	利福平联合	450 mg q12 h or 600 mg q24 h [b]	PO
	左氧氟沙星或	750 mg q24 h or 500 mg q12 h	PO
	环丙沙星或	750 mg q12 h	PO
	替考拉宁或	400 mg q24 h [f]	IV
	夫西地酸或	500 mg q8 h	PO
	复方新诺明或	1 DS 片 q8 h [g]	PO
	米诺环素 [h] 或	100 mg q12 h	PO
	利奈唑胺或	600 mg q12 h	PO
	克林霉素 [i]	1200 ～ 1350 mg/d，分 3 ～ 4 剂	
链球菌属 [j]	青霉素 G [c] 或	18 ～ 24 百万单位 /d，分 4 ～ 6 剂	IV
	头孢曲松	2 g q24 h	IV
	4 周，然后		
	阿莫西林或	750 or 1000 mg q6 h to q8 h	PO
	克林霉素	1200 or 1350 mg/d，分 3 ～ 4 剂	PO
肠球菌属 [k]			
青霉素敏感	氨苄青霉素或阿莫西林 [l]	2 g q6 h to q4 h	IV
青霉素耐药	万古霉素或	15 mg/kg q12 h [d]	IV
	达托霉素 or	6 mg/kg q24 h [e]	IV
	利奈唑胺	600 mg q12 h	IV/PO

（续表）

微生物	抗菌药物[a]	剂量	途径
肠杆菌科	β - 内酰胺（基于体外检测敏感）治疗2 周后[m]		IV
	环丙沙星	750 mg q12 h	PO
肠杆菌属[n] 和非发酵菌[o]（如绿脓假单胞菌）	头孢吡肟或	2 g q8 h	IV
	头孢他啶或	2 g q8 h	IV
	厄他培南或	1 g q24 h	IV
	美罗培南	1 g q8 h[p]	
	治疗 2 ～ 4 周后		
	环丙沙星	750 mg q12 h	PO
丙酸杆菌属	青霉素 G 或	18 ～ 24 百万单位 /d，分 6 剂	IV
	克林霉素[i]	600 or 900 mg q8 h	IV
	治疗 2 ～ 4 周后		
	阿莫西林或	750 or 1000 mg q8 h to q6 h	PO
	克林霉素[i]	1200 or 1350 mg/d，分 3 ～ 4 剂	PO
革兰氏阴性厌氧菌（如拟杆菌属）	甲硝唑	500 mg q8 h	IV/PO
混合感染（无耐甲氧西林葡萄球菌）	氨苄西林舒巴坦或	3 g q6 h	IV
	阿莫西林-克拉维酸钾[q]或	2.2 g q6 h	IV
	哌拉西林他唑巴坦或	4.5 g q8 h	IV
	亚胺培南或	500 mg q6 h	IV
	美罗培南	1 g q8 h[p]	IV
	持续 2 ～ 4 周，然后根据抗菌药物敏感性进行个别治疗		

资料来源［31，43-44］。

抗菌药物剂量推荐基于正常肝肾功能。抗菌药物选择应基于体外敏感性及患者对某种抗菌药物过敏、不耐受和潜在的药物相互作用或禁忌证。

PO，口服；IV，静脉注射；DS，双效。

[a] 抗菌治疗总疗程见正文。

[b] 其他给药剂量和给药间隔已被报道有相等的成功率[43-46]。

[c] 对于迟发性超敏反应患者，头孢唑啉（2 g/8 h IV）可予使用。对速发型超敏反应患者，应用万古霉素代替青霉素。

[d] 建议剂量基于 AUC0-24/MIC 和血药浓度。应监测血药浓度是否有肾毒性。

[e] 根据 IDSA 指南推荐剂量[47]。然而，有剂量高达 10 mg/kg q24 h 的报道。

[f] 替考拉宁：推荐负荷剂量（治疗 1 ～ 3 天）800 mg q24 h。未在美国使用。

[g] 双效＝甲氧苄啶 160 mg ＋磺胺甲噁唑 800 mg。

[h] 缺乏骨穿透数据；或者，多西环素 100 mg q12 h PO 可行[43]。

[i] 可选择口服高剂量（例如，2400 mg/d），由于副作用，常不耐受。

[j] 我们建议测定青霉素的最低抑制浓度。

[k] 可选择与氨基糖苷的联合治疗，其优越性在于单一药物治疗 PJI 尚未得到证实。联合用药时，监测氨基糖苷类药物的耳毒性和肾毒性指标；后者与其他肾毒性药物（如万古霉素）联合时毒性将增强。

[l] 对青霉素过敏患者，参考青霉素耐药肠球菌的治疗方案。

[m] 对 β - 内酰胺过敏的患者，可以使用环丙沙星（PO 或 IV）。

[n] 头孢他啶和头孢曲松不应用于肠杆菌属，即使在实验室中检测到药物敏感。产生 ESBL 的菌株不应使用任何头孢菌素，包括头孢吡肟。肠杆菌类引起感染时，可使用厄他培南 1 g q24 h。然而，厄他培南对假单胞菌和其他非发酵菌无效。

[o] 可选择添加氨基糖苷类药物。可根据患者的临床情况考虑使用两种活性药物。如果占位器中使用氨基糖苷类药物，且微生物对氨基糖苷类药物敏感，推荐双覆盖[47]。

[p] 根据 IDSA 指南[47]推荐剂量。在欧洲，铜绿假单胞菌[43]感染，建议 2 g q8 h。

[q] 在美国无静脉制剂

总结了病原体特异性治疗方案[31, 43-47]。目前尚无随机双盲对照试验来验证准确的治疗周期。长期治疗需要基于这样一个理念：如果微生物以生物膜存在，那么宿主防御就不能杀死剩余的细菌。因此，我们建议在保留假体的清创术、一期翻修以及二期翻修术后 3 个月的抗生素疗程中，中间可以有短期间断（2～3 周）[31, 44, 47]。对于膝关节 PJI 患者，既往观点甚至建议延长疗程至 6 个月[31, 47-48]。但是，如果患者随访密切也可以考虑缩短疗程。一项前瞻性临床试验中，63 名接受 DAIR 治疗的急性葡萄球菌性髋或膝关节 PJI 患者，随机接受疗程为 8 周或 3～6 个月的左氧氟沙星和利福平治疗。短疗程组和传统长疗程组之间无差异[49]。在二期翻修间隔较长的情况下，我们一般在六周疗程后停用抗生素两周，以便在重新植入假体时获得有意义的培养结果。采集标本后重新开始抗生素治疗，直到培养结果确认为阴性。因此，这些患者在再次植入假体前后的总疗程为 7～8 周；或者可在再次植入假体前后连续给予总疗程为 3 个月的抗生素治疗。在一项观察性研究中发现，再次植入假体前持续的抗生素治疗比不使用抗生素治疗的成功率更高[50]。然而，对于难治性微生物感染（小菌落变异、耐利福平葡萄球菌、耐氟喹诺酮类革兰氏阴性杆菌、真菌）患者，我们更倾向于在间隔期不使用抗生素，原因是如果翻修时培养呈阳性，我们会继续用抗生素治疗三个月。

药敏试验报告出来后应尽快优化经验性治疗方案。最初 1～2 周静脉治疗后，可考虑改为口服治疗。应根据炎症表现、血肿形成、伤口愈合、伤口分泌物处理过程中临床和实验室检查表现做出决定[43]。此外，应使用生物利用度更好的药物，否则必须继续静脉用药。对于葡萄球菌感染病例，口服联合方案应包括利福平[45, 48]；而革兰氏阴性杆菌引起的 PJI，氟喹诺酮类药物[51-53]是最好的选择（见第 11 章）。没有足够的数据表明需要联合利福平治疗链球菌、肠球菌、痤疮棒菌或革兰氏阴性 PJI[43, 45]。

接受利福平治疗患者，应考虑药物相互作用。另一问题是，如果利福平使用不当，会迅速出现耐药性[54]。根据一项病例对照研究，出现耐药性的危险因素包括：多次手术翻修、初始细菌负荷高（清创手术不充分、初始静脉联合治疗＜ 2 周）和用药不足（单药或联合生物利用度低的药物）的治疗[55]。

手术干预

在 PJI 治疗中，手术干预的质量对于获得可重复性结果和提高治愈率至关重要。不幸的是，这种观点无法通过对照试验来证实。由于各种原因，人们很难定义并研究手术干预的效果。不同的医生进行手术的方式不同。因此，只有少数研究分析了不同干预措施对手术结果的影响[56-57]。据我们所知，目前尚未发表针对 PJI 患者治疗方法的对比研究。

PJI 患者可能会出现骨骼和软组织不同程度的解剖改变。有的骨骼和软组织解剖结构几乎完全正常，但有的会出现毁损性破坏，其他是不同程度的改变。因此，PJI 手术治疗充满技术挑战和困难。要在异常的病理解剖条件下找到解剖标志并定位非常困难。医生需要采取特殊方法来处理出血，并在不损害神经血管结构和剩余肌肉、肌腱和骨骼的情况下进行彻底清创。最后，针对各种各样的骨骼和软组织缺损，只有具有丰富翻修经验的医生才能胜任组织平衡和功能性重建工作。多数情况下，治疗团队需要包括一名血管外科医生和一名整形外科医生。但尽管如此，PJI 手术仍旧有着很高的固有风险。在 PJI 的治疗中，需要恰当地选择手术干预措施并详尽组织术前计划。选择最佳的手术方式是治疗最关键的第一步。PJI 的手术干预主要有三种类型：保留假体清创术（debridement and implant retention，DAIR）、一期翻修（OSE）和两期翻修（TSE）。后者可细分为早期再次植入假体的 TSE（4 周内行二次翻修手术）和晚期植入假体的 TSE。DAIR 和 OSE 的创伤性较小，尤其是 DAIR 可以实现更快更好地恢复效果，后面将在各自的子章节中介绍每种治疗措施的适应证。除了其他的必要条件外，还需要良好的软组织条件才能选择创伤更小的 DAIR 和 OSE 手术。通过客观判断确定软组织条件是否适合进行微创治疗比较困难。需要关注的关键点是——能否在不破坏关节功能结构的前提下去除所有坏死组织和死骨。在实际情况中，如果没有窦道且关节可彻底清创，说明软组织就足够好。为避免误判，我们需要定义窦道并规范可彻底清创的条件。窦道的存在意味着有从皮肤到关节腔内与植入物相通的上皮化软组织开口。因此，并非所有早期关节感染的关节瘘都可以定义为窦道。如果在不清除功能组织如神经、重要血管和肌腱的情况下，可以去除关节腔内的厚层感染坏死肉芽组织或纤维组织，则可以认为彻底清创了关节；但是如果窦道在髋关节通过髋臼窝缺损扩展到骨盆，或者在膝关节扩展到腘窝，则无法彻底清创关节。因为从技术层面来说，不可能对那些感染扩展部位进行彻底的清除。因此，出于安全原因，必须保留受感染组织的重要部分。此外，虽然有的关节感染严重，但肌腱和肌肉仍需愈合或修复。想要通过微创治疗方案获得更好的治愈机会需要切除这些组织，然而这会导致关节功能严重受损，那么这个感染的关节不能被彻底清创。因此，在这种情况下，应首选两期翻修的方法，因为可通过抗生素治疗保留感染组织，并在二期翻修时恢复其功能。有窦道存在仅是清创保留假体的相对禁忌证，因为它通常是可以完全清创彻底的。然而，应该考虑到通常在窦道时间较长的 PJI 患者中往往是多重细菌感染，会增加 DAIR 或 OSE 失败的风险。

除了选择恰当的手术方案，我们还需要规划手术入路、骨缺损重建方法和植入物选择：

- 通常可以延长首次手术入路。如果首次手术入路的可扩展性不足以确保手术的安全实施时，应选择可延展性更高的入路。例如，通过外侧入路或前方入路无法安全地从髋臼后壁移除钢板；前方入路更难移除常规或加长柄。尽管在技术上仍旧勉强可行，但最终可能会对骨骼和软组织造成严重损害。
- 手术目的需要包括对软组织的一期缝合。为了应对可能出现的软组织切口关闭困难，手术团队中

应包括整形外科医生。

- 可以通过骨性移植物、骨替代物或金属垫块处理骨缺损。因此，必须保证足够的供应以备不时之需。
- 无论是感染性还是无菌性翻修手术中，都需要备用大量的翻修植入物类型。此外，还需要制订周密的术前重建计划。对于比较复杂的病例，应用 3D 术前规划很有利于正确放置翻修假体。

以下部分描述了不同的手术治疗方案。图 12.1 和图 12.2 显示了 PJI 手术处理流程，适用于髋关节、膝关节置换术后 PJI 患者[21, 25, 31, 58]。

清创和假体保留

DAIR 用于：①假体植入后 4 周内早期术后感染或②症状开始出现 3 周内的急性血行感染，行该术式的前提是假体稳定、病原体对生物膜活性抗生素敏感、皮肤和软组织完好[31, 47, 58]（图 12.1）。DAIR 时间限制由专家制订[47]。该限制的严格性在最新的观察性研究中受到了挑战。然而，在严格执行该流程的情况下，此研究中每个时间间隔的成功率都较低（大约 60% vs 90%）[59-60]。清创术旨在减少稳定假体周围细菌数量，同时更换可替换组件。更换可替换组件

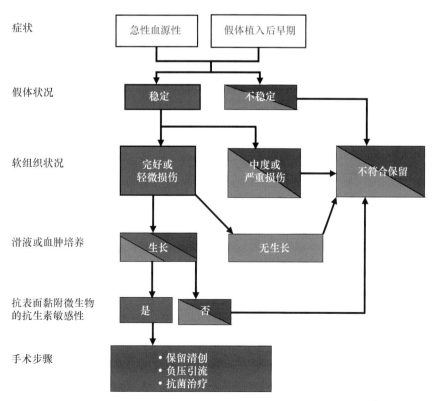

图 12.1　急性血源性和假体植入后早期的 PJI 治疗流程。修改自参考文献［31］

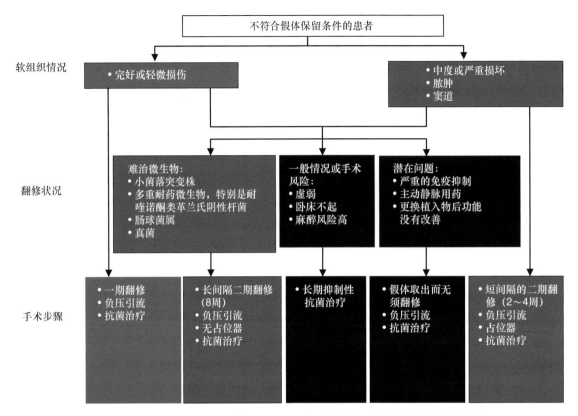

图 12.2　不符合植入物保留条件的 PJI 患者治疗方案。修改自参考文献［31］

不仅减少细菌可定植的表面积，而且有利于更彻底的清创。为提高治疗成功率，DAIR 必须联合长期（三个月）抗菌药物治疗［31、43、47］。

手术流程起始于切除上次手术入路的瘢痕皮肤，在保证伤口能正常闭合情况下应尽量切除。如果预计软组织切口关闭会出现问题，术前应请整形外科医生会诊。开始关节腔清创术（滑膜切除术）之前，往关节内注射亚甲蓝［61］并活动关节（利于染料在关节腔分散）。如有窦道，可以将染料直接注入窦口。目的是识别所有感染组织表面［62］，避免关节腔中遗留未清创区域。此外，染料可能有助于发现意想不到的窦道分支。

在充分准备之后，按照既定流程进行手术。取出所有潜在感染的松动异物，如缝线、钢丝［63］、植骨材料［64-65］。下一步是彻底的滑膜切除术。必须取出所有可移动的假体组件，利于滑膜切除术时彻底切除关节囊的 THA 或腘窝区域的 TKA。随后用大量（＞3～5 L）无菌生理盐水或消毒剂（例如聚己胺 /Lavasept®）冲洗关节。脉冲冲洗用于清洗固定的假体部件，不建议在软组织上使用脉冲冲洗，因为不但起不到清洗伤口的作用，还会将细菌播散到更深的组织层次中［66］。此时，应检查假体稳定性：如果在尝

试拔出假体时，用锤子适度力量击打无移动，则认为稳定。更换不稳定部件。在滑膜切除术时，可能会影响关节稳定性，因此，评估并恢复关节稳定性很重要［如使用更厚的聚乙烯（PE）内衬或更长的股骨头］。行 THA 时，因锁定锥度在术中可能会有损坏，应使用金属头或带有金属袖套的陶瓷翻修头（为避免陶瓷头后期破损）［67］。最后，关闭切口并使用引流管。

一期翻修

对于慢性感染和（或）假体松动患者，OSE 是一种成功率比较高的治疗选择，前提是感染的微生物有敏感抗生素，且该抗生素具有良好的生物利用度并对生物膜有效［31、68-69］（图 12.2）。不推荐对软组织严重受损的患者行 OSE。基于本章节前面提到的原因，这些患者无法进行彻底清创。软组织严重受损，OSE 也可以实现良好的微生物治疗。然而，像切除肿瘤样的外科清创，可能会导致患者功能受损。一些治疗中心采用激进的 OSE 方法很有经验，使用含有抗生素的骨水泥（聚甲基丙烯酸甲酯，PMMA）固定植入物［65］。如前所述，OSE 需要行细致的清创术，切除所有感染或无血供的瘢痕组织、坏死骨及所有骨水

泥。其他异物如钢丝或人工骨移植物，因可能携带大量生物膜也必须去除[63-64]。冲洗伤口后，依据新假体（骨水泥或非骨水泥）的固定方式重新植入假体并采用针对性抗生素治疗。与非骨水泥 THA[70] 或混合骨水泥的 TKA[71-73] 假体相比，由于无打压植骨，骨水泥翻修假体长期生存率结果较差。可以通过打压植骨来填补骨缺损空腔弥补该缺点[74-75]，该技术要求较高[76]。Winkler 等[77] 证实联合添加抗生素的打压植骨的非骨水泥 THA 和（或）混合抗生素骨水泥固定植入物的 TKA，利用 OSE 技术可很好地清除感染。

二期翻修

TSE 仍是全世界使用最广泛的手术方式。美国传染病学会（IDSA）指南发布之前，这是美国的标准术式[47, 78]（图 12.2）。因无须彻底清创，一期要求不高。因其可重复性高，经验不足的团队更偏爱采用 TSE。与 DAIR 和 OSE 相比，TSE 主要问题是术后功能较差，有较高的并发症发病率和死亡率。许多患者选择保留占位器，而不更换新的假体[79]。TSE 对患者来说很麻烦，因为他们在两期手术之间很长一段时间内仍然需要照护，这不仅对患者要求很高，对亲属要求也很高。TSE 手术步骤与 OSE（彻底清创和假体再植入）相同，但在两个不同的时间点分开进行。TSE 关键步骤是假体取出和再植入假体间隔期间的无效腔管理，尤其是间隔时间较长的 TSE。我们倾向于两次手术之间仅间隔 2～3 周，除非患者感染的是难治疗的微生物[31, 58]。在此期间，细菌量减少，软组织已经愈合。行再植入前不需要停止使用抗生素，怀疑多重感染时才需要再取样；而接受 DAIR 或 OSE 的患者术后需要长期使用抗生素治疗。难治性微生物感染患者，不应选择早期再植入[31, 43, 58]。间隔时间更长的依据是，难治性微生物可对具有抗生物膜抗生素不敏感，再植入之前应彻底根除感染。这些患者应先接受 6 周抗生素治疗，确保没有微生物可再次黏附在这些异物上并形成生物膜。随后，为获得可靠的微生物学样本，在不使用抗生素的情况下，将再植入手术再推迟 2 周。植入新假体后，患者应重新接受与前六周相同的抗生素治疗。在取出假体后的间隔期间内可使用 PMMA 占位器（任何 TJA）、外固定架（TKA）或牵引（TKA 和 THA）来限制的关节活动和肢体活动。患者在使用 PMMA 占位器时至少可以进行部分负重[80-82]，但在使用跨关节外固定装置时会有严重的运动功能缺失，而使用牵引时只能卧床。

关节切除成形术

永久性假体取出主要应用于髋部 PJI。特别适用于卧床患者和重病患者作为挽救生命的术式，无须二期手术。在 THA 患者中永久性假体取出而无须翻修时（Girdlestone 术），无效腔管理是重要治疗部分，因为移除 THA 假体后会留下巨大空腔。有报道提出良好的感染清创联合股外侧肌移位填充 THA 置换术后的无效腔[83]。该方法获得的功能结果不如 OSE 或 TSE，只能作为失败后的补救术式。

虽然关节切除成形术适应证有限，但仍有许多患者是长期处于髋关节切除状态，这些患者之前没有计划再行假体植入。该术式要求较高，因下肢短缩 5～10 cm 且通常伴大量骨缺损和广泛瘢痕；肌肉缩短也常见，即使接近原来的长度，也不可能被动地伸展下肢。这种情况下，翻修的目的应该是适当恢复关节功能和下肢长度。一些手术技术有助于成功恢复正常下肢长度。比如，在翻修术前行经皮内收肌腱次全切断术。之后必要步骤还包括广泛清除髋臼周围和股骨近端周围的瘢痕组织，并松解臀大肌附着部。然而最重要的步骤，是通过置入最小号的试模柄和最短的试模颈来实现肌肉的逐步松解，并在各个方向上逐步增加活动范围。肌肉逐渐松开后，就可以尝试下一个尺寸的试模。重复这个过程可以继续使用越来越长的试模头和更大的试模柄，直到认为肢体长度合适，就植入最后匹配的试模柄和试模头尺寸。在难度大的病例，逐步牵拉的过程可能达到半个小时。

髋关节 PJI 的具体手术问题

尽管经历了过去 10 多年的持续监督、教育和手术培训，在所有的斯堪的纳维亚登记注册中，PJI 的发病率都仍在增加，但没有明确的危险因素[84]。登记数据研究的缺陷之一是缺乏与手术相关的危险因素，例如手术时间或预防性抗生素使用的时间[85-86]。影响发生率的其他手术因素包括手术入路（前方、前外侧、侧方、后外侧）和患者体位（仰卧位或侧卧位）。我们也未找到公开发表文献，将患者自身作为一个特定危险因素进行分析的 PJI 研究数据。在过去的十年来微创手术逐渐流行，各种研究都报道了股骨干骨折、假体脱位等手术并发症持续增加，或手术时间延长也增加了 PJI 的风险[87-92]。另有研究显示，直接前方微创入路（DAA）有与传统入路相同或更低的 PJI 发生率[93-94]。

THA 感染二期翻修的第一步是取出假体，这将会在髋关节内留下较大的空腔。通常使用骨水泥（聚甲基丙烯酸甲酯，PMMA）占位器来填充此腔隙[81, 95-98]。有预制好形状占位器成品商业可用，且已经在制作时添加了抗生素；也可以在手术过程中个性化添加抗生素手工制作，二者在控制感染方面没有差异[99]。在骨髓炎的治疗中，使用加载了抗生素的 PMM 已得到公认[100]。但是，占位器中抗生素的使用历来存在争议，来自 PJI 国际共识会议的代表强烈建议添加抗生素[99]。这与一篇综述研究相反，在 824 例接受全身抗生素治疗的 PJI 患者中，在临时 PMMA 占位器中加入抗生素无益[101]。抗生素骨水泥链珠的产生是一个替代产品，用来填补二期翻修间隔期的关节腔隙。这将增加植骨替代品的"面积／体积比"以增加抗生素释放面积[102]，但无法允许关节负重。因此，在不需负重的感染关节如肩和肘关节，置换术可能是一种好的选择。我们发现仅有一个报道处理全髋关节置换感染的研究第一步使用链珠技术，第二步采用打压植骨技术[103]。未使用任何静脉抗生素治疗，成功率为 86%。由于该研究的各种局限性，不能认为这是标准的操作方案。其他的无效腔管理选择包括使用抗生素负载的胶原支架[102]或抗生素负载的硫酸钙或其他负载药物的骨移植或替代物[104]。还有其他各种合成材料目前正处于体外和体内试验阶段，但尚无临床数据。

膝关节 PJI 的具体手术问题

由于软组织比较薄，一般来说 TKA 相关感染可被快速诊断。Laffer 等[25]研究也的确报道了在 40 例 TKA 的 PJI 治疗中，术后早期感染或急性血源性感染的患者达 77%。因此 53% 的患者可有条件接受 DAIR 治疗，成功率为 95.2%。该术式的最佳手术方法尚未确定，关节镜以及开放清创术两种方式都有推荐。在已发表的研究中，开放清创的成功率据报道为 83% ～ 100%[25, 105]，而关节镜下清创的成功率仅为 38% ～ 88%[25, 106-108]。遗憾的是这些数据难以解释，因为没有任何研究可以随机对照地将病例分为关节镜或开放清创术。因此，可以推测更严重的病例是采用开放清创术治疗。关节镜下清创术结果更差，这表明关节镜微创并不是最佳的手术方式。许多研究表明，如果更换可移除的假体组件，PJI 的治疗结果会有所改善[109]。这可能是关节镜滑膜切除术成功率较低的

主要原因。现在开放清创与更换假体组配部分是保留假体 PJI 治疗的标准。关节镜下清创术应仅适用于全身情况危重的患者。

典型案例

案例 1：丙酸杆菌引起术后早期 PJI，THA 术后 2 周

一位患有病态肥胖（BMI 42 kg/m^2）、高血压和左侧髋关节骨关节炎的 78 岁女士，在 2019 年 3 月 8 日接受了经 DAA 入路的非骨水泥型全髋关节置换术。术前预防性使用 3 g 头孢唑林，术后 24 小时使用 3 次 1 g 头孢唑林。既往在 2014 年行右侧 TKA，2015 年行左侧踝关节融合术。

术后一切正常。术后即刻开始活动，她能够用两只拐杖行走。术后第 5 天转到康复病房。使用药物包括预防性使用达肝素钠（7500 IU 皮下注射）35 天、阿司匹林、泮托拉唑和扑热息痛。3 月 22 日，因伤口渗液再次入院。再入院时，体温 37.2℃，CRP 56 mg/L。髋关节无疼痛，但轻微跛行。术侧髋关节活动范围近乎正常且全范围几乎无痛。入院时伤口干燥，但有两处小面积皮肤坏死。

2019 年 3 月 26 日，患者行左侧髋关节翻修。术中看到浑浊的关节液，进行了彻底的滑膜切除术，更换了可移动的假体组件，但保留了原有的金属植入物。术中关节液白细胞计数高达 54 000/μL，中性粒细胞比例达 92%。病理科医生在组织学样本中发现大量中性粒细胞，并诊断为急性化脓性炎症。在 7 个微生物活检组织中，有 3 个可以看到丙酸杆菌生长。有趣的是，植入物的声波降解液是阴性的。

术后按照经验，每 8 小时静脉滴注 1.2 g 阿莫西林-克拉维酸及每天静脉滴注 240 mg 庆大霉素。直到第 3 天，微生物学结果证明为丙酸杆菌并注明了敏感抗生素。抗生素治疗方案持续阿莫西林／克拉维酸至第 14 天后，改为口服阿莫西林 1000 mg/8 h ＋利福平 450 mg/12 h 联合抗感染治疗 10 周。出院时，她几乎没有疼痛，CRP 为 12 mg/L。出院 9 个月后再次因严重坐骨神经痛再次入院，查无髋关节疾病，CRP < 5 mg/L。

学习要点

本病例对引起植入物相关感染的多种危险因素分析具有指导意义：

- 肥胖是公认的引起包括 PJI 在内的全关节置换术后多种并发症的相关危险因素，尤其是 BMI > 40 kg/m^2 可导致 PJI 的发生率升高数倍，这一事实需要在术前充分告知患者。

- 直接前入路存在一些争议，该患者腹部肥胖软组织重叠引起了切口处皮肤间的摩擦导致溃烂，该问题的特殊影响在其他文献中尚未分析。即使没有腹部皮肤重叠，DAA 切口附近擦烂的皮肤区域也长期有大量的丙酸杆菌属和其他表皮微生物，包括革兰氏阴性杆菌定植。使用 DAA 后皮肤破溃似乎更频繁，微生物引起的外源性 PJI 也更常见。

- 与本患者一样，过度抗凝（每日 7500 IU 达肝素钠联合 100 mg 阿司匹林）可能导致血肿形成，从而增加伤口张力和裂开可能性，导致外源性感染。丙酸杆菌通常引起慢性和轻型 PJI。丙酸杆菌属是一个例外，它通常会导致更为急性的感染。丙酸杆菌主要用 β- 内酰胺类抗生素或克林霉素治疗，利福平的使用也存在争议。

案例 2：头状葡萄球菌引起 TKA 感染一期翻修

2015 年 9 月，一名 56 岁男性因膝关节骨关节炎行右侧 TKA。术后即刻出现皮肤愈合不良问题，一直持续到 2015 年 11 月，两处皮下缝线外露并被拆除。当时没有疼痛或功能障碍。2016 年 1 月，患者入院是因为他注意到膝关节活动范围下降，但膝关节仍然不痛。住院期间关节活动范围没有改善。到 2016 年 3 月，关节活动范围改善到 100 度，但膝关节内侧疼痛［3/10 视觉模拟评分（VAS）］。至 5 月，疼痛加重至 VAS 评分 5/10。在鹅足区局部应用皮质类固醇治疗，患者疼痛没有改善。2016 年 6 月，他再次入院时，尝试关节腔穿刺术，但没有关节积液。行诊断性关节镜检查，4 份标本中有 1 份显示头状葡萄球菌生长，但组织学检查阴性。手术后症状暂时消失。两个月后，疼痛再次出现。2016 年 10 月，又一次行关节腔穿刺，没有关节积液。放射性核素锝骨扫描和白细胞标记骨扫描均为感染阳性。2017 年 1 月，疼痛加重，再次关节腔穿刺抽液，显示白细胞 21 000/μL，中性粒细胞比例 90%。检测到尿酸晶体，并从关节液中生长出相同的头状葡萄球菌。因此，证实了患者为慢性外源性 PJI。由于微生物对利福平敏感，所以选择了一期手术的方案。2017 年 2 月进行一期翻修术。6 个样本中有 3 个样本生长为

头状葡萄球菌性，3 个组织学样本中有 1 个样本呈阳性，每个高倍视野显示 5 个以上中性粒细胞。此外，声波降解液及术中细胞计数均为阳性。术后开始使用氯唑西林静脉注射 2 周，术后第三天开始口服利福平 2×450 mg/d。出院后继续口服环丙沙星 2×750 mg 加利福平 2×450 mg，共 10 周。术后出现与初次植入后相同的炎症缝线问题，术后第 6 天拆除皮下缝线后好转。从此临床结果很顺利，在 2020 年 5 月的最后一次随访中，患者没有明显的疼痛，膝关节功能良好。之后左膝关节也进行了关节置换术。这次手术，我们选择了一种不同的可吸收材料进行皮下缝合，没有出现伤口相关问题。

学习要点

- 大多数轻微 PJI 可能来源于手术中的直接定植。在某些患者中，来源可能不同，例如我们介绍的患者。皮肤微生物很可能是从针刺相关的皮下感染传播。一些患者不能很好地耐受用于皮下缝合的材料并发生炎症反应，这可能导致小脓疱通过皮肤排出并继发感染。在软组织丰富的髋关节中，很少有问题。然而，在膝关节更容易通过关节间隙，可能导致术后外源性 PJI。

- TJA 术后快速诊断至关重要。因此，诊断检查的阈值应该很低。尤其是有膝关节假体的患者出现疼痛或活动范围下降时，伤口愈合不良提示术后早期 PJI。在该患者中，关节镜探查未能确诊，因为组织学和细胞计数仍为阴性，并且只有一个样本生长出低毒力微生物。使用关节镜取样存在争议。它可能会提供高质量的样本进行分析，但会带来相当大的二次感染和（或）样本污染风险。

- 对人工关节有症状的患者，正确的诊断至关重要。如果术前未考虑到 PJI，随后的翻修就存在相当大的风险。另一方面，对伴有力学破坏的患者行二期翻修术也意味着过度治疗，也可能有害。需要采用重复的诊断性手术（真实情况下很少碰到），直到有足够的证据进行确诊可能是最合适的方法。

案例 3：二期翻修早期再植入治疗慢性 THA 感染

一名很多年前进行关节置换手术的 71 岁女性，因右侧髋关节翻修术后松动和疼痛（VAS 8/10）就诊于笔者所在机构。于 1977 年接受了第一次 THA，并

在1999年、2012年和2013年又进行了3次翻修手术。在2013年最后一次翻修后疼痛逐渐加重。左侧无症状侧的髋关节有类似病史，1978年首次行THA，1994年、2015年、2016年行3次翻修。患者唯一的合并症是动脉性高血压。入院前右侧髋关节白细胞标记骨扫描阳性，但关节腔穿刺无积液。臼杯及非骨水泥长柄均松动。她同侧的膝关节患有晚期骨关节炎，仅残留股骨远端干骺端部分。虽然病史提示为感染，但没有足够证据明确诊断PJI。因此，最初的计划是一期翻修术。因为没有足够的骨量以完成常规的股骨组件翻修，且患有严重的膝关节骨关节炎，手术计划行全股骨置换。我们于2017年1月进行了手术。术中白细胞计数升高达13 600/μL，中性粒细胞比例93%。注射亚甲蓝后，确定了股骨内侧延伸到软组织外的窦道。由于未能确定微生物种类，而且无法安全地进行彻底清创，手术计划改为TSE策略。我们尽可能彻底地清除所有的异物，用负载万古霉素、克林霉素和庆大霉素的巨大骨水泥占位器填充无效腔。除术中细胞计数阳性外，组织学检查也均为阳性，超声裂解液培养为缓慢葡萄球菌。另外，7份组织活检中1份也培养出了缓慢葡萄球菌。该菌对苯唑西林和环丙沙星耐药，但对万古霉素、利福平和四环素敏感。经验性治疗后，进行第二阶段治疗时，我们开始在监测下连续使用万古霉素治疗3周。在患者髋臼侧的负载抗生素骨移植物上用cup-cage结构重建，远端嵌入一个全股骨移植物。术后继续使用万古霉素一周，术后第2天口服利福平450 mg/12 h。停用万古霉素后，开始口服米诺环素100 mg/d＋利福平450 mg/12 h，持续12周。术后过程很顺利。术后两年半无感染迹象，预期的功能结果允许独立无痛行走。

学习要点

- 取样后20～30 min即可获得术中细胞计数。这非常可靠，因为在手术期间通常可以获取适量的液体。这种具有良好敏感性和特异性的快速测试是手术期间有用的即时检查，有助于选择最佳手术策略。
- 为提高术中活检培养的敏感性，应停用抗生素至少两周[47]。
- 亚甲蓝有助于行彻底的滑膜切除术。此外，还可能发现意想不到的窦道。
- 第一次术后早期就再植入假体的二期翻修是非出

院慢性PJI患者的最佳选择，因为彻底清创会导致功能障碍。然而，如果致病菌难以治疗，也就是说没有生物被膜活性药物可用时，则应选择较长的再植入时间间隔。

参考文献

1. Harris WH, Sledge CB. Total hip and total knee replacement (1). N Engl J Med. 1990;323(11):725–731.
2. Harris WH, Sledge CB. Total hip and total knee replacement (2). N Engl J Med. 1990;323(12):801–807.
3. Rupp M, Lau E, Kurtz SM, et al. Projections of primary TKA and THA in Germany from 2016 through 2040. Clin Orthop Relat Res. 2020 DOI10.1097/CORR.0000000000001214
4. Singh JA, Yu S, Chen L, et al. Rates of total joint replacement in the United States: Future projections to 2020-2040 using the national inpatient sample. J Rheumatol. 2019;46(9):1134–1140.
5. Zimmerli W, Waldvogel FA, Vaudaux P, et al. Pathogenesis of foreign body infection: description and characteristics of an animal model. J Infect Dis. 1982;146(4):487–497.
6. Zimmerli W, Lew PD, Waldvogel FA. Pathogenesis of foreign body infection. Evidence for a local granulocyte defect. J Clin Invest. 1984;73(4):1191–1200.
7. Zimmerli W, Sendi P. Pathogenesis of implant-associated infection: the role of the host. Semin Immunopathol. 2011;33(3):295–306.
8. Huotari K, Peltola M, Jamsen E. The incidence of late prosthetic joint infections: a registry-based study of 112,708 primary hip and knee replacements. Acta Orthop. 2015;86(3):321–325.
9. Kurtz SM, Lau E, Watson H, et al. Economic burden of periprosthetic joint infection in the United States. J Arthroplasty. 2012;27(8 Suppl):61–65 e61.
10. George DA, Drago L, Scarponi S, et al. Predicting lower limb periprosthetic joint infections: A review of risk factors and their classification. World J Orthop. 2017;8(5):400–411.
11. Berbari EF, Hanssen AD, Duffy MC, et al. Risk factors for prosthetic joint infection: case-control study. Clin Infect Dis. 1998;27(5):1247–1254.
12. Zimmerli W, Zak O, Vosbeck K. Experimental hematogenous infection of subcutaneously implanted foreign bodies. Scand J Infect Dis. 1985;17(3):303–310.
13. Sendi P, Banderet F, Graber P, et al. Periprosthetic joint infection following Staphylococcus aureus bacteremia. J Infect. 2011;63(1):17–22.
14. Tande AJ, Palraj BR, Osmon DR, et al. Clinical presentation, risk factors, and outcomes of hematogenous prosthetic joint infection in patients with Staphylococcus aureus bacteremia. Am J Med. 2016;129(2):221 e211–220.
15. Uckay I, Lubbeke A, Emonet S, et al. Low incidence of haematogenous seeding to total hip and knee prostheses in patients with remote infections. J Infect. 2009;59(5):337–345.
16. Harwin SF, Banerjee S, Issa K, et al. Tubercular prosthetic knee joint infection. Orthopedics. 2013;36(11):e1464–1469.
17. Rodari P, Marocco S, Buonfrate D, et al. Prosthetic joint infection due to Mycobacterium xenopi: a review of the literature and a case report. Infection. 2020;48(2):165–171.
18. Sneller M, Wellborne F, Barile MF, et al. Prosthetic joint infection with Mycoplasma hominis. J Infect Dis. 1986;153(1):174–175.
19. Fernandez-Cruz A, Marin M, Castelo L, et al. Legionella micdadei, a new cause of prosthetic joint infection. J Clin Microbiol. 2011;49(9):3409–3410.
20. Kuiper JW, van den Bekerom MP, van der Stappen J, et al. 2-stage revision recommended for treatment of fungal hip and knee prosthetic joint infections. Acta Orthop. 2013;84(6):517–523.
21. Giulieri SG, Graber P, Ochsner PE, et al. Management of infection associated with total hip arthroplasty according to a treatment algorithm. Infection. 2004;32(4):222–228.
22. Schinsky MF, Della Valle CJ, Sporer SM, et al. Perioperative testing for joint infection in patients undergoing revision total hip arthroplasty. J Bone Joint Surg Am. 2008;90(9):1869–1875.
23. Gundtoft PH, Pedersen AB, Schonheyder HC, et al. One-year incidence of prosthetic joint infection in total hip arthroplasty: a cohort study with linkage of the Danish Hip Arthroplasty Register and Danish Microbiology Databases. Osteoarthritis Cartilage. 2017;25(5):685–693.
24. Trampuz A, Hanssen AD, Osmon DR, et al. Synovial fluid leukocyte count and differential for the diagnosis of prosthetic knee infection. Am J Med. 2004;117(5):556–562.
25. Laffer RR, Graber P, Ochsner PE, et al. Outcome of prosthetic knee-associated infection: evaluation of 40 consecutive episodes at a single centre. Clin Microbiol Infect. 2006;12(5):433–439.
26. Stefansdottir A, Johansson D, Knutson K, et al. Microbiology of the infected knee arthroplasty: report from the Swedish Knee Arthroplasty Register on 426 surgically revised cases. Scand J Infect Dis. 2009;41(11-12):831–840.
27. Holmberg A, Thorhallsdottir VG, Robertsson O, et al. 75% success rate after open debridement, exchange of tibial insert, and antibiotics in knee prosthetic joint infections. Acta Orthop. 2015;86(4):457–462.
28. Rakow A, Perka C, Trampuz A, et al. Origin and characteristics of haematogenous periprosthetic joint infection. Clin Microbiol Infect. 2019;25(7):845–850.
29. Peel TN, Cheng AC, Buising KL, et al. Microbiological aetiology, epidemiology, and clinical profile of prosthetic joint infections: are current antibiotic prophylaxis guidelines effective? Antimicrob Agents Chemother. 2012;56(5):2386–2391.
30. Sendi P, Banderet F, Graber P, et al. Clinical comparison between exogenous and haematogenous periprosthetic joint infections caused by Staphylococcus aureus. Clin Microbiol Infect. 2011;17(7):1098–1100.
31. Zimmerli W, Trampuz A, Ochsner PE. Prosthetic-joint infections. N Engl J Med. 2004;351(16):1645–1654.
32. Simon L, Gauvin F, Amre DK, et al. Serum procalcitonin and C-reactive protein levels as markers of bacterial infection: a systematic review and meta-analysis. Clin Infect Dis. 2004;39(2):206–217.
33. Piper KE, Fernandez-Sampedro M, Steckelberg KE, et al. C-reactive protein, erythrocyte sedimentation rate and orthopedic implant infection. PLoS One. 2010;5(2):e9358.
34. Perez-Prieto D, Portillo ME, Puig-Verdie L, et al. C-reactive protein may misdiagnose prosthetic joint infections, particularly chronic and low-grade infections. Int Orthop. 2017;41(7):1315–1319.
35. Signore A, Sconfienza LM, Borens O, et al. Consensus document for the diagnosis of prosthetic joint infections: a joint paper by the EANM, EBJIS, and ESR (with ESCMID endorsement). Eur J Nucl Med Mol Imaging. 2019;46(4):971–988.
36. Mushtaq N, To K, Gooding C, et al. Radiological imaging evaluation of the failing total hip replacement. Front Surg. 2019;6:35.

37. Sutter R, Ulbrich EJ, Jellus V, et al. Reduction of metal artifacts in patients with total hip arthroplasty with slice-encoding metal artifact correction and view-angle tilting MR imaging. Radiology. 2012;265(1):204–214.

38. Gemmel F, Van den Wyngaert H, Love C, et al. Prosthetic joint infections: radionuclide state-of-the-art imaging. Eur J Nucl Med Mol Imaging. 2012;39(5):892–909.

39. Utz JA, Lull RJ, Galvin EG. Asymptomatic total hip prosthesis: natural history determined using Tc-99m MDP bone scans. Radiology. 1986;161(2):509–512.

40. Ivancevic V, Perka C, Hasart O, et al. Imaging of low-grade bone infection with a technetium-99m labelled monoclonal anti-NCA-90 Fab' fragment in patients with previous joint surgery. Eur J Nucl Med Mol Imaging. 2002;29(4):547–551.

41. Graute V, Feist M, Lehner S. et al. Detection of low-grade prosthetic joint infections using 99mTc-antigranulocyte SPECT/CT: initial clinical results. Eur J Nucl Med Mol Imaging. 2010;37(9):1751–1759.

42. Kiran M, Donnelly TD, Armstrong C, et al. Diagnostic utility of fluorodeoxyglucose positron emission tomography in prosthetic joint infection based on MSIS criteria. Bone Joint J. 2019;101-B(8):910–914.

43. Sendi P, Zimmerli W. Antimicrobial treatment concepts for orthopaedic device-related infection. Clin Microbiol Infect. 2012;18(12):1176–1184.

44. Kurtz SM, Lau EC, Son MS, et al. Are we winning or losing the battle with periprosthetic joint infection: Trends in periprosthetic joint infection and mortality risk for the medicare population. J Arthroplasty. 2018;33(10):3238–3245.

45. Zimmerli W, Sendi P. Role of rifampin against staphylococcal biofilm infections in vitro, in animal models, and in orthopedic-device-related infections. Antimicrob Agents Chemother. 2019;63(2).

46. Nguyen S, Robineau O, Titecat M, et al. Influence of daily dosage and frequency of administration of rifampicin-levofloxacin therapy on tolerance and effectiveness in 154 patients treated for prosthetic joint infections. Eur J Clin Microbiol Infect Dis. 2015;34(8):1675–1682.

47. Osmon DR, Berbari EF, Berendt AR, et al. Diagnosis and management of prosthetic joint infection: clinical practice guidelines by the Infectious Diseases Society of America. Clin Infect Dis. 2013;56(1):e1–e25.

48. Zimmerli W, Widmer AF, Blatter M, et al. Role of rifampin for treatment of orthopedic implant-related staphylococcal infections: a randomized controlled trial. Foreign-Body Infection (FBI) Study Group. JAMA. 1998;279(19):1537–1541.

49. Lora-Tamayo J, Euba G, Cobo J, et al. Short- versus long-duration levofloxacin plus rifampicin for acute staphylococcal prosthetic joint infection managed with implant retention: a randomised clinical trial. Int J Antimicrob Agents. 2016;48(3):310–316.

50. Ascione T, Balato G, Mariconda M, et al. Continuous antibiotic therapy can reduce recurrence of prosthetic joint infection in patients undergoing 2-stage exchange. J Arthroplasty. 2019;34(4):704–709.

51. Hsieh PH, Lee MS, Hsu KY, et al. Gram-negative prosthetic joint infections: risk factors and outcome of treatment. Clin Infect Dis. 2009;49(7):1036–1043.

52. Aboltins CA, Dowsey MM, Buising KL, et al. Gram-negative prosthetic joint infection treated with debridement, prosthesis retention and antibiotic regimens including a fluoroquinolone. Clin Microbiol Infect. 2011;17(6):862–867.

53. Rodriguez-Pardo D, Pigrau C, Lora-Tamayo J, et al. Gram-negative prosthetic joint infection: outcome of a debridement, antibiotics and implant retention approach. A large multicentre study. Clin Microbiol Infect. 2014;20(11):DOI: 10.1111/1469-0691.12649 [Epub ahead of print].

54. Wehrli W. Rifampin: mechanisms of action and resistance. Rev Infect Dis. 1983;5 Suppl 3:S407–411.

55. Achermann Y, Eigenmann K, Ledergerber B, et al. Factors associated with rifampin resistance in staphylococcal periprosthetic joint infections (PJI): a matched case-control study. Infection. 2013;41(2):431–437.

56. Birkmeyer JD, Finks JF, O'Reilly A, et al. Surgical skill and complication rates after bariatric surgery. N Engl J Med. 2013;369(15):1434–1442.

57. Roskar S, Antolic V, Mavcic B. Surgeon-stratified cohort analysis of 1976 cementless Zweymuller total hip arthroplasties from a single hospital with 23,255 component years of follow-up. Arch Orthop Trauma Surg. 2020DOI10.1007/s00402-020-03517-0

58. Zimmerli W, Ochsner PE. Management of infection associated with prosthetic joints. Infection. 2003;31(2):99–108.

59. Lowik CAM, Parvizi J, Jutte PC, et al. Debridement, antibiotics, and implant retention is a viable treatment option for early periprosthetic joint infection presenting more than 4 weeks after index arthroplasty. Clin Infect Dis. 2020;71(3):630–636.

60. Sendi P, Lotscher PO, Kessler B, et al. Debridement and implant retention in the management of hip periprosthetic joint infection: outcomes following guided and rapid treatment at a single centre. Bone Joint J. 2017;99-B(3):330–336.

61. Shaw JD, Miller S, Plourde A, et al. Methylene blue-guided debridement as an intraoperative adjunct for the surgical treatment of periprosthetic joint infection. J Arthroplasty. 2017;32(12):3718–3723.

62. Carli AV, Bhimani S, Yang X, et al. Quantification of peri-implant bacterial load and in vivo biofilm formation in an innovative, clinically representative mouse model of periprosthetic joint infection. J Bone Joint Surg Am. 2017;99(6):e25.

63. Clauss M, Graf S, Gersbach S, et al. Material and biofilm load of K wires in toe surgery: titanium versus stainless steel. Clin Orthop Relat Res. 2013;471(7):2312–2317.

64. Clauss M, Tafin UF, Bizzini A, et al. Biofilm formation by staphylococci on fresh, fresh-frozen and processed human and bovine bone grafts. Eur Cell Mater. 2013;25:159–166.

65. Clauss M, Trampuz A, Borens O, et al. Biofilm formation on bone grafts and bone graft substitutes: comparison of different materials by a standard in vitro test and microcalorimetry. Acta Biomater. 2010;6(9):3791–3797.

66. Bahrs C, Schnabel M, Frank T, et al. Lavage of contaminated surfaces: an in vitro evaluation of the effectiveness of different systems. J Surg Res. 2003;112(1):26–30.

67. Trebse R, Mihelic A, Levasic V, et al. Results of revision of total hip arthroplasty for alumina ceramic-on-ceramic bearing fracture. Hip Int. 2016;26(3):237–243.

68. De Man FH, Sendi P, Zimmerli W, et al. Infectiological, functional, and radiographic outcome after revision for prosthetic hip infection according to a strict algorithm. Acta Orthop. 2011;82(1):27–34.

69. Zeller V, Lhotellier L, Marmor S, et al. One-stage exchange arthroplasty for chronic periprosthetic hip infection: results of a large prospective cohort study. J Bone Joint Surg Am. 2014;96(1):e1.

70. Ilchmann T, Zimmerli W, Ochsner PE, et al. One-stage revision of infected hip arthroplasty: outcome of 39 consecutive hips. Int Orthop. 2016;40(5):913–918.

71. Bae DK, Song SJ, Heo DB, et al. Long-term survival rate of implants and modes of failure after revision total knee arthroplasty by a single surgeon. J Arthroplasty. 2013;28(7):1130–1134.

72. Edwards TB. CORR Insights (R): Is premorbid glenoid anatomy altered in patients with glenohumeral osteoarthritis? Clin Orthop Relat Res. 2013;471(9):2940–2941.

73. Markel D, Day J, Siskey R, et al. Deformation of metal-backed acetabular components and the impact of liner thickness in a cadaveric model. Int Orthop. 2011;35(8):1131–1137.

74. Schreurs BW, Arts JJ, Verdonschot N, et al. Femoral component revision with use of impaction bone-grafting and a cemented polished stem. J Bone Joint Surg Am. 2005;87(11):2499–2507.

75. Schreurs BW, Slooff TJ, Gardeniers JW, et al. Acetabular reconstruction with bone impaction grafting and a cemented cup: 20 years' experience. Clin Orthop Relat Res. DOI: 200110.1097/00003086-200112000-00023(393):202–215.

76. Schreurs BW, Arts JJ, Verdonschot N, et al. Femoral component revision with use of impaction bone-grafting and a cemented polished stem. Surgical technique. J Bone Joint Surg Am. 2006;88 Suppl 1 Pt 2:259–274.

77. Winkler H, Stoiber A, Kaudela K, et al. One stage uncemented revision of infected total hip replacement using cancellous allograft bone impregnated with antibiotics. J Bone Joint Surg Br. 2008;90(12):1580–1584.

78. Westrich GH, Bornstein L, Brause BD, et al. Historical perspective on two-stage reimplantation for infection after total hip arthroplasty at Hospital for Special Surgery, New York City. Am J Orthop (Belle Mead NJ). 2011;40(11):E236–240.

79. Cancienne JM, Granadillo VA, Patel KJ, et al. Risk Factors for repeat debridement, spacer retention, amputation, arthrodesis, and mortality after removal of an infected total knee arthroplasty with spacer placement. J Arthroplasty. 2018;33(2):515–520.

80. Kamath AF, Austin D, Lee GC. Mating of a PROSTALAC spacer with an intramedullary nail for reconstruction of an infected interprosthetic femoral shaft fracture: a case report. J Orthop Surg (Hong Kong). 2012;20(2):263–268.

81. Degen RM, Davey JR, Davey JR, et al. Does a prefabricated gentamicin-impregnated, load-bearing spacer control periprosthetic hip infection? Clin Orthop Relat Res. 2012;470(10):2724–2729.

82. Fleck EE, Spangehl MJ, Rapuri VR, et al. An articulating antibiotic spacer controls infection and improves pain and function in a degenerative septic hip. Clin Orthop Relat Res. 2011;469(11):3055–3064.

83. Suda AJ, Heppert V. Vastus lateralis muscle flap for infected hips after resection arthroplasty. J Bone Joint Surg Br. 2010;92(12):1654–1658.

84. Dale H, Fenstad AM, Hallan G, et al. Increasing risk of prosthetic joint infection after total hip arthroplasty. Acta Orthop. 2012;83(5):449–458.

85. Haworth CM, Dale PS, Plomin R. The etiology of science performance: decreasing heritability and increasing importance of the shared environment from 9 to 12 years of age. Child Dev. 2009;80(3):662–673.

86. Dale H, Skramm I, Lower HL, et al. Infection after primary hip arthroplasty: a comparison of 3 Norwegian health registers. Acta Orthop. 2011;82(6):646–654.

87. Spaans AJ, van den Hout JA, Bolder SB. High complication rate in the early experience of minimally invasive total hip arthroplasty by the direct anterior approach. Acta Orthop. 2012;83(4):342–346.

88. Berend KR, Kavolus JJ, Morris MJ, et al. Primary and revision anterior supine total hip arthroplasty: an analysis of complications and reoperations. Instr Course Lect. 2013;62:251–263.

89. Goytia RN, Jones LC, Hungerford MW. Learning curve for the anterior approach total hip arthroplasty. J Surg Orthop Adv. 2012;21(2):78–83.

90. Imamura M, Munro NA, Zhu S, et al. Single mini-incision total hip replacement for the management of arthritic disease of the hip: a systematic review and meta-analysis of randomized controlled trials. J Bone Joint Surg Am. 2012;94(20):1897–1905.

91. Pogliacomi F, Paraskevopoulos A, Costantino C, et al. Influence of surgical experience in the learning curve of a new approach in hip replacement: anterior mini-invasive vs. standard lateral. Hip Int. 2012;22(5):555–561.

92. Aggarwal VK, Weintraub S, Klock J, et al. 2019 Frank Stinchfield Award: A comparison of prosthetic joint infection rates between direct anterior and non-anterior approach total hip arthroplasty. Bone Joint J. 2019;101-B(6_Supple_B):2–8.

93. Sutphen SA, Berend KR, Morris MJ, et al. Direct anterior approach has lower deep infection frequency than less invasive direct lateral approach in primary total hip arthroplasty. J Surg Orthop Adv.27(1):21–24.

94. Ilchmann T, Zimmerli W, Bolliger L, et al. Risk of infection in primary, elective total hip arthroplasty with direct anterior approach or lateral transgluteal approach: a prospective cohort study of 1104 hips. BMC Musculoskelet Disord. 2016;17(1):471.

95. Berend KR, Lombardi AV, Jr., Morris MJ, et al. Two-stage treatment of hip periprosthetic joint infection is associated with a high rate of infection control but high mortality. Clin Orthop Relat Res. 2013;471(2):510–518.

96. Bloomfield MR, Klika AK, Barsoum WK. Antibiotic-coated spacers for total hip arthroplasty infection. Orthopedics. 2010;33(9):649.

97. Macheras GA, Koutsostathis SD, Kateros K, et al. A two stage re-implantation protocol for the treatment of deep periprosthetic hip infection. Mid to long-term results. Hip Int. 2012;22 Suppl 8:S54–61.

98. van Diemen MP, Colen S, Dalemans AA, et al. Two-stage revision of an infected total hip arthroplasty: a follow-up of 136 patients. Hip Int. 2013;23(5):445–450.

99. Park JH, Rasouli MR, Mortazavi SM, et al. Predictors of perioperative blood loss in total joint arthroplasty. J Bone Joint Surg Am. 2013;95(19):1777–1783.

100. Walenkamp G. Small PMMA beads improve gentamicin release. Acta Orthop Scand. 1989;60(6):668–669.

101. Iarikov D, Demian H, Rubin D, et al. Choice and doses of antibacterial agents for cement spacers in treatment of prosthetic joint infections: review of published studies. Clin Infect Dis. 2012;55(11):1474–1480.

102. Walenkamp GH. Self-mixed antibiotic bone cement: western countries learn from developing countries. Acta Orthop. 2009;80(5):505–507.

103. Ammon P, Stockley I. Allograft bone in two-stage revision of the hip for infection. Is it safe? J Bone Joint Surg Br. 2004;86(7):962–965.

104. Wahl P, Livio F, Jacobi M, et al. Systemic exposure to tobramycin after local antibiotic treatment with calcium sulphate as carrier material. Arch Orthop Trauma Surg. 2011;131(5):657–662.

105. Mont MA, Waldman B, Banerjee C, et al. Multiple irrigation, debridement, and retention of components in infected total knee arthroplasty. J Arthroplasty. 1997;12(4):426–433.

106. Waldman BJ, Hostin E, Mont MA, et al. Infected total knee arthroplasty treated by arthroscopic irrigation and debridement. J Arthroplasty. 2000;15(4):430–436.

107. Dixon P, Parish EN, Cross MJ. Arthroscopic debridement in the treatment of the infected total knee replacement. J Bone Joint Surg Br. 2004;86(1):39–42.

108. Liu CW, Kuo CL, Chuang SY, et al. Results of infected total knee arthroplasty treated with arthroscopic debridement and continuous antibiotic irrigation system. Indian J Orthop. 2013;47(1):93–97.

109. Hirsiger S, Betz M, Stafylakis D, et al. The benefice of mobile parts' exchange in the management of infected total joint arthroplasties with prosthesis retention (DAIR Procedure). J Clin Med. 2019;8(2).

第 13 章
肩关节置换术后假体周围感染

Parham Sendi，Andreas Marc Müller，Beat K. Moor，and Matthias A. Zumstein

概述

1993—2007 年，美国全肩关节置换术的数量和手术率分别增加了 319%（95% CI，254% ～ 384%）和 9.4%[1]。仅在 2008 年，美国就有大约 50 000 例肩关节假体植入人体。根据相关预测，这个数字还会以每年 5000 例的速度持续增加[2]。目前肩关节置换术所使用的假体有数种类型，包括：全肩关节假体（带柄或者不带柄）、半肩关节假体（带柄）、半肩表面关节置换假体、反式肩关节置换假体。如无特殊说明，本章中所介绍的内容包含上述所有类型的肩关节假体。目前相关文献报道的初次肩关节置换术后假体周围感染（periprosthetic shoulder joint infection，PSJI）的发生率在 0.9% ～ 1.8%，而肩关节假体翻修手术后假体周围感染的发生率更高，为 3% ～ 4%[3-4]。一篇最新的包含 22 项研究的系统综述和荟萃分析报道了（平均 1.1 年的随访时间）PSJI 的发生率在 0 ～ 4.56%[5]。作者认为按照 95% 可信预测区间计算，任何一个新研究的 PJI 发生率应该在 0 ～ 2.32%。临床上对于肩关节假体周围感染的治疗理念多从其他关节感染的治疗方案外延而来（见第 11 章和第 12 章）。

危险因素

合并症

一些合并症或其治疗相关的危险因素将增加感染易感性和切口并发症。这些危险因素包括风湿性关节炎、糖尿病、BMI 超过 30 kg/m²、全身使用皮质类固醇和（或）其他免疫抑制类药物等[5]。

口服吗啡类药物

相关研究证实了阿片类药物的使用与伤口延迟愈合[6] 和免疫细胞损伤存在关联[7]。Wilson 等[8] 对 29 454 例首次接受全肩关节置换的患者进行了调查（21 580 例患者随访一年，8959 例患者随访三年）。平均口服吗啡类药物超过 10 天的患者，相较于未使用阿片药物的患者，更容易发生假体周围感染（OR 3.41，OR 2.50 ～ 4.67）。

关节腔内注射

关节腔内注射类固醇药物是人工关节置换术后感染的危险因素。术前三个月内注射类固醇或者透明质酸会增加全膝关节置换术后 PJI 的风险[9]，而向已经完成膝关节置换的膝关节内注射类固醇则可能会导致急性感染[10]。目前针对 TSA 还没有类似的研究。不过已经有研究表明，原生肩关节在关节镜手术前后四周内注射类固醇均会增加手术部位感染的风险[11-13]。在一项小型研究中，23 例患者在全肩关节置换术前向关节腔内注射了类固醇，60 例患者未注射，两组之间感染症状的差异并不显著（1 例 /0 例）[14]。因此，在新证据出现之前，我们可以将膝关节置换的相关经验应用到 TSA。

翻修及血肿

通常来说，翻修手术感染的发生率会更高一些。在一项回顾性研究中，其描述了血肿形成和肩关节置换术感染之间的关联[15]。只有 12/4147（0.3%）例患者进行了翻修手术以清除血肿，6 例患者培养出了细菌。由于患者样本量较小，结论需要进一步验证[15]。

男性

一些研究表明，男性更容易发生 PSJI [3, 5, 16-17]。Pottinger 等 [18] 报道男性患者更容易出现痤疮丙酸杆菌感染，这些患者会因为出现关节僵硬、疼痛、松动而进行翻修手术（OR 6.41，95% CI 3.10～14.42）。根据挪威关节置换登记系统（Norwegian Arthroplasty Register）的相关数据，反式肩关节置换的女性患者因为感染而导致二次翻修手术的风险低于男性 [19]。造成这一性别差异的原因目前尚不清楚。然而，鉴于男性患者皮肤痤疮杆菌的发生率高于女性 [20]，这可能是造成这种差异的因素之一。

年龄

高龄可能是 TSA 感染的低危因素 [5]。Singh 等 [3] 报道称 TSA 患者年龄每增加 10 岁，感染发生的风险降低 22%（HR 0.78，95% CI 0.61～0.98）。同样，Richard 等 [21] 的研究表明，年龄每增加一岁，感染的风险就降低 5%（95% CI 2%～8%）。Morris 等 [22] 报道称年龄＜65 岁的患者与年龄≥65 岁患者，两者肩关节置换术后感染率的 OR 值为 4（95% CI 1.21～15.35）。一种观点认为，年轻患者进行关节置换大多数是因为粉碎性骨折，而老年患者多是因为骨性关节炎接受肩关节置换手术。

创伤

因创伤接受肩关节置换相比其他原因，其发生感染风险比为 3.18（95% CI 1.06～9.56）[23]。根据 Richards 等 [21] 的研究，患者因创伤而行关节置换后感染率，是其他原因接受关节置换术患者的 2.98 倍（95% CI 1.15～7.74）。

骨水泥的应用（含/不含抗生素）

一项纳入 2588 例 TSA 病例的研究显示，骨水泥本身并不是引起 PSJI 的危险因素 [3]。作者将使用骨水泥的 2485 例（31 例感染，1.25%）和未使用骨水泥的 103 例（1 例感染，0.97%）进行比较。在半肩置换术中也有同样的观察结果［875 例使用骨水泥，575 例未使用骨水泥，风险比为 0.88（95% CI 0.30～2.56，P = 0.82）］[23]。但是，使用抗生素骨水泥则会降低初次 TSA 术后深部感染率。在一项连续 501 例 TSA 患者的研究中，265 例使用非抗生素骨水泥，236 例使用抗生素骨水泥（多含氨基糖苷类

药物）[24]。在 37 个月的随访时间里，前者发生 PJI 的概率（3%）较后者（0）更高（P ＜ 0.001）。

关节置换术的类型

目前并没有前瞻性的研究来直接比较手术类型与感染之间的关系。但部分研究认为反式肩关节假体置换术发生感染的概率比解剖型 TSA 假体高 [21, 25-26]。一项研究报道初次反式全肩关节置换术的患者感染发生率相对于初次非限制性 TSA 患者的调整后风险比是 6.11（95% CI 2.65～14.07）[21]。

反式肩关节假体的设计，会在体内产生一个大的死腔。血肿会留存于此，并为微生物的生存创造了有利条件。另外，还有一项大型系统综述纳入了 14 项研究共 30 个感染病例，计算出反肩关节置换的感染发生率为 3.8% [27]，高于解剖式全肩关节置换的感染发生率（0.9%～1.8%），与翻修手术相当（3%～4%）[3-4, 28]。

微生物学

表 13.1 列出了肩关节假体周围感染中几种最常见的微生物 [3, 23, 29-33]。凝固酶阴性葡萄球菌（CNS）、金黄色葡萄球菌和痤疮丙酸杆菌占了 PSJI 的四分之三。大多数的 PSJI 中所能检测到的病原微生物绝对含量很少。某种单一病原体的发生率存在被高估或低估的情况。在众多致病菌中，痤疮丙酸杆菌最常见于 PSJI，而不是其他关节部位的感染 [29]。这种细菌的生长速度非常缓慢，往往需要很长的培养时间。

在一个样本中同时培养出凝固酶阴性葡萄球菌（CNS）和痤疮丙酸杆菌两种细菌的情况难以解释。两者都属于皮肤微生物群，痤疮丙酸杆菌通常定植在

表 13.1　引起肩关节假体周围感染的微生物 [3, 23, 29-33]

凝固酶阴性葡萄球菌	16%～40%
金黄色葡萄球菌（包括 MRSA）	21%～31%
痤疮丙酸杆菌属	14%～40%
链球菌属	0～10%
革兰氏阴性细菌	0～10%
肠球菌属	0～10%
多种菌属	0～13%
其他	＜5%
未分离细菌	0～10%

肩部（比如肩峰处）和上肢[20]。因此，负责任的医师应该明确阳性结果是真实的病原体还是假阳性[34]。解决这一问题的方法是翻修时多点取样（详见"实验室检查"部分）。但需要注意的是，细菌培养阳性并非诊断假体周围感染的唯一标准。一项回顾性研究中，在 27 例患者（共 28 例无菌性翻修手术）术中取组织培养，并研究取样培养的情况[35]。在 27 例患者中有 8 例分离出了细菌（大部分是痤疮丙酸杆菌）。但是，在他们之中只有 2 例分别在术后 12 个月和 14 个月时继发感染。Grosso 等[36] 报道了一项类似的研究结果。文献有 17 例在一期翻修取样时出现令人意外的细菌培养阳性，其中大多为痤疮丙酸杆菌或 CNS。然而最终仅一例患者术后出现了感染。因此，我们对于 PSJI 的诊断不能仅基于微生物学检查。鉴于上述这些研究结果，PSJI 的诊断不能完全依靠微生物检测结果。鉴于此，如果没有 PSJI 的证据，我们不建议常规取样培养。

如果患者在术后两年时间内，没有出现系列症状，那么患者感染的可能性就比较低。因为痤疮丙酸杆菌引起的 PSJI 症状往往隐匿且都没有特异性[18, 37]。

发病机制

临床上，需要区分急性和慢性 PSJI。主要根据以下三种指标：①置换手术后出现症状的时间；②症状持续的时间；③症状的类型（比如局部还是全身的症状）。根据这些指标，我们能够评估感染的发病机制以及病原体的毒力，并通过这种评估更好地选择相应的治疗方案。

外源性或者血源性感染途径

如果患者从手术结束到出现症状的时间间隔很短，或者手术后即刻出现了相应的症状，那么感染可能是外源性。患者术后无症状时间越长，那么血源性感染的可能性越大。血源性感染可以发生在手术后的任何时间节点。术后早期出现血源性感染的风险更大。理论上只要关节假体一直存在，那么血源性感染的风险也会一直存在（详见第 11 章）。可以说，如果患者术后 24 ～ 30 个月出现症状，感染几乎总是血源性。

急性或慢性感染

慢性感染的症状通常会持续几个月。如果血源性

感染症状持续不超过 3 周（不考虑术前症状）或者在术后 4 周内出现了感染的临床表现，我们便考虑为急性感染（详见第 11 章）[38]。

病原体毒力的强弱

毒力较强的病原体如金黄色葡萄球菌和革兰氏阴性杆菌引起的感染中，患者的局部症状更加明显。通常也会伴随全身炎性症状。这些病例通常是急性感染。强毒力病原菌可通过外源性途径或血源性途径引起急性感染。在外源性途径导致感染时，在术后很短的时间里（＜ 3 个月）就可以出现比较明显的症状[39]。相反，像痤疮丙酸杆菌或者革兰氏阴性葡萄球菌这些低毒力病原体引起的感染，基本上只能通过外源性途径发生。这些患者通常都是不典型的慢性症状（如持续的疼痛、关节僵硬等）。

临床特征

大约 80% 的 PSJI 是在术后几个月内被诊断，且绝大部分是外源性感染[28, 30]。因此，PSJI 患者一般都是慢性感染表现。

慢性 PSJI 的基本症状包括疼痛、僵硬、关节功能的丢失[18, 31]，肩关节处发红发热也是常见表现，但不是特异性表现。所以慢性 PSJI 没有特异性的临床表现。但是如果术后同时出现了一系列非特异性症状，临床医生就应该怀疑 PSJI。患者的病史（如术后早期切口愈合问题）可以增加我们对 PSJI 的怀疑。

寒战、高热症状是最常见的急性感染症状。对于该类感染，我们应该找到直接感染源（例如皮肤和软组织处感染）。

最后，与假体相通的窦道通常提示 PSJI 的存在，除非证明是其他因素导致窦道形成。

实验室检查

血液检查

诊断 PSJI 的最常用血液检查指标包括 C- 反应蛋白（CRP）水平、红细胞沉降率（ESR）、白细胞计数（WBC），但是它们都不是特异性指标。在膝关节和髋关节假体周围感染中，这些指标的敏感性高，除非正常值被设定为阈值即可被认为是异常（详见第 12 章）。在低程度的 PSJI 中（比如痤疮丙

酸杆菌引起的感染），CRP 或者 WBC 计数可能只会轻微升高甚至保持正常，其作为诊断感染的依据不可靠。

关节液白细胞计数

肩关节假体周围感染的实验室诊断相关研究至今仍显匮乏。Jerosch 等[41] 将 WBC 计数大于等于 30 000/μl 作为诊断 PSJI 的依据。Piper 等[29] 比较了非感染失效患者（$n = 18$）与 PSJI 的患者（$n = 10$）关节液 WBC 计数和中性粒细胞百分比，并提出诊断标准是白细胞计数 $> 1.7 \times 10^9/L$，中性粒细胞百分比 $> 65\%$。PSJI 患者多符合该诊断标准（WBC 计数 5/10 和 1/18，$P = 0.01$，中性粒细胞百分比 7/10 和 4/18，$P = 0.02$）。Strahm 等[42] 调查了 19 例肩关节置换失败的病例，发现 WBC 计数 $> 12.2 \times 10^9/L$ 作为标准时，诊断 PSJI 的敏感性和特异性分别为 92% 和 100%，中性粒细胞百分比 $> 54\%$ 作为标准时敏感性和特异性分别为 100% 和 75%。不过 Strahm 也提到了 39 例病例中有 11 例（28%）出现了无法抽出关节液的情况，这说明抽吸肩关节滑液比膝关节更具有挑战性。我们不能机械地将某一个关节 PJI 的诊断指标套用在其他关节的诊断上。同时，关节液粒细胞计数作为 PSJI 诊断标准的敏感性与特异性仍有待验证。

术中检查和取样次数

急性感染经常会发现脓肿和炎症坏死组织，由低毒力细菌引起的慢性 PSJI 里，肉眼观察到的都是一些非特异性的改变，甚至有时根本观察不到改变。然而，浑浊的渗出液和生物膜提示我们可能存在感染[18]。鉴于上文提到的微生物检查结果解读存在困难，我们建议可以获取多次取样结果，最好在 6 次左右。所有培养中阳性培养数占总活检数的比值，会帮助我们评估细菌的生存发展状态。除此之外，这些活检组织需要进行组织病理学检查；也就是说对于同一份活检组织样本，不仅要有微生物学检查，组织病理学检查也必不可少（比如组织 1 分为：1a 用于微生物学检查，1b 用于组织病理学检查）。两种配对检查结果可以让我们评估微生物生长与炎症反应之间的关系。

微生物培养

在使用抗生素之前取样，微生物培养的检出率会更高。如果患者之前使用过抗生素，那么至少在活检前 14 天需要停止抗生素的使用[43]。在慢性感染或低毒力细菌病例中，其发展成败血症的概率很小。所以停止使用抗生素也不会危及患者。活检样本需及时送至微生物学实验室（最好在 1 h 内），因为厌氧菌需要特殊的培养基以及适宜的培养条件。

分子生物学检查

无论事先有无使用过抗生素，只要细菌培养阴性，我们可以考虑使用 PCR（扩增细菌 16S rRNA 基因或者 16S rDNA 基因区域）或其他分子生物学检测手段。目前研究数据表明细菌培养联合使用 PCR 可以增加检查的敏感性（详见第 4 章）。

组织病理学检查

一般在以下两种情况下使用组织病理学检查：第一，组织病理学检查是诊断 PSJI 的另一项标准，特别是细菌培养阴性时，我们需要考虑到这项检查[38]；第二，如果取样培养出了细菌，那么组织病理学检查能够帮助我们确定，所获得的阳性结果是污染还是致病菌。感染程度通常和组织内的炎症反应程度呈线性关系。然而，首先我们需要根据每高倍视野中性粒细胞的数量作为阈值。不同专家的定义标准不同。推荐的阈值范围从每高倍视野中性粒细胞 1 ~ 10 个不等。诊断的特异性随着阈值的提高也会提高，但此时需要的中性粒细胞的数量也会提高，因而敏感性会下降，反之亦然。目前比较公认的感染阳性指征是，在 ×40 放大倍数下每高倍视野看到大于或等于 5 个中性粒细胞[44]。Trecourt 等[45] 调查了 25 例由痤疮丙酸杆菌引起的慢性骨与关节感染的患者，其中 1 例还发生了骨折内固定相关的肩关节感染。作者强调了组织病理学检查时，除了中性粒细胞计数还需要关注浆细胞的浸润（比如每个高倍视野 ≥ 5 个浆细胞），以诊断 PSJI。不过这种诊断方法，还需要进一步在更大样本量的研究中得以验证。

关节假体取出后超声振荡

近些年来，对术中取出的关节假体行超声震荡的技术得到了广泛的使用，它提高了来自既往接受过抗生素治疗病例的样本的阳性检出率。Trampuz 等[43] 报道在取出的髋、膝关节假体中，超声震荡处理液检测出病原菌的敏感性要明显高于假体周围组织活检（75% vs 45%，$P = 0.001$，患者在取样前两周内使用了抗生素）。来自同一个团队的 Piper 等[29]利用 33 例确诊 PSJI 的患者研究了这项技术，超声震荡处理液和假体周围组织培养的敏感性分别为 66.7%（22/33）和 54.5%（18/33）（$P = 0.046$），特异性分别是 98.0%（99/101）和 95.1%（96/101）（$P = 0.26$）。33 例 PSJI 中有 4 例只能通过超声震荡处理液培养。既往的研究建议[43]，每个平板的临界值 ≥ 5 CFU，而 Piper[29]建议每个平板的临界值 ≥ 20 CFU。

关节假体超声振荡处理联合分子学方法检测

为了进一步提高微生物学检查的敏感性，我们可以对超声处理液同时使用分子学检测方法（PCR）[46-47]。Portillo 等[47]对 86 例植入物的超声处理液进行了多重 PCR，其中包括两例肩关节假体。他们发现其诊断 PSJI 的敏感性为 96%，特异性为 100%。值得注意的是虽然痤疮丙酸杆菌在 PSJI 的发展中起着重要作用[46]，但是目前市面上商用的多重 PCR 尚无针对痤疮丙酸杆菌的专用引物；而该细菌是 PSJI 常见的病原体。不过我们可以通过使用该细菌特异性的引物来进行检测[29]（详见第 4 章）。

影像学检查

术后早期 X 线平片的诊断作用并不显著。虽然没有研究明确证实，但大多数专家还是会建议使用计算机断层扫描（CT）、磁共振成像（MRI）或超声成像来寻找积液。慢性感染中，X 线片的前后位和侧位片可以观察到假体的松动（比如柄）。如果在平片中看到肱骨和关节盂的松动或者一些骨溶解的迹象，则高度提示感染的出现[18, 28]。可以通过一段时间多张 X 线片进行比较以最终确定，诸如内侧壁侵蚀破坏或者大小结节吸收这些比较细微、不容易观察的迹象[48]。从临床医生的角度来看，上述特点应该被视为感染的表现，除非能证明是其他原因。与此相反，关节盂部件的松动通常是一些机械性原因所造成的。

CT 可以用来检测软组织感染（脓肿、窦道）、死骨形成和骨破坏。临床医生常用 CT 来评估感染的程度。CT 也可以识别那些怀疑是关节盂假体松动但用 X 线平片无法判断的情况[49]。

MRI 检查提供了一个更好的软组织异常的解决方案。考虑到肩关节周围有大量软组织以及肌肉的包绕，MRI 在诊断 PSJI 中的作用显得非常重要。MRI 还能有效地帮助临床医生制订手术技术相关的术前规划。

大部分关于核素显像诊断关节置换术后感染敏感性、特异性和准确性的数据都是来源于对髋或膝关节置换术的研究（详见第 12 章）。Graute 等[50]利用核素扫描对 31 例假体周围低毒性感染患者（其中 1 例肩关节置换）进行诊断。利用 99m 锝标记的抗粒细胞抗体进行闪烁扫描成像，最终有 9 例患者诊断为感染，该方法的敏感性、特异性以及阳性和阴性预测值分别是 66%、60%、40% 和 81%。选用 SPECT/CT 后，相应预测值可达 89%、73%、57% 和 94%。但总体而言，对 PSJI 患者使用核素扫描成像来进行诊断的数据较其他关节的情况少。在进行闪烁成像时，重要的是跨学科评估成像的最佳时间点，因为术后改变和感染之间可能存在信号重叠。

治疗

肩关节假体周围感染的治疗应该采取多学科共同协作的模式，包括骨科、感染科和检验科微生物室的共同参与。应该先定义感染的类型，其具体标准在发病机制部分已做阐述：①急性或慢性感染；②术后到出现症状的时间；③可能感染的病原体微生物种类（及其毒力强弱）。在翻修手术前，最好能够清楚地了解到病原菌的种类及其药敏特点。虽然慢性感染更加常见，但是在手术过程中我们还是需要对软组织和肩袖损伤的程度以及剩余骨量进行彻底检查和充分评估。此外，对肩关节的功能和肌力评估（如 Constant-Murley 评分）以及与肩关节相应的生活质量和患者满意度的评估（如 DASH 评分、Neer 评分）也很重要。欧洲肩肘外科协会（SECEC）建议，为了进行精确的评估，既要有"基于患者的结局评分"，也要有"基于临床的结果评分"。对于每个患者而言，这些评估有必要，有助于在风险-效益评估中权衡"最佳"与"可行"的治疗方案。例如，如果彻底清创后发现关节盂侧有骨缺损[51]或者肩袖有损伤，那么后续的治疗方案和假体选择则应该做出相应的调整。此外，这些评估也有助于预测翻修后可能出现的失败后果。

手术干预

与其他关节假体周围感染的手术治疗方法类似，PSJI 的治疗策略包括清创和关节假体保留（DAIR）、直接假体置换（一期翻修）、带或不带骨水泥间置器的二期假体翻修、切除关节成形术等。在一些特定病例中，有学者建议将骨水泥间置器长期留置[32]。但这可能会引起包括骨量丢失、间置器断裂、旋转、及肱骨骨折等一系列并发症[52]。而且关节盂的骨量丢失会影响新假体的植入。特定病例中，抗生素骨水泥间置器被用作最终治疗方式，结果显示病原体清除率相似，但功能评分较差[53-54]。

清创和关节假体保留

清创并保留关节假体主要适用于症状持续时间较短的急性感染病例，包括术后早期感染。同时，关节假体不能有松动。由于大多数 PSJI 是慢性的，因此这种治疗方案很少采用。此外，对关节腔的彻底清创需要术者具备娴熟的手术技能，并且在解剖上具有挑战性。与此同时，如果选择 DAIR，必须遵循以下原则：①及早手术；②彻底冲洗清创；③内衬必须更换。在感染的髋关节和膝关节置换术中，如果软组织损伤严重（例如脓肿、瘘管），或者存在难以治疗的病原体（例如耐利福平葡萄球菌、真菌），则不应采用 DAIR（见第 12 章）。在我们看来，将这些建议推广到 PSJI 也是合理的。

根据文献报道，如果能够根据适应证正确选择患者群体，这种方案会带来令人满意的临床结果。在 2.8 ～ 4 年的随访时间里，无感染间隔的患者比例从 85% 到 100% 不等[28, 41, 55]。文献报道的有关 DAIR 治疗失败的案例，大多是由于患者群体选择不当所导致的（比如选择慢性感染患者）[30]。

一期翻修

一期翻修操作简单、成本较低，而且术后早期患者便可以进行康复训练，因此患者肩关节功能可得到更好的恢复。软组织损伤比较轻微的慢性感染患者适合一期置换。而合并有窦道或脓肿的，则应该避免这种手术；这是因为软组织损伤的程度往往与细菌载荷量有关，若手术区域出现了窦道、脓肿等软组织严重损伤的表现，则说明有大量细菌黏附在假体周围，会大大增加手术失败的风险。同样，手术前应确定病原菌并了解敏感抗菌药物，这是决定手术成功与否的重要条件。如果患者感染的致病菌难以治愈（比如真菌）或者存在耐药（比如耐利福平葡萄球菌）[39]，则不推荐一期翻修。

如果对满足上述条件的患者进行一期翻修，其临床效果是令人满意的。Coste[28]、Ince[56]、Cuff[57] 和 Klatte 等[31] 用这种方法分别治疗了 3 例、9 例、7 例和 35 例患者。在 2.8 ～ 5.7 年的随访时间内，感染控制率分别达到了 100%、100%、100% 和 94%。在 Klatte 等的研究中[31]，35 例患者中有 26 例参与了功能随访调查［采用 Constant-Murley 评分（CMS），疼痛评分 15 分，功能评分 20 分，力量评分 25 分，活动范围评分 40 分，总共 100 分］，这些患者的 26 个人工假体包括 14 个普通半肩假体（平均 CMS 评分 43.3 分）、5 个双动头半肩假体（平均 CMS 评分 56 分）和 7 个反式全肩假体（平均 CMS 评分 61 分）。尽管接受反式 TSA 的患者取得了最好的 CMS 评分，但是这三种假体类型在平均 CMS 评分比较上并没有统计学的差异。作者推测半肩关节置换术组平均 CMS 评分的降低是因为感染和彻底清创造成了肩袖的缺损[31]。

二期翻修

该过程包括在第一阶段清除所有异物、组织清创、切除感染和坏死组织、（通常）植入骨水泥间置器。在第二阶段拆除骨水泥间置器，并植入新的假体装置。这一理念传统上应用于感染的关节置换术，也是迄今为止 PSJI 最常用的治疗方法[30, 55]。在取出受感染的假体后的一段时间内，可以在植入新的关节置换术之前对感染进行治疗。因此在使用二期翻修处理的绝大多数病例中，几乎 100% 的病例都能治愈[41, 57-59]。另一方面，使用二期翻修并不能改善患者术后关节功能的恢复[28, 55, 60]。然而，当二期翻修具有较高的感染根除率时是否具有较差的关节功能恢复结果尚不能判断，除非在临床随机试验中与一期翻修进行直接比较。此外，肩关节置换术的类型（例如半肩关节置换术相比反式 TSA）对功能恢复有一定影响[31]。因此，在比较不同的手术方式时，对关节置换的类型进行分层很重要。Cuff 等[57] 将 17 例感染半肩关节置换术转化为反式 TSA，其中 7 例为一期置换，10 例为二期置换。所有结果指标（比如关节活动范围）均显示有统计学意义上的改善。两种手术方式的结果无差异。

其他可能影响术后功能结果的因素包括二期翻

修阶段之间的时间间隔和骨水泥间置器。目前还未有相关文献报道过关于 PSJI 最佳的假体植入间隔时间。考虑到一期翻修的结果，可以在较短时间间隔后进行移植。几周后，在正确的抗菌治疗下，绝大多数病原体不会引起持续感染。基于这些论点，我们通常在移除假体后 4～6 周内进行第二阶段（假体植入）。然而，在软组织严重受损或骨质缺乏的情况下，建议延迟植入假体，直到达到最佳条件（例如 3 个月）。

关节切除

关节切除的功能预后最差。因此，它只适用于以减轻疼痛和根除感染为主要目标的患者（例如，虚弱患者，预期寿命短）。此前也有案例报道过使用切除关节成形术处理严重感染的案例。也可能在术后很长一段时间后再植入假体，但具体功能恢复的结果尚不确定。

抗菌治疗

在 PSJI 中，抗菌概念与应用于其他关节置换术的概念没有区别。它们在其他地方已有描述（第 11章和第 12 章；表 12.2）。这些概念被简要总结。在明确了感染诊断并获取病原微生物证据后，立即开始抗生素治疗，最初通过静脉注射途径。在分离培养出病原菌后，治疗应由经验性治疗转化为目标治疗（表12.2）。如果术后患者无异常，则在 7～10 天内由静脉注射改为口服制剂[61]。建议 PSJI 总的抗生素治疗时间至少达到 3 个月。

痤疮丙酸杆菌引起的 PSJI

这些病原体都对青霉素敏感。但当给药方式从静脉注射途径改成口服途径时将面临生物利用度问题。口服青霉素的生物利用度差且和其他抗菌药物相比骨组织内浓度低（详见第 6 章）。但所幸青霉素对痤疮丙酸杆菌最小抑菌浓度（MIC）很低，体内低浓度的青霉素也可能在骨和假体周围组织达到有效抑制细菌的浓度。鉴于青霉素生物利用度低且无法预测，我们更倾向于使用阿莫西林（每日口服 3×1 g）、克林霉素（每日口服 3×450～3×600 mg）或强力霉素（每日口服 2×100 mg）进行治疗，这些药物都有良好的骨组织渗透能力。检测痤疮丙酸杆菌对克林霉素或强力霉素的药敏实验非常必要。也可以使用头孢曲松（每天 1×2 g 静脉注射），我们在患者接受 DAIR治疗后的 2～4 周内在门诊给予静脉注射上述抗生素

治疗，随后改为口服相应抗生素来完成整个治疗阶段（6 周或 3 个月）。

利福平联合治疗痤疮丙酸杆菌属引起的 PSJI

痤疮丙酸杆菌一般对利福平敏感，但也会出现耐药[62]。无论感染关节的解剖位置如何，都不应单独使用利福平。此外，在伤口干燥之前，我们不使用利福平。利福平已与克林霉素、阿莫西林、强力霉素和达托霉素联合使用。然而，添加利福平的好处仍然未知，目前尚没有研究直接比较联合与单一疗法。在有新的可靠证据出现前，我们采取以下概念应对丙酸杆菌痤疮引起的 PSJI。二期翻修时，我们没有看到使用利福平的依据，因此没有使用。痤疮丙酸杆菌对抗生素高度敏感，在移除假体后致病菌也已消除。在 DAIR 和一期翻修的情况下，我们在缺乏临床数据的情况下，采用利福平联合治疗。然而，由于痤疮丙酸杆菌引起的 PSJI 几乎总是一个慢性临床过程，因此很少进行 DAIR 或一期翻修。在一期翻修的情况下，必须在手术前明确病原微生物的种类及其敏感抗生素［例如通过术前穿刺（示范性病例 #1）］。

典型病例

案例 1：痤疮丙酸杆菌引起的慢性 PSJI 一期翻修

一位 86 岁的老人因考虑右侧 PSJI 从基层医院转诊至笔者所在诊所。四个月前患者因肩袖断裂和反复出现肩峰下滑囊炎进行了反肩关节置换，植入了一个生物型反肩关节假体。术后病情平稳，恢复良好。但四个月后发现伤口发红发热，血检提示 CRP 98 mg/L（正常水平＜5 mg/L），WBC 8.9×10⁹/L［正常水平（4～10）×10⁹/L］，影像学检查未见假体松动，超声显示关节腔内有大量积液，关节腔穿刺显示关节液白细胞 4.19×10⁹/L 且多形核中性粒细胞百分比 98%，但未见结晶。关节液培养痤疮丙酸杆菌阳性，因此诊断为 PSJI。这例患者接受了一期关节翻修，术后先使用阿莫西林/克拉维酸［2.2 g 每 6 小时静脉注射一次（IV）］进行经验性的抗生素治疗。术中取 7 处软组织活检以及假体超声震荡培养后，有 5 个样本出现痤疮丙酸杆菌（＞1000 cfu/ml）。抗生素治疗简化为每6 小时一次的青霉素 G IV（500 万单位 IV）。第 5 天创口干燥后加利福平（450 mg 每日口服 2 次），并将

青霉素 G 改为口服阿莫西林（1 g，每日 3 次）。阿莫西林和利福平联合治疗持续 3 个月。1 年后，患者身体状况良好，无感染复发迹象，肩关节可充分活动。

学习要点

- 在肩关节置换术后患者平稳恢复的过程中，如果肩部出现临床炎症表现，应高度怀疑出现 PSJI，直至确诊排除。
- 尽管在无结晶滑液里中性粒细胞百分比 ≥ 65% 高度提示 PSJI 发生，但是诊断 PSJI 最确切的滑液 WBC 计数标准还有待进一步明确。
- 如果仅有轻中度的软组织损伤，一期翻修手术可用于处理痤疮表皮杆菌引起的 PSJI。

案例 2：DAIR 治疗后复发的慢性 PSJI

一名 61 岁的男性因右侧 PSJI 复发而就诊。在经历了创伤性肩胛盂骨折和几次手术治疗后，患者发展为创伤性肩关节炎。2015 年植入解剖型肩关节假体，术后过程平稳。一年后，患者声称关节疼痛加重，关节僵硬，肩关节活动范围受限。在治疗过程中服用止痛药但效果并不理想。血液检测显示 CRP 为 46 mg/l（正常 < 5 mg/l），WBC 为 7.4×10⁹/L［正常（4 ~ 10）×10⁹/L］。该患者接受了关节镜检和关节腔灌洗，术中留取的三个活检样本在术后 6 天，痤疮丙酸杆菌培养阳性。在发现细菌生长后，给予头

孢曲松治疗 6 周，随后给予克林霉素口服治疗 6 周（600 mg，每日 3 次）。18 个月后（即关节置换术后 30 个月），患者仍声称疼痛难忍，镇痛剂无效。X 线平片证实肩胛盂部分存在松动（图 13.1a），CT 片上有相当程度的骨溶解迹象（图 13.1b）。这位患者遂进行了假体取出，并植入了含有万古霉素和庆大霉素的间置器。术中获取的 6 个活检组织以及超声处理后的关节假体上均培养出了痤疮丙酸杆菌。活检样本的组织病理学检查显示急慢性炎症。在取出植入物后，术后早期首先使用阿莫西林 / 克拉维酸进行经验性抗菌治疗（2.2. gr IV 每 6 小时），后改为为青霉素 G IV 每 6 小时（500 万单位 IV）。在旷置间隔三周后，继续静脉抗生素治疗的同时进行了反式肩关节置换术。术后治疗康复平稳。静脉注射青霉素治疗改为口服阿莫西林（1 g，每天 3 次），并持续到 3 个月疗程结束。在两年的随访检查中，患者没有感染存续的临床和实验室迹象。患者肩关节的活动度和疼痛都有了显著的改善。

学习要点

- 慢性 PSJI 的患者不建议接受 DAIR 治疗，因为失败率很高。
- 如果手术适应证或者手术方法选择不正确，那么延长静脉注射抗生素不会改善患者的治疗效果。
- 二期置换不推荐使用利福平来进行抗菌治疗。

(a)

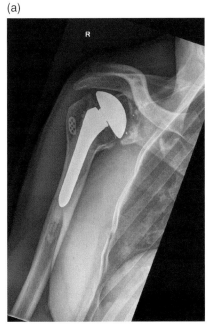

(b)

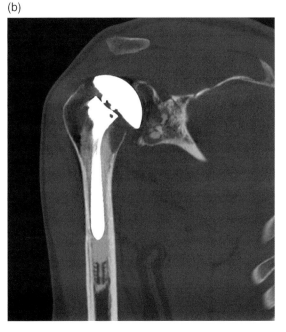

图 13.1　解剖型肩关节假体右侧出现痤疮丙酸杆菌引起的感染。X 线平片显示肩胛盂部分出现松动（**13.1a**），CT 扫描显示有大量骨溶解的征象（**13.1b**）

参考文献

1. Day JS, Lau E, Ong KL, *et al.* Prevalence and projections of total shoulder and elbow arthroplasty in the United States to 2015. J Shoulder Elbow Surg 2010; 19(8): 1115–1120.
2. Kim SH, Wise BL, Zhang Y, Szabo RM. Increasing incidence of shoulder arthroplasty in the United States. J Bone Joint Surg Am 2011; 93(24): 2249–2254.
3. Singh JA, Sperling JW, Schleck C, *et al.* Periprosthetic infections after total shoulder arthroplasty: a 33-year perspective. J Shoulder Elbow Surg 2012; 21(11): 1534–1541.
4. van de Sande MA, Brand R, Rozing PM. Indications, complications, and results of shoulder arthroplasty. Scand J Rheumatol 2006; 35(6): 426–434.
5. Kunutsor SK, Barrett MC, Whitehouse MR, *et al.* Incidence, temporal trends and potential risk factors for prosthetic joint infection after primary total shoulder and elbow replacement: Systematic review and meta-analysis. J Infect 2020; 80(4): 426–436.
6. Shanmugam VK, Couch KS, McNish S, Amdur RL. Relationship between opioid treatment and rate of healing in chronic wounds. Wound Repair Regen 2017; 25(1): 120–30.
7. Plein LM, Rittner HL. Opioids and the immune system - friend or foe. Br J Pharmacol 2018; 175(14): 2717–2725.
8. Wilson JM, Farley KX, Gottschalk MB, *et al.* Preoperative opioid use is an independent risk factor for complication, revision, increased healthcare utilization following primary total shoulder arthroplasty. J Shoulder Elbow Surg 2020.
9. Richardson SS, Schairer WW, Sculco TP, Sculco PK. Comparison of infection risk with corticosteroid or hyaluronic acid injection prior to total knee arthroplasty. J Bone Joint Surg Am 2019; 101(2): 112–118.
10. Mills ES, Elman MB, Foran JRH. The risk of acute infection following intra-articular corticosteroid injection into a pre-existing total knee arthroplasty. J Arthroplasty 2018; 33(1): 216–219.
11. Bhattacharjee S, Lee W, Lee MJ, Shi LL. Preoperative corticosteroid joint injections within 2 weeks of shoulder arthroscopies increase postoperative infection risk. J Shoulder Elbow Surg 2019; 28(11): 2098–2102.
12. Forsythe B, Agarwalla A, Puzzitiello RN, *et al.* The timing of injections prior to arthroscopic rotator cuff repair impacts the risk of surgical site infection. J Bone Joint Surg Am 2019; 101(8): 682–687.
13. Kew ME, Cancienne JM, Christensen JE, Werner BC. The timing of corticosteroid injections after arthroscopic shoulder procedures affects postoperative infection risk. Am J Sports Med 2019; 47(4): 915–921.
14. Rashid M, Kalson N, Jiwa N, *et al.* The effects of pre-operative intra-articular glenohumeral corticosteroid injection on infective complications after shoulder arthroplasty. Shoulder Elbow 2015; 7(3): 154–156.
15. Cheung EV, Sperling JW, Cofield RH. Infection associated with hematoma formation after shoulder arthroplasty. Clin Orthop Relat Res 2008; 466(6): 1363–1367.
16. Everhart JS, Bishop JY, Barlow JD. Medical comorbidities and perioperative allogeneic red blood cell transfusion are risk factors for surgical site infection after shoulder arthroplasty. J Shoulder Elbow Surg 2017; 26(11): 1922–1930.
17. Werthel JD, Hatta T, Schoch B, *et al.* Is previous nonarthroplasty surgery a risk factor for periprosthetic infection in primary shoulder arthroplasty? J Shoulder Elbow Surg 2017; 26(4): 635–640.
18. Pottinger P, Butler-Wu S, Neradilek MB, *et al.* Prognostic factors for bacterial cultures positive for Propionibacterium acnes and other organisms in a large series of revision shoulder arthroplasties performed for stiffness, pain, or loosening. J Bone Joint Surg Am 2012; 94(22): 2075–2083.
19. Fevang BT, Lie SA, Havelin LI, *et al.* Risk factors for revision after shoulder arthroplasty: 1,825 shoulder arthroplasties from the Norwegian Arthroplasty Register. Acta Orthop 2009; 80(1): 83–91.
20. Patel A, Calfee RP, Plante M, *et al.* Propionibacterium acnes colonization of the human shoulder. J Shoulder Elbow Surg 2009; 18(6): 897–902.
21. Richards J, Inacio MC, Beckett M, *et al.* Patient and procedure-specific risk factors for deep infection after primary shoulder arthroplasty. Clin Orthop Relat Res 2014; 472(9): 2809–2815.
22. Morris BJ, O'Connor DP, Torres D, *et al.* Risk factors for periprosthetic infection after reverse shoulder arthroplasty. J Shoulder Elbow Surg 2015; 24(2): 161–166.
23. Singh JA, Sperling JW, Schleck C, *et al.* Periprosthetic infections after shoulder hemiarthroplasty. J Shoulder Elbow Surg 2012; 21(10): 1304–1309.
24. Nowinski RJ, Gillespie RJ, Shishani Y, *et al.* Antibiotic-loaded bone cement reduces deep infection rates for primary reverse total shoulder arthroplasty: a retrospective, cohort study of 501 shoulders. J Shoulder Elbow Surg 2012; 21(3): 324–328.
25. Villacis D, Sivasundaram L, Pannell WC, *et al.* Complication rate and implant survival for reverse shoulder arthroplasty versus total shoulder arthroplasty: results during the initial 2 years. J Shoulder Elbow Surg 2016; 25(6): 927–935.
26. Moeini S, Rasmussen JV, Salomonsson B, *et al.* Reverse shoulder arthroplasty has a higher risk of revision due to infection than anatomical shoulder arthroplasty: 17 730 primary shoulder arthroplasties from the Nordic Arthroplasty Register Association. Bone Joint J 2019; 101-b(6): 702–707.
27. Zumstein MA, Pinedo M, Old J, Boileau P. Problems, complications, reoperations, and revisions in reverse total shoulder arthroplasty: a systematic review. J Shoulder Elbow Surg 2011; 20(1): 146–57.
28. Coste JS, Reig S, Trojani C, *et al.* The management of infection in arthroplasty of the shoulder. J Bone Joint Surg Br 2004; 86(1): 65–69.
29. Piper KE, Jacobson MJ, Cofield RH, *et al.* Microbiologic diagnosis of prosthetic shoulder infection by use of implant sonication. J Clin Microbiol 2009; 47(6): 1878–1884.
30. Achermann Y, Sahin F, Schwyzer HK, *et al.* Characteristics and outcome of 16 periprosthetic shoulder joint infections. Infection 2013; 41(3): 613–620.
31. Klatte TO, Junghans K, Al-Khateeb H, *et al.* Single-stage revision for peri-prosthetic shoulder infection: outcomes and results. Bone Joint J 2013; 95-B(3): 391–395.
32. Stine IA, Lee B, Zalavras CG, *et al.* Management of chronic shoulder infections utilizing a fixed articulating antibiotic-loaded spacer. J Shoulder Elbow Surg 2010; 19(5): 739–748.
33. Zavala JA, Clark JC, Kissenberth MJ, *et al.* Management of deep infection after reverse total shoulder arthroplasty: a case series. J Shoulder Elbow Surg 2012; 21(10): 1310–1315.
34. Patel MS, Singh AM, Gregori P, *et al.* Cutibacterium acnes: a threat to shoulder surgery or an orthopedic red herring? J Shoulder Elbow Surg 2020; 29(9): 1920–1927.
35. Kelly JD, 2nd, Hobgood ER. Positive culture rate in revision shoulder arthroplasty. Clin Orthop Relat Res 2009; 467(9): 2343–2348.
36. Grosso MJ, Sabesan VJ, Ho JC, *et al.* Reinfection rates after 1-stage revision shoulder arthroplasty for patients with unexpected positive intraoperative cultures. J Shoulder Elbow Surg 2012; 21(6): 754–758.
37. Millett PJ, Yen YM, Price CS, *et al.* Propionibacterium acnes infection as an occult cause of postoperative shoulder pain: a case series. Clin Orthop Relat Res 2011; 469(10): 2824–2830.
38. Osmon DR, Berbari EF, Berendt AR, *et al.* Diagnosis and management of prosthetic joint infection: clinical practice guidelines by the Infectious Diseases Society of America. Clin Infect Dis 2013; 56(1): e1–e25.
39. Zimmerli W, Trampuz A, Ochsner PE. Prosthetic-joint infections. N Engl J Med 2004; 35116): 1645–1654.
40. Dodson CC, Craig EV, Cordasco FA, *et al.* Propionibacterium acnes infection after shoulder arthroplasty: a diagnostic challenge. J Shoulder Elbow Surg 2010; 19(2): 303–307.
41. Jerosch J, Schneppenheim M. Management of infected shoulder replacement. Arch Orthop Trauma Surg 2003; 123(5): 209–214.
42. Strahm C, Zdravkovic V, Egidy C, Jost B. Accuracy of synovial leukocyte and polymorphonuclear cell count in patients with shoulder prosthetic joint infection. J Bone Jt Infect 2018; 3(5): 245–258.
43. Trampuz A, Piper KE, Jacobson MJ, *et al.* Sonication of removed hip and knee prostheses for diagnosis of infection. N Engl J Med 2007; 357(7): 654–663.
44. Sendi P, Zimmerli W. Diagnosis of periprosthetic joint infections in clinical practice. Int J Artif Organs 2012; 35(10): 913–922.
45. Trecourt A, Brevet M, Champagnac A, *et al.* Plasma cell infiltration on histopathological samples of chronic bone and joint infections due to *Cutibacterium acnes:* A series of 21 cases. J Bone Jt Infect 2018; 5(4): 205–211.
46. Achermann Y, Vogt M, Leunig M, *et al.* Improved diagnosis of periprosthetic joint infection by multiplex PCR of sonication fluid from removed implants. J Clin Microbiol 2010; 48(4): 1208–1214.
47. Portillo ME, Salvado M, Sorli L, *et al.* Multiplex PCR of sonication fluid accurately differentiates between prosthetic joint infection and aseptic failure. J Infect 2012; 65(6): 541–548.
48. Franceschini V, Chillemi C. Periprosthetic shoulder infection. Open Orthop J 2013; 7: 243–249.
49. Mallo GC, Burton L, Coats-Thomas M, *et al.* Assessment of painful total shoulder arthroplasty using computed tomography arthrography. J Shoulder Elbow Surg 2015; 24(10): 1507–1511.
50. Graute V, Feist M, Lehner S, *et al.* Detection of low-grade prosthetic joint infections using 99mTc-antigranulocyte SPECT/CT: initial clinical results. Eur J Nucl Med Mol Imaging 2010; 37(9): 1751–1759.
51. Antuna SA, Sperling JW, Cofield RH, Rowland CM. Glenoid revision surgery after total shoulder arthroplasty. J Shoulder Elbow Surg 2001; 10(3): 217–224.
52. McFarland EG, Rojas J, Smalley J, *et al.* Complications of antibiotic cement spacers used for shoulder infections. J Shoulder Elbow Surg 2018; 27(11): 1996–2005.
53. Patrick M, Vincent HK, Farmer KW, *et al.* Management of infected shoulder arthroplasty: a comparison of treatment strategies. J Shoulder Elbow Surg 2019; 28(9): 1658–1665.
54. Pellegrini A, Legnani C, Macchi V, Meani E. Management of periprosthetic shoulder infections with the use of a permanent articulating antibiotic spacer. Arch Orthop Trauma Surg 2018; 138(5): 605–609.
55. Weber P, Utzschneider S, Sadoghi P, *et al.* Management of the infected shoulder prosthesis: a retrospective analysis and review of the literature. Int Orthop 2011; 35(3): 365–373.
56. Ince A, Seemann K, Frommelt L, *et al.* One-stage exchange shoulder arthroplasty for periprosthetic infection. J Bone Joint Surg Br 2005; 87(6): 814–818.
57. Cuff DJ, Virani NA, Levy J, *et al.* The treatment of deep shoulder infection and glenohumeral instability with debridement, reverse shoulder arthroplasty and postoperative antibiotics. J Bone Joint Surg Br 2008; 90(3): 336–342.
58. Seitz WH, Jr., Damacen H. Staged exchange arthroplasty for shoulder sepsis. J Arthroplasty 2002; 17(4 Suppl 1): 36–40.
59. Grubhofer F, Imam MA, Wieser K, *et al.* Staged revision with antibiotic spacers for shoulder prosthetic joint infections yields high infection control. Clin Orthop Relat Res 2018; 476(1): 146–152.
60. Strickland JP, Sperling JW, Cofield RH. The results of two-stage re-implantation for infected shoulder replacement. J Bone Joint Surg Br 2008; 90(4): 460–465.
61. Li HK, Rombach I, Zambellas R, *et al.* Oral versus intravenous antibiotics for bone and joint infection. N Engl J Med 2019; 380(5): 425–436.
62. Zappe B, Graf S, Ochsner PE, *et al.* *Propionibacterium* spp. in prosthetic joint infections: a diagnostic challenge. Arch Orthop Trauma Surg 2008; 128(10): 1039–1046.

第 14 章
肘关节置换术后假体周围感染

Yvonne Achermann，Michael C. Glanzmann，and Christoph Spormann

概述

全肘关节置换术（total elbow arthroplasty，TEA）已成为肘关节炎患者中的一种常见重建手术[1]。既往行 TEA 主要是不同类型炎症性关节炎导致的潜在关节功能障碍患者[2]。如今，由于新的手术技术和植入物设计的改进[3]，越来越多的创伤后骨关节炎患者成为新的 TEA 目标群体。得益于改善病情的抗风湿药物治疗的不断进步，因类风湿关节炎而做肘关节置换的患者数量在逐渐减少。

目前，最常用的植入物设计类型是半限制性假体，如 Gschwend-Scheier-Bähler Ⅲ（GSB Ⅲ）、Discovery、和 Coonrad-Morrey 假体。这些类型的植入物提供了些许肱骨和尺骨之间的连接。与完全限制性假体相比，半限制性假体允许一定程度的内翻-外翻运动。半限制性设计提供了生物力学稳定性，然而非限制性假体的关节稳定性完全依赖于患者体内原有的韧带和肌腱组织[4]，现在已很少使用。

1996 年，Gschwend 等的一篇综述报道了肘关节假体植入后并发症发生率普遍高达 43%[5]，其中包括了假体松动、尺神经病变、感染、脱位、半脱位、解耦、术中骨折和植入失败。与膝关节和髋关节等较大关节的置换相比，肘关节假体植入并发症发生率要高得多。过去二十年由于手术技术的进步，TEA 术后并发症的发生率已经降低至 24%。Voloshin 等的一篇综述的内容证实了这一点[3]，主要的并发症是不稳定（脱位和症状性半脱位）、术中骨折、感染和假体无菌性松动。

肘关节置换术后假体周围关节感染（periprosthetic joint infection，PJI）的总体发生率明显高于髋关节、膝关节或肩关节置换术后[5-9]，在 1.9% ~ 10.3%[5, 10-14]，而髋关节 < 1%、膝关节 < 2%[15-16]。可能的原因

有以下几点：第一，髋关节或膝关节置换术的主要指征是退行性骨关节炎，而在肘关节置换术中，类风湿关节炎和创伤后骨关节炎是最为常见的原发疾病。自身免疫性风湿性疾病的感染风险高主要归结于疾病的慢性炎症过程及免疫抑制治疗[17-18]。第二，肘关节假体的皮下植入及缺乏肌肉覆盖使其对滑囊炎或皮肤破裂后的感染蔓延几乎没有限制作用。第三，与健康个体相比，创伤后或炎症性关节炎患者的软组织更容易被感染，这些应归结于创伤性组织损伤、既往手术或糖皮质激素导致的皮肤萎缩[3]。

在 Somerson 等对 1452 例患者的危险因素分析中，类风湿关节炎和甲状腺功能减退、吸烟是独立危险因素[18]。对髋关节假体的危险因素评估基本上适用于所有类型的关节置换术，肥胖［危险比，hazard ratio（HR）＝1.73］、类风湿关节炎（HR ＝ 1.71）、凝血功能障碍（HR ＝ 1.58）和术前贫血（HR ＝ 1.36）可能同样是肘关节置换术的危险因素[19]。来自美国梅奥诊所的一个小组开发了一种预后评分系统，用于对全髋关节或膝关节置换术后患者 PJI 进展的评估[20]。多变量建模发现关节置换术前应考虑以下危险因素：①体重指数；②关节既往手术；③既往关节置换术（翻修手术）；④免疫抑制情况；⑤更高的美国麻醉医师协会（American Society of Anaesthesiologists，ASA）的评分；⑥手术时长。

微生物学

自 20 世纪 80 年代以来，已有几项已发表的研究报道了肘关节 PJI 的微生物学特征，主要采用回顾性研究。最常见的分离的微生物是金黄色葡萄球菌（高达 80%），其次是凝固酶阴性葡萄球菌（CNS）（高

表 14.1　肘关节 PJI 的微生物学特征

	Wolfe et al.[11]	Yamaguchi et al.[23]	Cheung et al.a [22]	Vergidis et al.[2]	Achermann et al.[9]	Rudge et al.[21]
研究设计						
病例数量	12	25	29	9	27	19
感染率	7.3%	3.3%	不可获取	不可获取	7.5%	NA
研究时间	1974—1986 年	1981—1994 年	1976—2003 年	2007—2010 年	1994—2007 年	2009—2014 年
研究地点	纽约，美国	罗切斯特，美国	罗切斯特，美国	罗切斯特，美国	苏黎士，瑞士	斯坦莫尔，英国
初次手术	164 例初次 EA	591 初次 EA 与 166 例翻修 EA	初次 EA	初次 EA 与翻修 EA	初次 EA 与翻修 EA	初次 EA 与翻修 EA
微生物学						
金黄色葡萄球菌	10（80%）	14（56%）	8（28%）	2（22.3%）	12（44.4%）	8（42.1%）
凝固酶阴性葡萄球菌	1（8.3%）	7（28%）	13（45%）	7（77%）	11（40.7%）	3（15.8%）
链球菌属	1（8.3%）		1（3.4%）		2（7.4%）	0
革兰氏阴性杆菌		3（12%）	2（7%）		2（7.4%）	4（21.1%）
多重细菌的					2（7.4%）	2（10.5%）
无菌生长		1（4%）	3（10.3%）		1（3.7%）	5（26.3%）
其他b			2（6.8%）		1（3.7%）	1（5.3%）

EA，肘关节置换术。多重细菌感染的百分比总计为 > 100%。
a 仅获得假体超声震荡液的病例。
b 痤疮皮肤杆菌（痤疮丙酸杆菌）、需氧菌类白喉杆菌、肠球菌属

达 77%）（表 14.1）[2, 9, 11, 21-23]。痤疮杆菌（痤疮丙酸杆菌）作为皮肤共生菌，仅偶发于肘关节 PJI。这可能是由于肘关节汗腺密度低于肩关节[24]，而痤疮杆菌是肩关节 PJI 的主要病原体[25]。

临床特征

　　一般不太可能区分不累及关节深层的感染性滑囊炎和 PJI。因此，对于所有化脓性滑囊炎或手术伤口感染的患者，都必须考虑 PJI 的可能性。在 Vergidis 等的研究中[2]，9 例肘部 PJI 患者中有 8 例（89%）表现为局部炎症感染体征（具体细节未说明），9 例患者中有 5 例（56%）仅出现疼痛。一名患者出现发热症状。Cheung 等[26]报道的病例中大多数患者出现了肘部疼痛和软组织肿胀（18/29 例，62%），有 11/29 例（38%）出现伤口裂开合并渗出性窦道形成。在 Yamaguchi 等的一项研究中[23]，所有患者均因疼痛、肘关节功能丧失、皮肤红疹或关节局部过热而针对 PJI 进行了相关性的诊断性检查。

诊断

术前检查

　　目前所有可用的诊断程序的主要目标是对表现为急性或慢性炎症体征的 PJI 进行确诊及病原体的鉴定。和所有 PJI 一样，诊断需综合临床检查、实验室检查与微生物学检测结果。然而，目前尚无已发表的有关肘关节 PJI 的标准诊断流程。在最近的 PJI 诊疗指南中，各种诊断流程被相继提出[27-28]。其中，肘关节 PJI 的特殊性也得以讨论。

　　对任何患者可能存在的 PJI 进行评估应该包括完整的病史调查，包括假体的使用时长（植入日期）、假体的类型、既往的手术过程、既往伤口愈合不良情况或曾被证实存在的感染情况，以及各种合并症比如类风湿关节炎、药物治疗史，特别是糖皮质激素和能改善疾病状态的免疫抑制剂的使用。此外，还需要进行仔细的体格检查。了解距离最后一次手术后出现症状的时间也至关重要，因为它会影响治疗策略的制订[29]。

对于风湿性疾病如类风湿关节炎或牛皮癣关节病患者，肘关节 PJI 的诊断可能具有挑战性，因为患者的健康状况、免疫状态处于抑制状态，炎症体征和症状因为原有疾病而不明显。

对临床医生来讲急性感染通常很明显，容易观察到，主要表现为急性炎症的体征和症状，如疼痛、红肿和关节局部温度增高。发热通常出现在急性外源性或血源性感染中，但在迟发性感染中通常缺失。在一篇针对肘关节 PJI 诊疗的临床结果的系统性综述中，15 项研究中有 4 项提到了发热，仅有一半的患者体温超过 38.0℃（110.4F）[29]。窦道的存在是感染的明确体征，在肘关节 PJI 中很常见[22]。其他的感染体征和症状通常对肘关节 PJI 确诊没有特异性，如疼痛和功能丧失。

红细胞沉降率（ESR）和 C 反应蛋白（CRP）是诊断评估中有价值的初步筛查性检测指标，特别是在临床上感染表现不明显时。在 Spormann 等发表的一项关于对 20 例肘关节 PJI（9 例早期感染，1 例迟发性感染，10 例晚期感染）的回顾性研究中[30]，术前平均 CRP 水平为 127 mg/l（范围为 14 ~ 214 mg/l）。在 Vergidis 等的研究中[2]，大多数患者表现为迟发性 PJI。88% 的患者出现症状的中位时间为术后 13 个月，随后出现假体现松动迹象，患者的术前 CRP 中位数为 56 mg/l（范围为 10 ~ 269 mg/l）。

对于所有疑似急性肘关节 PJI 的患者，应在抗菌药物治疗和手术前进行诊断性关节穿刺术，以发现病原体。对于慢性关节疼痛的患者，如果怀疑有迟发性感染，也建议抽取关节液进行检查。用关节穿刺液检测其中的白细胞总数、白细胞分类计数，及进行有氧和厌氧微生物培养是确诊 PJI 可靠的、经济有效的方法。有研究认为白细胞计数超过 1700/μl 和在白细胞分类计数中出现超过 65% 的多形核中性粒细胞（PMN）即可以预测膝关节[31]的 PJI 的发生。然而，在这项研究中，炎症性关节疾病患者被排除在外。不同部位的关节、原发性疾病和术后时间间隔不同都会导致判断标准的不同。PJI 国际共识会议推荐以下滑液检测阈值，用于诊断慢性感染：白细胞 > 3×10⁹/L 和 PMN ≥ 80% 以及急性感染：白细胞 > 10×10⁹/L 和 PMN ≥ 90%（https://icmphilly.com/elbow-2）。然而，目前还没有研究讨论这一判断标准应用在肘部 PJI 中诊断是否具有特异性。由于缺乏相关性研究，其他生物标志物如 α - 防御素在肘关节 PJI 诊断中的作用仍不清楚。如果病原体不仅存在

于生物膜中，还存在于浮游状态[32]，则滑液的需氧和厌氧培养有助于识别致病微生物。穿刺抽液作为一种安全、快速且廉价的干预措施，通常是经过桡背侧入路穿过肘肌（薄弱处）进行，这个部位没有大血管或神经穿过。肘关节大约弯曲 135° 时，针应进入由外上髁、桡骨头和鹰嘴尖端形成的三角形结构的中间（图 14.1）。

所有患者均应进行 X 线平片检查（图 14.2 和图 14.3）。在没有明显的感染临床体征的情况下，放射学检查提供了重要的诊断信息，如假体周围骨折、假体植入失败或假体松动，这可能是迟发性感染的迹象。在早期感染中，感染的放射学特征往往呈非特异性，难以发现。X 线影像学上假体周围的骨内膜扇贝样骨膜反应和快速进展性松动，结合感染的体征和症状，可怀疑为 PJI[10]。应用 CT 扫描或 MRI 成像做诊断检查的意义尚不确定，且容易受金属伪影的干扰。

这两种检查均有利于指导手术治疗，以更好地显示解剖学上的改变（软组织脓肿范围、窦道或骨折的程度等）。核成像检查 [白细胞标记成像，骨髓成像，¹⁸F 氟脱氧葡萄糖–正电子发射断层扫描（FDG-PET）成像，镓成像] 适用于怀疑假体周围感染（periprosthetic joint infection，PJI），但未经关节穿刺术证实的具有非特异性症状的患者。FDG-PET 在肘关节 PJI 患者中的诊断作用尚未有文献报道。但是，已有证据表明其在评估肩关节 PJI 时准确性较差[33]。

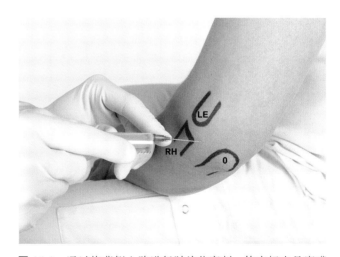

图 14.1　通过桡背侧入路进行肘关节穿刺。体表标志是鹰嘴（O）、外上髁（LE）和桡骨头（RH）。当肘关节屈曲约 135° 时，22 号注射器针头应进入由外上髁、桡骨头和鹰嘴尖端组成的三角形中心部位（彩图见文后）

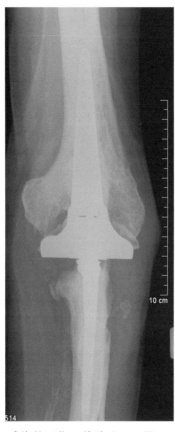

图 14.2 TEA 感染的正位 X 线片（GSB Ⅲ，Zimmer）。在假体骨水泥肱骨柄和尺骨柄周围未见放射线透光区，但肱骨髁间局部骨质吸收后，骨闭合性较差。该病例中患者假体被完全移除，并成功地进行了二期翻修手术

围术期和术后检查

术前 2 周停用抗生素治疗，这样可增加术中获得的组织样本病原体的检出率，敏感性为 55% ~ 65%，这对正确的抗菌药物治疗有重要意义。为了便于区分病原菌和污染物，至少应提取 3 处样本进行检测，最好是 6 处样本[34]。组织样本应培养 10 ~ 14 天，可增加检出生长缓慢的病原体的概率[35-36]。一般来说，拭子法取样不适合诊断 PJI。太少的细胞物质成分会降低培养的敏感性，使得在阴性培养结果的样品中很难进行聚合酶链反应（PCR）[37-38]。

如果治疗过程涉及更换或移除植入物，则推荐使用水浴超声波震荡假体辅助诊断植入物相关感染。超声波震荡法可以从植入物表面分离细菌：最早由 Tramapuz 等提出[39]。与常规组织培养方法相比，超声震荡液培养的灵敏度由 60.8% 提高到 78.5%。总的来讲，超声震荡液培养已显示优于滑膜液或组织培养，因为它能够从植入物表面洗下生物膜细菌[40-41]。超声震荡培养方法最初发展用于髋关节和膝关节 PJI 诊断，随后也成功应用于其他植入物相关感染的诊断，如肩关节和肘部 PJI 等[2, 42]。在 Vergidis 等的超声震荡培养的研究中显示[2]，与常规组织活检培养相比，超声震荡培养诊断肘部 PJI 的敏感性从 55% 提高到 89%。超声震荡处理应始终与组织活检培养相结合，因为也有报道显示组织活检提高了痤疮丙酸杆菌（C. acnes）的检出敏感性[36, 43]。

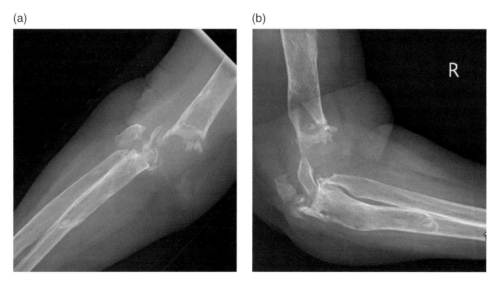

图 14.3 感染的关节假体被移除后的右肘正位（**a**）和侧位片（**b**）。肱骨远端的骨量有明显的丢失。鹰嘴表现出严重的骨溶解，并断裂成多个薄碎片。在感染治愈后，行长柄肘关节假体再植入并进行同种异体骨移植手术

治疗

抗菌药物治疗

根据专家建议和指南，PJI 患者应接受针对病原体的特异的抗生素静脉用药治疗 2 ～ 6 周，随后转为口服抗生素治疗 3 个月[15, 27]。对于 TEA 相关感染的治疗，应遵循与髋关节假体周围感染相同的治疗方案，即 3 个月的治疗疗程[28]（见第 12 章）。然而，该推荐方案的质量和强度仅被定义为 C Ⅲ级[27]。在过去的十年中，一些关于骨和关节感染的研究更倾向于采用短疗程方案[44-47]。然而，这些研究并不是随机对照试验，因此其结论有待进一步商榷。

对于葡萄球菌型 PJI，针对病菌特异性静脉给药的同时应联合口服利福平 300 ～ 450 mg，每日两次，随后改为口服利福平外加一种髋膝假体感染治疗的辅助药物[15, 48-49]。根据体外实验和动物实验的研究，利福平与万古霉素或达托霉素联合使用治疗痤疮丙酸杆菌器械相关感染比单用其中任何一种抗生素有更好的效果[50]。然而，在这些动物实验中，由于豚鼠对青霉素、头孢曲松和克林霉素等标准药物不耐受，因此这些药无法进行检测。此外，到目前为止，关于临床治疗结果的数据也比较有限[51-55]。一项 187 例痤疮丙酸杆菌 PJI 患者的多中心回顾研究结果初步表明了在抗生素治疗中添加利福平是有益的——尽管对治疗失败组（调整后 HR = 0.5，P = 0.07）和复发组（调整后 HR = 0.5，P = 0.10）没有统计学意义。然而，当考虑到其他因素，特别是假体置换的手术方案时，利福平的作用被减弱。

外科治疗

根据最后一次手术后的感染时间、症状持续时间、致病菌药敏试验以及感染组织损害的程度，手术翻修可能包括广泛的清创，伴假体植入物保留、或更换、或移除[27-29]。

在体外研究、异物感染动物模型[56-57]和临床研究[48, 58]的基础上，研究人员开发了一种治疗 PJI 的程序以获得侵入性最低且手术成功率高的效果（见第 12 章）。研究报道采用该治疗程序治疗膝关节置换术后感染的治愈率为 94.3%[59]，髋关节置换术后感染治愈率 83%[60]，而在使用不同骨科器械感染人群中治愈率为 100%[48]。相反，当不采用该程序时，治愈率明显降低到了 57% ～ 60%[59, 61]。在肘关节 PJI 中，只

有一项研究分析了该程序的疗效。结果显示肘关节假体的 2 年总无复发率为 65%[9]。其中如果不遵循该程序，则无复发率为 33%；而治疗遵循该程序时，无复发率则为 100%。在所有复发的患者中，清创术后均保留了假体而不是重新更换。该研究表明，选择合适的患者进行清创和假体保留，有望获得更多的长期治愈机会。关键指征包括：①无植入物松动；②早期外源性或急性血源性感染，症状持续时间小于三周；③致病菌对生物膜活性治疗方案敏感[49]。

据文献报道，二期翻修方案根治感染的成功率最高[29]。因以下几个因素，在一期或二期手术中更换肘关节假体是一个极具挑战性的工作。首先，因为尺神经周围的软组织瘢痕、感染后炎症改变或者尺神经前置，会使得再次分离和保护尺神经变得困难。其次，假体的移除、牢固固定的骨水泥去除以及所有坏死组织的清除都可能损坏肱骨远端和尺骨近端的完整性，妨碍新假体再次植入。换句话说，这是发生医源性骨折的一个危险因素（图 14.4）。再次，肱骨端假体再植入前操作可能损伤桡神经，伸肌群装置的损伤会引起严重的功能障碍[13]。在植入物移除后出现严重骨缺损的情况下，必要的同种异体骨移植可能会使

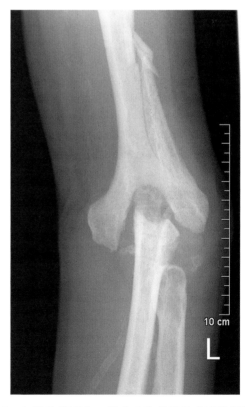

图 14.4　左肘关节正位 X 线片（关节置换术感染假体移除后）。去除肱骨远端骨水泥时，发生了医源性骨折。由于位移很小，骨折不需要固定。骨折在悬吊后得到愈合

假体再植入的手术过程进一步复杂化（图 14.5）。因此，清创时应尽可能保留假体[30]。表 14.2 总结了 6 篇文献报道的手术步骤及成功率[2, 9, 14, 22-23, 30]。

假体的更换可以在一期或二期手术完成。在二期

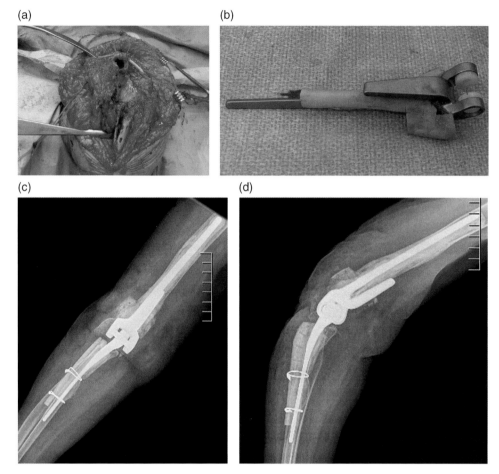

图 14.5 （a）后方入路下肘关节置换感染的术中视图。肩带保护尺神经和桡神经，牵开器暴露肱骨远端和尺骨近端。在彻底的清创和移除感染的假体 4 个月后，严重的骨缺损增加了新假体再植入的难度。直接骨水泥固定新植入物会导致上肢相应缩短，且固定失败的风险较高。（b）为了填补肱骨骨缺损，将新鲜冷冻的同种异体骨移植物做成符合患者的解剖结构，并在肱骨长茎部件前固定（Coonrad-Morrey 假体，Zimmer）。（c）和（d）全肘关节假体再植入伴结构性植骨术后 12 个月的肘部正侧位 X 线片。影像结果证实了同种异体移植物和骨水泥长茎假体的完全整合。肘关节的长度恢复正常。每个刻度代表 1 cm（彩图见文后）

表 14.2　肘关节手术的手术过程及成功率

	Yamaguchi 等[23]	Gille 等[14]	Cheung 等[22]	Vergidis 等[2]	Achermann 等[9]	Zmistowski 等[70]
研究设计						
总病例数	25	6	29	9	27	26
感染率	3.3%	1.9%	未知	未知	7.5%	7.5%
外科治疗（成功率）						
清创及假体保留[a]	14（50%）	0	0	1（0%）	21（62%）	10（50%）
一期更换	1（0%）	6（83%）	0	2（100%）	1（100%）	
二期更换	5（80%）	0	29（72.4%）	5（100%）	2（100%）	12（75%）
假体移除	5（100%）	0	0	1（100%）	1（100%）	4（100%）
抗生素治疗	0	0	0	0	2（100%）	

[a] 假体的部分翻修也被归类为清创及植入物保留组

手术假体更换中，对于感染植入物移除和新假体植入之间的最佳时间迄今尚未得到研究。在髋关节和膝关节 PJI 中，短期（2～4 周）或长时间（8 周）间隔后更换新的假体已被证实较为成功[15、62]。在肘关节 PJI 中，暂时没有普遍接受的共识。总体来说，由于肘关节的复杂性和早期再植入的难度，骨科医生更倾向于延长这种时间间隔。几篇关于肘关节 PJI 的文献报道中，平均时间间隔为 7 周[23]、7.6 周[2]，及 22 周不等[9]。对一期假体更换的研究，目前只有一个病例系列报道了接受一期假体更换治疗的 6 例患者，其中有 5 例取得了成功[14]。因此，当前从文献报道中无法得出共识。

典型案例

案例 1：清创并保留假体以治疗急性术后感染

患者男性，71 岁，于 2006 年 2 月植入右肘关节假体（GSB Ⅲ，Zimmer），2 周后伤口感染，出现脓性分泌物。患者有类风湿关节炎病史，使用泼尼松（每日 6 mg）和甲氨蝶呤（每周 20 mg）治疗。实验室检查显示 CRP 升高，为 160 mg/L（正常上限：5 mg/L），白细胞计数为 16 000/μl。住院后行假体翻修术，对坏死瘢痕和骨组织进行广泛清创，术中进行灌洗，予以保留假体。术中行 2 次假体周围组织活检，后行抗生素治疗，口服阿莫西林-克拉维酸联合利福平 300 mg，每日 2 次。组织活检培养 2 天显示对甲氧西林敏感的金黄色葡萄球菌阳性。根据药敏试验结果，我们将治疗方案改为氟氯西林（静脉注射 2 g/q6 h）4 周，后改为环丙沙星 750 mg 和利福平 300 mg，每日 2 次，持续 5 个月。在接下来的 4 年里，该患者没有出现肘关节感染复发。

学习要点

● 更换感染的肘关节假体是一个极为困难的手术，并发症发生率高。因此，如果能够满足以下条件，应考虑保留假体：①术后早期感染（1 个月内）或急性血行感染（出现症状时间＜3 周）；②周围软组织无严重损伤；③有药敏实验证明有效的抗生素。

● 在这个病例中，抗菌治疗总共持续了 6 个月。目前还没有关于 PJI 最佳治疗时间的对照研究。该病例治疗时间较长，可能是因为该患者服用过抗类风湿关节炎的免疫抑制药物。

案例 2：晚期感染后服用利福平治疗导致耐药性出现

患者男性，66 岁，8 年前接受过全肘关节假体（GSB Ⅲ，Zimmer）植入术，近日行脊柱手术，肘关节置换术后多年来疗效欠佳。脊柱手术后四周，患者被诊断为鹰嘴囊炎，最初患者自行服药治疗，后于医生处就诊。根据临床表现，医生诊断为急性 PJI。由于肘关节植入物在影像学检查中显示为稳定固定，患者拒绝移除假体，因此进行了保留假体的清创术。7 份术中组织样本中有 5 份的葡萄球菌（甲氧西林和利福平敏感）检测呈阳性，检查提示感染来源于中枢神经系统。经讨论予以 6 个月的抗菌治疗，首先是静脉注射万古霉素并口服利福平，随后口服环丙沙星加利福平。由于误解，患者仅使用利福平治疗了 5 天。停止抗菌药物治疗一个月后，感染复发并分离出头状葡萄球菌。诊断为头状葡萄球菌（10 例活检中的 6 例）和微球菌（10 例活检中的 4 例）感染。此头状葡萄球菌对多重药物耐药，包括利福平。后行手术移除原先感染的假体，旷置 3 个月，植入新的肘关节假体，此后未发现感染。尺神经刺激症状在术后逐渐消失。随访一直持续到新肘关节假体植入后的 3 个月。

学习要点

● 中枢神经系统的手术可能引起肘关节假体的延迟感染，需更换新的假体。

● 虽然利福平耐药性罕见，但由于单点突变[63-64]，耐药可能很快出现。利福平耐药性的出现与多个危险因素相关，包括：①多重干预；②既往 PJI 治疗时手术清创不足和（或）静脉抗菌治疗不到两周；或③利福平治疗不足（例如，单种抗生素治疗）[65]。

● 利福平耐药的葡萄球菌难以彻底清除，确诊感染的患者最好能进行两期翻修，最少保持 8 周关节内无植入物。

案例 3：二期置换治疗晚期感染

患者女性，60 岁，因类风湿关节炎接受了右侧肘关节置换（GSB Ⅲ，Zimmer）。术后患者右肘皮肤损伤，自行康复治疗无明显效果。此外，她的全科医生还给她进行了为期几周的口服抗生素治疗。而对于她的类风湿关节炎，没有给予任何药物治疗。由于局部感染持续，她被转诊到骨科。术前平片无明显改变，假体位置稳定。她的 CRP 高达正常上限的 10 倍。由于症状持续时间超过三周，所以我们决定进行植入物的二阶段置换。第一阶段的干预包括移除原先的植入物和大部分骨水泥，然后进行全面清创和滑膜切除术。共获得 8 份组织标本，进行微生物培养。此外，对切除的假体和骨水泥残块进行超声处理，如前所述[39、66]，培养超声处理的组织液以进行额外的病原体鉴定。术后，患者立即接受哌拉西林-他唑巴坦（4.5 g 静滴，每天三次）治疗。软组织（$n=4$）和骨（$n=2$）的 6 个组织活检，均显示金黄色葡萄球菌阳性。该菌株对苯唑西林的最低抑菌浓度为 0.125 mg/L，左氧氟沙星最低抑菌浓度为 0.25 mg/L，克林霉素最低抑菌浓度为 0.0914 mg/L，磺胺甲噁唑/甲氧苄氨嘧啶最低抑菌浓度为 0.64 mg/L，利福平最低抑菌浓度 < 0.06 mg/L。随后该患者接受氟氯西林静滴并联用利福平口服治疗。在治疗 14 天后，抗菌方案改为口服左氧氟沙星和利福平 4 周。患者病情逐渐平稳，在没有肘关节假体的情况下，在支架的帮助下关节功能也可以接受。在抗菌治疗后，又停用抗生素 6 周，最后在 12 周时，再次进行肘关节假体的植入。在假体再植入后，取组织活检，预防性使用阿莫西林加克拉维酸静滴预防感染。当组织活检培养细菌连续阴性，排除感染可能后，停止预防性抗生素治疗。随后，该患者康复良好，肘部功能几乎完全恢复，没有继续感染的迹象。

学习要点

- 如果假体感染已经确定［感染症状持续时间为 > 3 周和（或）X 线上显示骨髓炎］，应该及时进行假体置换。
- 该患者肘关节旷置时间约为 3 个月。然而，目前还没有关于肘关节旷置最佳时间的数据。在髋关节和膝关节 PJI 中，有文献报道了短（< 4 周）或长（≥ 4 周）时间旷置[59、62]的良好结果。而在肘关节 PJI 中，还需要进一步的研究来考量疗效。
- 当使用铰链支架时，绝大多数患者可以忍受肘关节旷置。根据作者的经验，患者关节无明显疼痛且不丧失上肢功能的例子并不少见。

案例 4：一期置换治疗急性血源性感染

患者女性，46 岁，于 2005 年接受了左肘全肘关节置换术（GSB Ⅲ，Zimmer）。她患有严重的类风湿关节炎，在手术时仍在接受甲氨蝶呤（每周 10 mg）

和甲泼尼松龙（每日 10 mg）治疗。置换术后，患者的左肘关节活动度得到明显改善，关节疼痛略有减轻。然而，在接下来的几年中，患者 CRP 仍在 40 ~ 65 mg/L。肘关节穿刺液和血液培养并没有培养出任何微生物，影像学检查也没有显示骨溶解或假体松动的迹象。因此，这些体征被认为是由类风湿关节炎导致的。而在 2013 年，患者在 2 天内突然肘关节疼痛加重，但无发热。全科医生予以阿莫西林/克拉维酸口服治疗，因为肘部肿胀和红肿，且 CRP 值升高（125 mg/L）。骨科医生诊断为急性血源性 PJI，计划进行一期手术，以保留肘关节功能。为此，我们进行了尺骨和肱骨截骨术，以保留伸肌功能。从技术上讲，尺骨截骨术需要在桡骨、尺骨和鹰嘴间插入三头肌肌腱。而在肱骨部分，则需要从关节后部打开一个骨窗，超过假体的长度。然后将假体移除，并植入 Nexel 肘关节假体（Zimmer Biomet）。所有 5 例术中组织活检细菌培养均为阴性，但植入物的超声液培养显示表皮葡萄球菌生长（甲氧西林和利福平敏感）。于是我们选用阿莫西林/克拉维酸静滴联合口服利福平治疗 14 天，后加环丙沙星治疗 10 周。手术后两天，患者即可进行功能锻炼。患者逐渐康复，且 2 年和 4 年随访显示感染无复发。

学习要点

- 尽管进行了肘关节置换术，类风湿关节炎的症状仍然可能存在。滑膜样本的病理检测和影像学检测可排除慢性 PJI。在肘关节假体植入的 8 年后，患者出现急性血行性 PJI。由于使用了抗生素，只有组织的超声处理液培养出表皮葡萄球菌。如果手术时感染的菌种未知，通常不应进行清创，因为需要进行细菌的药敏试验从而指导用药[27]。
- 组织超声处理液检查是一种快速且敏感的诊断工具，用于检测 PJI 中的病原体，特别适用于手术前不久接受抗生素治疗的患者[2、39、42]。
- 一阶段手术应保留骨储备，并允许早期的功能康复。为了实现这些目标，应进行仔细的尺骨截骨术。截骨中应该注意保护尺神经。肱骨截骨不应该截去髁突或任何骨干骨。
- 到目前为止，一些研究强调了[67-68]一期关节置换的良好临床结果。一项关于使用一阶段置换治疗肘关节 PJI 的系统综述显示，只有两项队列研究中，一阶段置换与二阶段置换[69]一样有效。然而，由于患者数量有限，该结论仅供参考。

参考文献

1. Mackay DC, Hudson B, Williams JR. Which primary shoulder and elbow replacement? A review of the results of prostheses available in the UK. Ann R Coll Surg Engl. 2001;83(4):258–265.
2. Vergidis P, Greenwood-Quaintance KE, Sanchez-Sotelo J, *et al.* Implant sonication for the diagnosis of prosthetic elbow infection. J Shoulder Elbow Surg 2011;20(8):1275–1281.
3. Voloshin I, Schippert DW, Kakar S, *et al.* Complications of total elbow replacement: a systematic review. J Shoulder Elbow Surg. 202011. p. 158–168.
4. Kondo N, Arai K, Fujisawa J, *et al.* Clinical outcome of Niigata-Senami-Kyocera modular unconstrained total elbow arthroplasty for destructive elbow in patients with rheumatoid arthritis. J Shoulder Elbow Surg 2019;28(5):915–924.
5. Gschwend N, Simmen BR, Matejovsky Z. Late complications in elbow arthroplasty. J Shoulder Elbow Surg 1996;5(2 Pt 1):86–96.
6. Achermann Y, Sahin F, Schwyzer HK, *et al.* Characteristics and outcome of 16 periprosthetic shoulder joint infections. Infection. 2013;41(3):613–620.
7. Sperling JW, Kozak TK, Hanssen AD, *et al.* Infection after shoulder arthroplasty. Clin Orthop Relat Res. 2001(382):206–216.
8. Tsaras G, Osmon DR, Mabry T, *et al.* Incidence, secular trends, and outcomes of prosthetic joint infection: a population-based study, olmsted county, Minnesota, 1969-2007. Infect Control Hosp Epidemiol. 2012;33(12):1207–1212.
9. Achermann Y, Vogt M, Spormann C, *et al.* Characteristics and outcome of 27 elbow periprosthetic joint infections: results from a 14-year cohort study of 358 elbow prostheses. Clin Microbiol Infect. 2011;17(3):432–438.
10. Morrey BF, Bryan RS. Infection after total elbow arthroplasty. J Bone Joint Surg. 1983;65(3):330–338.
11. Wolfe SW, Figgie MP, Inglis AE, *et al.* Management of Infection About Total Elbow Prostheses. J Bone Joint Surg. 1990;72a(2):198–212.
12. Schmidt K, Hilker A, Miehlke RK. Differences in elbow replacement in rheumatoid arthritis. Orthopade. 2007;36(8):714–722.
13. Yamaguchi K, Adams RA, Morrey BF. Semiconstrained total elbow arthroplasty in the context of treated previous infection. J Shoulder Elbow Surg 1999;8(5):461–465.
14. Gille J, Ince A, Gonzalez O, *et al.* Single-stage revision of peri-prosthetic infection following total elbow replacement. J Bone Joint Surg Br. 2006;88(10):1341–1346.
15. Zimmerli W, Trampuz A, Ochsner PE. Prosthetic-joint infections. N Engl J Med. 2004;351(16):1645–1654.
16. Tande AJ, Patel R. Prosthetic joint infection. Clin Microbiol Rev. 2014;27(2):302–345.
17. Berbari EF, Osmon DR, Duffy MC, *et al.* Outcome of prosthetic joint infection in patients with rheumatoid arthritis: the impact of medical and surgical therapy in 200 episodes. Clin Infect Dis. 42. United States 2006. p. 216–223.
18. Somerson JS, Boylan MR, Hug KT, *et al.* Risk factors associated with periprosthetic joint infection after total elbow arthroplasty. Shoulder Elbow. 2019;11(2):116–120.
19. Bozic KJ, Lau E, Kurtz S, *et al.* Patient-related risk factors for periprosthetic joint infection and postoperative mortality following total hip arthroplasty in Medicare patients. J Bone Joint Surg. 2012;94(9):794–800.
20. Berbari EF, Osmon DR, Lahr B, *et al.* The Mayo prosthetic joint infection risk score: implication for surgical site infection reporting and risk stratification. Infect Control Hosp Epidemiol. 2012;33(8):774–781.
21. Rudge WBJ, Eseonu K, Brown M, *et al.* The management of infected elbow arthroplasty by two-stage revision. J Shoulder Elbow Surg 2018;27(5):879–886.
22. Cheung EV, Adams RA, Morrey BF. Reimplantation of a total elbow prosthesis following resection arthroplasty for infection. J Bone Joint Surg. 2008;90(3):589–594.
23. Yamaguchi K, Adams RA, Morrey BF. Infection after total elbow arthroplasty. J Bone Joint Surg. 1998;80(4):481–491.
24. Matsen FA, 3rd, Whitson AJ, Pottinger PS, *et al.* Cutaneous microbiology of patients having primary shoulder arthroplasty. J Shoulder Elbow Surg. 2020 Aug;29(8):1671–1680.
25. Achermann Y, Goldstein EJ, Coenye T, *et al.* *Propionibacterium acnes*: from commensal to opportunistic biofilm-associated implant pathogen. Clin Microbiol Rev. 2014;27(3):419–440.
26. Cheung EV, Sperling JW, Cofield RH. Infection associated with hematoma formation after shoulder arthroplasty. Clin Orthop Relat Res. 2008;466(6):1363–1367.
27. Osmon DR, Berbari EF, Berendt AR, *et al.* Diagnosis and management of prosthetic joint infection: clinical practice guidelines by the Infectious Diseases Society of America. Clin Infect Dis. 2013;56(1):e1–e25.
28. Garrigues GE, Zmistowski B, Cooper AM, *et al.* Proceedings from the 2018 International Consensus Meeting on Orthopedic Infections: the definition of periprosthetic shoulder infection. J Shoulder Elbow Surg. 2019;28(6s):S8–s12.
29. Gutman MJ, Stone MA, Namdari S, *et al.* Treatment of elbow periprosthetic joint infection: a systematic review of clinical outcomes. J Shoulder Elbow Surg 2020;29(2):411–419.
30. Spormann C, Achermann Y, Simmen BR, *et al.* Treatment strategies for periprosthetic infections after primary elbow arthroplasty. J Shoulder Elbow Surg 2012;21(8):992–1000.
31. Trampuz A, Hanssen AD, Osmon DR, *et al.* Synovial fluid leukocyte count and differential for the diagnosis of prosthetic knee infection. Am J Med. 2004;117(8):556–562.
32. Somerson JS, Morrey ME, Sanchez-Sotelo J, *et al.* Diagnosis and Management of Periprosthetic Elbow Infection. J Bone Joint Surg. 2015;97(23):1962–1971.
33. Falstie-Jensen T, Lange J, Daugaard H, *et al.* 18F FDG-PET/CT has poor diagnostic accuracy in diagnosing shoulder PJI. Eur J Nucl Med Mol Imaging. 2019;46(10):2013–2022.
34. Atkins BL, Athanasou N, Deeks JJ, *et al.* Prospective evaluation of criteria for microbiological diagnosis of prosthetic-joint infection at revision arthroplasty. The OSIRIS Collaborative Study Group. J Clin Microbiol. 1998;36(10):2932–2939.
35. Schafer P, Fink B, Sandow D, *et al.* Prolonged bacterial culture to identify late periprosthetic joint infection: a promising strategy. Clin Infect Dis. 2008;47(11):1403–1409.
36. Bossard DA, Ledergerber B, Zingg PO, *et al.* Optimal Length of Cultivation Time for Isolation of *Propionibacterium acnes* in Suspected Bone and Joint Infections Is More than 7 Days. J Clin Microbiol. 2016;54(12):3043–3049.
37. Font-Vizcarra L, Garcia S, Martinez-Pastor JC, *et al.* Blood culture flasks for culturing synovial fluid in prosthetic joint infections. Clin Orthop Relat Res. 2010;468(8):2238–2243.
38. Aggarwal VK, Higuera C, Deirmengian G, *et al.* Swab cultures are not as effective as tissue cultures for diagnosis of periprosthetic joint infection. Clin Orthop Relat Res. 2013;471(10):3196–3203.
39. Trampuz A, Piper KE, Jacobson MJ, *et al.* Sonication of removed hip and knee prostheses for diagnosis of infection. N Engl J Med. 2007;357(7):654–663.
40. Portillo ME, Salvado M, Trampuz A, *et al.* Sonication versus vortexing of implants for diagnosis of prosthetic joint infection. J Clin Microbiol. 2013;51(2):591–594.
41. Monsen T, Lovgren E, Widerstrom M, *et al.* In vitro effect of ultrasound on bacteria and suggested protocol for sonication and diagnosis of prosthetic infections. J Clin Microbiol. 2009;47(8):2496–2501.
42. Piper KE, Jacobson MJ, Cofield RH, *et al.* Microbiologic diagnosis of prosthetic shoulder infection by use of implant sonication. J Clin Microbiol. 2009;47(6):1878–1884.
43. Akgün D, Maziak N, Plachel F, *et al.* The role of implant sonication in the diagnosis of periprosthetic shoulder infection. J Shoulder Elbow Surg 2020;29(6):e222–e228.
44. Bernard L, Legout L, Zurcher-Pfund L, *et al.* Six weeks of antibiotic treatment is sufficient following surgery for septic arthroplasty. J Infect. 2010;61(2):125–132.
45. Farhad R, Roger PM, Albert C, *et al.* Six weeks antibiotic therapy for all bone infections: results of a cohort study. Eur J Clin Microbiol Infect Dis. 2010;29(2):217–222.
46. Hsieh PH, Huang KC, Lee PC, *et al.* Two-stage revision of infected hip arthroplasty using an antibiotic-loaded spacer: retrospective comparison between short-term and prolonged antibiotic therapy. J Antimicrob Chemother. 2009;64(2):392–397.
47. Puhto AP, Puhto T, Syrjala H. Short-course antibiotics for prosthetic joint infections treated with prosthesis retention. Clin Microbiol Infect. 2012;18(11):1143–1148.
48. Zimmerli W, Widmer AF, Blatter M, *et al.* Role of rifampin for treatment of orthopedic implant-related staphylococcal infections: a randomized controlled trial. Foreign-Body Infection (FBI) Study Group. JAMA. 1998;279(19):1537–1541.
49. Zimmerli W, Sendi P. The Role of Rifampin against Staphylococcal Biofilm Infections in Vitro, in Animal Models, and in Orthopedic Device-Related Infections. Antimicrob Agents Chemother. 2019 Jan29;63(2):e01746–18. doi: 10.1128
50. Furustrand Tafin U, Corvec S, Betrisey B, *et al.* Role of rifampin against *Propionibacterium acnes* biofilm in vitro and in an experimental foreign-body infection model. Antimicrob Agents Chemother. 2012;56(4):1885–1891.
51. Jakab E, Zbinden R, Gubler J, *et al.* Severe infections caused by *Propionibacterium acnes*: an underestimated pathogen in late postoperative infections. Yale J Biol Med. 1996;69(6):477–482.
52. Zeller V, Ghorbani A, Strady C, *et al.* *Propionibacterium acnes*: an agent of prosthetic joint infection and colonization. J Infect. 2007;55(2):119–124.
53. Soderquist B, Holmberg A, Unemo M. *Propionibacterium acnes* as an etiological agent of arthroplastic and osteosynthetic infections--two cases with specific clinical presentation including formation of draining fistulae. Anaerobe. 2010;16(3):304–306.
54. Lutz MF, Berthelot P, Fresard A, *et al.* Arthroplastic and osteosynthetic infections due to *Propionibacterium acnes*: a retrospective study of 52 cases, 1995-2002. Eur J Clin Microbiol Infect Dis. 2005;24(11):739–744.
55. Levy PY, Fenollar F, Stein A, *et al.* *Propionibacterium acnes* postoperative shoulder arthritis: an emerging clinical entity. Clin Infect Dis. 2008;46(12):1884–1886.
56. Zimmerli W, Frei R, Widmer AF, *et al.* Microbiological Tests to Predict Treatment Outcome in Experimental Device-Related Infections Due to Staphylococcus-Aureus. J Antimicrob Chemother. 1994;33(5):959–967.
57. Schwank S, Rajacic Z, Zimmerli W, *et al.* Impact of bacterial biofilm formation on in vitro and in vivo activities of antibiotics. Antimicrob Agents Chemother. 1998;42(4):895–898.
58. Widmer AF, Gaechter A, Ochsner PE, *et al.* Antimicrobial treatment of orthopedic implant-related infections with rifampin combinations. Clin Infect Dis. 1992;14(6):1251–1253.
59. Laffer RR, Graber P, Ochsner PE, *et al.* Outcome of prosthetic knee-associated infection: evaluation of 40 consecutive episodes at a single centre. Clin Microbiol Infect. 2006;12(5):433–439.
60. Giulieri SG, Graber P, Ochsner PE, *et al.* Management of infection associated with total hip arthroplasty according to a treatment algorithm. Infection. 2004;32(4):222–228.
61. Betsch BY, Eggli S, Siebenrock KA, *et al.* Treatment of joint prosthesis infection in accordance with current recommendations improves outcome. Clin Infect Dis. 2008;46(8):1221–1226.
62. Winkler T, Stuhlert MGW, Lieb E, *et al.* Outcome of short versus long interval in two-stage exchange for periprosthetic joint infection: a prospective cohort study. Arch Orthop Trauma Surg. 2019;139(3):295–303.
63. Wehrli W. Rifampin: mechanisms of action and resistance. Rev Infect Dis. 1983;5 Suppl 3:S407–411.
64. Villar M, Marimon JM, Garcia-Arenzana JM, *et al.* Epidemiological and molecular aspects of rifampicin-resistant Staphylococcus aureus isolated from wounds, blood and respiratory samples. J Antimicrob Chemother. 2011;66(5):997–1000.
65. Achermann Y, Eigenmann K, Ledergerber B, *et al.* Factors associated with rifampin resistance in staphylococcal periprosthetic joint infections (PJI): a matched case-control study. Infection. 2013;41(2):431–437.
66. Achermann Y, Vogt M, Leunig M, *et al.* Improved diagnosis of periprosthetic joint infection by multiplex PCR of sonication fluid from removed implants. J Clin Microbiol. 2010;48(4):1208–1214.
67. Ilchmann T, Zimmerli W, Ochsner PE, *et al.* One-stage revision of infected hip arthroplasty: outcome of 39 consecutive hips. Int Orthop. 2016;40(5):913–918.
68. Nagra NS, Hamilton TW, Ganatra S, *et al.* One-stage versus two-stage exchange arthroplasty for infected total knee arthroplasty: a systematic review. Knee Surg Sports Traumatol Arthrosc. 2016;24(10):3106–3114.
69. Kunutsor SK, Beswick AD, Whitehouse MR, *et al.* One- and two-stage surgical revision of infected elbow prostheses following total joint replacement: a systematic review. BMC Musculoskelet Disord. 2019;20(1):467.
70. Zmistowski B, Pourjafari A, Padegimas EM, *et al.* Treatment of periprosthetic joint infection of the elbow: 15-year experience at a single institution. J Shoulder Elbow Surg 2018;27(9):1636–1641.

第 15 章
踝关节置换术后假体周围感染

Parham Sendi，Bernhard Kessler，and Markus Knupp

概述

经过 30 年的发展，踝关节置换术（total ankle arthroplasty，TAA）已经成为一种极具前景的治疗方式。与踝关节融合术不同，踝关节置换术不仅保留了部分踝关节活动度，提供了更为接近正常的生理步态，同时减小了邻近距下关节过载的风险。过去 10 年，随着植入物的更新换代，踝关节置换术使用率显著增加[1-2]。大多数情况下，无菌性松动或感染被认为是严重的并发症，可能导致假体植入失败[3]。踝关节假体周围感染（periprosthetic ankle joint infection，PAJI）的发生率为 2%～8.6%[4-13]。Chen 等[1]回顾了 2015—2018 年美国食品药品监督管理局的制造商和用户设备体验数据库中 408 例踝关节置换失败患者，感染率为 13.7%，明显高于全髋关节、膝关节置换术[14-15]。值得注意的是，踝关节与髋关节、膝关节骨关节炎在人群分布和关节周围的软组织状况存在不同。

约 1% 成年人患有踝关节骨关节炎。膝关节、髋关节骨关节炎大多数是原发性的，这与踝关节骨关节炎不同。流行病学研究提示，大多数踝关节骨关节炎发生于创伤后[17]。390 例（406 踝）伴有疼痛的终末期踝关节骨关节炎，78%（318 踝）发生于创伤后，13%（52 踝）是继发性的，仅 9%（36 踝）是原发性的。继发性踝关节炎包括类风湿关节炎（22 踝）、血色素沉着症、血友病、马蹄内翻足和距骨缺血性坏死。对相关风险因素分析发现，诊断为创伤性踝关节骨关节炎的病因与两个因素有关，即发病年纪较轻和踝关节周围软组织覆盖情况。

患有踝关节骨关节炎的患者比膝关节、髋骨关节炎患者年龄小 12～15 岁[18]。流行病学显示老年患者与骨关节炎发生率或合并症类型有关。因此，感染相关的危险因素（如糖尿病、激素应用）在踝关节骨关节炎中较为少见[11]。

与其他部位置换相比，经历踝关节置换的患者年龄更小，且手术方式相对较新颖，远期随访结果较少。在一项前瞻性研究中，Esparragoza 等[19]比较了关节融合术（16 例）和踝关节置换术（14 例）的随访结果，他们使用 AOFAS 评分评估临床功能，用 SF-36 问卷评估生活质量。对比术前和术后 2 年（平均 25.2 个月）的临床结果。两组的临床功能和生活质量均较术前改善，踝关节置换术改善更明显，差异具有统计学意义。与患者的预期寿命和（未知的）植入物稳定性持续时间相比，两年随访虽然短暂，但提示踝关节置换术有意义。

病因分析提示创伤性踝关节炎患者大多数曾接受过手术，术后瘢痕、软组织缺损、感染、皮瓣或骨质减少，导致伤口容易延迟愈合等，增加了感染的风险。

为了更好地植入假体，第三代踝关节假体制造商提供了可靠的器械来进行精确的截骨，利于精准地安装假体。大多数外科医生行踝关节前正中入路，切开伸肌支持带暴露胫前肌腱，根据标准步骤植入假体，逐层闭合切口，术后 6 周内需要使用踝关节支具或石膏进行保护，期间可部分或完全负重[20]。

假体植入的成功与否与组件骨性支持、韧带平衡和足部力线高度相关。为防止早期并发症，在植入结束时，足部必须处于跖屈位，且韧带必须保持良好的平衡。为满足这一要求，可在行置换手术时联合其他手术，如邻近关节融合或韧带重建。

风险因素

基础疾病及特征被认为是髋关节、膝关节假体周围相关感染的危险因素[21-22]（见第 12 章），按患者特点、手术和术后病程分类。在下文中，我们将评估髋关节、膝关节假体周围感染的危险因素是否也适用于踝关节假体周围感染（PAJI）。

患者相关危险因素

对于髋关节、膝关节假体感染，患者相关危险因素包括吸烟、肥胖、类风湿关节炎、肿瘤、免疫抑制和糖尿病，这些基础疾病与伤口愈合延迟有关，易致外源性感染。同样，某些疾病与金黄色葡萄球菌菌血症易感性较高有关（如糖尿病、血液透析[23]），增加了血源性感染的风险[24]。Van der Heide 等[6] 报道类风湿关节炎行踝关节置换，假体周围感染率为 8.6%，但未与其他类型的关节炎进行比较。Althoff 等[12] 分析了 6977 例踝关节置换中出现的 294 例（4%）踝关节假体周围感染（PAJI）。患者相关的危险因素包括肥胖（$BMI > 30 \ kg/m^2$）、吸烟、糖尿病、炎症性关节炎，其他合并症的结果与髋关节、膝关节假体周围关节感染（PJI）的危险因素一致；年龄 < 65 岁，$BMI < 19 \ kg/m^2$ 等危险因素对踝关节假体周围感染具有特异性。Singh 等[25] 根据感染率较低（25 例，0.08%）的全美住院踝关节置换术患者 6280 例样本的队列数据，评估了年龄、种族 / 民族、基础疾病和投保人状况是否与踝关节置换术预后相关。与白种人相比，西班牙裔感染 OR 值更高，为 9.30（95% CI 1.27 ～ 68.05）。但有趣的是，与年龄 < 50 岁相比，50 ～ 65 岁和 65 ～ 80 岁的人群住院感染 OR 值分别为 0.09（95%CI 0.01 ～ 0.90）和 0.07（95%CI 0.01 ～ 0.43），年龄越小感染风险越高的原因尚不清楚[12, 25]。如前所述，行踝关节置换的患者往往比行髋关节、膝关节置换的患者更为年轻，导致踝关节置换的原因往往是创伤后踝关节炎。这两个因素可能与骨和周围软组织的高能量损伤有关，因此容易感染。

手术相关风险因素

由创伤导致的踝关节骨关节炎终末期患者，通常在既往手术后留下瘢痕，局部软组织条件不佳。Kessler 等[11] 评估了这种情况是否会增加感染风险。当将踝关节假体周围感染病例与两个对照组进行比较时，他们发现踝关节既往手术史患者的感染 OR 值分别为 4.56 和 4.78，这一发现与之前发表的关于骨科植入物的研究结果一致[26]，表明在植入假体之前进行一次以上的手术是公认的危险因素。发生踝关节假体周围感染的另一个危险因素是手术时间过长。病例组平均手术时间明显长于两个对照组（119 min vs 84 min 和 93 min，$P \leqslant 0.02$）[11]。手术时间通常与手术复杂程度有关。

Usuelli 等[13] 研究了经前路（81 例）与经外侧腓骨入路（69 例）行踝关节置换术的感染率，术后 12 个月随访发现感染率为 1.4% ～ 4.9%，差异无统计学意义。

术后病程相关的危险因素

术后病程中，踝关节假体周围感染与创面不愈合持续 ≥ 14 天、继发创面分泌物有关[11]。此外，在手术切口初始愈合良好后出现伤口渗液，应怀疑踝关节假体周围感染。踝关节置换术后切口延迟愈合的病例高达 15%[3, 27]，显而易见，伤口不愈合持续时间越长，踝关节假体周围感染的风险越高。但切口不愈合持续时间，并没有一个确切的分界点，超过此时间点，感染风险陡然增加。Kessler 等[11] 回顾性数据提示切口不愈合持续 8 ～ 10 天后风险增加，但该研究的时间分界点设定在数据收集前 14 天。

术后病程中的陷阱

没有获得微生物培养标本的情况下，使用抗生素治疗切口愈合不良的指征和适应证仍不清楚。此外，早期应用抗生素延缓了踝关节假体周围感染的确诊，可能导致结果恶化（多次手术）。作者认为术后一个或多个疗程的抗菌药物治疗，与踝关节假体周围感染相关（暂未发表的观察结果）。因此，不建议在确诊前对伤口并发症进行抗生素治疗。另一方面，医生应重点关注存在局部炎症迹象和抗感染治疗病史的PAJI 患者。

微生物学

与其他部位假体周围感染一样，葡萄球菌是最常见的病原体，约 70% 踝关节假体周围感染由葡萄球菌引起。在三项研究中，共报道了 82 例踝关节假体周围感染者，31% ～ 37% 由金黄色葡萄球菌引起，28% ～ 42% 由凝固酶阴性葡萄球菌引起，5% ～ 17% 由链球菌引起，0 ～ 12% 由肠球菌引起，5% ～ 24% 由革兰氏阴性杆菌引起，3% ～ 9% 由其他多种微生物引起。0 ～ 16% 的病例培养为阴性，5% ～ 18% 为多重菌感染[28-30]。

临床特点

植入物相关感染的临床表现与感染的发病机制有关。感染途径一般分为外源性或血源性[31]。约 80% 踝关节假体周围感染病例是外源性的，20% 是血源性[28]。血源性感染常由强毒性病原体引起[32]，外源性感染可由强毒性和低毒性病原体引起。对于髋关节、膝关节置换，外源性强毒性病原体（如金黄色葡萄球菌）感染伴有急性发作症状，更多地表现为假体周围软组织受累。血源性感染常伴有全身感染症状，如发热、寒战和脓毒症[31]。踝关节假体周围感染的临床表现与髋关节、膝关节假体周围感染略有不同[32]。Kessler 等[28]分析了 34 例踝关节假体周围感染患者的临床特征。6 例血源性踝关节假体周围感染者中 3 例表现为慢性感染，即症状出现在术后 61 ～ 112 天。28 例外源性感染中，16 例（57%）由有毒性病原体或不典型皮肤菌群的微生物引起（如金黄色葡萄球菌、肠球菌、链球菌、克雷伯菌、假单胞菌），其中 4 例（25%）发生了慢性感染。尽管人们在理论上期望症状持续时间较短，但仍有部分踝关节假体周围感染患者（34 例中 7 例；21%）表现为慢性症状。

从临床角度来看，踝关节低毒性感染的处理非常具有挑战性。一方面，无论是否存在感染，周围软组织均可出现炎症反应。解剖学上足踝关节比近端关节更容易受到全身神经和血管疾病的影响。另一方面，低毒性感染者的临床表现并不明显，与髋关节假体周围低毒性感染者相似。临床检查的典型特征是局部红肿和（或）软组织损伤表现（图 15.1）。红斑、水肿和创面分泌物是典型的临床体征。作者既往研究中[28]，植入假体时周围软组织严重受损者，62%（21/34 例）发生了感染，最常见的临床表现是关节疼痛和活动受限。许多患者出现了慢性症状，但并未恶化成脓毒血症。影像学检查认为 65%（22/34 例）的患者的植入物保持稳定。

实验室检查

对于踝关节假体周围感染，临床对感染的怀疑程度常常很高。临床表现是诊断踝关节假体周围感染的重要因素。因此，实验室诊断主要是明确感染程度和确定病原体。

血液学检查

据统计，目前还没有研究专门针对踝关节假体周围感染的实验室指标，包括 C 反应蛋白（CRP）、红细胞沉降率（ESR）、白细胞计数（WBC）或降钙素原等。因此，这些指标需要参照髋、膝关节置换术的标准（文献[33-34]）（见第 11 章和第 12 章）。简单来说，大多数研究将参考值定为 ESR 30 mm/h，CRP 10 mg/l。ESR、CRP 低于参考值（单独或同时）时，排除假体周围关节感染具有很高的敏感性（91% ～ 97%）。根据作者既往经验，与髋关节、膝关节假体周围感染相比，踝关节假体周围感染的实验室检查并不敏感。白细胞计数（WBC）对假体周围感染敏感性较差，预测价值低，对诊断没有帮助，特别是假体周围慢性感染。

关节液白细胞分析

关节液白细胞分析已被证明对髋关节、膝关节假体周围感染确有帮助[33, 35]（见第 11 章和第 12 章），

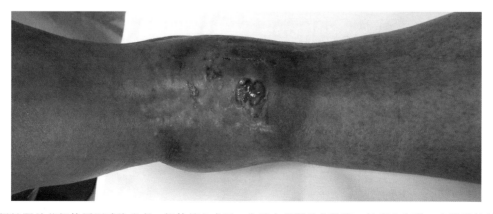

图 15.1　61 岁慢性踝关节假体周围感染患者。假体植入术后 2 个月出现踝关节肿胀、触痛和窦道。去除假体并植入填充物占位，术中取 5 个组织样本进行培养。所有样本和假体的培养结果中检测出了金黄色葡萄球菌（彩图见文后）

但对踝关节假体周围感染诊断价值是有限的。踝关节置换术后关节周围瘢痕组织填充，踝关节容积非常有限，导致从踝关节中抽出关节滑液非常困难［干燥点（punctio sicca）］；即使抽取到了关节滑液进行常规检测，其中白细胞和中性粒细胞对感染诊断的最佳敏感性、特异性和准确性的临界值仍是未知。考虑到这些指标在膝关节假体周围感染[35]与髋关节假体周围感染[36]中是不同的，也可能与肩关节[37]不同，所以这些指标不能直接借鉴用到踝关节假体周围感染中。

有研究对 33 例踝关节置换术后疼痛或疑似松动者进行了回顾性研究，评估了关节液中 α 防御素对确诊假体周围感染的作用[38]。33 例中 2 例符合感染标准。α 防御素试验的敏感性、特异性和总体准确度分别为 100%（95%CI，15.8% ～ 100%）、93.5%（95%CI，78.6% ～ 99.2%）和 93.9%（95%CI，79.8% ～ 99.3%）。但这项研究中使用的病例数量太少，无法得出准确结论。

术中样本

由于关节穿刺或血液检测，对踝关节假体周围感染诊断的帮助不如其他关节，术中获取样本是诊断踝关节假体周围感染最重要的手段之一。术中取样不能使用拭子取样，因为拭子收集的组织量很少，灵敏度低，更重要的是大多数拭子取样只能用于常规实验室检查，由于技术原因不能使用聚合酶链反应分析作为辅助手段。此外，活检样本不应来自窦道附近的组织，在窦道周围皮肤上有细菌微生物定植，因此应获取关节滑液和假体周围组织。我们建议至少获取 3 个活检样本，最好是 6 个以上，取出的假体应进行超声处理。

影像学检查

总体而言，X 线平片诊断感染的敏感性和特异性较低。可透性、骨溶解和移位可能是感染的表现，也可能是无菌性松动的表现，如髋关节置换术后[39]。踝关节假体周围感染的骨溶解是感染晚期的征兆。因为踝关节假体尺寸较小，限制了平片对骨-假体界面情况的评估作用。连续的 X 线显示假体移位或进行性骨溶解，即提示假体相关感染。与其他关节相比，连续 X 线在踝关节假体周围感染的应用较为少见。作者既往研究中，34 例患者中 22 例（65%）假体是

稳定的[28]。

超声检查在检测踝关节假体周围感染方面的作用很小，因为在踝关节假体周围感染中很少发现明显的关节积液。

计算机断层扫描（CT）可检测骨囊肿、假体松动 / 移位和骨质破坏。尽管在其他部位关节置换术中，CT 有助于检测窦道或脓肿，但在踝关节假体周围感染中很少出现这种情况。由于踝关节周围覆盖的软组织薄弱，感染程度的临床表现很明显。但除 X 线平片外，CT 检查也是常规检查。

作者对踝关节假体周围感染者很少行磁共振成像（MRI）检测。人工假体的伪影阻碍了 MRI 对关节周围软组织的评估。所以，MRI 不具有 CT 检查的优势。

单光子发射计算机断层扫描（SPECT/CT）是通过集成装置机器进行，允许放射性核素和 CT 显像同时进行。主要使用 99mTc MDP、标记白细胞或标记抗粒细胞单克隆抗体等方式进行。Graute 等[40]研究提示，对疑似假体周围低毒性感染者，使用该方法的灵敏度、特异性和准确性分别为 89%、73% 和 77%。但考虑到检查成本，该方法并不推荐常规用于临床诊断；且暂时没有采用这项检查对踝关节假体周围感染诊断的专项研究，仅在某些特定情况下具有一定应用价值[41]。

治疗

外科干预措施

对任何部位的假体周围感染，手术治疗的原则包括彻底清创、保留假体（debridement and implant retention，DAIR）、一期假体更换、二期假体更换、直接取出假体旷置。不同部位的假体周围感染的手术治疗存在显著差异（见第 11 ～ 14 章）。在踝关节假体周围感染中，对周围软组织覆盖情况的评估尤为重要。手术干预（特别是假体更换次数）有限。与髋关节假体周围感染相比，踝关节周围软组织较薄且骨量有限，假体更换次数明显更少。作者的既往经验是，踝关节假体更换两次或两次以上很少见。相反，对于髋关节置换的患者，一生中进行两次或两次以上的假体更换并不罕见。因此，不能直接参照髋关节置换来解决这个问题；且踝关节置换术的发展和经验远不如髋、膝关节置换术，特别是处理假体周围感染更为明显。踝关节假体周围感染的首次外科处理需要慎重选择，一旦治疗失败可能导致截肢。

Mazzotti 等[42]对踝关节假体周围感染者的手术治疗策略进行系统回顾。他们纳入了 1997—2017 年发表的 32 篇论文（共 152 名患者）。27 例（18%）接受清创的同时保留假体治疗，72 例（47%）行全踝关节翻修置换术，30 例（20%）进行踝关节融合术，12 例（8%）行填充物占位关节成形术，9 例（6%）截肢。上述外科手术干预的趋势需要谨慎解释，因为在过去 20 年里，全踝关节置换术的产生和假体周围感染的治疗策略均有所进展。

清创同时保留假体（DAIR）

Lachman 等[32]报道了 14 例急性血源性踝关节假体周围感染患者，均接受关节冲洗、清创和聚乙烯填充置换并保留金属成分等处理。作者报道了长期失败率为 54%，失败病例中最常见的细菌是耐甲氧西林金黄色葡萄球菌（MRSA），而在成功病例中分离出最常见的细菌是甲氧西林敏感的金黄色葡萄球菌（MSSA）。在 Kessler 等[28]的研究中，62%（21/34）踝关节假体周围感染者接受清创的同时保留假体治疗，结果较其他处理方式更为理想。清创同时保留假体的适应证包括急性感染、软组织损伤轻微、假体稳定，及致病菌对具有抗生物膜微生物活性的药剂敏感。作者对踝关节假体周围感染患者行清创的同时保留假体的病例进行研究分析，表明其适应证与既往标准相比有所不同[43]。21 例中 4 例符合保留假体的所有标准，此 4 例患者被治愈，其余 17 例不符合一项或多项标准的患者中，治愈率也很高。14 例（82%）无复发生存期、11 例（65%）无感染生存期 ≥ 2 年（14 名中 3 例在 2 年随访期间感染另一种微生物）[28]。因此，接受清创的同时保留假体治疗者，仍有一部分患者被治愈，尽管不完全符合标准适应证[43]。与髋关节、膝关节、肘关节置换相比，踝关节假体周围感染者，应对清创的同时保留假体的指征进行适当调整[44-46]。进一步的分析表明，软组织损伤的严重程度分级应该作为一种标准。根据 Zimmerli 等[43]研究，17 例不符合指征的患者中，11 例软组织损伤分级提示可进行此手术方式，与传统标准冲突。10 例（91%）无复发生存率，7 例（64%）无感染生存率 ≥ 2 年（4 例随访 2 年内感染另一种微生物）[28]。综合起来，这些结果再次表明临床判断关节周围软组织情况十分困难，但软组织状况对预后会产生重要影响。作者建议手术指征确定之前，继续参照既往推荐标准[43]。作者既往研究中[28]，所有术后失败者（21

例中 7 例）全部发生于清创的同时保留假体组（4 例复发，3 例再感染），造成了严重后果，这 7 例患者中的 4 例进行了关节融合或截肢。

一期假体更换

根据作者的经验，一期更换假体对于踝关节假体周围感染的处理仅起到很小的作用。前期研究表明[28]，34 例中 10 例行假体更换，仅 1 例行一期假体更换（2.9% 1/34，10% 1/10）。主要是担心出现更糟糕的结果。与全髋关节、膝关节置换相比，踝关节周围软组织状况更差、更脆弱，且感染导致踝关节活动受限，行翻修次数更少。关节翻修术失败者，最后可能选择截肢。早期失败可能是伤口愈合延迟或不愈合。若存在难以治疗的微生物（例如耐利福平的葡萄球菌、微生物的小菌落变异、真菌、肠球菌）或细菌负荷高（如脓腔、窦道）等，一期假体更换可能会失败。因此，如果不选择清创的同时保留假体，作者建议去除假体，取多个标本以明确病原体及敏感抗生素，在软组织愈合后，重新考虑行假体植入。

二期假体更换

作者前期研究表明[11, 28]，如果假体无法保留，也可二期进行假体更换，但强调对残余骨量的评估[47]。原假体必须移除，清创应该仔细。在清除感染的情况下，尽可能保留骨质。同时，去除金属颗粒和硬化的骨面也很重要。一般采用含有庆大霉素的填充物占位。术后行 CT 扫描以评估剩余骨质。术后 2 ~ 6 周考虑重新植入假体。更换假体前，必须明确病原体及敏感抗生素，对骨骼和软组织也需要充分评估。对于难以治疗的微生物，应改变治疗方案（如无内部异物材料的关节融合术）。前期研究表明[28]，34 例患者中 9 例接受了二期假体更换治疗，所有患者无感染生存期 ≥ 2 年。

永久去除假体

取出假体导致踝关节功能的丧失。因此，若没有其他治疗方式或踝关节完全失去功能者，可选用此方式。评估踝关节假体更换还是关节融合术，应考虑长期的功能丧失和生活质量下降是否能够接受。无论踝关节置换失败的原因是什么，二次手术再失败均导致关节僵硬。Kotnis 等[48]报道了 16 例踝关节置换术失败患者的治疗结果。16 例中 9 例（56%）采用关节融合术。16 例中 2 例因感染失败，其中 1 例行截肢，

1 例采用了 Ilizarov 外固定架融合术[48]。截肢是需要考虑的最坏情况。作者认为截肢不应作为主要治疗手段。34 例中 3 例（9%）改为踝关节融合术[28]。不论初始手术方式如何，如果踝关节假体周围感染治疗失败，均对患者造成严重后果。我们的病例中 2 例感染复发和 2 例感染另一种微生物，其中 3 例行关节融合术，1 例行截肢。移除假体需要评估患者的功能丧失，以及对生活质量的影响。在一些特殊的病例中，选择去除假体可能比多次假体更换更明智，因为多次假体更换可能导致截肢。在评估踝关节假体周围感染的治疗原则时，永久去除假体应该是例外的选择。

抗感染治疗

踝关节假体周围感染，应用抗生素的原则与其他部位没有区别[49]，在之前章节已有描述（见第 11 章）。简单地说，获取微生物标本后，立即开始应用抗生素治疗，最初通过静脉途径。确定病原体后，应从经验性治疗简化为针对性治疗（见第 12 章，表 12.2）。如果术后过程顺利，可在术后 7 ～ 14 天从静脉注射改为口服。作者认为抗生素治疗总疗程为 3 个月。

典型案例

案例 1：急性血源性踝关节假体周围感染

52 岁男性，病史为"发热、寒战、右踝僵直疼痛 3 天"。个人史包括吸烟和创伤后踝关节骨关节炎终末期。就诊前 14 个月行踝关节置换术。术后病情平稳。随访 12 个月，功能恢复满意，无感染迹象。查体见患者右踝红斑、肿胀、压痛（图 15.2）。血

液检查提示：WBC 4.7 G/l（正常 4 ～ 10 G/l），CRP 248 mg/l（正常＜ 5 mg/l）。X 线片显示假体稳定。结合血培养结果，根据①植入至症状出现的时间间隔；②症状持续时间；③临床表现，诊断为急性血源性踝关节假体周围感染。急诊手术切开引流脓液后，进行清创，取得 5 个活检样本，并行假体更换。术后给予阿莫西林 / 克拉维酸 4×2.2 g/d 静脉注射。活组织切片和血液培养中检测出苯唑青霉素敏感金黄色葡萄球菌。术后无并发症。术后 10 天出院，抗生素治疗改为左氧氟沙星（2×500 mg/d）＋利福平（2×450 mg/d）。三个月疗程后，停用抗生素。两年后无复发或新发感染。

学习要点

- 术后病情平稳，一段时间后出现急性症状，考虑感染是血源性的。
- 当症状持续时间短、假体稳定的情况下，可选择进行清创术的同时保留假体。

案例 2：慢性外源性踝关节假体周围感染

62 岁女性，因"左踝关节慢性疼痛"来我院就诊。个人史包括控制性甲状腺功能亢进、动脉高血压和肥胖。就诊 20 个月前，因距骨骨软骨炎、踝关节骨关节炎（终末期），行踝关节置换术。术后一直出现疼痛，接受多次关节内类固醇激素注射治疗。查体见左踝关节肿胀压痛，无红肿，无发热。血常规检查未见明显异常：WBC 计数 7.4×10⁹/L［正常（4 ～ 10）×10⁹/L］，CRP 6 mg/L（正常＜ 5 mg/L）。X 线片示假体松动（图 15.3a）。SPECT/CT 高度提示感染（图 15.3b）。结合①临床表现为术后持续疼痛；②症状持续时间；③临

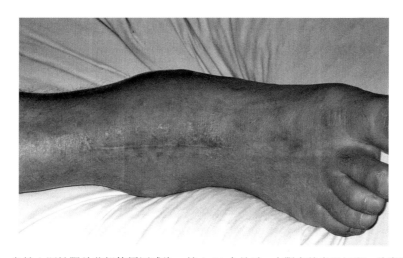

图 15.2.　52 岁患者，急性血源性踝关节假体周围感染。植入 14 个月后，右踝突然出现红斑、肿胀和压痛（彩图见文后）

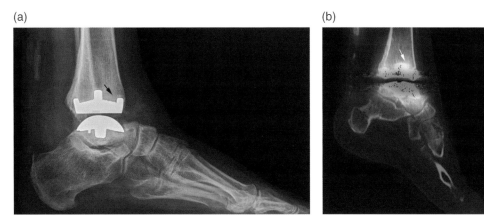

图 15.3 62 岁女性，患有外源性慢性踝关节假体周围感染。（**a**）左踝关节侧位 X 线片，显示胫骨假体周围的骨质溶解（箭头）；（**b**）SPECT/CT 显示两个植入物周围有明显的信号浓聚。信号浓聚最多的是在胫骨假体周围（箭头）（彩图见文后）

床表现和④影像学结果，诊断为慢性外源性踝关节假体周围感染。作者认为最合适的手术方式是二期假体更换。一期手术中进行彻底关节清创，去除所有异物及坏死组织，取得 6 个活检样本进行微生物学和组织病理学检查，植入含有庆大霉素的填充物占位，并将取出的假体进行超声处理。术后给予万古霉素治疗（2×15 mg/kg，静脉注射，1/日）。所有样本及假体超声裂解液培养结果均提示对氨苄青霉素、克林霉素和红霉素耐药的表皮葡萄球菌。组织病理学检查符合慢性炎症。继续行抗生素治疗，术后 14 天再次手术，植入新的关节假体。术后病情稳定，患者于术后 25 天出院。口服抗菌药物治疗改为左氧氟沙星（2×500 mg/d）＋利福平（2×450 mg/d），持续到术后 3 月。术后随访 24 个月，患者无复发或新发感染。

学习要点

- 在低毒性慢性踝关节假体周围感染，血液学检查不可靠。
- 对于术后一直疼痛的患者，特别是影像学检查显示假体松动时，必须要考虑踝关节假体周围感染。

参考文献

1. Chen J, Akoh CC, Kadakia R, et al. Analysis of 408 total ankle arthroplasty adverse events reported to the US Food and Drug Administration from 2015 to 2018. Foot Ankle Spec 2020: doi: 1938640020919538.
2. Pugely AJ, Lu X, Amendola A, et al. Trends in the use of total ankle replacement and ankle arthrodesis in the United States Medicare population. Foot Ankle Int 2014; 35(3): 207–215.
3. Glazebrook MA, Arsenault K, Dunbar M. Evidence-based classification of complications in total ankle arthroplasty. Foot Ankle Int 2009; 30(10): 945–949.
4. Kitaoka HB, Patzer GL. Clinical results of the Mayo total ankle arthroplasty. J Bone Joint Surg Am 1996; 78(11): 1658–1664.
5. Henricson A, Knutson K, Lindahl J, Rydholm U. The AES total ankle replacement: A mid-term analysis of 93 cases. Foot Ankle Surg 2010; 16(2): 61–64.
6. van der Heide HJ, Schutte B, Louwerens JW, et al. Total ankle prostheses in rheumatoid arthropathy: Outcome in 52 patients followed for 1-9 years. Acta Orthop 2009; 80(4): 440–444.
7. Knecht SI, Estin M, Callaghan JJ, et al. The Agility total ankle arthroplasty. Seven to sixteen-year follow-up. J Bone Joint Surg Am 2004; 86-A(6): 1161–1171.
8. Henricson A, Skoog A, Carlsson A. The Swedish Ankle Arthroplasty Register: An analysis of 531 arthroplasties between 1993 and 2005. Acta Orthop 2007; 78(5): 569–574.
9. Hurowitz EJ, Gould JS, Fleisig GS, Fowler R. Outcome analysis of agility total ankle replacement with prior adjunctive procedures: two to six year followup. Foot Ankle Int 2007; 28(3): 308–312.
10. Doets HC, Brand R, Nelissen RG. Total ankle arthroplasty in inflammatory joint disease with use of two mobile-bearing designs. J Bone Joint Surg Am 2006; 88(6): 1272–1284.
11. Kessler B, Sendi P, Graber P, et al. Risk factors for periprosthetic ankle joint infection: a case-control study. J Bone Joint Surg Am 2012; 94(20): 1871–1876.
12. Althoff A, Cancienne JM, Cooper MT, Werner BC. Patient-related risk factors for periprosthetic ankle joint Infection: an analysis of 6977 total ankle arthroplasties. J Foot Ankle Surg 2018; 57(2): 269–272.
13. Usuelli FG, Indino C, Maccario C, et al. Infections in primary total ankle replacement: Anterior approach versus lateral transfibular approach. Foot Ankle Surg 2019; 25(1): 19–23.
14. Giulieri SG, Graber P, Ochsner PE, Zimmerli W. Management of infection associated with total ankle arthroplasty according to a treatment algorithm. Infection 2004; 32(4): 222–228.
15. Laffer RR, Graber P, Ochsner PE, Zimmerli W. Outcome of prosthetic knee-associated infection: evaluation of 40 consecutive episodes at a single centre. Clin Microbiol Infect 2006; 12(5): 433–439.
16. Peyron J. The epidemiology of osteoarthritis. In: Moskowitz R, Howell D, Goldberg V, Mankin H. Osteoarthritis Diagnosis and Treatment. Philadelphia: WB Saunders, 1984:9–27.
17. Valderrabano V, Horisberger M, Russell I, Dougall H, Hintermann B. Etiology of ankle osteoarthritis. Clin Orthop Relat Res 2009; 467(7): 1800–1806.
18. Haddad SL, Coetzee JC, Estok R, et al. Intermediate and long-term outcomes of total ankle arthroplasty and ankle arthrodesis. A systematic review of the literature. J Bone Joint Surg Am 2007; 89(9): 1899–1905.
19. Esparragoza L, Vidal C, Vaquero J. Comparative study of the quality of life between arthrodesis and total arthroplasty substitution of the ankle. J Foot Ankle Surg 2011; 50(4): 383–387.
20. Barg A, Zwicky L, Knupp M, et al. HINTEGRA total ankle replacement: survivorship analysis in 684 patients. J Bone Joint Surg Am 2012; 95(13): 1175–1183.
21. Del Pozo JL, Patel R. Clinical practice. Infection associated with prosthetic joints. N Engl J Med 2009; 361(8): 787–794.
22. Pulido L, Ghanem E, Joshi A, et al. Periprosthetic joint infection: the incidence, timing, and predisposing factors. Clin Orthop Relat Res 2008; 466(7): 1710–1715.
23. Laupland KB, Ross T, Gregson DB. Staphylococcus aureus bloodstream infections: risk factors, outcomes, and the influence of methicillin resistance in Calgary, Canada, 2000–2006. J Infect Dis 2008; 198(3): 336–343.
24. Sendi P, Banderet F, Graber P, Zimmerli W. Periprosthetic joint infection following Staphylococcus aureus bacteremia. J Infect 2011; 63(1): 17–22.
25. Singh JA, Cleveland JD. Age, race, comorbidity, and insurance payer type are associated with outcomes after total ankle arthroplasty. Clin Rheumatol 2020; 39(3): 881–890.
26. de Boer AS, Mintjes-de Groot AJ, Severijnen AJ, et al. Risk assessment for surgical-site infections in orthopedic patients. Infect Control Hosp Epidemiol 1999; 20(6): 402–427.
27. Gougoulias NE, Khanna A, Maffulli N. History and evolution in total ankle arthroplasty. Br Med Bull 2009; 89: 111–151.
28. Kessler B, Knupp M, Graber P, et al. The treatment and outcome of peri-prosthetic infection of the ankle: a single cohort-centre experience of 34 cases. Bone Joint J 2014; 96-b(6): 772–777.
29. Myerson MS, Shariff R, Zonno AJ. The management of infection following total ankle replacement: demographics and treatment. Foot Ankle Int 2014; 35(9): 855–862.
30. Patton D, Kiewiet N, Brage M. Infected total ankle arthroplasty: risk factors and treatment options. Foot Ankle Int 2015; 36(6): 626–634.
31. Sendi P, Banderet F, Graber P, Zimmerli W. Clinical comparison between exogenous and haematogenous periprosthetic joint infections caused by Staphylococcus aureus. Clin Microbiol Infect 2011; 17(7): 1098–1100.
32. Lachman JR, Ramos JA, DeOrio JK, et al. Outcomes of acute hematogenous periprosthetic joint infection in total ankle arthroplasty treated with irrigation, debridement, and polyethylene exchange. Foot Ankle Int 2018; 39(11): 1266–1271.
33. Sendi P, Zimmerli W. Diagnosis of periprosthetic joint infections in clinical practice. Int J Artif Organs 2012; 35(10): 913–922.
34. Uckay I, Pedowitz D, Assal M, Stull JD. What tests are useful to investigate a possible infection of total ankle arthroplasty (TAA)? What are their thresholds? Foot Ankle Int 2019; 40(1_suppl): 22S–23S.
35. Trampuz A, Hanssen AD, Osmon DR, et al. Synovial fluid leukocyte count and differential for the diagnosis of prosthetic knee infection. Am J Med 2004; 117(8): 556–562.
36. Schinsky MF, Della Valle CJ, Sporer SM, Paprosky WG. Perioperative testing for joint infection in patients undergoing revision total hip arthroplasty. J Bone Joint Surg Am 2008; 90(9): 1869–1875.

37. Piper KE, Jacobson MJ, Cofield RH, *et al*. Microbiologic diagnosis of prosthetic shoulder infection by use of implant sonication. J Clin Microbiol 2009; 47(6): 1878–1884.

38. Thiesen DM, Koniker A, Gehrke T, *et al*. The Impact of α-defensin test in diagnosing periprosthetic infection after total ankle arthroplasty. J Foot Ankle Surg 2019; 58(6): 1125–1128.

39. Stumpe KD, Notzli HP, Zanetti M, *et al*. FDG PET for differentiation of infection and aseptic loosening in total hip replacements: comparison with conventional radiography and three-phase bone scintigraphy. Radiology 2004; 231(2): 333–341.

40. Graute V, Feist M, Lehner S, *et al*. Detection of low-grade prosthetic joint infections using 99mTc-antigranulocyte SPECT/CT: initial clinical results. Eur J Nucl Med Mol Imaging 2010; 37(9): 1751–1759.

41. Stumpe KD, Strobel K. Osteomyelitis and arthritis. Semin Nucl Med 2009; 39(1): 27 35.

42. Mazzotti A, Geraci G, Panciera A, *et al*. Trends in surgical management of the infected total ankle arthroplasty. Eur Rev Med Pharmacol Sci 2019; 23(2 Suppl): 159–172.

43. Zimmerli W, Trampuz A, Ochsner PE. Prosthetic-joint infections. N Engl J Med 2004; 351(16): 1645–1654.

44. Achermann Y, Vogt M, Spormann C, *et al*. Characteristics and outcome of 27 elbow periprosthetic joint infections: results from a 14-year cohort study of 358 elbow prostheses. Clin Microbiol Infect 2011; 17(3): 432–438.

45. Betsch BY, Eggli S, Siebenrock KA, *et al*. Treatment of joint prosthesis infection in accordance with current recommendations improves outcome. Clin Infect Dis 2008; 46(8): 1221–1226.

46. Sendi P, Christensson B, Uckay I, *et al*. Group B streptococcus in prosthetic hip and knee joint-associated infections. J Hosp Infect 2011; 79(1): 64–69.

47. Besse JL, Colombier JA, Asencio J, *et al*. Total ankle arthroplasty in France. Orthop Traumatol Surg Res 96(3): 291–303.

48. Kotnis R, Pasapula C, Anwar F, *et al*. The management of failed ankle replacement. J Bone Joint Surg Br 2006; 88(8): 1039–1047.

49. Sendi P, Zimmerli W. Antimicrobial treatment concepts for orthopaedic device-related infection. Clin Microbiol Infect 2012; 18(12): 1176–1184.

第 16 章
骨髓炎分型

Werner Zimmerli

目前尚无普遍公认的骨髓炎分类方法，这主要归结于骨感染表现的多样性。不同专家所遇到骨髓炎的表现存在很大区别，自然会偏好不同的分类方法。为了有效评估抗菌治疗效果，必须对疾病明确分类[1]。就这一点而言，Waldvogel 根据发病机制率先进行的骨髓炎分类最合适[2-3]。比较而言，Cierny-Mader 骨髓炎分类则是骨科医生手术治疗骨髓炎的指南[4]。它根据骨骼的受累部位、局部伤情以及宿主的合并症，对长骨骨髓炎进行了精确分类。最近，Hotchen 等[5] 对现有的长骨骨髓炎分类系统进行了评估。根据他们的系统回顾，分类系统可以分为描述性、预后性、治疗性三种类型。他们提出了一种与临床相关的新分类系统，包括四个变量，即骨骼的受累、致病菌抗生素耐药模式、软组织覆盖的需要和宿主状态。来自不同专业的 30 位临床医生通过对资料的回顾性分析成功评估了这一新分类的准确性[6]（见第 23 章）。

根据发病机制的分型

根据发病机制，有四种不同病因的骨髓炎：①血源性；②手术后从邻近部位扩散；③血管功能不全或伴有神经病变患者的继发性骨髓炎；④骨感染风险增高的特殊宿主，可由不同机制引起骨髓炎。Waldvogel 等没有将最后一组单独分类[2]。特殊宿主包括静脉注射吸毒者（intravenous drug users，IVDU）、镰状细胞性贫血者和 Gaucher 病患者[7-12]。

血源性骨髓炎

血源性骨髓炎最常见于新生儿和青春期前儿童，微生物优先种植在长骨干骺端，特别是股骨和胫骨[2-3, 13-14]。成人血源性骨髓炎较为少见，通常发生

在椎体。儿童和年轻人很少发生椎体骨髓炎。60 岁以上发病率增加[15-17]，常波及两个相邻椎体。在儿童，它始发于有血管的椎间盘，然后蔓延到邻近椎体的上下终板[18]。而在成人，微生物通过相邻椎体的节段动脉进行扩散，最后波及无血管的椎间盘（图 16.1）[3, 19]。约半数患者中可以发现原发病灶。最常见的原发感染病灶是泌尿道、皮肤 / 软组织、血管内导管和心内膜炎（见第 18 章）[20]。

继发于邻近病灶的骨髓炎

邻近病灶的扩散常见于骨创伤或手术后。这种类型骨髓炎在年龄上呈双峰分布。在年轻人中，多为开放性骨折或骨外科手术的并发症[21-23]。相反，在老年人，多继发于压疮、慢性软组织感染或牙脓肿[24-27]。此外，在每个年龄组中，也可能是由涉及胸骨的心血管介入术（胸骨骨髓炎）（见第 25 章）、骨折内固定术、关节置换术（见第 11 ～ 15 章）的手术部位感染引起的并发症[21, 27-28]。

继发于血管功能不全或周围神经病变的骨髓炎

这种类型的骨感染通常开始于慢性和进行性的足部深层皮肤和软组织感染。最常见的潜在疾病是糖尿病[25, 29]。在代谢控制不良的糖尿病患者存在皮肤、软组织和骨缺血以及运动、感觉和自主神经病变的综合表现[29-32]。这种类型的骨髓炎也被称为糖尿病足综合征（见第 21 章）。

特殊宿主的骨髓炎

在这种类型的骨髓炎中，血行播散是感染的主要途径，原因可能是频繁的菌血症（如 IVDU）、宿主防御功能受损（如 HIV 感染）或骨骼病理性改变（如镰状细胞贫血）。不同的致病机制是导致这些个

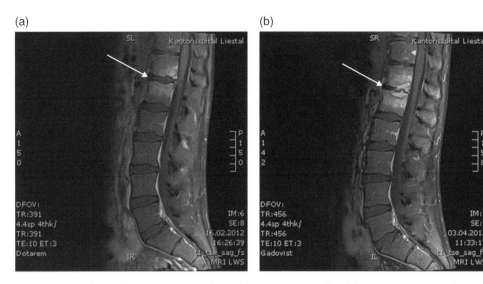

图 16.1　20 岁男性因田纳西肠道沙门菌引起的血源性椎体骨髓炎。（**a**）腹泻发作 5 周后，用钆进行 T1 加权磁共振成像（magnetic resonance imaging，MRI）。未见椎间盘增强影像（箭头）。（**b**）在腹泻发作 11 周后和充分抗菌治疗 6 周后，用钆进行 T1 MRI。可见椎间盘炎症和破坏（箭头）

体骨感染风险增高的原因。IVDU 伴或不伴有 HIV 感染都增加了发生椎体骨髓炎和罕见部位骨髓炎的风险，如胸骨、耻骨联合、骶髂关节和胸锁关节（见第 10 章和第 25 章）[33-35]。IVDU 发生菌血症的概率更大，原因如下。第一，他们经常被金黄色葡萄球菌定植，增加了发生脓毒症的风险；第二，一些人使用未灭菌的注射用具。如果使用柠檬汁作为海洛因的溶剂，就会增加念珠菌血症的风险[8, 36]。舔食注射针头或注射部位可造成口腔菌群微生物源的菌血症[37]。此外，毒品中的微颗粒可引起骨微梗死，后者容易导致骨髓炎。在过去的 10 年中，由于监管药物注射室的广泛建立，IVDU 的菌血症和骨感染的风险降低了。

镰状细胞贫血患者存在各种不同的骨骼问题，其中之一是骨髓炎。常见的发病机制是微血管闭塞。在临床上，骨髓炎引起的骨痛可能很难与应力性骨折、牙科并发症、椎体塌陷、骨髓坏死等引起的骨痛区分开[10-11]。Gaucher 病是最常见的溶酶体贮积病。它是一种鞘脂症，以单核细胞和巨噬细胞中葡萄糖脑苷异常积累为特征。骨髓炎是 Gaucher 病的一种相对常见并发症。在 100 名 Gaucher 病成人患者中，43% 患有骨坏死，6% 患有骨髓炎[12]。

根据感染持续时间的分型

急性和慢性骨髓炎之间没有明确的时间限定[2]。由于症状可逐渐开始，有时甚至不知道临床病程的长短。然而，感染的持续时间至关重要，因为治疗方法因骨髓炎的慢性程度而异。急性骨髓炎通常仅使用抗生素，而慢性骨髓炎通常需要外科手术与抗生素治疗相结合。急性血源性或邻近病灶继发性骨髓炎在几天或几周的短时间内进展而来；相反，亚急性或慢性骨髓炎在治疗开始前已持续数周或数月。亚急性病程的典型例子有肺结核或布鲁氏菌病引起的椎体骨髓炎，或主要由低毒力微生物（凝固酶阴性葡萄球菌、痤疮丙酸杆菌）引起的植入物相关的延迟感染[17, 28]。如果治疗不充分会导致慢性骨髓炎持续存在或复发。这种情况主要发生在开放性骨折，胸骨、下颌骨或足部的内固定术后的骨髓炎，但在椎体术后的骨髓炎中较少见。

根据部位的分型

根据部位的分型包括：①长骨；②脊柱；③关节周围的骨骼；④非常见部位，如锁骨、胸骨、耻骨、下颌骨和多病灶部位。长骨主要受累于儿童血源性播散、创伤或手术后的邻近播散[2-3, 23]。成人患椎体骨髓炎的风险随着年龄的增长而增加[2, 15-17]。关节周围骨髓炎未得到充分治疗而并发化脓性关节炎。关节假体周围感染尤为常见[28]。

如果非常见部位发生骨髓炎，必须考虑特殊的宿主条件（合并疾病、手术创伤等）或非感染性骨病。锁骨骨髓炎通常是慢性复发性多灶性骨髓炎的一种表现，是一种原因不明的炎症性非感染性疾病[38]。它也可能是颈部手术或锁骨下静脉导管插管的并发症。偶尔，它会伴有胸锁关节炎，这主要见于静脉注射毒品的患者（见第 10 章）。胸骨骨髓炎一般发生在胸廓手术后[27]；血行性感染很少见，主要发生在静脉吸毒者中（见第 25 章）。耻骨骨髓炎在儿童和 IVDU 中很少表现为急性血源性骨髓炎[33]。它更多见于泌尿外科或妇科 - 泌尿外科手术后外源性获得，特别是在结合放疗的情况下发生[39-41]。在怀孕或围产期也会出现这种情况[42-43]。运动员的耻骨骨炎一般不是一种感染性疾病[44]。然而，耻骨骨炎和耻骨骨髓炎均可以发生在运动员身上，所有病例都需要进行适当的诊断检查[45]。下颌骨骨髓炎需要做广泛的鉴别诊断，包括牙源性骨髓炎、双膦酸盐相关骨坏死和慢性复发性多灶性骨髓炎中的自身免疫性骨髓炎（见第 22 章）[38, 46]。

一般来说，多灶性骨髓炎是儿童和青少年的一种非感染性炎性骨病[38]。主要涉及长骨的干骺端、骨盆、脊柱、锁骨和下颌骨[47]。是典型的 SAPHO 综合征的一部分，但有时也不一定，SAPHO 综合征包括滑膜炎、痤疮、脓疱病、骨质增生和骨炎[48]。如果急性发作，不仅新生儿，而且儿童也要考虑发生多灶性血源性骨髓炎的败血症。该疾病会在 2 ～ 7 天出现急性发热和局部症状（患处的疼痛、肿胀）。主要发生的部位位于下肢（70%）和上肢（20%）[49]。

根据是否存在植入物的分型

涉及异物的骨髓炎是发生在关节置换术后（关节假体周围感染）、内固定术后（钢板相关或髓内钉相关骨髓炎）或外固定术后（针道感染）的并发症[21, 50]。所有类型的器械相关骨髓炎都必须手术治疗[21, 28, 51]。即使是急性植入物相关感染也需要长期的抗菌治疗。因此，这种分型更具有现实意义。

根据解剖和伴随疾病的分型

Cierny-Mader 所描述的分型系统对长骨骨髓炎进行分类，有利于选择最佳的手术治疗方案[4, 52-53]。它考虑了影响免疫监测、代谢和局部血管供应的系统和局部因素（表 16.1 和表 16.2）。这种分型对慢性创伤后骨髓炎的治疗非常有用，它为手术治疗提供了指导原则。

表 16.1　Cierny-Mader 分型系统[4, 52-53]

解剖类型	1 型：髓内型
	2 型：表浅型
	3 型：局限型
	4 型：弥散型
生理等级	A 类宿主：正常宿主
	B 类宿主：
	系统性受损
	局部受损
	系统和局部均受损
	C 类宿主：治疗后更差

表 16.2　Cierny-Mader 分型系统：B 类宿主中影响免疫监测、代谢和局部血供的系统性和局部因素

系统因素	局部因素
营养不良	慢性淋巴水肿
肾衰竭或肝衰竭	静脉瘀滞
糖尿病	包括动脉炎的主要血管损伤
慢性缺氧	广泛瘢痕
免疫疾病	辐射性纤维化
恶性肿瘤	小血管疾病
高龄	神经病变
免疫抑制 / 缺陷	过度吸烟

参考文献

1. Lazzarini L, Lipsky BA, Mader JT. Antibiotic treatment of osteomyelitis: what have we learned from 30 years of clinical trials? Int J Infect Dis. 2005;9(3):127–138.
2. Waldvogel FA, Medoff G, Swartz MN. Osteomyelitis: a review of clinical features, therapeutic considerations and unusual aspects. N Engl J Med. 1970;282(4):198–206.
3. Lew DP, Waldvogel FA. Osteomyelitis. Lancet. 2004;364(9431):369–379.
4. Cierny G, 3rd, Mader JT, Penninck JJ. A clinical staging system for adult osteomyelitis. Clin Orthop Relat Res. 2003;(414):7–24.
5. Hotchen AJ, McNally MA, Sendi P. The classification of long bone osteomyelitis: A systemic review of the literature. J Bone Jt Infect. 2017;2(4):167–174.
6. Hotchen AJ, Dudareva M, Ferguson JY, et al. The BACH classification of long bone osteomyelitis. Bone Joint Res. 2019;8(10):459–468.
7. Colip CG, Lotfi M, Buch K, et al. Emergent spinal MRI in IVDU patients presenting with back pain: do we need an MRI in every case? Emerg Radiol. 2018;25(3):247–256.
8. Scheidegger C, Zimmerli W. Infectious complications in drug addicts: seven-year review of 269 hospitalized narcotics abusers in Switzerland. Rev Infect Dis. 1989;11(3):486–493.
9. Chandrasekar PH, Narula AP. Bone and joint infections in intravenous drug abusers. Rev Infect Dis. 1986;8(6):904–911.
10. Vanderhave KL, Perkins CA, Scannell B, et al. Orthopaedic manifestations of sickle cell disease. J Am Acad Orthop Surg. 2018;26(3):94–101.
11. Vaishya R, Agarwal AK, Edomwonyi EO, et al. Musculoskeletal manifestations of sickle cell disease: A review. Cureus. 2015;7(10):e358.
12. Deegan PB, Pavlova E, Tindall J, et al. Osseous manifestations of adult Gaucher disease in the era of enzyme replacement therapy. Medicine (Baltimore). 2011;90(1):52–60.
13. Dartnell J, Ramachandran M, Katchburian M. Haematogenous acute and subacute paediatric osteomyelitis: a systematic review of the literature. J Bone Joint Surg Br. 2012;94(5):584–595.
14. Paakkonen M, Peltola H. Bone and joint infections. Pediatr Clin North Am. 2013;60(2):425–436.
15. Kehrer M, Pedersen C, Jensen TG, et al. Increasing incidence of pyogenic spondylodiscitis: a 14-year population-based study. J Infect. 2014;68(4):313–320.
16. Grammatico L, Baron S, Rusch E, et al. Epidemiology of vertebral osteomyelitis (VO) in France: analysis of hospital-discharge data 2002-2003. Epidemiol Infect. 2008;136(5):653–660.
17. Zimmerli W. Clinical practice. Vertebral osteomyelitis. N Engl J Med. 2010;362(11):1022–1029.
18. Waldvogel FA, Medoff G, Swartz MN. Osteomyelitis: a review of clinical features, therapeutic considerations and unusual aspects. 3. Osteomyelitis associated with vascular insufficiency. N Engl J Med. 1970;282(6):316–322.
19. Urban JP, Smith S, Fairbank JC. Nutrition of the intervertebral disc. Spine (Phila Pa 1976). 2004;29(23):2700–2709.

20. Mylona E, Samarkos M, Kakalou E, *et al*. Pyogenic vertebral osteomyelitis: a systematic review of clinical characteristics. Semin Arthritis Rheum. 2009;39(1):10–17.
21. Trampuz A, Zimmerli W. Diagnosis and treatment of infections associated with fracture-fixation devices. Injury. 2006;37 Suppl 2:S59–66.
22. Gustilo RB, Gruninger RP, Davis T. Classification of type III (severe) open fractures relative to treatment and results. Orthopedics. 1987;10(12):1781–1788.
23. Depypere M, Morgenstern M, Kuehl R, *et al*. Pathogenesis and management of fracture-related infection. Clin Microbiol Infect. 2019.
24. Wong D, Holtom P, Spellberg B. Osteomyelitis complicating sacral pressure ulcers: whether or not to treat with antibiotic therapy. Clin Infect Dis. 2019;68(2):338–342.
25. Senneville E, Lipsky BA, Abbas ZG, *et al*. Diagnosis of infection in the foot in diabetes: a systematic review. Diabetes Metab Res Rev. 2020;36 Suppl 1:e3281.
26. Rokadiya S, Malden NJ. An implant periapical lesion leading to acute osteomyelitis with isolation of Staphylococcus aureus. Br Dent J. 2008;205(9):489–491.
27. Chan M, Yusuf E, Giulieri S, *et al*. A retrospective study of deep sternal wound infections: clinical and microbiological characteristics, treatment, and risk factors for complications. Diagn Microbiol Infect Dis. 2016;84(3):261–265.
28. Zimmerli W, Trampuz A, Ochsner PE. Prosthetic-joint infections. N Engl J Med. 2004;351(16):1645–1654.
29. Lipsky BA, Berendt AR, Cornia PB, *et al*. Executive summary: 2012 Infectious Diseases Society of America clinical practice guideline for the diagnosis and treatment of diabetic foot infections. Clin Infect Dis. 2012;54(12):1679–1684.
30. Reiber GE, Pecoraro RE, Koepsell TD. Risk factors for amputation in patients with diabetes mellitus. A case-control study. Ann Intern Med. 1992;117(2):97–105.
31. Lavery LA, Barnes SA, Keith MS, *et al*. Prediction of healing for postoperative diabetic foot wounds based on early wound area progression. Diabetes Care. 2008;31(1):26–29.
32. Butalia S, Palda VA, Sargeant RJ, *et al*. Does this patient with diabetes have osteomyelitis of the lower extremity? JAMA. 2008;299(7):806–13.
33. Ross JJ, Hu LT. Septic arthritis of the pubic symphysis: review of 100 cases. Medicine (Baltimore). 2003;82(5):340–345.
34. Brtalik D, Pariyadath M. A case report of infectious sacroiliitis in an adult presenting to the emergency department with inability to walk. J Emerg Med. 2017;52(3):e65–e68.
35. Ross JJ, Shamsuddin H. Sternoclavicular septic arthritis: review of 180 cases. Medicine (Baltimore). 2004;83(3):139–148.
36. Richaud C, De Lastours V, Panhard X, *et al*. Candida vertebral osteomyelitis (CVO) 28 cases from a 10-year retrospective study in France. Medicine (Baltimore). 2017;96(31):e7525.
37. Mezaache S, Protopopescu C, Debrus M, *et al*. Changes in supervised drug-injecting practices following a community-based educational intervention: A longitudinal analysis. Drug Alcohol Depend. 2018;192:1–7.
38. Camison L, Mai RS, Goldstein JA, *et al*. Chronic recurrent multifocal osteomyelitis of the mandible: A diagnostic challenge. Plast Reconstr Surg. 2018;142(1):186 192.
39. Plateau B, Ruivard M, Montoriol PF. Prostatosymphyseal fistula and osteomyelitis pubis following transurethral resection of the prostate: CT and MRI findings. J Med Imaging Radiat Oncol. 2015;59(6):713–715.
40. Gupta S, Zura RD, Hendershot EF, *et al*. Pubic symphysis osteomyelitis in the prostate cancer survivor: clinical presentation, evaluation, and management. Urology. 2015;85(3):684–690.
41. Garcia-Porrua C, Picallo JA, Gonzalez-Gay MA. Osteitis pubis after Marshall-Marchetti-Krantz urethropexy. Joint Bone Spine. 2003;70(1):61–63.
42. Cosma S, Borella F, Carosso A, *et al*. Osteomyelitis of the pubic symphysis caused by methicillin-resistant Staphylococcus aureus after vaginal delivery: a case report and literature review. BMC Infect Dis. 2019;19(1):952.
43. Froberg L, Eckardt H. Osteomyelitis of the pubic symphysis – A case report. J Obstet Gynaecol. 2015;35(8):862–863.
44. Choi H, McCartney M, Best TM. Treatment of osteitis pubis and osteomyelitis of the pubic symphysis in athletes: a systematic review. Br J Sports Med. 2011;45(1):57–64.
45. Pauli S, Willemsen P, Declerck K, *et al*. Osteomyelitis pubis versus osteitis pubis: a case presentation and review of the literature. Br J Sports Med. 2002;36(1):71–73.
46. Gonzalez-Navarro B, Arranz-Obispo C, Albuquerque R, *et al*. Osteomyelitis of the jaw (with pathological fracture) following extraction of an impacted wisdom tooth. A case report. J Stomatol Oral Maxillofac Surg. 2017;118(5):306–309.
47. Falip C, Alison M, Boutry N, *et al*. Chronic recurrent multifocal osteomyelitis (CRMO): a longitudinal case series review. Pediatr Radiol. 2013;43(3):355–375.
48. Zimmermann P, Curtis N. Synovitis, acne, pustulosis, hyperostosis, and osteitis (SAPHO) syndrome – A challenging diagnosis not to be missed. J Infect. 2016;72 Suppl:S106–114.
49. Sreenivas T, Nataraj AR, Menon J, *et al*. Acute multifocal haematogenous osteomyelitis in children. J Child Orthop. 2011;5(3):231–235.
50. Saithna A. The influence of hydroxyapatite coating of external fixator pins on pin loosening and pin track infection: a systematic review. Injury. 2010;41(2):128–132.
51. Metsemakers WJ, Morgenstern M, Senneville E, *et al*. General treatment principles for fracture-related infection: recommendations from an international expert group. Arch Orthop Trauma Surg. 2019.
52. Levine SE, Esterhai JL, Jr., Heppenstall RB, *et al*. Diagnoses and staging. Osteomyelitis and prosthetic joint infections. Clin Orthop Relat Res. 1993(295):77–86.
53. Mader JT, Shirtliff M, Calhoun JH. Staging and staging application in osteomyelitis. Clin Infect Dis. 1997;25(6):1303–1309.

第 17 章
儿童骨髓炎

Alexander Aarvold，Priya Sukhtankar，and Saul N. Faust

概述

骨髓炎（osteomyelitis，OM）和化脓性关节炎在婴儿和儿童中相对少见。临床上，这些患者年龄不同，临床症状也不一样：从婴幼儿期的非特异性疾病和假性麻痹到儿童和青少年时期典型的局部疼痛和发热等临床表现。骨髓炎和化脓性关节炎也可能表现为原因不明的发热，诊断困难。

本章将讨论感染的病理生理学、所涉及的病原体、诊断和治疗方案——包括内科和外科治疗。诊断和治疗取决于年龄、合并症和感染的病原体。

流行病学

微生物耐药性以及先天性和获得性免疫缺陷导致骨关节感染的流行病学特征正在发生变化。分子诊断等新技术的出现，提高了一些生长缓慢微生物的阳性检测率（见第 4 章和第 8 章）。最近，挪威、柬埔寨、英国[1]、法国[2]和新西兰[3]等国家的流行病学调查提示每年每 1000 名儿童中有 0.13 ~ 0.22 人被诊断为骨髓炎。发病率似乎比过去几十年有所升高[4]。5 岁以下的儿童感染率最高，1 岁到 4 岁儿童中，男孩的发病率几乎是女孩的两倍。1 岁以内发病率没有性别差异。

在分子诊断技术广泛开展之前，甲氧西林敏感的金黄色葡萄球菌（methicillin-sensitive *Staphylococcus aureus*，MSSA）是最常见的细菌。然而，一些特殊微生物，例如含有杀白细胞素（panton-valentine leucocidin，PVL）毒力基因的金黄色葡萄球菌和耐甲氧西林金黄色葡萄球菌（MRSA）导致的感染发病率增加。乙型流感嗜血杆菌感染的发病率有所下降，而

其他如金格杆菌的感染率则有所增加。世界范围内，地域差异也比较大。不同年龄组最常见的致病微生物将在"临床表现、诊断和微生物学"部分讨论。

虽然骨关节结核主要影响年龄较大的儿童，并且通常发生在结核病（TB）流行国家和地区，但是所有年龄段的儿童均是骨关节结核感染的高危人群。结核感染常累及脊柱，儿童出现背痛需要进行鉴别诊断[5]。患有原发性免疫缺陷、镰状细胞贫血和人类免疫缺陷病毒（HIV）感染的儿童以及早产儿患骨关节感染的风险增加，其致病微生物与正常儿童有所不同[6]。

病理生理

大多数儿童骨髓炎是急性血源性骨髓炎。大约 44% 的病例能够确定其细菌进入的部位，常见的来源包括耳、鼻和咽喉部感染[7]。这类患儿首先出现菌血症，随后病原菌通过滋养动脉进入骨组织。干骺端是最常见累及的部位，因为该部位毛细血管连接紧密，细菌容易沉积，形成感染病灶，毒力因子促进黏附并导致骨溶解。局部坏死、炎性渗出物引起骨皮质破坏，导致感染扩散。如果骨中央管（哈弗管）和穿通管（福尔克曼管）被压迫和破坏未能及时治疗，感染和坏死会扩散到骨膜。这会导致毛细血管受压、局部缺血，坏死范围扩大，并最终导致死骨形成。尽管宿主免疫可能在个体易感性中起重要作用，但是骨髓炎的发生需要细菌负荷达到菌血症的临界水平[8]。

一部分病例在既往没有疾病或菌血症的情况下表现为亚急性骨髓炎。病原菌通过穿刺伤口、创伤或手术直接进入骨或关节部位。其感染更隐匿，可能会在骨组织内形成局灶性脓肿而不累及骨膜。

化脓性关节炎可累及滑膜和关节腔。在儿童中，大多数关节的关节囊延伸到干骺端，因此化脓性关节

炎可能为邻近关节的骨髓炎延续而来。骨髓炎也可能是原发于邻近关节感染的细菌破坏骨膜发展而来。婴幼儿因为有血管穿过生长板进入骨骺，为关节和骨骼之间的感染转移提供路径，故更容易发生邻近组织感染。在年龄较大的儿童中，生长板可能会成为阻止感染向关节传播的屏障。一旦生长板软骨发生骨化，这个屏障即消失。

椎间盘炎特别是椎间盘或终板的感染在儿童中很少见，也难以诊断，尤其是在不会说话的幼儿中[9]。与成人不同，8 岁以下儿童的椎间盘是生长区域，高度血管化。这导致细菌容易经血行传播到椎间盘。有时可能会在活检中发现病原菌，经常需要行活检来排除恶性肿瘤。通常情况下对抗菌药物治疗有效[10]。

临床表现、诊断和微生物学

新生儿：2 个月以内

婴儿可能会出现非特异性症状或体征，例如食欲不振、嗜睡、发热或肢体假性麻痹。有时父母告知在换尿布或衣服时患儿出现肢体疼痛。上肢受累的病例需要与产伤有关的 Erb 麻痹或锁骨骨折相鉴别。婴儿可能出现烦躁、肢体肿胀或红斑。新生儿脓毒症的危险因素包括胎膜破裂时间长、母体发热和母体携带 B 组链球菌[11]。根据作者的经验、结合几个个案报道以及序列研究[12-14]，新生儿骨关节感染因父母咨询的医生或保健人员缺乏相关知识或警惕性而导致就医较晚。

新生儿病例可以分为两部分，一是入住新生儿监护室（NICU）的患儿，二是出院 3 个月内出现临床症状的病例，两组都面临严重脓毒症的风险。最常引起骨关节感染的微生物是 B 组链球菌和金黄色葡萄球菌。

NICU 中的婴儿由于频繁的侵入性操作、通气、中央静脉置管、肠外营养和免疫力未发育成熟，患菌血症的风险增加，从而发生急性血源性骨关节感染的风险也相应增加[15]。同时也增加了凝固酶阴性葡萄球菌、B 族链球菌、金黄色葡萄球菌和念珠菌属感染的风险。通常在长骨和大关节尤其是髋关节容易受到影响。这个年龄组骨关节感染容易出现多病灶受累，需要评估所有潜在的部位。

早产儿特别容易出现肠道细菌向血液移位，特别是有坏死性肠炎的患儿。因此他们更有可能感染肠球菌或革兰氏阴性菌，如大肠埃希菌和肺炎克雷伯菌。

这个年龄组也有较高的患脑膜炎风险。接受中心静脉置管和全胃肠外营养（TPN）的婴儿更容易患真菌性败血症。也有颅骨感染和脑膜炎引发头颅血肿感染的相关报道[16]，也有 Guthrie 筛查试验足跟采血引起跟骨骨髓炎的报道[17]。

所有小于 3 个月的婴儿出现高于 38℃的发热或有败血症危险因素的应进行败血症相关检查，包括血培养、腰椎穿刺、尿培养和胸部 X 线检查。通常在培养结果出来前经验性静脉使用广谱抗生素可减轻症状。

一部分新生儿没有明显的脓毒血症症状，但有局部肿胀或假性麻痹。这在足月出院的婴儿中最为常见[18]。也可能有软组织脓肿或红斑。

白细胞计数（WBC）、红细胞沉降率（ESR）和 C 反应蛋白（CRP）不适用于诊断新生儿感染，因为指标正常不能排除严重感染。

X 线片通常是骨感染后的第一检查手段，因为它快速、方便，能够排除骨折和脱位。X 线特异性较高，但敏感性较低。高达 90% 的骨关节感染病例 X 线片是正常的[7]。磁共振成像（MRI）对于所有年龄组均是最合适的选择。在新生儿中，可以在没有全身麻醉的情况下（喂食和包裹婴儿）做该检查。

超声适用于还在暖箱内的早产新生儿的诊断，可能会发现骨肿胀或关节积液。超声引导也有利于定位穿刺抽液明确诊断并确定致病微生物[19]。

儿童：3 个月～5 岁

3 个月后的婴儿，病原菌来源以周围环境为主而不是围产期。最常见的病原菌是金黄色葡萄球菌、化脓性链球菌（A 族链球菌）和肺炎链球菌。有时候也可以是 B 型流感嗜血杆菌，但自 HiB 接种免疫以来，B 型流感嗜血杆菌感染率已显著下降。未分型嗜血杆菌仍可见，尤其是在颅骨和面部骨关节感染时[20]。

由于诊断手段的改进，金格杆菌属逐步被认为是这个年龄段最重要的致病菌（见第 8 章）[21]。聚合酶链反应（PCR）用于诊断的结果表明，这个年龄组中革兰氏阴性细菌感染比金黄色葡萄球菌更常见。尽管它更容易在肉汤培养基中生长，但是它很挑剔，不太适用于传统培养技术，所以在骨关节感染中它一直被证明是细菌培养阴性病例的重要致病菌。

儿童侵入性金格杆菌感染其病原菌可能来源于咽部。与金黄色葡萄球菌和其他革兰氏阳性菌相比，金格杆菌感染的骨关节患儿更容易表现为不发热，同时更可能出现正常 CRP 和 WBC 值。这可能导致诊断延迟，少数患儿出现严重骨关节感染才被发现[22]。

患儿可以表现为假性麻痹、疼痛、嗜睡、拒绝负重，偶有不明原因的发热。同时可能出现畸形、红斑、疼痛、肿胀或关节活动范围缩小。患者出现跛行需要与短暂性滑膜炎、髋关节激惹、外伤、白血病和自身免疫性关节炎（如幼年特发性关节炎）引起的疼痛相鉴别。自身免疫性关节炎仍然是最常见的儿童单关节炎的病因。但是，如果孩子出现单一关节的炎症，最需要排除的就是化脓性关节炎，即使在已知患有幼年特发性关节炎的病例中[23]。

CRP 和 ESR 是大于 3 个月儿童的敏感诊断方法。一项来自芬兰的研究表明，3 个月至 16 岁的患儿中，有 95% 细菌培养阳性的患者 CRP 大于 20 mg/L，ESR 大于 50 mm/h。在骨关节感染的患儿中，CRP 和 ESR 的敏感度能达 98%[24]。尽管 CRP 比 ESR 更可靠[25]，但其正常值并不能排除培养阴性的骨关节感染。亚急性骨髓炎在能走动的儿童中更可能出现隐匿的疼痛症状和运动减少而不出现发热。这些患儿的 CRP 和 ESR 可能正常，因此可能需要影像学和活检以便和尤文肉瘤或其他骨肿瘤相鉴别[26]。

血清降钙素原对诊断骨关节感染也敏感，更具特异性，敏感性较 CRP 或 ESR 低，尤其是采用 0.4 ng/mL

作为判断临界值时[27-28]。现代分子检测技术如 PCR 即使在开始使用抗生素治疗后也可以提高骨关节感染的诊断率（见第 4 章）[29]。然而，这些检测在许多医院无法常规开展。

如果怀疑骨关节感染，应采集足量的血液进行细菌培养。但是只有 10% ～ 70% 的患儿血培养阳性，阴性预测值是低的[30]。

髋关节感染时，X 线片通常用于排除骨折和 Perthes 病以及股骨头骨骺滑脱。如果感染持续 10 天以上，在 X 线片上可以看到骨膜反应或溶解性改变（图 17.1）。

虽然面临电离辐射的风险，但计算机断层扫描（CT）对幼儿骨髓炎诊断有帮助，且与 MRI 检查相比需要的时间更少，存在一定的优势，患儿在做检查时不需要镇静或麻醉。此外，CT 可用于引导活检，特别是在脊柱的位置（图 17.2）。锝骨扫描对多个病灶感染诊断有帮助，但是担心电离辐射所以使用频率较低。

MRI 敏感度高、特异性高，没有电离辐射，特别适用于同时分析骨、关节与软组织，所以是诊断骨关节感染的首选影像学检查[31]。急性骨髓炎在没有钆加强时 MRI 表现为 T1 加权像上的骨髓低信号。如果使用钆，T1 加权像表现为脂肪饱和度增强。在 T2 加权像和短时间反转恢复（STIR）序列表现为骨髓

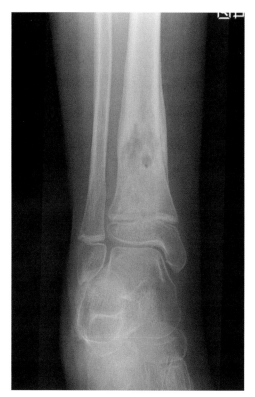
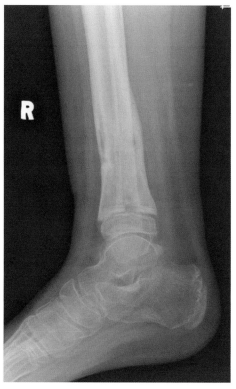

图 17.1　1 例 11 岁骨髓炎患儿 X 线片显示胫骨骨膜反应和骨溶解

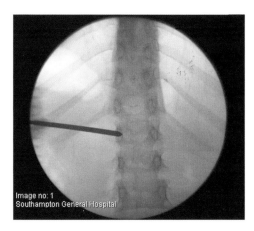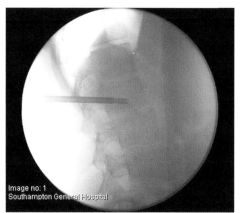

图 17.2　1 例 17 岁男孩最初诊断为骨髓炎，通过引导穿刺活检结果证实为骨结核

高信号。STIR 序列对流体敏感，对复杂病例可能有助于病灶定位（图 17.3）。MRI 也可用于鉴别亚急性骨髓炎或 Brodie 脓肿和骨肿瘤[32]。

在幼儿患者中，骨骺和生长板更容易受到侵袭，可能会破坏正常的骨骼生长导致畸形。钆磁共振成像检查可以在软骨中观察到增强信号。如果软骨没有受累，在未增强的图像上观察不到高信号，因此，建议在这一类患儿中使用钆增强[33]。

如果金黄色葡萄球菌是致病微生物，那么需要考虑 MRSA 尤其是社区相关 MRSA（CA-MRSA）和 PVL 菌株的可能，特别是在重症患者。在欧洲，尽

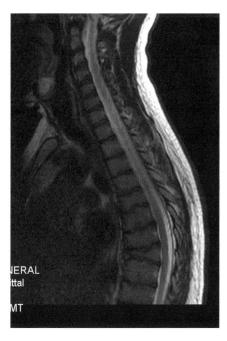

图 17.3　1 例 17 岁尼泊尔患者，MRI T2 加权像显示脊柱结核感染和 T9 椎体塌陷

管 MRSA 在骨关节感染中不如 MSSA 常见，但是在大于 5 岁的儿童中更常见。

近期患过水痘的儿童有感染侵入性 A 组链球菌（GAS）疾病的风险，包括骨关节感染，并更可能出现休克[34]。GAS 可定植于口咽部，并在幼儿中引起扁桃体炎和咽炎。GAS 骨关节感染几乎都是血行播散。其与中毒休克综合征相关，儿童侵袭性 GAS 感染可能出现休克表现，需要积极复苏、静脉注射免疫球蛋白以及具有抗毒素活性的抗生素治疗[35]。

大于 5 岁儿童

年龄较大的儿童骨关节感染最有可能由金黄色葡萄球菌引起。通常是 MSSA 感染，但对于症状较重者，需要考虑 MRSA 和 PVL 金黄色葡萄球菌（PVL-SA）感染的可能，需要尽早应用合适的抗生素治疗，这将在后面讨论[36-37]。患有 MRSA 感染或 PVL-SA 感染的儿童往往 CRP 和 WBC 升高更明显，发热更持久，症状更重[37-39]。虽然生化指标高提示 MRSA 或 PVL-SA 感染的可能性增加，但如果指标正常，也不能排除诊断[40]。MRSA 和 PVL-SA 引起的骨关节感染与 MSSA 相比更容易引起深静脉血栓及其相关栓塞后遗症[41-42]、病理性骨折[43]和肺炎[38, 44]。

研究指出 PVL-SA 感染率越来越高，其可能是 MRSA 或 MSSA。需要通过 PCR 检测 PVL 基因或通过免疫吸附试验检测 PVL 毒素。PVL 是一种坏死性外毒素，可导致白细胞死亡和严重休克。它也是一种可引起骨质破坏[45]和严重的复发性皮肤和软组织感染的毒力因子[46]。此外，PVL 阳性的患儿更容易出现休克，病程更长，更可能需要重症监护[38]。图 17.4 揭示了 1 例 5 岁胫骨骨髓炎女孩的疾病过程。

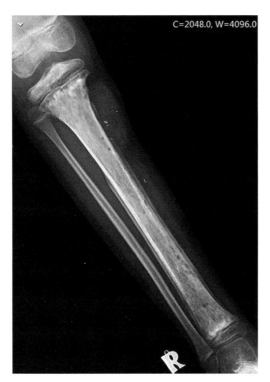

图17.4　1名5岁女性患儿右胫骨 PVL-SA 感染，X线片显示广泛骨骼受累和破坏

年龄较大的儿童和青少年最有可能出现亚急性骨关节感染，部分原因是穿刺伤口感染的可能性增加以及菌血症的发生率降低。这一类患者需要考虑铜绿假单胞菌感染，特别是有足部刺伤史的患者。

一些罕见病原菌包括非结核分枝杆菌、手掌刺伤引起的成团泛菌、慢性鼻窦炎引起的坏死梭杆菌、猫抓伤有关的汉氏巴尔通体、流行地区的布鲁氏菌，与皮质类固醇激素的使用或原发性免疫缺陷有关的念珠菌属甲沟炎。

特殊人群

特定儿童群体可能更容易感染某些病原菌，或更可能发生骨和关节感染（见第16章）。

镰状细胞贫血

患有镰状细胞病（sickle cell disease，SCD）的儿童容易发生由沙门菌引起的骨关节感染[47]，其发病率与金黄色葡萄球菌的发病率相当。重要的是，镰状细胞贫血重症时可能很难与骨关节感染相鉴别，患有SCD的儿童有发生骨坏死的风险，尤其需要与股骨头坏死相鉴别。炎症标志物升高可能有助于区分感染和骨坏死。四肢是最常见的SCD骨关节感染的受累部位。

原发性免疫缺陷

与其他感染一样，原发性免疫缺陷的儿童也更容易患骨关节病感染，而且很可能是多发病灶。感染的病原菌可能有很多种，包括一些正常不致病的病原菌。这些患者往往有长时间的住院史或多个疗程的抗生素治疗史，因此应始终考虑耐药菌感染。例如，慢性肉芽肿疾病（chronic granulomatous disease，CGD）是一种 X 染色体相关的原发性免疫缺陷，儿童感染过氧化氢酶阳性微生物的风险增加，包括金黄色葡萄球菌、诺卡菌属、黏质沙雷菌和曲霉属。这一组人群应当考虑存在真菌性骨髓炎。最常感染的部位是肋骨和胸骨、短骨和脊柱。

术后感染

做过骨科手术的儿童，尤其是脊柱侧弯畸形矫正、长骨截骨术或骨折内固定等放置植入物的手术，容易发生骨关节感染。尤其是患有脑瘫等严重合并症的患儿，他们可能因无法正常表述而延误诊断。尽管如此，儿童植入物相关骨髓炎远比成人少见。

骨科植入物相关感染最常见致病菌是金黄色葡萄球菌或凝固酶阴性葡萄球菌。然而，其他还应考虑肺炎支原体和GAS。痤疮丙酸杆菌已被证实是这类儿童骨关节感染的原因。它通常呈隐匿感染而临床表现出现较晚[48]。

结核性骨感染

结核性骨感染常见于青少年年龄组。有一半儿童可能患有结核病而没有肺部活跃病灶。在儿童，肺结核通常无体征或症状。原发病灶可能会被遗漏，随后的骨与关节感染在局部感染出现很长时间后才会变得有明显症状。

结核性骨感染的发病机制主要是血源性或偶尔通过邻近淋巴结直接传播。结核性骨髓炎的特征是坏死（干酪样）肉芽肿性炎症。诊断包括结核菌素试验、γ 干扰素释放试验（interferon gamma release assay，IGRA）、影像学诊断，对于难以与肿瘤相鉴别的病灶可以采用病理活检。

超过一半的结核骨感染病例有脊柱受累，通常累及下胸椎和腰椎（另见第19章）[5, 49]。其余是长骨和滑膜关节感染。最常累及的关节依次是髋关节、膝盖、踝关节和肘关节[50]。

脊椎结核病是椎体骨髓炎伴相邻椎旁脓肿，随后疾病进展可有广泛的骨破坏和椎体塌陷（图 17.3）。脊椎结核病有脊髓压迫的风险而应该特别关注。因为可能需要进行内固定手术或者用矫形支架稳定脊柱。在疾病晚期，多个节段塌陷后可能出现 Gibbus 畸形[5, 49]。

结核性指（趾）炎主要是幼儿（＜ 10 岁）容易患的一种疾病，可能长时间不被发现。它通常会累及手，但也可以波及脚[51]。

治疗

抗生素治疗

第一时间经验性抗感染治疗，随后针对当地、区域和国家细菌谱和抗生素指南进行抗生素治疗[52]。

新生儿：2 个月及以下

急性血源性骨髓炎最初采用经验性抗生素治疗，应该覆盖所有常见病原菌。

在新生儿期，采用广谱抗生素覆盖革兰氏阳性和革兰氏阴性细菌。但是，大多数患者由 B 族链球菌引起的感染，一旦确诊应尽快治疗。由于该细菌并发脑膜炎的风险较高，所以建议用容易穿透血脑屏障的抗生素。第三代头孢菌素是合适的选择，或者联合应用 β - 内酰胺类和庆大霉素。

针对入住过重症监护室的早产儿和婴儿，抗生素应覆盖耐药菌如 MRSA（通常采用万古霉素治疗）和产生超广谱 β - 内酰胺酶（ESBL）的细菌。新生儿病房广泛使用抗生素，造成院内感染风险增高，尤其是住院时间长的患儿。如果抗生素治疗 24 ～ 48 h 无效，应考虑应用抗真菌药物（氟康唑、两性霉素 B 脂质体或卡泊芬净）。导致迟发性骨关节感染的新生儿感染需要考虑当地的细菌耐药情况。

建议新生儿静脉抗生素治疗 2 ～ 6 周。口服治疗的作用尚不明确。新生儿口服抗生素吸收差异较大；但是目前针对合并症少、简单的骨关节感染，已经有静脉抗生素治疗改为口服抗生素治疗成功的报道[53]。

3 个月～ 5 岁的儿童

3 个月～ 5 岁的儿童在接受初始静脉抗生素治疗时，应该涵盖金黄色葡萄球菌和金格杆菌。金格杆菌对糖肽类抗生素天然耐药，对克林霉素的敏感性也很差[54]。从口咽部分离出来的金格杆菌株越来越多

地产生 β - 内酰胺酶[55]。应该根据微生物专家或儿科专家的建议首选静脉注射二代或三代头孢菌素或其他合适的抗生素。每日一次的抗生素如头孢曲松 [80 mg/（kg·dose）] 可能是合适的选择。每日一次的门诊肠外抗菌治疗（OPAT）给药已被证明是安全、有效和以患者为中心的方案[56]。

目前儿童骨髓炎静脉抗生素治疗的疗程尚无定论。既往推荐治疗时间达 6 周。然而，最新的随机对照研究表明，短期静脉应用抗生素（2 ～ 7 天），结合 1 ～ 2 周的口服治疗已经足够了[57-58]。然而，由于患者情况不同、参与研究的时间长度以及治疗差异等因素存在，这一方案是否适用于其他人群仍存在较多争议[1, 59]。

口服抗生素对幼儿尤为重要。在这个年龄段，患儿倾向于口服液体抗生素。某些抗生素如氟氯西林和克林霉素口感不好，患儿耐受性差。红霉素常用于对青霉素过敏的患者。然而由于胃肠道副作用，口服抗生素经常无法完成全部疗程。对于氟氯西林、克林霉素和红霉素，每日 4 次的治疗使得大多数家长无法给孩子服用足够的抗菌药。口服头孢菌素和阿莫西林 / 克拉维酸往往味道合适，每天服用 3 次，通常不会产生明显的不良反应。青霉素过敏的儿童对头孢菌素交叉过敏者较少。尽管如此，对青霉素有速发型超敏反应的患者，如果没有大环内酯类过敏史，可以考虑使用克林霉素。

5 岁以上儿童

在 MRSA 发病率低的地区，年龄较大的儿童首选静脉注射大剂量氟氯西林（50 mg/kg，每天 4 次），除非有多次入院病史或其他危险因素，如最近前往某个 MRSA 流行的地区。如果治疗 24 ～ 48 h 后临床效果不佳，则应考虑更换抗生素覆盖耐药菌。除此之外也怀疑和检查是否有脓肿形成。

如果怀疑 MRSA 感染，为避免可能出现严重的并发症，需要早期进行治疗。糖肽类尤其是万古霉素通常是首选。在微生物学专家的建议下，一些复杂病例也可以使用利奈唑胺和达托霉素。怀疑 PVL 金葡菌感染时，通常采用经验性方案治疗，包括抗 MRSA 治疗和额外的抗葡萄球菌药物（如利奈唑胺和克林霉素）。尽管目前针对 PVL-MSSA 和 PVL-MRSA 骨关节感染的特别治疗证据有限，在病原菌药敏明确之后应该寻求专家建议。MRSA 感染患者或 PVL-SA 骨髓炎患者应仔细检查有无脓肿和深静脉血栓形成。静脉

治疗可能会延长。

针对 MSSA 感染口服抗生素可以采用氟氯西林片或阿莫西林 / 克拉维酸片剂或头孢氨苄悬浮液。如果使用氟氯西林，必须严格遵守 6 小时 / 次的治疗方案。如果是简单的 MRSA 感染，克林霉素（6 小时 / 次）和利奈唑胺是合适的选择，尽管利奈唑胺应该用于耐药菌或复发、难治性细菌感染。克林霉素混悬液味道难闻而患者不容易耐受；因此，建议尽可能使用片剂。值得注意的是，接受克林霉素治疗的儿童很少发生梭状芽胞杆菌结肠炎。

在怀疑铜绿假单胞菌感染的亚急性病例中，抗假单胞菌药物头孢他啶、妥布霉素或环丙沙星等是很好的选择[60]。患有镰状细胞病的儿童，如果不考虑MRSA 感染，可使用第二代和第三代头孢菌素，因为这些抗生素同时覆盖沙门菌和金黄色葡萄球菌。当确诊沙门菌感染时，对敏感的病例也可以使用环丙沙星。

在免疫功能低下的患者中，需要延长静脉抗生素疗程，并且通常需要经皮插入中心静脉导管（PICC）。这些患者通常需要高剂量的广谱抗生素，而且通常不止使用一种。可能需要对这些病例进行反复影像学检查以监测疾病的变化情况。针对真菌性骨髓炎，可使用静脉抗真菌剂如氟康唑、伏立康唑、两性霉素 B 脂质体、卡泊芬净等。

结核性骨髓炎最初采用四联抗菌药物治疗（利福平、异烟肼、吡嗪酰胺和乙胺丁醇）2 个月，然后两种药物治疗（利福平和异烟肼）4 ～ 10 个月（见第19 章）。诊断通常包括活检和分泌物采集。

所有儿童骨关节感染的治疗应多学科联合进行，包括综合儿科、骨科、放射科和微生物学医生的意见。涉及脊柱或有严重残疾的部位，同时需要进行矫正治疗和物理治疗。

外科治疗

如果骨髓炎能够早期诊断和治疗，很少需要外科手术干预[61]。如果影像学观察到骨膜反应、软组织脓肿等变化，可能需要手术进行诊断（鉴别微生物）和治疗。如果抗生素治疗 72 h 临床症状没有减轻则需要骨活检、钻孔减压或病灶内刮除（图 17.5），这可能表明是耐药生物或真菌感染。

在术后并发症如植入物相关感染时需要清除所有坏死组织。这可能需要与整形外科医生联合手术，因为可能需要使用分层皮肤移植（split skin graft，SSG）或肌皮瓣覆盖软组织[62]。在确保骨质稳定情况下应移除所有感染植入物。如果截骨或者骨折尚未愈合时出现感染，需要保留植入物的同时延长抗生素治疗时间。多学科联合治疗至关重要。

如果亚急性或慢性骨髓炎伴有骨溶解、窦道或死骨，这些需要进行清创和引流。通过超声或 CT 进行穿刺明确病原微生物和排除恶性肿瘤。

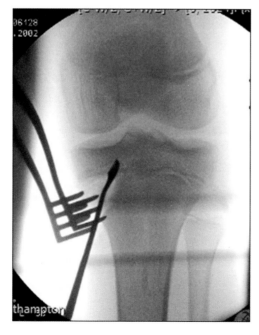
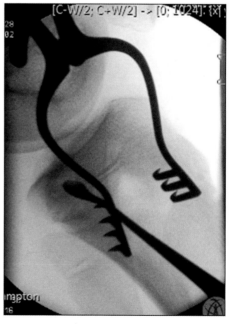

图 17.5　13 岁男性患儿胫骨近端骨髓炎开放减压和病灶刮除。请注意，生长板已经被侵蚀，因此刮匙很容易从干骺端伸到骨骺

并发症

骨和关节感染的并发症可能很严重，但可以通过及时治疗进行预防。当感染突破骨骺时，感染或手术清创可能导致骺板损伤和生长停滞。这可能导致患肢逐步成角畸形或双下肢不等长。骨骺固定术、截骨矫形术或环形支架矫形的应用可能是处理这些畸形所必要的。

当骨髓炎临床表现出现较晚时可能出现病理性骨折、窦道、死骨、脓肿等。当 MRSA 或 PVL-SA 感染时更容易出现深静脉血栓形成和血栓栓塞症。因此，随着两种细菌越来越多，深静脉血栓并发症变得更加常见[36-37]。

要点

- 骨髓炎在儿童中不常见，但非常重要。
- 骨髓炎可能出现非特异性体征和症状，尤其是在新生儿和婴儿患者中。
- 骨髓炎的诊断和治疗是多学科的。
- 抗生素治疗持续时间还有待研究。
- MRSA 和 PVL-SA 骨髓炎会导致更广泛的骨骼破坏，同时出现休克、需要重症监护、肺或血栓栓塞的风险更高。

参考文献

1. De Graaf H, Sukhtankar P, Arch B, et al. Duration of intravenous antibiotic therapy for children with acute osyeomylitis or septic arthritis: a feasibility study. Health Technol Assess 2017;21(48):1–164.
2. Grammatico-Guillon L, Maakaroun Vermesse Z, Baron S, et al. Paediatric bone and joint infections are more common in boys and toddlers: a national epidemiology study. Acta Paediatr 2013;102(3):e120–e125.
3. Hunter S, Baker JF. Ten-year retrospective review of paediatric septic arthritis in a New Zealand centre. Int Orthop 2020;doi:10.1007/s00264-020-04611-z. Epub ahead of print.
4. Gafur OA, Copley LA, Hollmig ST, et al. The impact of the current epidemiology of pediatric musculoskeletal infection on evaluation and treatment guidelines. J Pediatr Orthop 2008; 28(7): 777–785.
5. Eisen S, Honywood L, Shingadia D, Novelli V. Spinal tuberculosis in children. Arch Dis Child 2012;97(8):724–729.
6. Faust S.N., Clark J, Pallett A, Clarke NMP. Managing bone and joint infection in children. Arch Dis Child 2012;97(6):545–553.
7. Ferroni A, Al Khoury H, Dana C, et al. Prospective survey of acute osteoarticular infections in a French paediatric orthopedic surgery unit. Clin Microbiol Infect 2013;19(9):822–828.
8. Gaudin A, Amador Del Valle G, Hamel A, et al. A new experimental model of acute osteomyelitis due to methicillin-resistant Staphylococcus aureus in rabbit. Lett Appl Microbiol 2011; 52(3):253–257.
9. Spencer SJ, Wilson NI. Childhood discitis in a regional children's hospital. J Pediatr Orthop B 2012; 21(3):264–268.
10. Afshari FT, Rodrigues D, Bhat M, et al. Paediatric spondylodiscitis: a 10-year single institution experience in management and clinical outcomes. Childs Nerv Syst 2020;36(5):1049–1054.
11. Liao SL, Lai SH, Lin TY, et al. Premature rupture of the membranes: a cause for neonatal osteomyelitis? Am J Perinatol 2005;22(2):63–66.
12. Waseem M, Devas G, Laureta E. A neonate with asymmetric arm movements. Pediatr Emerg Care 2009; 25(2):98–99.
13. Dessi A, Crisafulli M, Accossu S, et al. Osteo-articular infections in newborns: diagnosis and treatment. J Chemother 2008; 20(5):542–550.
14. Zhan C, Zhou B, Du J, et al. Clinical analysis of 17 cases of neonatal osteomyelitis. Medicine 2019;98(2(e14129).
15. Williamson JB, Galasko CS, Robinson MJ. Outcome after acute osteomyelitis in preterm infants. Arch Dis Child 1990;65(10 Spec No):1060–1062.
16. Brook I. Infected neonatal cephalohematomas caused by anaerobic bacteria. J Perinat Med 2005;33(3):255–258.
17. Yüksel S, Yüksel G, Oncel S, Divani E. Osteomyelitis of the calcaneus in the newborn: an ongoing complication of Guthrie test. Eur J Pediatr 2007;166(5):503–504.
18. Knudsen CJ, Hoffman EB. Neonatal osteomyelitis. J Bone Joint Surg Br 1990;72(5): 846–851.
19. Azam Q, Ahmad I, Abbas M, et al. Ultrasound and colour Doppler sonography in acute osteomyelitis in children. Acta Orthop Belg 2005;71(5):590–596.
20. Howard AW, Viskontas D, Sabbagh C. Reduction in osteomyelitis and septic arthritis related to Haemophilus influenzae type B vaccination. J Pediatr Orthop 1999; 19(5):705–709.
21. Wong M, Williams N, Cooper C. Systematic review of Kingella kingae musculoskeletal infection in children: epidemiology, impact and management strategies. Ped Health Med Ther 2020;11:73–84.
22. Mallet C, Ceroni D, Litzelmann E, et al. Unusually severe cases of Kingella kingae osteoarticular infections in children. Pediatr Infect Dis J 2014;33:1-4.
23. Toussi SS, Pan N, Walters HM, et al. Infections in children and adolescents with juvenile idiopathic arthritis and inflammatory bowel disease treated with tumor necrosis factor-alpha inhibitors: systematic review of the literature. Clin Infect Dis 2013;57(9):1318–1330.
24. Paakkonen M, Kallio MJ, Kallio PE, Peltola H. C-reactive protein versus erythrocyte sedimentation rate, white blood cell count and alkaline phosphatase in diagnosing bacteraemia in bone and joint infections. J Paediatr Child Health 2013;49(3):E189–E192.
25. Caird MS, Flynn JM, Leung YL, et al. Factors distinguishing septic arthritis from transient synovitis of the hip inn children. A prospective study. J Bone Joint Surg (Am) 2006;88(6):1251–1257.
26. Dhanoa A, Singh VA. Subacute osteomyelitis masquerading as primary bone sarcoma: report of six cases. Surg Infect (Larchmt) 2010;11(5):475–478.
27. Maharajan K, Patro DK, Menon J, et al. Serum Procalcitonin is a sensitive and specific marker in the diagnosis of septic arthritis and acute osteomyelitis. J Orthop Surg Res 2013;8(1):19.
28. Shen CJ, Wu MS, Lin KH, et al. The use of procalcitonin in the diagnosis of bone and joint infection: a systemic review and meta-analysis. Eur J Clin Microbiol Infect Dis 2013;32(6):807–814.
29. Wood JB, Sesler C, Stalons D, et al. Performance of TEM-PCR vs culture for bacterial identification in pediatric musculoskeletal infections. Open Forum Infect Dis 2018;5(6):ofy119.
30. Sreenivas T, Nataraj AR, Menon J, et al. Acute multifocal haematogenous osteomyelitis in children. J Child Orthop 2011;5(3):231–235.
31. Pugmire BS, Shailam R, Gee MS. Role of MRI in the diagnosis and treament of ostemyelitis in pediatric patients. World J Radiol 2014;6:530–537.
32. Guillerman RP. Osteomyelitis and beyond. Pediatr Radiol 2013;43(Suppl 1):S193–S203.
33. Browne LP, Guillerman RP, Orth RC, et al. Community-acquired staphylococcal musculoskeletal infection in infants and young children: necessity of contrast-enhanced MRI for the diagnosis of growth cartilage involvement. AJR Am J Roentgenol 2012;198(1):194–199.
34. Ceroni D, Llana RA, Kherad O, et al. Comparing the oropharyngeal colonization density of Kingella kingae between asymptomatic carriers and children with invasive osteoarticular infections. Pediatr Infect Dis J 2013;32(4):412–414.
35. Bozzola E, Krzystofiak A, Lancella L, et al. A severe case of paediatric group A streptococcal osteomyelitis in varicella. Infection 2012;40(3):343–345.
36. Steer AC, Lamagni T, Curtis N, et al. Invasive group a streptococcal disease: epidemiology, pathogenesis and management. Drugs 2012;72(9):1213–1227.
37. Hoppe P, Holzhauer S, Lala B, et al. Severe infections of Panton-Valentine leukocidin positive Staphylococcus aureus in children. Medicine (Baltimore) 2019;98(38):e17185.
38. Ritz N, Curtis N. The role of Panton-Valentine leukocidin in Staphylococcus aureus musculoskeletal infections in children. Pediatr Infect Dis J 2012;31(5):514–518.
39. Hardy C, Osei L, Basset T, et al. Bone and joint infections with Staphylococcus aureus strains producing Panton-Valentine leukocidin in French Guiana. Medicine (Baltimore) 2019;98(27):e16015.
40. Wade Shrader M, Nowlin M, Segal LS. Independent analysis of a clinical predictive algorithm to identify methicillin-resistant Staphylococcus aureus osteomyelitis in children. J Pediatr Orthop 2013;33(7):759–762.
41. Kini AR, Shetty V, Kumar AM, et al. Community-associated, methicillin-susceptible, and methicillin-resistant Staphylococcus aureus bone and joint infections in children: experience from India. J Pediatr Orthop B 2013;22(2):158–166.
42. Mantadakis E, Plessa E, Vouloumanou EK, et al. Deep venous thrombosis in children with musculoskeletal infections: the clinical evidence. Int J Infect Dis 2012;16(4):e236–e243.
43. Belthur MV, Birchansky SB, Verdugo AA, et al. Pathologic fractures in children with acute Staphylococcus aureus osteomyelitis. J Bone Joint Surg Am 2012;94(1):34–42.
44. Cunnington A, Brick T, Cooper M, et al. Severe invasive Panton-Valentine Leucocidin positive Staphylococcus aureus infections in children in London, UK. J Infect 2009; 59(1):28–36.
45. Jin T, Zhu YL, Li J, et al. Staphylococcal protein A, Panton-Valentine Leukocidin and coagulase aggravate the bone loss and bone destruction in osteomyelitis. Cell Physiol Biochem 2013;32(2):322–333.
46. Nakaminami H, Ozawa K, Sasai N, et al. Current status of Panton-Valentine leukocidin-positive methicillin-resistant Staphylococcus aureus isolated from patients with skin and soft tissue infections in Japan. J Dermatol 2020;doi:10.1111/1346-8138.15506. Epub ahead of print.
47. Weismann JK, Nickel RS, Darbari DS, et al. Characteristics and outcomes of osteomyelitis in children with sickle cell disease: a ten-year single-centre experience. Pediatr Blood Cancer 2020;67:e28225.
48. Haidar R, Najjar M, Der Boghossian A, Tabbarah Z. Propionibacterium acnes causing delayed postoperative spine infection: review. Scand J Infect Dis 2010; 42(6–7):405–411.
49. Sahu R, Kumar R, Srivasta A, et al. Tuberculosis of the thoracic spine, an analysis of 22 surgically treated children. Childs Nerv Syst 2012;28 (9):1659.
50. Talbot JC, Bismi Q, Saralaya D, Newton DA, Frizzel RM, Shaw DL. Musculoskeletal tuberculosis in Bradford—a 6-year review. Ann R Coll Surg Engl 2007;89(4):405–409.
51. Ritz N, Connell TG, Tebruegge M, et al. Tuberculous dactylitis—an easily missed diagnosis. Eur J Clin Microbiol Infect Dis 2011;30(11):1303–1310.
52. Saavedra-Lozano J, Falup-Pecurariu O, Faust SN, et al. Bone and joint infections. Pediatr Infect Dis J 2017;36(8):788-799.
53. Ecury-Goossen GM, Huysman MA, Verhallen-Dantuma JCTM, Man P. Sequential intravenous-oral antibiotic therapy for neonatal osteomyelitis. Pediatr Infect Dis J 2009;28(1): 72–73.
54. Yagupsky P. Antibiotic susceptibility of Kingella kingae isolates from children with skeletal system infections. Pediatr Infect Dis J 2012;31(2):212.
55. Banerjee A, Kaplan JB, Soherwardy A. Characterization of TEM-1 beta-lactamase producing Kingella kingae clinical isolates. Antimicrob Agents Chemother 2013; 57(9): 4300–4306.
56. Chapman ALN, Patel S, Horner C, et al. Outpatient parenteral antimicrobial therapy: updated recommendations from the UK. J Antimicrob Chemother 2019;74(11):3125-3127.
57. Laurent E, Petit L, Maakaroun-Vermesse Z, et al. National epidemiological study reveals longer paediatric bone and joint infection stays for infants and in general hospitals. Acta Paed 2018;107(7):1270-1275.
58. Peltola H, Pääkkönen M, Kallio PE, et al. Clindamycin vs first generation cephalosporins for acute osteoarticular infections in childhood – a prospective quasi-randomized controlled trial. Clin Microbiol Infect 2012;18:582-589.
59. Zaoutis T, Russell Localio A, Leckerman K et al. Prolonged intravenous therapy versus early transition to oral antimicrobial therapy for acute osteomyelitis in children. Pediatrics 2009; 123(2):636-642.
60. Inaba AS, Zukin DD, Perro M. An update on the evaluation and management of plantar puncture wounds and Pseudomonas osteomyelitis. Pediatr Emerg Care 1992; 8(1):38–44.
61. Peltola H, Pääkkönen M. Acute osteomyelitis in children. N Engl J Med 2014;370:352–360.
62. Metsemakers W-J, Fragomen AT, Moriarty TF, et al. Evidence-based recommendations for local antimicrobial strategies and dead space management in fracture-related infection. J Orthop Trauma 2020;34(1):18–29.

第 18 章
成人急性骨髓炎

Werner Zimmerli

概述

急性骨髓炎会在几天至几周内逐渐形成。急性、亚急性和慢性骨髓炎之间没有明确的时间限制，它们的区别是基于组织学特征而不是从感染开始到出现症状的时间间隔[1]。亚急性骨髓炎通常由布鲁氏菌属或结核分枝杆菌引起（见第 19 章），或由植入物存在时的低毒性微生物（如凝固酶阴性葡萄球菌或痤疮丙酸杆菌）引起（见第 24 章）。在大多数情况下，它有一个逐渐发展的过程，诊断可能延迟数周甚至数月。慢性骨髓炎以死骨为特征，这是急性感染最初几周治疗无效的结果，可能会持续几十年[2]。如果晚期复发并出现急性表现，则必须将其视为慢性骨髓炎并进行治疗。

血源性骨髓炎主要累及儿童长骨，但成人主要累及脊柱。大量血源性金黄色葡萄球菌骨髓炎的研究表明，脊柱骨髓炎患者的中位年龄为 65 岁，而其他类型骨髓炎患者的中位年龄为 16 岁[3]。本章重点介绍急性椎体骨髓炎，也称为脊柱骨髓炎、脊柱椎间盘炎、化脓性椎间盘炎或椎间隙感染[4]。急性长骨骨髓炎在第 17 章（儿童骨髓炎）和第 23 章（植入物相关长骨骨髓炎）中介绍。

发病机制

急性骨髓炎通过外源性或血源性途径发生。外源性感染是开放性损伤直接污染或骨科手术感染所致。大多数情况下，急性外源性骨髓炎与内固定装置有关（见第 23 章和第 24 章）[5-6]。血源性骨髓炎中微生物是通过血液从远处感染病灶到达骨组织。这种类型的骨感染在儿童和成人中表现不同。在青春期前的儿童中，微生物一般生长在长骨干骺端，主要是股骨、胫

骨和肱骨（见第 17 章）[7]。成人血源性骨髓炎主要累及椎体。它通常起源于椎体软骨下部分，随后才累及椎间盘。血源性长骨骨髓炎在成人中极为罕见。

由非特异性微生物引起的急性骨髓炎以脓液形成为特征。因此，它也被称为化脓性感染，与之相对应的是由布鲁氏菌或结核分枝杆菌引起的特异性骨髓炎。然而，这种命名法有时会让人误解，因为草绿色链球菌等常规细菌可能导致感染，但中性粒细胞并不高，而椎旁脓肿、硬膜外脓肿和腰大肌脓肿是脊柱结核的典型并发症[8-9]。因此，急性、亚急性和慢性感染的分型可能比化脓性和非化脓性骨髓炎的分型更合适（见第 16 章）。急性骨髓炎的组织学特征是化脓性炎症，随后出现异常骨重塑，导致骨吸收失控[10]。金黄色葡萄球菌是迄今为止引起血源性骨髓炎最常见的微生物。因此，葡萄球菌性骨髓炎的发病机制得到了特别深入的研究[11-13]。金黄色葡萄球菌通过表达骨基质成分（如纤维连接蛋白、胶原蛋白和唾液蛋白）的黏附蛋白来黏附靶向骨[14-15]。纤维连接蛋白结合蛋白在大多数临床相关的金黄色葡萄球菌菌株上都有表达，对植入物和成骨细胞的黏附都至关重要[14, 16]。细菌黏附后可以在成骨细胞中内化，这解释了在急性骨髓炎治疗不充分的情况下，微生物长期存在的原因[14, 17]。金黄色葡萄球菌通过表面表达的纤维连接蛋白结合蛋白与成骨细胞上聚集到的整合素结合[14]。另外，金黄色葡萄球菌也可以通过蛋白 A 与成骨细胞结合，抑制成骨细胞增殖、矿化、凋亡和激活破骨细胞[12]。研究表明，金黄色葡萄球菌蛋白 A 与成骨细胞上的肿瘤坏死因子受体 -1 结合，导致白细胞介素 6（IL-6）的释放。这种促炎性细胞因子激活破骨细胞，会造成骨质破坏[13]。

骨水肿、血管充血和小血管血栓形成是急性骨髓炎的组织学特征。如果这一阶段没有充分的抗菌治

疗，骨髓和骨膜血液供应受损，会导致骨坏死。坏死的皮质骨碎片与活骨完全分离，称为死骨。这种游离的死骨碎片被一层无定形的生物膜细菌所定植，这种细菌对抗菌治疗具有抵抗力[18]。这种生物膜是由感染微生物的胞外多糖（糖萼）形成的，死骨类似于植入的异物[19]。因此，如果急性骨髓炎进展到慢性阶段，抗菌治疗必须结合清创手术。

流行病学

理论上，血源性骨髓炎的发病率在抗生素时代应该减少，因为防止了微生物在骨骼中的定植。对于儿童急性血行性骨髓炎确实如此。新西兰的一项 10 年的回顾性研究中，儿童各类急性骨髓炎的发病率从 1997—1998 年的 29/10 万下降到 2007—2008 年的 22/10 万[20]。仅以血源性金黄色葡萄球菌骨髓炎为例，1980—1990 年，1 岁以下儿童的发病率从 5/10 万下降到 1.3/10 万[3]。相反，在其他年龄组中，在同一时间段内发病率没有显著变化，但年龄＞ 50 岁患者的椎体骨髓炎却增加了 1.5 倍[3]。

Kehrer 等[21]进行了一项以确诊脊柱感染患者人群为基础的研究。1995—2008 年，椎体骨髓炎的发病率由 2.2/10 万人上升到 5.8/10 万人，平均每年增加 7%。按性别和年龄分层的发病率随年龄增加而增加，但男性多于女性。年龄≥ 70 岁的男性比年龄＜ 70 岁的男性发病率高 6 倍。同样，在 Grammatico 等[22]的大型研究中，椎体骨髓炎的发病率从 20 岁以下人群的 0.3/10 万稳步上升到 70 岁以上人群的 6.5/10 万。

在所有研究中，男性患者占多数。在 Grammatico 等[22]的研究中，除 20 岁以下和 80 岁以上的年龄组外，所有年龄组均观察到男性占多数。事实上，在 12 项针对急性（化脓性）椎体骨髓炎患者的研究中，53%～ 71%（中位数 65%）的患者为男性[3, 21, 23-32]。Colmenero 等[33]比较了急性和亚急性骨髓炎患者的特征，他们发现男性在急性（化脓性）椎体骨髓炎中占 71%，在布鲁氏菌性椎体骨髓炎中占 72%；相反，在结核病患者中，分布均匀（50%）。Kim 等[32]观察到结核性椎体骨髓炎患者中女性占优势（64%）。

在包括 1591 名患者的 10 项研究中，急性血源性椎体骨髓炎患者的中位年龄为 63 岁[21, 23-31]。在 Kim 等的研究中[32]，急性（化脓性）与结核性椎体骨髓炎患者的平均年龄相似。同样，在 Colmenero 等的研究中[33]，急性（化脓性）、结核性和布鲁氏菌性骨髓炎患者的平均年龄相似。

微生物学

在所有系列报道的急性（化脓性）椎体骨髓炎的微生物中，金黄色葡萄球菌是最常见的单一微生物，占发病患者的 30%～ 60%。表 18.1 总结了四项大型研究的数据，其中包含有关致病因素和研究人群的足够精确的信息[23-24, 31, 34]。这些微生物从血液培养或从脊柱活检中分离出来。在过去的 50 年中，细菌的重新分配没有显著变化。

在 McHenry 等[31]和 Bernard 等[24]的研究中，纳入了术后椎体骨髓炎患者，但前提是没有植入物。在后一项研究中，10% 的患者曾接受过脊柱手术。相比之下，Aguilar-Company 等的研究[23]只分析了急性椎体骨髓炎患者，其中 34% 的患者患有与医疗保健相关的感染。在三项研究中，62%～ 76% 的患者

表 18.1　急性椎体骨髓炎中的微生物

	McHenry 等[31]	Aguilar-Company 等[23]	Bernard 等[24]	Kim 等[34]	总数（%）
	1972—1982 年	1990—2015 年	2006—2011 年	2005—2017 年	
病例数	255	251	351[a]	586	1443[a]
金黄色葡萄球菌	123（48%）	100（40%）	145（41%）	255（44%）	623（43%）
凝固酶阴性葡萄球菌	17（7%）	17（7%）	61（17%）	31（5%）	126（9%）
链球菌属	24（9%）	71（28%）	71（20%）	118（20%）	284（20%）
肠球菌属	0	11（4%）	26（7%）	22（4%）	59（4%）
革兰氏阴性杆菌	59（23%）	51（20%）	48（14%）	130（22%）	288（20%）
其他 / 多种微生物	32（13%）	1（＜ 1%）	13（4%）	30（5%）	76（5%）

[a] 百分比是按微生物总数计算的，因此这个系列总和超过 100%

血液培养呈阳性。22% ～ 39% 的患者活检培养呈阳性，并进行微生物学诊断[23-24, 31]。

金黄色葡萄球菌仍然是最常见的菌种，其次是链球菌和革兰氏阴性杆菌。这些细菌确实也是导致细菌脓毒症的最常见微生物。脊柱外常见感染中，皮肤软组织感染以及尿路感染分别占患者的 57% 和 51%[23, 31]。原发性椎体骨髓炎患者合并心内膜炎很常见[8, 35]。在西班牙和法国研究文献中，分别有 30% 和 20% 的患者诊断感染性心内膜炎[23-24]。如表 18.1 所示，链球菌属具有高流行率。因此去了解链球菌属具有临床重要意义。在一项关于链球菌和金黄色葡萄球菌脊椎炎的大型系列报道中，由非草绿色链球菌引起的病例中观察到 8%（2/26）的患者伴随心内膜炎，但在草绿色链球菌引起的病例中有 50%（16/32）的患者伴随心内膜炎[8]。同样，在 Aguilar-Company 等[23]的研究中，草绿色链球菌是最常见的链球菌类型。

一般来说，血源性感染是单一微生物感染，只有少数例外。例如，在 Nolla 等[36]的研究中，所有血源性感染都是单一微生物，然而静脉吸毒者（IV-drugusers，IVDU）和术后患者被排除在外。相反，静脉吸毒者出现血源性感染和脊柱手术后的外源性感染可能是多种微生物感染。事实上，在 Chang 等[37]的研究中，包括 9% 的静脉吸毒患者，347 个培养阳性结果中有 9% 是多种微生物感染。在 Widdrington 等[38]的系列研究中，18% 的病例在脊柱手术后出现椎体骨髓炎，其中 16% 的培养阳性结果是多种微生物感染。低毒力微生物，如痤疮丙酸杆菌或凝固酶阴性葡萄球菌，几乎不会在没有脊柱植入物的患者中引起血源性椎体骨髓炎。事实上，29 例由痤疮丙酸杆菌引起的椎间盘炎病例中，97% 的患者在 0 ～ 156 个月之前接受过脊柱手术[39]。同样，凝固酶阴性葡萄球菌主要见于术后的椎体骨髓炎（见第 24 章）。然而，在没有内固定的情况下，偶尔也会观察到这些微生物。在 Nolla 等[36]的研究中，一名凝固酶阴性的葡萄球菌感染者患有心内膜炎，另一名患者因肝硬化行 LeVeen 分流而感染。此外，我们观察到三例与凝固酶阴性葡萄球菌引起的长期菌血症相关的椎间盘炎。这三名患者血管内都有长时间使用定植导管装置（起搏器电极、永久性中心静脉通路装置）[40]。

真菌性骨髓炎很少见，几乎只发生在有危险因素的患者身上。28 例念珠菌属椎体骨髓炎患者中，25%

为静脉吸毒者，36% 为肿瘤，36% 为免疫抑制治疗[41]。静脉导管留置也应被视为危险因素。

危险因素

大多数急性血源性椎体骨髓炎患者的潜在疾病被认为是危险因素[4]。从发病机制上可分为三种情况。第一，损害宿主防御的潜在疾病增加了菌血症的风险；第二，局部因素有利于外源性接种微生物，邻近的感染增加了延伸到脊柱的风险；第三，身体远处的感染可能通过在菌血症期间播种微生物而引起椎体骨髓炎。

表 18.2 概述了潜在的疾病因素。在大多数详细报道风险因素的研究中，糖尿病和静脉注射毒品是两种最常见的潜在因素。在 1511 名患者的七项不同研究中，四分之一的患者患有糖尿病，范围为 15% ～ 37%[23-24, 31, 35-38]。在仅报道金黄色葡萄球菌脊柱炎的研究中，糖尿病也是主要的危险因素[28]。事实上，糖尿病已被证明会增加血液感染的风险[42]。静脉注射毒品是 4.4% ～ 8.7% 病例的易感性疾病，明显高于人群中的患病率[23, 35, 37-38]。终末期肾衰竭患者必须被视为免疫功能低下[43]。此外，他们通常使用血管内通路装置进行治疗，这增加了重复性菌血症的风险。

人类免疫缺陷病毒（human immunodeficiency virus，HIV）感染是一个危险因素，原因有三个，首先，在这个人群中，静脉吸毒者的比例过高[44]；其次，在未经治疗的 HIV 感染患者中，观察到中性粒细胞功能受损[45]；最后，CD4 细胞计数低会使个体易受感染[46]。Weinstein 和 Eismont[47]比较了住院的 HIV 感染患者和 HIV 阴性患者脊柱感染的患病率。急性（化脓性）椎体骨髓炎的患病率为每 1 万名 HIV 阳性患者中有 10.9 人，而每 1 万名 HIV 阴性住院患者中有 4.2 人。正如预期的那样，当评估结核性椎体骨髓

表 18.2　风险因素：潜在的疾病

糖尿病
静脉吸毒者（IVDU）
免疫抑制疗法
恶性肿瘤
终末期肾病伴血液透析
滥用乙醇
炎症性风湿病
HIV 感染
肝硬化

炎的患病率时，差异甚至更为显著（每 1 万名 HIV 阳性患者中有 8.2 人，而每 1 万名 HIV 阴性住院患者中有 0.74 人）。合并化脓性骨髓炎的 HIV 患者的 CD4 中位数为 350/μL，合并结核性脊柱炎的患者的 CD4 中位数为 80/μL。

表 18.3 总结了造成外源性椎体骨髓炎的局部因素。脊柱术后深部伤口感染是外源性感染的主要危险因素。在第 24 章中单独介绍这种类型的感染。在许多情况下，手术患者被排除在外，因此，仅在少数已发表的病例研究中才有可能进行有意义的定量评估。在 Widdrington 等[38] 的研究中有 18% 的感染是术后病例，McHenry 等[31] 报道 15% 的患者曾接受过脊柱手术或脊柱穿透伤，只有 3% 的病例继发于邻近的化脓性感染，这可能发生在硬膜外浸润后，导致局部脓肿和邻近骨髓炎（未发表的观察结果）。然而，在大多数情况下，硬膜外脓肿、脑膜炎和腰大肌脓肿是椎体骨髓炎的继发化脓性并发症。

表 18.4 显示了血源性感染最常见的主要来源。约一半的急性椎体骨髓炎患者可以确定主要的远处感染病灶。在包括 928 名患者在内的六项研究中，最常见的原发病灶是泌尿生殖道感染（15% ～ 25%）和

表 18.3 危险因素：局部因素有利于外源性感染或持续感染

脊柱手术
穿透性脊柱创伤
椎间盘造影术
硬膜外置管或阻滞
局部浸润
腰椎穿刺
枪伤或刺伤
硬膜外脓肿 [a]
脑膜炎 [a]
腰大肌脓肿 [a]
邻近感染的主动脉移植物 [a]

[a] 报道的这些病例不够详细，无法区分相邻的原发病灶和继发病灶

表 18.4 危险因素：远处血源性感染

泌尿生殖道感染
皮肤及软组织感染
血管导管相关感染
上呼吸道感染
下呼吸道感染
胃肠道感染
化脓性关节炎
心内膜炎
原发性金黄色葡萄球菌菌血症

皮肤软组织感染（4% ～ 25%）[23, 33, 35-37, 48]。在包括医院内椎体骨髓炎的一系列疾病中，8% ～ 15% 主要来源血管导管相关性菌血症[23, 35, 37]。仅由金黄色葡萄球菌引起的椎体骨髓炎显示出相似的情况，46%（62/133）定义了原发病灶。如所怀疑，皮肤感染是迄今为止这些患者最常见的来源，占这些病例的 21%（28/133）[49]。

Corrah 等[30] 对菌血症与随后发生的椎体骨髓炎之间的关系进行了探索。为此，他们分析了 125 名患者的 129 例椎体脊髓炎发作病例。在有记录传染源的病例中，有 21/74（28.4%）的病例在前一年内发现了先前的菌血症，其中有一半人由金黄色葡萄球菌引起。在同一项研究中，计算了 2083 例金黄色葡萄球菌菌血症患者继发椎体骨髓炎的风险，在 10 年期间，其变化范围为 0.4% ～ 3.2%（平均 1.9%）。因此，在金黄色葡萄球菌败血症发作后，必须积极寻找椎体骨髓炎。

在共 244 例患者的 4 项研究中，6% ～ 31% 患有心内膜炎[35-36, 48, 50]。在许多情况下，临床上不清楚心内膜炎是先发于还是继发于椎体骨髓炎。然而，以下观察表明，椎体骨髓炎是一个继发病灶。长期菌血症是椎体骨髓炎发生的危险因素[40]。在亚急性心内膜炎的情况下，患者菌血症通常持续数天至数周。相反，在急性葡萄球菌性心内膜炎中，抗菌治疗通常在数小时至数天内开始。事实上，在 133 例金黄色葡萄球菌椎体骨髓炎患者中，仅有 5% 观察到心内膜炎[49]。相反，在最近的一项研究中，50%（16/32）的草绿色链球菌性脊柱炎患者出现心内膜炎[8]。同一作者比较了两组患者，一组为心内膜炎患者，另一组为菌血症性骨关节感染患者。他们发现，只有 10/99（10%）的细菌性金黄色葡萄球菌椎体骨髓炎患者伴有心内膜炎，但在由低毒微生物引起的椎体骨髓炎患者中，有 30/73（38%）的患者伴有心内膜炎，如草绿色链球菌、牛链球菌、肠球菌和凝固酶阴性葡萄球菌[51]。这都清楚地表明心内膜炎是主要病灶，否则，继发性心内膜炎将更频繁地发生在由毒性更强的金黄色葡萄球菌引起的椎体骨髓炎患者中。

临床特征

症状和体征由原发感染（如尿路感染、脓毒症）或椎体骨髓炎及其并发症引起。由于显而易见的因素，这些不同的临床特征没有在不同的出版物中单独

报道。因此，汇集来自不同研究的临床数据只有两种主要症状有意义，即背痛和发热。

背痛是所有病例中最常见的初始症状。在包括 1927 名患者在内的 16 项研究中，报道了 96%（范围：83% ～ 100%）的病例出现背痛。相比之下，发热病例仅报道了 60%（范围：35% ～ 97%），这可能是由于经常使用镇痛药物，从而隐藏发热症状[8, 23-25, 27-28, 32-33, 35-38, 48-50, 52]。最高的发热率（97%）是在一项专门报道金黄色葡萄球菌椎体骨髓炎的研究中观察到的[49]。

疼痛的位置取决于感染部位。在包括 2117 名脊柱受累患者的 17 项研究中，最常见的部位是腰椎（中位数 60%，范围 43% ～ 72%），其次是胸椎（中位数 27%，范围 21% ～ 43%）和颈椎（中位数 11%，范围 6% ～ 30%）[8, 23-25, 28, 30-33, 35-38, 48-50, 52]。一般来说，受累的是两个相邻的椎体和中间的椎间盘，在不到 5% 的患者中观察到多节段骨髓炎。在不同的节段，连续的节段比不连续的节段疼痛更常见。

椎体骨髓炎引起的症状和体征主要是不同类型的脓肿导致持续的感染或神经系统损伤。根据纳入 328 名患者的 5 项研究中，28% 的患者出现并发症[33, 35-36, 48, 53]。在提供详细信息的研究中，发病率甚至更高。Turunc 等[52] 报道了 30 例患者中的 15 例患者出现神经系统症状（下肢无力、感觉丧失、瘫痪、马尾综合征）。在 McHenry 等[31] 的研究中，25%（62/253）的患者报道了运动无力或瘫痪，其中 14% 瘫痪严重。所有神经系统受损均由脓肿形成引起，包括脊髓受压（13%）、马尾综合征（6%）、神经根压迫（5%）或腰大肌脓肿压迫股神经（1 名患者）。颈椎脊髓炎患者的运动功能障碍最严重，腰椎骨髓炎相对较轻[31]。Lemaignen 等[29] 在一项大型病例对照研究中分析了急性椎体骨髓炎患者的严重神经并发症的重要危险因素是硬膜外脓肿、颈部和（或）胸部受累、金黄色葡萄球菌和 C 反应蛋白 > 150 mg/L。

椎体骨髓炎最常见的并发症是形成脊髓硬膜外脓肿，典型的症状和体征是背痛、局部压痛、运动无力、神经根痛和感觉异常[54]。如果疼痛特别严重、尖锐或刺痛，应积极用磁共振成像（MRI）检查硬膜外脓肿。有趣的是，颈部硬膜外脓肿的相对发生率远高于胸部和腰部（分别为 29% 和 22% 及 12%）[31]。然而，腰椎硬膜外脓肿在绝对数量上更为常见，因为腰椎比颈部或胸部受累更为常见。在同一研究中，26% 的病例发现椎旁脓肿，5% 的病例发现椎间隙脓肿。腰大肌脓肿在结核性脊柱炎患者中更为常见[9]。

急性椎体骨髓炎患者很少出现脊柱畸形，它主要发生在治疗前病程较长的患者中（图 18.1）。在

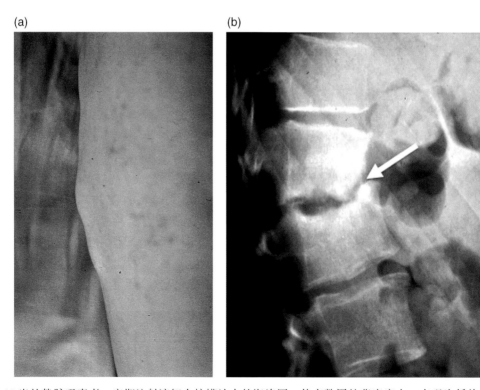

(a)   (b)

图 18.1 一名 38 岁的静脉吸毒者，定期注射溶解在柠檬汁中的海洛因。他有数周的背痛病史，表现为低热和固定性背痛。胸 10 椎的活检显示培养物中存在白色念珠菌。（a）由于胸 10 椎严重破坏而引起驼背；（b）同一患者的胸椎 X 线平片（彩图见文后）

Colmenero 等[33] 的对比研究中，72 例化脓性脊柱炎患者中只有 8% 的患者有脊柱畸形，而 42 例结核性脊柱炎患者中有 41% 的患者有脊柱畸形。这种显著差异可能是由于急性骨髓炎的治疗较早（见第 19 章）。

实验室检查

血液学和生化标志物

白细胞或中性粒细胞计数增加对骨髓炎诊断的敏感性较低。在不到一半的病例中，这两个参数均增加[4, 55]。高达 3/4 的患者报道有正常色素性贫血[56]。红细胞沉降率（erythrocyte sedimentation rate，ESR）在 90% 以上的病例中升高[55]。由于不同的作者使用不同的阈值，不同研究的比较存在困难。Hopkinson 等[56] 发现，在 22 例椎间盘炎患者中，91% 的 ESR 大于 50 mm/h。同样，Prist 和 Peackok[28] 报道 40 例血源性葡萄球菌椎体骨髓炎患者 ESR 的平均峰值为 101 mm/h（范围 13 ～大于 140 mm/h）。几乎所有病例的 C 反应蛋白（C-reactive protein，CRP）水平均升高。在 Chelsom 和 Solberg[25] 的研究中，所有患者的 CRP 值均大于 10 mg/L。Mete 等[57] 比较了 100 例化脓性、布鲁氏菌或结核性脊柱炎患者的特征，CRP 平均值分别为 95 mg/L、34 mg/L、67 mg/L，其中化脓性感染患者 CRP 最高。CRP 水平与治疗的临床反应比血沉更密切相关，因此是监测治疗成功的首选标志物[58]。虽然 ESR 在第 8 周仅下降 25%，但在急性椎体骨髓炎患者中，CRP 值在 1 周内下降超过 60%[59]。

总之，CRP 是监测椎体骨髓炎患者抗生素治疗效果的指标；相反，白细胞计数和 ESR 对这些患者的随访没有帮助。

血培养

血培养对于评估急性椎体骨髓炎至关重要，因为阳性培养结果通常可以避免活检。对于临床怀疑为急性椎体骨髓炎的患者，应至少抽取两对血培养。在 9 项不同的研究报道了 1167 名患者的数据中，血培养阳性的比例从 30% 到 78% 不等，中位数为 62%[23-25, 27, 31, 36, 48, 53, 60]。鉴于微生物在血培养中生长的可能性不大，只要患者没有脓毒症，就应该限制抗生素治疗直到确定微生物。如果基于影像学检查怀疑椎体骨髓炎，但血培养未显示微生物生长，则需要 CT 引导或开放活检。如果怀疑有多微生物骨髓炎（例如，伤口愈合障碍后的深部伤口感染），无论血培养是否阳性，都应进行开放活检和清创手术[53]。

活组织检查

10 项不同研究报道了 1054 名患者的数据中，活检培养阳性的比例范围为 47% ～ 96%，中位数为 68%[23, 25, 27, 31, 33, 36, 48, 52, 60-61]。在三项研究中，分析了活组织检查前经验性抗生素治疗的作用；在两项研究中，活检前抗菌治疗明显降低了培养阳性率，一项研究从 50% 下降到 25%，另一项研究从 60% 下降到 23%[62-63]。相反，在第三项研究中，对 56 名使用抗生素和 28 名未使用抗生素的患者进行了活检，前者检出率略高（71% vs 54%）[61]。对这一悖论的唯一合理解释是，在活检前接受抗生素经验治疗的患者中，疾病的严重程度可能更高。CT 引导下活检阴性的患者是重复穿刺还是随后开放活检取决于每个中心的经验。在 Marschall 等的研究中[61]，开放性活检的敏感性远高于 CT 引导下穿刺活检（91% vs 53%）。Yang 等[64] 表明，经皮内镜椎间盘切除术的阳性培养率明显高于 CT 引导下穿刺活检（90% vs 47%，P < 0.0002）。如果用这种方法进行清创和引流，经皮内镜活检培养可能有用[65]。

骨样本应进行需氧、厌氧和真菌培养，并将其中一部分送去组织病理学检查。如果出现亚急性 / 慢性表现、提示性病史或在组织病理学分析中存在肉芽肿，还应寻找结核分枝杆菌和布鲁氏菌属（见第 19 章）。当血液和组织培养呈阴性但组织病理学提示时，应考虑对活检标本或抽吸脓液进行多聚合酶链反应（PCR）分析（见第 4 章）[66]。通过这项技术，可以发现不寻常的微生物，如 *Tropheryma whippelii* 菌[67]。

影像学检查

影像学检查是诊断骨髓炎最重要的工具，还可以排除临床表现类似的其他疾病，例如骨转移或骨质疏松性骨折。影像学检查可以精确定位感染病灶并寻找化脓性并发症，例如椎旁、腰大肌、硬膜外或椎间盘脓肿[4]。对于没有神经系统症状的患者，X 线平片检查是第一步，它可能会提示其他诊断，例如椎体骨折或骨转移。但是，由于其敏感性低，一般不能用于急性骨髓炎的早期诊断。

根据美国传染病学会（IDSA）指南，诊断椎体骨髓炎的金标准是 MRI[68]。为了排除椎间盘突出或快速发现化脓性感染并发症，磁共振检查是神经损伤患者的首要检查（图 18.2）。MRI 具有很高的敏感性、特异性和准确性（分别为 96%、92% 和 94%）[69]。椎体骨髓炎通常在 T2 加权序列上显示椎间盘内的高信号和髓核裂隙。椎体终板迅速破坏，出现骨髓水肿高信号。通常涉及椎间隙和两个相邻的椎体（见发病机制）（图 18.3）。

虽然 CT 的敏感性不如 MRI，但是可以指导经皮穿刺活检[68]。99m 锝标记的三相同位素骨扫描技术通常在症状出现后几天内呈阳性。然而，研究结果并非特异性，因此准确性有限[70]。正电子发射断层成像（PET）用 [18F] - 氟代脱氧葡萄糖进行扫描，具有出色的灵敏度，在检测低级别脊柱炎或椎间盘炎方面优于 MRI。然而，它不能区分感染和肿瘤[70]。对于有 MRI 禁忌证如有植入物或怀疑有多个病灶的患者，这可能是一种替代成像方法。

临床与影像学鉴别诊断

在发热的背痛患者中，鉴别诊断范围很广，它包括流感样综合征、肾盂肾炎、胰腺炎和十二指肠溃疡病等。在没有发热的情况下，背痛的鉴别诊断范围更广，包括骨质疏松性骨折、椎管狭窄和椎间盘突出。由于椎体骨髓炎的症状和体征具有非特异

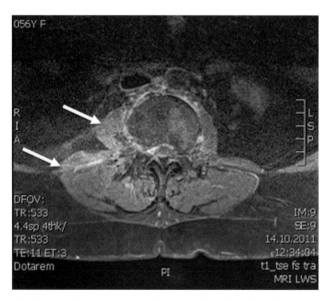

图 18.2　56 岁的女性因严重的腰痛和发热住院。5 天前她因尿路感染发热，未经医生诊治予以呋喃因治疗。就诊时发热 38.2 ℃，L2/L3 区剧烈疼痛，CRP 为 345 mg/L，血培养显示大肠埃希菌生长，首次出现症状后 7 天进行的 MRI（钆增强 T1 加权）显示腰大肌脓肿和 L2/L3 节段的增强，包括椎间盘（轴向图像未显示），诊断为尿脓毒症后血源性大肠埃希菌椎体骨髓炎伴右侧腰大肌脓肿

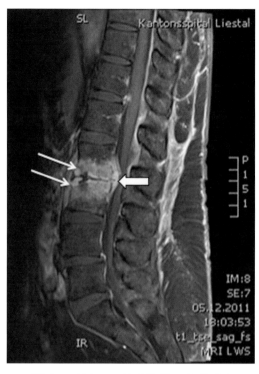

图 18.3　7 周后，对图 18.2 所示的同一患者进行 MRI 检查（钆增强 T1 加权）显示：椎间盘完全破坏，骨髓强化（细箭头），硬膜外脓肿（粗箭头）

性，通常在症状出现和诊断之间存在长时间延迟。在包括 527 名患者的四项研究中，平均间隔时间为 34 ～ 50 天[24, 33, 36, 48]。

如前所述，MRI 是诊断急性骨髓炎的金标准。然而，即使 MRI 病理提示椎体骨髓炎，一半的患者也应考虑其他诊断，尤其是在血培养阴性的情况下。最常见的鉴别诊断是侵蚀性骨软骨病（图 18.4）[4]。此外，痛风性脊柱炎[71]、强直性脊柱炎的椎间盘、椎体侵蚀性病变（Andersson 病变）[72] 和无菌性骨坏死[73] 也可能与椎体骨髓炎相似。

治疗

治疗的目的是缓解背痛、消除微生物、防止进一步的骨质丢失、预防并发症、排出脓液和稳定（如需要）。在急性血源性长骨骨髓炎患者中，只要没有延迟诊断，几乎不需要手术干预。相反，在椎体骨髓炎中，特别是在颈部或胸部受累的情况下减压手术并不少见[29, 68]。

保守治疗

非手术治疗包括抗菌治疗、止痛药、理疗和卧床

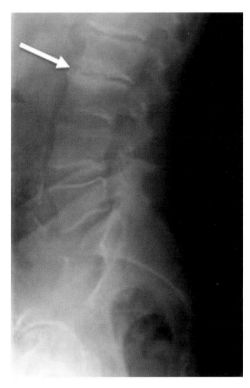

图 18.4 76 岁的老人患慢性腰背痛几年，他因疼痛加剧和低热住院。X 线片提示脊柱骨髓炎（箭头）。因为 CRP 完全正常和三年前的 X 线片几乎相同，所以没有进行微生物检查，并且没有给予抗生素治疗，最可能的诊断是侵蚀性骨软骨病。三年的随访结果没有变化，证实了侵蚀性骨软骨病的诊断

休息[4, 55]。除严重的体位性疼痛或脊柱不稳外，一般不需要强制卧床休息。管型石膏完全固定不适用于成年人。对于神经功能障碍、难治性背痛或脊柱不稳定，需要快速清创并进行内固定[74-75]。由于针对特定微生物的抗菌治疗疗效更确切，因此在开始使用抗生素之前都应进行微生物诊断。在至少两次血培养后，经验性抗菌治疗仅应考虑用于血流动力学不稳定的患者或提示局部有压迫的神经系统症状的患者[68]。如果血培养结果仍为阴性，应进行 CT 引导下组织活检、抽吸收集脓液或开放活检，以用于微生物学和组织病理学检查。如果临床需要经验性治疗，该方案应涵盖最常见的微生物，即金黄色葡萄球菌、链球菌和革兰氏阴性杆菌。

虽然关于急性骨髓炎抗菌治疗的随机对照研究只有一项，但是，有许多观察性研究可以判断效果。在共 865 名患者的 6 个病例研究中，无复发生存率为 90%（范围：86% ~ 93%）。在这些病例中，中位死亡率为 6.7%（范围：3% ~ 11%）[23-24, 33, 35-36, 48]。有神经系统后遗症的患者比例不能被视为治疗的质量标志，因为它在很大程度上取决于出现严重神经系统

体征和症状的患者比例。传统上，骨骼和关节感染最初是通过静脉途径治疗的。然而，静脉治疗的需要不是基于循证证据。潜在有效的口服治疗的要求是：①抗生素的最佳抗菌谱（例如，氟喹诺酮类抗革兰氏阴性杆菌）；②口服药物生物利用度高；③正常的肠道功能；④无呕吐。最初几天的肠外治疗可能有利于抵抗微生物出现耐药（如使用氟喹诺酮或利福平组合）。在一项比较口服和静脉注射抗生素治疗骨和关节感染的随机、对照、非劣效性试验中，两组治疗失败率相似，分别为 13.2% 和 14.6%。然而，在这项研究中，只有 6.8% 的患者患有脊柱感染[76]。

表 18.5 总结了针对最常见微生物的建议抗生素方案。建议基于观察研究、专家意见和药代动力学 / 药效学考虑（见第 6 章）[4]。

在一项开放性、非劣效性、随机对照试验中，对 351 例椎体骨髓炎患者应用两种不同抗生素治疗持续时间进行了比较[24]。接受 6 周治疗的患者与接受 12 周治疗的患者有相同的结果，即临床治愈率为 90.9%。在这项研究中，有脊柱植入物和病因为真菌、布鲁氏菌或分枝杆菌或培养阴性感染的患者被排除在外。两组的感染持续时间均为 34 天，20% 伴有心内膜炎，16% 出现神经症状。两组患者在初始阶段均采用静脉途径治疗（中位静脉注射治疗：14 天，四分位距 7 ~ 27 天）。对于没有引流的脓肿或有脊柱植入物的患者，建议更长时间的治疗（见第 24 章）。应通过询问症状（发热、疼痛）和检查 CRP 值定期监测治疗效果。仅对化脓性并发症的患者才需要随访 MRI 对照，因为临床康复和 MRI 改善之间的相关性很低[77]。

外科治疗

对于急性非植入物相关骨髓炎，建议在以下情况下进行手术治疗。开放活检适用于血液培养且 CT 引导穿刺活检阴性的患者，因为开放活检可能具有更好的敏感性[61]。微创内镜干预可在诊断时将诊断与治疗性手术相结合[78]。合并大脓肿患者需要进行手术治疗，无法通过无创导管手术引流，而开放性清创可以更快速地控制感染，并缩短抗生素治疗时间。此外，对于进行性神经功能障碍和（或）脊柱不稳定的患者，可能需要行紧急清创手术，根据情况决定是否需要内固定稳定[54, 79-81]。在感染的急性期进行手术似乎是安全的。在经验丰富的中心，与接受药物治疗的患者相比，复发或感染相关死亡没有增加[79, 82]。然而，在接受内固定治疗的患者中，必须考虑植入物

表 18.5　成人骨髓炎无植入物的抗生素治疗

微生物	抗生素 a	剂量 b	途径
甲氧西林敏感葡萄球菌属	氟氯西林 c	2 g/6 h	IV
	然后使用利福平＋	300 ～ 450 mg/12 h	PO
	左氧氟沙星	750 mg/24 h ～ 500 mg/12 h	PO
耐甲氧西林葡萄球菌属	万古霉素或	15 mg/（kg·12 h）d	IV
	达托霉素	8 ～ 10 mg/（kg·24 h）	IV
	然后使用利福平＋	300 ～ 450 mg/12 h	PO
	左氧氟沙星或	750 mg/24 h ～ 500 mg/12 h	PO
	TMP/SMX 或	1 片增强片剂 /8 h	PO
	夫西地酸	500 mg/8 h	PO
链球菌属	青霉素 Gc	500 万 U/6 h	IV
	头孢曲松钠	2 g/24 h	IV
青霉素敏感肠球菌属	阿莫西林＋	2 g/6 h	IV
	庆大霉素（前两周患者无高耐药菌株）	120 mg/24 h（根据体重和肾功能调整）	IV
耐青霉素肠球菌	达托霉素或	8 ～ 10 mg/（kg·24 h）	IV
	万古霉素＋	15 mg/（kg·12 h）d	IV
	庆大霉素（前两周患者无高耐药菌株）	120 mg/24 h（根据体重和肾功能调整）	IV
肠杆菌科细菌（喹诺酮类敏感）	环丙沙星	750 mg/12 h	PO
肠杆菌科细菌（耐喹诺酮类，包括超广谱 β - 内酰胺酶）	亚胺培南或	500 mg/6 h	IV
	美罗培南	1 g/8 h	IV
铜绿假单胞菌	头孢吡肟或头孢他啶＋氨基糖苷类 e 或	2 g/8 h	IV / IV
	哌拉西林 / 他唑巴坦 e	4.5 g/8 h	IV
	随后环丙沙星 f 2 ～ 4 周	750 mg/12 h	PO
厌氧菌	克林霉素	600 mg/6 ～ 8 h	IV
	克林霉素 g 2 ～ 4 周	300 mg/6 h	PO

PO，口服；IV，静脉注射；IM，肌内注射；增强片剂 TMP/SMX：160 mg 甲氧苄啶加 800 mg 磺胺甲噁唑

a 抗菌治疗的总持续时间通常为六周。

b 所有剂量均适用于假设肾功能正常的成人。

c 在迟发性超敏反应患者中，可以给予头孢呋辛（每 6 ～ 8 小时静脉注射 1.5 g）。对于超敏反应的患者，万古霉素替换青霉素（每 12 小时静脉注射 1 g）。

d 万古霉素浓度维持在 15 ～ 20 μg/mL。

e 增加氨基糖苷类药物的必要性尚未得到证实，但是它可以降低对 β - 内酰胺酶抗生素产生耐药性的风险。

f 只有在用 β - 内酰胺类抗生素后才开始使用环丙沙星的理由是，在高细菌负荷下喹诺酮类出现耐药性的风险增加。

g 或者使用青霉素 G（每 6 小时静脉注射 500 万 U）或头孢曲松（每 24 小时静脉注射 2 克）针对革兰氏阳性厌氧菌（例如痤疮丙酸杆菌）；使用甲硝唑（每 8 小时静脉注射或口服 500 mg）针对革兰氏阴性厌氧菌（例如拟杆菌属）

相关感染的风险。在约 6 周的 MRI（图 18.3）或 CT 中出现进行性去矿质并不表示椎体骨髓炎患者的内部稳定[68]。然而，如果骨成像显示骨实质性破坏（图 18.1），则应咨询骨科医生关于使用合适的后置支架或内固定的意见。通常，脊柱植入物患者需要手术清创（见第 24 章）[5]。

要点

- 成人急性血源性骨髓炎主要累及脊柱。

- 发病率随着年龄的增长而稳步上升，从 20 岁以下的 0.3/10 万上升到 70 岁以上的 6.5/10 万。
- 急性椎体骨髓炎发病中，金黄色葡萄球菌占 40% ～ 50%，链球菌占 10% ～ 30%，革兰氏阴性杆菌占 15% ～ 25%。
- 糖尿病是最常见的潜在疾病。
- 在大约一半的患者中可以确定远处原发感染病灶，血源性椎体骨髓炎最常见的远处感染源是泌尿生殖道和皮肤、软组织感染。
- 根据一项关于抗菌药物治疗最佳持续时间的随机对照试验结果表明，用药 6 周与用药 12 周疗效无差异。
- 口服药物疗效相当于肠外使用抗生素，前提是在肠道功能完整的患者中使用生物利用度高的药物。

参考文献

1. Waldvogel FA, Medoff G, Swartz MN. Osteomyelitis: a review of clinical features, therapeutic considerations and unusual aspects. N Engl J Med. 1970;282(4):198–206.
2. Gallie WE. First recurrence of osteomyelitis eighty years after infection. J Bone Joint Surg Br. 1951;33-B(1):110–111.
3. Jensen AG, Espersen F, Skinhoj P, *et al.* Increasing frequency of vertebral osteomyelitis following *Staphylococcus aureus* bacteraemia in Denmark 1980-1990. J Infect. 1997;34(2):113–118.
4. Zimmerli W. Clinical practice. Vertebral osteomyelitis. N Engl J Med. 2010;362(11): 1022–1029.
5. Kowalski TJ, Berbari EF, Huddleston PM, *et al.* The management and outcome of spinal implant infections: contemporary retrospective cohort study. Clin Infect Dis. 2007;44(7):913–920.
6. Depypere M, Morgenstern M, Kuehl R, *et al.* Pathogenesis and management of fracture-related infection. Clin Microbiol Infect. 2020;26:572–578.
7. Peltola H, Paakkonen M. Acute osteomyelitis in children. N Engl J Med. 2014;370(4): 352–360.
8. Murillo O, Roset A, Sobrino B, *et al.* Streptococcal vertebral osteomyelitis: multiple faces of the same disease. Clin Microbiol Infect. 2014;20(1):O33–38.
9. Gehlot PS, Chaturvedi S, Kashyap R, *et al.* Pott's spine: Retrospective analysis of MRI scans of 70 cases. J Clin Diagn Res. 2012;6(9):1534–1538.
10. Sybenga AB, Jupiter DC, Speights VO, *et al.* Diagnosing osteomyelitis: A histology guide for pathologists. J Foot Ankle Surg. 2020;59(1):75–85.
11. Lio P, Paoletti N, Moni MA, *et al.* Modelling osteomyelitis. BMC Bioinformatics. 2012;13 Suppl 14:S12.
12. Claro T, Widaa A, O'Seaghdha M, *et al. Staphylococcus aureus* protein A binds to osteoblasts and triggers signals that weaken bone in osteomyelitis. PLoS One. 2011;6(4):e18748.
13. Claro T, Widaa A, McDonnell C, *et al. Staphylococcus aureus* protein A binding to osteoblast tumour necrosis factor receptor 1 results in activation of nuclear factor kappa B and release of interleukin-6 in bone infection. Microbiology. 2013;159(Pt 1):147–154.
14. Ahmed S, Meghji S, Williams RJ, *et al. Staphylococcus aureus* fibronectin binding proteins are essential for internalization by osteoblasts but do not account for differences in intracellular levels of bacteria. Infect Immun. 2001;69(5):2872–2877.
15. Nair SP, Williams RJ, Henderson B. Advances in our understanding of the bone and joint pathology caused by *Staphylococcus aureus* infection. Rheumatology (Oxford). 2000;39(8):821–834.
16. Rasigade JP, Moulay A, Lhoste Y, *et al.* Impact of sub-inhibitory antibiotics on fibronectin-mediated host cell adhesion and invasion by *Staphylococcus aureus*. BMC Microbiol. 2011;11:263.
17. Sinha B, Francois P, Que YA, *et al.* Heterologously expressed *Staphylococcus aureus* fibronectin-binding proteins are sufficient for invasion of host cells. Infect Immun. 2000;68(12): 6871–6878.
18. Gristina AG, Oga M, Webb LX, *et al.* Adherent bacterial colonization in the pathogenesis of osteomyelitis. Science. 1985;228(4702):990–993.
19. Masters EA, Trombetta RP, de Mesy Bentley KL, *et al.* Evolving concepts in bone infection: redefining "biofilm", "acute vs. chronic osteomyelitis", "the immune proteome" and "local antibiotic therapy". Bone Res. 2019;7:20.
20. Street M, Puna R, Huang M, *et al.* Pediatric acute hematogenous osteomyelitis. J Pediatr Orthop. 2015;35(6):634–639.
21. Kehrer M, Pedersen C, Jensen TG, *et al.* Increasing incidence of pyogenic spondylodiscitis: a 14-year population-based study. J Infect. 2014;68(4):313–320.
22. Grammatico L, Baron S, Rusch E, *et al.* Epidemiology of vertebral osteomyelitis (VO) in France: analysis of hospital-discharge data 2002-2003. Epidemiol Infect. 2008;136(5): 653–660.
23. Aguilar-Company J, Pigrau C, Fernandez-Hidalgo N, *et al.* Native vertebral osteomyelitis in aged patients: distinctive features. An observational cohort study. Infection. 2018;46(5): 679–686.
24. Bernard L, Dinh A, Ghout I, *et al.* Antibiotic treatment for 6 weeks versus 12 weeks in patients with pyogenic vertebral osteomyelitis: an open-label, non-inferiority, randomised, controlled trial. Lancet. 2015;385(9971):875–882.
25. Chelsom J, Solberg CO. Vertebral osteomyelitis at a Norwegian university hospital 1987–97: clinical features, laboratory findings and outcome. Scand J Infect Dis. 1998;30(2):147–151.
26. Bhavan KP, Marschall J, Olsen MA, *et al.* The epidemiology of hematogenous vertebral osteomyelitis: a cohort study in a tertiary care hospital. BMC Infect Dis. 2010;10:158.
27. Chong BSW, Brereton CJ, Gordon A, *et al.* Epidemiology, microbiological diagnosis, and clinical outcomes in pyogenic vertebral osteomyelitis: A 10-year retrospective cohort study. Open Forum Infect Dis. 2018;5(3):ofy037.
28. Priest DH, Peacock JE, Jr. Hematogenous vertebral osteomyelitis due to *Staphylococcus aureus* in the adult: clinical features and therapeutic outcomes. South Med J. 2005;98(9): 854–862.
29. Lemaignen A, Ghout I, Dinh A, *et al.* Characteristics of and risk factors for severe neurological deficit in patients with pyogenic vertebral osteomyelitis: A case-control study. Medicine (Baltimore). 2017;96(21):e6387.
30. Corrah TW, Enoch DA, Aliyu SH, *et al.* Bacteraemia and subsequent vertebral osteomyelitis: a retrospective review of 125 patients. QJM. 2011;104(3):201–207.
31. McHenry MC, Easley KA, Locker GA. Vertebral osteomyelitis: long-term outcome for 253 patients from 7 Cleveland-area hospitals. Clin Infect Dis. 2002;34(10):1342–1350.
32. Kim CJ, Song KH, Jeon JH, *et al.* A comparative study of pyogenic and tuberculous spondylodiscitis. Spine (Phila Pa 1976). 2010;35(21):E1096–1100.
33. Colmenero JD, Jimenez-Mejias ME, Sanchez-Lora FJ, *et al.* Pyogenic, tuberculous, and brucellar vertebral osteomyelitis: a descriptive and comparative study of 219 cases. Ann Rheum Dis. 1997;56(12):709–715.
34. Kim DY, Kim UJ, Yu Y, *et al.* Microbial etiology of pyogenic vertebral osteomyelitis according to patient characteristics. Open Forum Infect Dis. 2020;7(6):ofaa176.
35. Pigrau C, Almirante B, Flores X, *et al.* Spontaneous pyogenic vertebral osteomyelitis and endocarditis: incidence, risk factors, and outcome. Am J Med. 2005;118(11):1287.
36. Nolla JM, Ariza J, Gomez-Vaquero C, *et al.* Spontaneous pyogenic vertebral osteomyelitis in nondrug users. Semin Arthritis Rheum. 2002;31(4):271–278.
37. Chang WS, Ho MW, Lin PC, *et al.* Clinical characteristics, treatments, and outcomes of hematogenous pyogenic vertebral osteomyelitis, 12-year experience from a tertiary hospital in central Taiwan. J Microbiol Immunol Infect. 2018;51(2):235–242.
38. Widdrington JD, Emmerson I, Cullinan M, *et al.* Pyogenic spondylodiscitis: Risk factors for adverse clinical outcome in routine clinical practice. Med Sci (Basel). 2018;6(4).
39. Uckay I, Dinh A, Vauthey L, *et al.* Spondylodiscitis due to Propionibacterium acnes: report of twenty-nine cases and a review of the literature. Clin Microbiol Infect. 2010;16(4): 353–358.
40. Bucher E, Trampuz A, Donati L, *et al.* Spondylodiscitis associated with bacteraemia due to coagulase-negative staphylococci. Eur J Clin Microbiol Infect Dis. 2000;19(2):118–120.
41. Richaud C, De Lastours V, Panhard X, *et al.* Candida vertebral osteomyelitis (CVO) 28 cases from a 10-year retrospective study in France. Medicine (Baltimore). 2017;96(31):e7525.
42. Stoeckle M, Kaech C, Trampuz A, *et al.* The role of diabetes mellitus in patients with bloodstream infections. Swiss Med Wkly. 2008;138(35–36):512–519.
43. Knerr K, Futh R, Hemsen P, *et al.* Chronic inflammation and hemodialysis reduce immune competence of peripheral blood leukocytes in end-stage renal failure patients. Cytokine. 2005;30(3):132–138.
44. Scheidegger C, Zimmerli W. Incidence and spectrum of severe medical complications among hospitalized HIV-seronegative and HIV-seropositive narcotic drug users. AIDS. 1996;10(12):1407–1414.
45. Zimmerli W, Borer H, Ruttiman S. Pyomyositis and cryptococcal sepsis in an HIV-infected patient with severe granulocyte defect. AIDS. 1992;6(11):1399–1400.
46. Bono CM. Spectrum of spine infections in patients with HIV: a case report and review of the literature. Clin Orthop Relat Res. 2006;444:83–91.
47. Weinstein MA, Eismont FJ. Infections of the spine in patients with human immunodeficiency virus. J Bone Joint Surg Am. 2005;87(3):604–609.
48. Osenbach RK, Hitchon PW, Menezes AH. Diagnosis and management of pyogenic vertebral osteomyelitis in adults. Surg Neurol. 1990;33(4):266–275.
49. Jensen AG, Espersen F, Skinhoj P, *et al.* Bacteremic *Staphylococcus aureus* spondylitis. Arch Intern Med. 1998;158(5):509–517.
50. Perronne C, Saba J, Behloul Z, *et al.* Pyogenic and tuberculous spondylodiskitis (vertebral osteomyelitis) in 80 adult patients. Clin Infect Dis. 1994;19(4):746–750.
51. Murillo O, Grau I, Gomez-Junyent J, *et al.* Endocarditis associated with vertebral osteomyelitis and septic arthritis of the axial skeleton. Infection. 2018;46(2):245–251.
52. Turunc T, Demiroglu YZ, Uncu H, *et al.* A comparative analysis of tuberculous, brucellar and pyogenic spontaneous spondylodiscitis patients. J Infect. 2007;55(2):158–163.
53. Patzakis MJ, Rao S, Wilkins J, *et al.* Analysis of 61 cases of vertebral osteomyelitis. Clin Orthop Relat Res. 1991(264):178–183.
54. Sendi P, Bregenzer T, Zimmerli W. Spinal epidural abscess in clinical practice. QJM. 2008;101(1):1–12.
55. Gouliouris T, Aliyu SH, Brown NM. Spondylodiscitis: update on diagnosis and management. J Antimicrob Chemother. 2010;65 Suppl 3:iii11–24.
56. Hopkinson N, Stevenson J, Benjamin S. A case ascertainment study of septic discitis: clinical, microbiological and radiological features. QJM. 2001;94(9):465–470.
57. Mete B, Kurt C, Yilmaz MH, *et al.* Vertebral osteomyelitis: eight years' experience of 100 cases. Rheumatol Int. 2012;32(11):3591–3597.
58. Khan MH, Smith PN, Rao N, *et al.* Serum C-reactive protein levels correlate with clinical response in patients treated with antibiotics for wound infections after spinal surgery. Spine J. 2006;6(3):311–315.
59. Yoon SH, Chung SK, Kim KJ, *et al.* Pyogenic vertebral osteomyelitis: identification of microorganism and laboratory markers used to predict clinical outcome. Eur Spine J. 2010;19(4): 575–582.
60. Zarrouk V, Feydy A, Salles F, *et al.* Imaging does not predict the clinical outcome of bacterial vertebral osteomyelitis. Rheumatology (Oxford). 2007;46(2):292–295.
61. Marschall J, Bhavan KP, Olsen MA, *et al.* The impact of prebiopsy antibiotics on pathogen recovery in hematogenous vertebral osteomyelitis. Clin Infect Dis. 2011;52(7):867–872.
62. Rankine JJ, Barron DA, Robinson P, *et al.* Therapeutic impact of percutaneous spinal biopsy in spinal infection. Postgrad Med J. 2004;80(948):607–609.
63. de Lucas EM, Gonzalez Mandly A, Gutierrez A, *et al.* CT-guided fine-needle aspiration in vertebral osteomyelitis: true usefulness of a common practice. Clin Rheumatol. 2009;28(3):315–320.
64. Yang SC, Fu TS, Chen LH, *et al.* Identifying pathogens of spondylodiscitis: percutaneous endoscopy or CT-guided biopsy. Clin Orthop Relat Res. 2008;466(12):3086–3092.
65. Wang CG, Qin YF, Wan X, *et al.* Incidence and risk factors of postoperative delirium in the elderly patients with hip fracture. J Orthop Surg Res. 2018;13(1):186.
66. Fenollar F, Levy PY, Raoult D. Usefulness of broad-range PCR for the diagnosis of osteoarticular infections. Curr Opin Rheumatol. 2008;20(4):463–470.
67. Weber U, Morf MH, Gubler JG, *et al.* Spondylodiscitis as the first manifestation of Whipple's disease -a removal worker with chronic low back pain. Clin Rheumatol. 2003;22(6):443–446.
68. Berbari EF, Kanj SS, Kowalski TJ, *et al.* 2015 Infectious Diseases Society of America (IDSA) clinical practice guidelines for the diagnosis and treatment of native vertebral osteomyelitis in adults. Clin Infect Dis. 2015;61(6):e26–46.

69. Prodi E, Grassi R, Iacobellis F, *et al*. Imaging in spondylodiskitis. Magn Reson Imaging Clin N Am. 2016;24(3):581–600.
70. Love C, Palestro CJ. Nuclear medicine imaging of bone infections. Clin Radiol. 2016;71(7):632–646.
71. Rufener J, Schulze CC, Tanzler K, *et al*. Sterile spondylodiscitis. Lancet. 2012;379(9828):1850.
72. Park YS, Kim JH, Ryu JA, *et al*. The Andersson lesion in ankylosing spondylitis: distinguishing between the inflammatory and traumatic subtypes. J Bone Joint Surg Br. 2011;93(7):961–966.
73. Lin CL, Lin RM, Huang KY, *et al*. MRI fluid sign is reliable in correlation with osteonecrosis after vertebral fractures: a histopathologic study. Eur Spine J. 2013;22(7):1617–1623.
74. Redfern RM, Miles J, Banks AJ, *et al*. Stabilisation of the infected spine. J Neurol Neurosurg Psychiatry. 1988;51(6):803–807.
75. Kulowski. J. The orr treatment pytogenic osteomyelitis. Annals of Surgery. 1936; 103:613–624.
76. Li HK, Rombach I, Zambellas R, *et al*. Oral versus intravenous antibiotics for bone and joint infection. N Engl J Med. 2019;380(5):425–436.
77. Kowalski TJ, Berbari EF, Huddleston PM, *et al*. Do follow-up imaging examinations provide useful prognostic information in patients with spine infection? Clin Infect Dis. 2006; 43(2):172–179.
78. Yang SC, Fu TS, Chen HS, *et al*. Minimally invasive endoscopic treatment for lumbar infectious spondylitis: a retrospective study in a tertiary referral center. BMC Musculoskelet Disord. 2014;15:105.
79. Canoui E, Zarrouk V, Canoui-Poitrine F, *et al*. Surgery is safe and effective when indicated in the acute phase of hematogenous pyogenic vertebral osteomyelitis. Infect Dis (Lond). 2019;51(4):268–276.
80. Dai LY, Chen WH, Jiang LS. Anterior instrumentation for the treatment of pyogenic vertebral osteomyelitis of thoracic and lumbar spine. Eur Spine J. 2008;17(8):1027–1034.
81. Zhang HQ, Wang YX, Wu JH, *et al*. Debridement and interbody graft using titanium mesh cage, posterior monosegmental instrumentation, and fusion in the surgical treatment of monosegmental lumbar or lumbosacral pyogenic vertebral osteomyelitis via a posterior-only Approach. World Neurosurg. 2020;135:e116–e125.
82. Robinson Y, Tschoeke SK, Kayser R, *et al*. Reconstruction of large defects in vertebral osteomyelitis with expandable titanium cages. Int Orthop. 2009;33(3):745–749.

第 19 章
亚急性骨髓炎：结核性和布鲁氏菌性椎体骨髓炎

Juan D. Colmenero and Pilar Morata

概述

椎体骨髓炎通常根据症状出现时间早晚、就诊前的病程长短分为急性、亚急性和慢性。有时急性椎体骨髓炎一词被误解为是化脓性椎体骨髓炎的同义词。化脓性椎体骨髓炎常由金黄色葡萄球菌、链球菌和革兰氏阴性杆菌引起；而亚急性或慢性椎体骨髓炎常涉及特殊的细菌感染，如结核分枝杆菌、布鲁氏菌和多种真菌。

目前的临床实践显示上述分类并不完全正确。由侵袭性和化脓性病原体引起的椎体骨髓炎也可以持续较长时间而没有症状。相反，亚急性/慢性骨髓炎可在免疫功能低下的宿主中引起急性甚至破坏性感染。因此，即使明确了致病菌，病程也无法准确预测，因为它不仅取决于微生物，还取决于宿主。

在社区获得性椎体骨髓炎中，亚急性或慢性病程需要排除特殊病原体，如结核分枝杆菌或布鲁氏菌感染。本章主要讨论这两种均具有肉芽肿性质和通常呈现亚急性病程的特殊感染，它们在临床、放射学和组织学上常难以区分。

流行病学

布鲁氏菌病是一种再度兴起的慢性消耗性传染病，在地中海盆地、非洲、中南美洲、中东、中亚和印度次大陆的某些国家流行[1]。布鲁氏菌病仍然是世界上最常见的细菌性人畜共患病，每年新发病例超过 50 万例，有些国家的流行率超过 10/10 万[2]。有大量证据支持这样一种定论，即在没有强大卫生系统的国家，官方数据可能低估了真正的发病情况[2]。

与低收入和中等收入国家相比，发达国家的发病率较低。然而，与发病率最高国家接壤的发达国家，布鲁氏菌病仍然是卫生领域的重要疾病。例如，美国靠近墨西哥边境州的布鲁氏菌病发病率是非边境州的八倍[3]。多项数据印证，在过去 20 年中，随着全球化和国际旅游的发展，布鲁氏菌病的流行病学发生新的变化[4]。此外，有理由相信气候变化也会对这种人畜共患病产生不利影响[5]。

结核病是全球死亡和疾病的重要原因。全球结核病负担仍然巨大。世界上大约有四分之一的人口感染了结核分枝杆菌，具有发展成结核病的风险。世界卫生组织《2019 年全球结核病报告》的最新数据证实，结核病仍然是重要的传染性杀手。2018 年，估计有 1000 万新发病例（900 万～1110 万人），150 万人（130 万～160 万人）死于结核病[6]。20 世纪 80 年代末和 20 世纪 90 年代初，由于社会经济因素、艾滋病流行以及患有严重消耗性疾病或免疫抑制的患者人数增加，一些西方国家的结核病发病率也有所增加。

欧洲的肺结核发病率在各国之间和各国内部各不相同，一些国家每 10 万人中只有不到 2.7 例肺结核，而另一些国家每 10 万人中有 116 例肺结核。世界卫生组织欧洲区域的 53 个国家约占全球病例总数的 2.6%，估计有 264 600 例新发结核病，即每 10 万人中有 27.9 例[7]。

结核病和布鲁氏菌病都是全身性肉芽肿性疾病，可以影响几乎全身的任何器官和系统[8-9]。

在迄今为止发表的布鲁氏菌病中，20%～40%的病例至少涉及一处局部病灶。在各种类型中，骨关节无疑是最常见的受累部位。在成人中，骨和关节感染主要集中在中轴骨，椎体骨髓炎占所有骨关节受累病例的 35%～50%[10]。

结核病可以影响任何器官或系统。大约五分之一的肺结核患者有肺外受累[11]。此外，在发达国家，肺外结核病的发病率并没有与肺结核相同的速度下降[11-13]。这种差异不能只用艾滋病毒感染率增高来解释，还与移民中潜在结核病感染的重新激活有关[13]。在所有肺外结核病例中，骨和关节受累发生率为 6% ~ 12%[12-14]，脊柱受累是骨关节结核最常见的形式[12-13, 15]。

临床特征

布鲁氏菌性椎体骨髓炎（*Brucellar* vertebral osteomyelitis，BVO）可作为一种孤立的局部病变，甚至作为疾病再发的迹象，出现在急性感染中[16-18]。同样，结核性椎体骨髓炎（tuberculous vertebral osteomyelitis，TVO）也可伴有肺结核，伴或不伴粟粒样播散，或者是晚期肺外再激活的表现[15, 19-20]。

非手术性化脓性椎体骨髓炎常见于有伴随疾病、免疫功能低下的 60 岁以上患者，以及有其他部位感染或菌血症史的患者，而 BVO 和 TVO 常见于 60 岁以下无相关病史的患者。我们的病例统计分析也证实，BVO 患者的平均年龄为 52.3±14.0 岁，TVO 患者的平均年龄为 48.5±17.8 岁[21]。

BVO 常见于农村男性，而 TVO 则常见于城镇人群，男女均可感染。在西方国家中普遍认为，TVO 是一种常见于 50 岁以上人群的疾病；然而，根据我们的经验，TVO 患者的年龄呈双峰分布，第一个峰值在 20 ~ 30 岁，另一个在 60 ~ 70 岁[21]。

患者因感染椎体不同，表现出的颈痛、胸腰背痛是椎体骨髓炎的主要症状。85% 以上的患者存在这种疼痛，并且几乎均具有炎症特征，这意味着这种疼痛不能通过休息缓解。脊柱疼痛在临床实践中是一种非常常见的症状，医生将要面对许多类似患者的初诊。虽然椎体骨髓炎应包括在任何背痛的鉴别诊断中，但它比其他脊柱疾病要少得多，这也解释了为什么医生对于腰背痛的患者不是首先考虑椎体骨髓炎。与化脓性椎体骨髓炎不同，BVO 和 TVO 的起病呈亚急性，临床表现不特异。此外，大部分椎体骨髓炎患者尤其是 TVO 患者没有发热，导致临床医生忽略感染的可能性，从而导致更长时间的延误诊治。在我们小组的一项研究中，BVO 和 TVO 的诊断延误时间分别为 14.3 周和 22.9 周，显著高于血源性化脓性椎体骨髓炎的 7.1 周[21]。表 19.1 展示了 TVO 和 BVO 的主要

表 19.1 结核性和布鲁氏菌性椎体骨髓炎患者的主要临床特征

	TVO[a]	BVO[b]
	病例数（110）	病例数（97）
	患者数（%）	
性别（男 / 女）	59（53.6）/51（46.6）	69（71.1）/28（28.9）
发热	41（37.3）	89（91.8）
寒战	25（22.7）	75（77.3）
体质症状[c]	52（47.3）	61（62.9）
炎症性颈部或背部疼痛[d]	96（87.3）	92（94.8）
局部后凸增加	40（36.4）	6（6.2）
椎旁压痛	64（58.2）	75（77.3）
神经功能损伤	68（61.9）	30（30.9）
运动无力或瘫痪	45（40.9）	7（7.9）

[a] TVO，结核性椎体骨髓炎；
[b] BVO，布鲁氏菌性椎体骨髓炎；
[c] 两种或两种以上的以下症状：厌食症、乏力或不适；
[d] 休息不能缓解的自发性脊柱疼痛

临床特征。

尽管脊柱的任何节段都可能受到影响，但 BVO 最常累及腰椎，TVO 最常累及胸椎（表 19.2）。BVO 和 TVO 患者中，神经功能损伤的患病率都很高，BVO 为 20% ~ 30%，TVO 为 22% ~ 76%。

与布鲁氏菌病或化脓性感染相反，在 TVO 中，骨再生非常少，可导致严重的骨质破坏、椎体塌陷。这种缓慢进展的骨质破坏，并且多数 TVO 患者常累及胸椎或胸腰段，导致 TVO 患者常发生进行性脊柱后凸畸形。相较 BVO 更大的椎体塌陷倾向、更频繁的胸椎受累以及较长的诊断延迟时间，导致 TVO 较高的严重运动障碍、截瘫、轻瘫发生率[16]。

表 19.2 按病因组划分的椎体受累频率

	TVO[a]	BVO[b]
	患者数（%）	
颈椎	3（2.7）	9（8.2）
胸椎	51（46.4）	18（18.6）
胸腰段	11（10）	2（2.1）
腰椎	35（31.8）	56（57.7）
腰骶	5（4.5）	10（10.3）
多节段	5（4.5）	3（3.1）

[a] TVO，结核性椎体骨髓炎；
[b] BVO，布鲁氏菌性椎体骨髓炎

实验室检查

常规的血液、生化检查指标对椎体骨髓炎缺乏诊断价值[21-24]。这个特点对不同类型椎体骨髓炎患者的诊断造成了困难，尤其对于 TVO 和 BVO 患者[21, 23-24]。在 TVO 患者中，白细胞绝对数和差异计数的值往往在正常范围内。BVO 患者也是如此，只有 10% ～ 15% 的患者有轻度白细胞增多，大多数患者白细胞计数正常甚至较低[16-18]。

大多数 TVO 和 BVO 患者都有轻度的正常细胞性和正常色素性贫血以及轻度的低蛋白血症，其他常见的生化指标则在正常范围内[21]。

C 反应蛋白是在各种类型的椎体骨髓炎中唯一稍有特异性的生化指标。BVO 患者的 C 反应蛋白平均水平通常低于化脓性椎体骨髓炎患者。TVO 患者的平均水平则介于化脓性椎体骨髓炎和 BVO 之间；同时存在白细胞增多、中性粒细胞增多以及红细胞沉降率（erythrocyte sedimentation rate，ESR）和 C 反应蛋白高值，强烈提示化脓性椎体骨髓炎[21, 24]。表 19.3 展示了患者的主要血液、生化数据。

由于没有可靠的血液、生化数据来帮助我们诊断 TVO 和 BVO，因此诊断必须基于微生物学数据。菌血症在布鲁氏菌病患者中很常见[8, 25-26]。BVO 患者的血培养诊断率相当高，但略低于急性布鲁氏菌病患者的血培养诊断率。根据我们的经验，几乎 50% 的 BVO 患者血液培养呈阳性，这一概念在其他作者报

表 19.3　血液、生化数据汇总

	TVO[a]	BVO[b]
	平均值 ± 标准差	
白细胞（×10³ 细胞 /μL）	8.1±3.6	6.9±2.7
中性粒细胞（×10³ 细胞 /μL）	5.6±3.1	4.2±2.1
血红蛋白（g/dL）	12.9±8.3	12.1±1.9
红细胞压积（%）	35.1±10.9	38.3±5.7
ALT（U/L）	44.0±46.1	40.9±32.0
碱性磷酸酶（U/L）	199.6±133.9	242.9±129.0
总蛋白（g/L）	58.2±26.4	68.9±6.5
白蛋白（g/L）	27.2±15.8	36.6±6.0
C 反应蛋白（mg/L）	42.7±84.4	63.0±50.7

[a] TVO，结核性椎体骨髓炎；
[b] BVO，布鲁氏菌性椎体骨髓炎

道的 33% ～ 74% 范围内[16, 27-28]。因此，对于所有疑似 BVO 的患者，即使没有发热，也应进行两组血液培养。

虽然随着新的半自动化方法全面引入血液培养处理中，人类布鲁氏菌病的诊断取得了重要进展[29]，但是这种疾病的诊断仍然主要依据不同的血清学技术进行特异性抗体检测。这主要是因为布鲁氏菌病发病率高的国家技术资源有限，并且布鲁氏菌病往往好发于农村地区。

有几种血清学试验可用于诊断人类布鲁氏菌病，包括孟加拉玫瑰试验、标准凝集试验、库姆斯抗布鲁氏菌试验、免疫捕获-凝集试验和酶联免疫吸附试验（enzyme-linked immunosorbent assay，ELISA）。以上方法都具有良好的灵敏度，但在既往接触过布鲁氏菌的人群中缺乏特异性，如生活在高流行率地区、职业接触和近期有布鲁氏菌病史的人群。综合快速筛查试验（如孟加拉玫瑰试验）和确认试验（如标准凝集或 ELISA）的血清学检查策略是诊断布鲁氏菌病使用最广泛的策略，但对于布鲁氏菌病的局部病变（如 BVO）的敏感性较低，因其中常存在不完全抗体。根据我们的经验，在 30% ～ 35% 的 BVO 患者中，标准凝集试验的滴度低于 1/160。因此，对于疑似 BVO 的患者，至少应进行两项不同的血清学试验，如标准凝集试验和库姆斯抗布鲁氏菌试验和免疫捕获-凝集试验来提高敏感性[30-31]。总之，疑似 BVO 患者应常规进行血液培养和两项特异性血清学检测。这种方法可以对 90% 以上的病例进行诊断，避免了脊椎活检。

目前缺乏无创的微生物检测手段以实现 TVO 的病因诊断，因此一般需要脊椎活检来进行微生物学的诊断。因为与非结核分枝杆菌的交叉反应以及在接种卡介苗（Bacillus Calmette-Guérin，BCG）的患者中出现假阳性结果，所以结核菌素皮肤试验（tuberculin skin test，TST）在结核病诊断中的有效性受到质疑。此外，TST 对免疫抑制患者的敏感性也较低。结核的 γ 干扰素释放试验（interferon-gamma release assays，IGRA）已经克服了这些局限性。这些免疫分析法检测由结核分枝杆菌特异性抗原引起的外周血单核细胞分泌的胞外 γ 干扰素。目前，多项数据表明，IGRA 试验在诊断潜伏结核感染和活动性结核时与 TST 具有相同的灵敏度，但比 TST 更具特异性[32]。在结核病流行率较高的国家，TST 和 IGRA 在诊断中的作用非常有限，因为这些检测无法区分潜

伏感染和活动性结核，但是无论肺结核的患病率如何，它们的阴性预测值都非常高。在最近一项涉及 141 名椎体骨髓炎患者的研究中，其中 32 名（23%）已确诊为 TVO，QuantiFERON-TB gold in-tube test® 的阴性预测值为 95%（95% 可信区间，86% ～ 98%）[33]。因此对任何疑似 TVO 的患者进行 IGRA 检测都是有效的，因为无论脊柱结核的患病率如何，IGRA 检测阴性都不太可能诊断为脊柱结核[32-33]。

与 BVO 不同的是，较高比例的 TVO 患者的病因诊断需要进行脊椎活检明确。根据我们的经验，约 80% 的疑似 TVO 患者需要进行活检以明确诊断[15]。其中，1/3 接受了经皮椎体活检，其余 2/3 接受了开放式手术活检。其他作者也报道了类似的比例[23]。

与肺结核的情况相反，肺外样本中的细菌密度要低得多，这解释了脊柱结核显微镜诊断率低的原因。总的来说，脊椎或椎旁样本的显微镜检查阳性率不超过 40%[19, 23, 34]。

传统上，诸如 Lowenstein-Jensen 等固体培养基已用于培养分枝杆菌，但这种方法非常缓慢，需要 3 ～ 8 周的时间。目前，像 Middlebrook 这样的液体培养基可以将培养所需的时间缩短至 2 ～ 3 周。多项研究比较了可用的不同培养系统的性能。分枝杆菌培养自动化系统 BACTEC 460 仍然是最快和最敏感的，其次是分枝杆菌检测系统 BACTEC-MGIT，而固体培养基系统最慢[34-36]。细菌培养仍然是诊断结核病和布鲁氏菌病的金标准。但是由于布鲁氏菌属和结核分枝杆菌都是生长缓慢的病原体，培养需消耗大量人力，这可能会导致不可接受的诊断延误。

核酸扩增试验，特别是聚合酶链反应（polymerase chain reaction，PCR），对提高传染病许多领域的诊断水平做出了重要贡献，尤其是当病原体是特殊微生物时。已经证明基于 PCR 的方法在检测肺外结核和布鲁氏菌病局部病变方面比传统方法更敏感，且可在任何类型的样本中扩增 DNA，包括福尔马林固定的石蜡包埋组织样本。实时 PCR 显著缩短了反应时间，目前有商业测试可直接从临床样本扩增 DNA，从而避免了污染风险。2013 年，世界卫生组织推荐使用 XpertMTB/RIF 检测来诊断肺结核和肺外结核[37]。在最近一项涉及 254 例 TVO 的研究中，Xpert MTB/RIF 检测明显增加了临床决策准确性，并缩短了诊断时间[38]。

此外，通过在一个反应中同时扩增多个序列可以节省大量的时间和精力。这种被称为多重 PCR 的

策略已被证明在不同的临床应用情况下均非常有效。2009 年，我们的团队开发了一种能够同时扩增结核分枝杆菌复合物和布鲁氏菌的单管多重实时 PCR[39]。在一项包括来自 TVO 或 BVO 患者的 15 例椎体样本和 9 例化脓性和非结核性分枝杆菌样本的研究中使用多重实时 PCR 分析，多重 PCR 正确识别了来自 TVO 和 BVO 患者的 15 个样本中的 14 个，并且检测的所有对照样本均为阴性。因此，多重 PCR 的总体敏感性和特异性分别为 93.3% 和 90%，准确率为 92%。这些结果表明，多重实时 PCR 比传统培养更为敏感且迅速，使得该技术成为快速鉴别 TVO 和 BVO 的一种非常实用的方法[40]。

由于疑似 TVO 的患者不总是能够直接诊断，因此有必要将一部分脊椎活检样本送至微生物学实验室进行染色、鉴定和抗结核药物敏感性试验，并对其余样本进行组织病理学研究[15, 23]。

影像学检查

TVO 或 BVO 的诊断存在两种可能的临床情况：患者在症状出现后 2 ～ 4 周就诊；或者由于病程症状较少，患者仅在数周甚至数月后才就诊。第一种患者平片没有显示任何明显的异常，这可能会误导临床医生，排除脊椎骨髓炎的诊断。因此需要保持对该疾病的高度怀疑，以避免延误诊断。我们的经验证实了传统放射学研究在 TVO 和 BVO 诊断方面的局限性。尽管症状持续时间较长，但在 TVO 和 BVO 患者中，分别有 10% 和 41% 的平片显示与椎体骨髓炎不一致。另一方面，"两个相邻椎体骨溶解并破坏椎间盘"的经典影像学发现，很容易识别椎体骨髓炎，但缺乏特异性，因为它无法区分化脓性骨髓炎、TVO、BVO，甚至非感染性疾病，如侵蚀性骨软骨病（见第 18 章）。

多项研究表明，在诊断任何病因的椎体骨髓炎时，磁共振成像（magnetic resonance imaging，MRI）比 X 线平片更敏感，仅在症状出现一周后就可提示信号改变。因此，对于任何疑似 TVO 或 BVO 的患者，即使最初的平片检查正常，也应进行 MRI 检查[41-44]。

无论采用何种技术，都没有针对 BVO 的特有图像，并且随着诊断延迟的持续时间延长，病变影像学表现均不一致，以至于可表现出从终板轻度侵蚀（图 19.1）到伴有腰大肌椎旁肿块的严重破坏性病变。

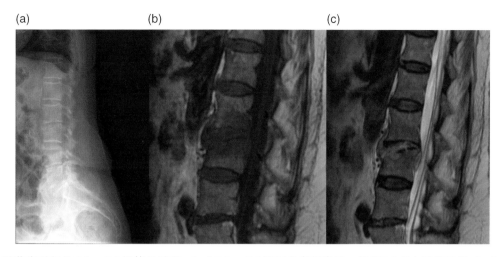

图 19.1 布鲁氏菌病引起的 L3～L4 椎体骨髓炎。(a) L3～L4 椎间盘高度降低，伴有 L4 前上缘终板炎；(b) T1 加权磁共振矢状面图像显示信号减弱，L4 上终板清晰度差；(c) 矢状位 T2 加权磁共振图像显示椎间盘信号增强，伴有椎体旁小肿块和轻度硬膜外脓肿

尽管一些研究表明腰大肌脓肿在布鲁氏菌病中非常罕见[43,45]，但根据我们的经验，10% 的 BVO 患者实际上患有这种并发症（表 19.4）。因此，出现椎体塌陷或腰肌大脓肿不应排除布鲁氏菌病的诊断。

结核分枝杆菌引起的肉芽肿性炎症对椎体组织有明显的溶骨性作用，很少累及椎间盘。在结核性骨髓炎中，干酪样坏死病灶往往合并形成脓肿，并通过韧带下路径扩散（图 19.2）。与其他肉芽肿或化脓性感染不同，TVO 患者骨的再生非常低，造成严重的骨质破坏，甚至导致椎体塌陷。这一特征，再加上大多数 TVO 病例影响胸椎或胸腰段，这解释了为什么临床中 TVO 患者常见进行性后凸畸形[46]。

TVO 的非典型表现包括累及多个不连续椎体节段（跳跃性病变）、无椎间隙受累的孤立性局部溶骨性椎体病变、伴有钙化或骨质碎片的软组织肿块、椎间盘相对保留的椎体塌陷，以及后柱结构的完全受累[47-49]（图 19.3）。尽管上述表现不是 TVO 特异的，但具有较高的提示意义。

总之，由于平片的普遍可用性和 MRI 的高度灵敏性，所有疑似 TVO 或 BVO 的患者都应进行普通平片检查和 MRI 检查。此外，MRI 还是评估椎管旁组织和椎管内通道最有用的成像技术。

为了避免成像技术的重复和资源的低效利用，我们认为核成像检查应该仅在特定的情况下使用，尤其是怀疑多层次参与的患者。计算机断层扫描（computed tomography，CT）适用于引导经皮椎体活检或脓肿引流。

在椎体骨髓炎患者的随访中存在不恰当使用影像学方法的趋势，尤其是 MRI。许多证据表明，开始治疗后的患者临床病情变化与影像学表现改变间存在明显差异，特别是椎体 T1 和 T2 MRI 序列的变化。实际上尽管许多患者的临床症状明显改善，但 MRI 信号改变可能更差。因此，我们只建议在开始适当治疗大约四周后，对大肿块、椎旁脓肿、硬膜外脓肿和病情进展的患者重复 MRI 检查。在病情改善的患者中，C 反应蛋白水平恢复正常是病情改善的标志。仅存在异常骨或椎间盘 MRI 信号改变并不代表治疗失败。在急性椎体骨髓炎患者中也有类似的发现[50]。

表 19.4 结核性和布鲁氏菌性椎体骨髓炎的对比影像学表现

	TVO[a]	BVO[b]
受影响脊椎的数量，平均值（范围）	2.47（1～11）	2.05（1～4）
椎间盘受累（%）	95.5	81.1
椎体骨溶解（%）		
前部	28.2	52.6
后部	3.6	12.6
前部和后部	68.2	34.7
椎旁肿块（%）	76.4	45.6
腰大肌脓肿（%）	28.7	10.0
后壁破裂（%）	59.1	21.1
硬膜外肿块（%）	67.9	28.9
多层面受累（%）	4.5	3.1

[a] TVO，结核性椎体骨髓炎；
[b] BVO，布鲁氏菌性椎体骨髓炎

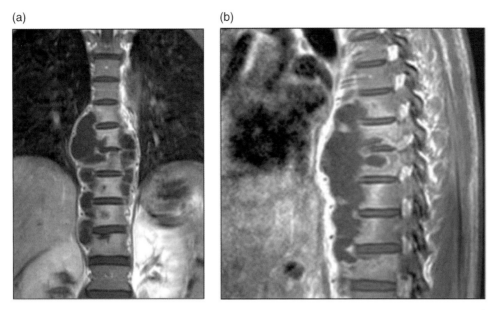

图 19.2 结核性椎体骨髓炎导致多节段椎体受累。（**a**）服用钆后的冠状位 T1 加权 MRI 显示从 T7 到 T12 的多个椎体受累，并有一个巨大的椎旁脓肿穿过前纵韧带；（**b**）矢状位图像清晰显示骨内脓肿形成和完整的椎间盘

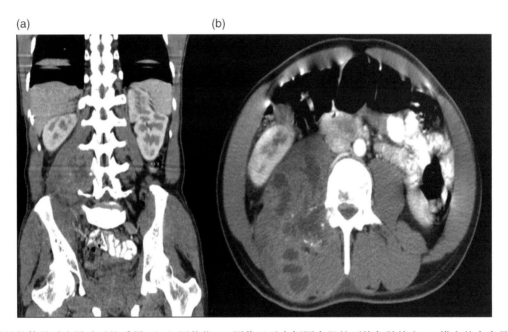

图 19.3 结核性椎体骨髓炎导致后柱受累。（**a**）冠状位 CT 图像显示右侧腰大肌的不均匀肿块和 L4 横突的完全骨溶解；（**b**）横向 CT 图像显示巨大的右侧髂腰肌、竖脊肌和腰方肌脓肿，含有不均匀钙化

抗菌和外科治疗

基于多项随机研究，急性布鲁氏菌病和肺结核的治疗现在已经完全标准化。但对于某些肺外结核和布鲁氏菌病的局部病变来说却非如此。结核性和布鲁氏菌性椎体骨髓炎最佳治疗的科学证据仍十分有限。即

使是最近美国传染病学会对成人先天性椎体骨髓炎诊断和治疗临床实践指南也没有做出明确的表述[51]。

布鲁氏菌病的治疗以多西环素加链霉素或利福平的联合治疗为主。迄今为止，尚未进行临床试验对各种可能的 BVO 治疗方案的疗效进行评估。因此，目前使用的治疗方案是基于有限数量患者的观察性研究的治疗经验[17-18, 28]。然而，由于所使用的不同方案

的异质性，试图通过 meta 分析总结个体研究积累的治疗经验，但没有成功[52]。

笔者所在中心进行的一项涉及 96 名 BVO 患者的研究中，71 名（74%）患者接受了 3 个月多西环素联合链霉素治疗 2 周或 3 周，16 名（17%）患者接受了 3 个月多西环素联合利福平治疗，结果提示两种方案的疗效无差异。多西环素联合链霉素组的治疗失败率为 15.5%，多西环素联合利福平组的治疗失败率为 18.7%。尽管两组的规模不同，但在主要预后变量方面，两组人群是同质的，死亡率、复发率或功能性后遗症的发生率没有显著差异[16]。也有其他研究报道了类似的结果[28]。

为了降低治疗失败率，Giannitsioti 等[53]建议使用多西环素、利福平和喹诺酮类药物或磺胺甲噁唑 / 甲氧苄啶联合治疗，疗程不少于六个月。使用该方案，没有出现治疗失败或复发。由于该研究仅包括 25 名患者，因此无法得出确切结论。在获得更大规模研究数据前，现在 BVO 的治疗选择是三个月的多西环素联合 2 ～ 3 周的氨基糖苷类药物，当氨基糖苷类药物被禁用时，另一种选择是 3 个月的多西环素联合利福平。虽然链霉素是应用最广泛的氨基糖苷类药物，但庆大霉素已被证明是其有效替代药[54]。

对于 TVO 患者，一些研究者直到最近仍认为干酪样坏死死骨可能阻碍药物渗透到骨组织，但在脓液和肉芽组织中发现异烟肼、利福平和吡嗪酰胺浓度高于最低抑制浓度[55]。

医学研究委员会脊柱结核工作组在其第 12 次报告中证实，6 ～ 9 个月的短期治疗方案与 18 个月的方案一样有效，甚至在严重的 TVO 中也是如此[56]。在笔者所在团队的一项研究中，78 名 TVO 患者接受了 9 ～ 12 个月的治疗，其中 5 名（6.4%）患者死亡，但没有一例死亡与脊椎结核有关；4 例（5.1%）在治疗结束后 12 个月内复发；剩下的 69 例患者病情改善。因此，治愈率为 94.5%[15]；也有其他研究报道了类似的结果[57]。

最近，一项单中心开放标记的前瞻性随机临床对照研究对 100 例经活检证实的脊柱结核患者进行了 6 个月和 12 个月的抗结核治疗对比。尽管在接受 12 个月治疗的患者组中，需要手术的患者比例比 6 个月组高（在 24 个月后随访，分别为 58.3% 和 35%），但在接受 6 个月和 12 个月治疗的患者中，治愈率分别为 97.9% 和 98%[58]。

耐药 TVO 在发展中国家和发达国家都是一个新兴的健康问题。在耐多药结核分枝杆菌（multidrug-resistant *M. tuberculosis*，MDR-TB）引起的病例中，TVO 的治疗变得特别复杂，尤其是同时对异烟肼和利福平产生耐药性的病例。与多重耐药肺结核不同，多重耐药 TVO 的治疗方案没有明确指导[59]。在多重耐药情况下，微生物对抗结核药物较不敏感，使用二线药物意味着将治疗周期延长 18 ～ 24 个月。此外，一些二线抗结核药物在脊椎组织中的生物利用度尚不明确。尽管如此，当这些多重耐药的 TVO 病例得到充分治疗时，效果似乎令人满意。Pawar 等[60]在一项涉及 25 例患者的研究中报道了 76% 的治愈率。

尽管药物治疗对急性布鲁氏菌病和结核病有明显疗效，但椎体骨髓炎，无论其病因如何，通常都需要手术治疗。对于脊髓或神经根受压、较大软组织肿块、无法经皮引流的脓肿以及骨质破坏导致脊柱不稳定，或接受充分的药物治疗但治疗失败的患者，均应考虑手术治疗[51]。Mylona 等[61]回顾 7 项研究（包括 1008 例化脓性椎体骨髓炎）认为 48% 的患者需要手术治疗。对于 BVO 来说则比例较低[52]，但 TVO 的比例可能比这更高[62]。

关于 BVO 手术的必要性，文献中存在争议。笔者认为，这可能部分与可用数据的稀缺性和开展研究的中心异质性有关[23, 52]。在笔者所在中心进行的一项包括 96 名 BVO 患者的研究中，1/3 的患者需要手术治疗[16]，这一比例与 Lifeso 等[17]报道的比例相似，但远高于其他人的报道[27-28]。在那些有经验的脊柱手术团队的中心，手术可能更频繁。笔者所在的中心有一个脊柱矫形外科示范单位，因此与其他医院相比接收的重症病例数量更多。尽管如此，多项数据均支持以下结论：多数病例经常需要手术治疗，尤其是在诊断延误时间较长的病例，因为椎体骨髓炎可能是布鲁氏菌病的一种非常严重的并发症，需要手术治疗。

关于 TVO 手术治疗的必要性，TVO 的共识更清晰地主张了手术治疗的必要性，特别是医学研究委员会脊柱结核工作组第八次报告强调，虽然目前的药物治疗效果很好，但仍主张对 TVO 患者进行积极手术治疗[63]。

有证据表明结核分枝杆菌在钛板上的黏附程度远低于金黄色葡萄球菌[64]。这就解释了为什么即使是在活动性感染的患者中使用植入物似乎也是安全的[65]。手术方案（一期或两期）、入路（前、后或两者）以及植入物的需要应根据具体情况进行个性化安排。一般来说，清创、减压和后路植入物固定可以对满足手术适应证的患者产生良好的效果。根治性清创内固定术可以清除坏死组织，有助于早期解决神经功能缺损和快速缓解疼痛。患者脓肿消退更快，骨融合更早更频繁，残余脊柱后凸畸形程度降低。因此笔者认为，对于有大量骨破坏，和椎体旁或硬膜外肿块的患者，且无手术指征或手术专业知识和设施不可用的病例，应使用 TVO 的门诊化疗策略[66-67]。

要点

- 在结核病和布鲁氏菌病中，椎体骨髓炎是最常见的骨关节并发症。BVO 常见于农村成年男性，而 TVO 则常见于城镇人群，男女均可感染。

- TVO 和 BVO 通常由于亚急性病程和经常不伴发热的特点而出现诊断延误。因此，对于任何疑似 TVO 或 BVO 的患者，即使最初的平片检查正常，也应进行 MRI 检查。

- TVO 和 BVO 的诊断需要微生物培养。血液培养和不同的两项血清学检查联合使用可以诊断超过 90% 的 BVO 病例。针吸或脊椎活检是诊断 TVO 的必要手段。

- 核酸扩增试验，特别是椎体或椎旁组织样本的 PCR，已被证明可以快速诊断 TVO。

- 目前使用多西环素联合氨基糖苷类或多西环素联合利福平治疗 BVO 3 个月，通常效果良好。

- 在 TVO 中，标准抗结核治疗应持续 6 ~ 9 个月。

- 尽管药物治疗效果良好，但对于脊髓或神经根受压、大型软组织肿块、无法经皮引流的脓肿、骨质破坏导致脊柱不稳定或治疗失败的患者，应考虑外科治疗。

- 对于 TVO 患者，使用植入物稳固是一种安全的手术方法，可减少住院时间，改善功能预后。它可以用于有活动性感染的患者，因为结核分枝杆菌几乎不会在植入物上形成生物膜。

参考文献

1. Dean AS, Crump L, Greter H, et al. Global burden of human brucellosis: a systematic review of disease frequency. PLoS Negl Trop Dis 2012;6(10):e1865.
2. Franco MP, Mulder M, Gilman RH, Smits HL. Human brucellosis. Lancet Infect Dis 2007;7(12):775–786.
3. Doyle TJ, Bryan RT. Infectious disease morbidity in the US region bordering Mexico, 1990–1998. J Infect Dis 2000;182(5):1503–1510.
4. Pappas G, Papadimitriou P, Akritidis N, et al. The new global map of human brucellosis. Lancet Infect Dis 2006;6(2):91–99.
5. Faramarzi H, Nasiri M, Khosravi M, et al. Potential effects of climatic parameters on human brucellosis in Fars Province, Iran, during 2009-2015. Iran J Med Sci. 2019;44(6):465–473.
6. Global tuberculosis report 2019. Geneva: World Health Organization. www.who.int/tb/publications/global_report. Accessed on April 12, 2020.
7. Anonymous. Tuberculosis surveillance and monitoring in Europe 2020. Surveillance Report. European Centre for Disease Prevention and Control; 2020, p. 71. www.ecdc.europa.eu/en/publications-data/tuberculosis-surveillance-and-monitoring-europe-2020-2018- Accessed on April 12, 2020.
8. Colmenero JD, Reguera JM, Martos F, et al. Complications associated with Brucella melitensis infection: a study of 530 cases. Medicine (Baltimore) 1996;75(4):195–211.
9. Moussa AR, Elhag KM, Khogali M, Marafie AA. The nature of human brucellosis in Kuwait: study of 379 cases. Rev Infect Dis 1988;10(1):211–217.
10. Colmenero JD, Reguera JM, Fernandez-Nebro A, Cabrera-Franquelo F. Osteoarticular complications of brucellosis. Ann Rheum Dis 1991;50(1):23–26.
11. Peto HM, Pratt RH, Harrington TA, et al. Epidemiology of extrapulmonary tuberculosis in the United States, 1993–2006. Clin Infect Dis 2009;49(9):1350–1357.
12. Kruijshaar ME, Abubakar I. Increase in extrapulmonary tuberculosis in England and Wales 1999–2006. Thorax 2009;64(12):1090–1095.
13. Te Beek LA, van der Werf MJ, Richter C, Borgdorff MW. Extrapulmonary tuberculosis by nationality, The Netherlands, 1993–2001. Emerg Infect Dis 2006;12(9):1375–1382.
14. Kipp AM, Stout JE, Hamilton CD, Van Rie A. Extrapulmonary tuberculosis, human immunodeficiency virus, and foreign birth in North Carolina, 1993–2006. BMC Public Health 2008;4(8):107.
15. Colmenero JD, Jiménez-Mejias ME, Reguera JM, et al. Tuberculous vertebral osteomyelitis in the new millennium: still a diagnostic and therapeutic challenge. Eur J Clin Microbiol Infect Dis 2004;23(6):477–483.
16. Colmenero JD, Ruiz-Mesa JD, Plata A, et al. Clinical findings, therapeutic approach, and outcome of brucellar vertebral osteomyelitis. Clin Infect Dis 2008;46(3):426–433.
17. Lifeso RM, Harder E, McCorkell SJ. Spinal brucellosis. J Bone Joint Surg Br 1985;67(3):345–351.
18. Tekkök IH, Berker M, Özcan OE, et al. Brucellosis of the spine. Neurosurgery 1993;33(5):838–844.
19. Pertuiset E, Beaudreuil J, Lioté F, et al. Spinal tuberculosis in adults. A study of 103 cases in a developed country, 1980–1994. Medicine (Baltimore) 1999;78(5):309–320.
20. Alothman A, Memish ZA, Awada A, et al. Tuberculous spondylitis: analysis of 69 cases from Saudi Arabia. Spine 2001;26(24):e565–e570.
21. Colmenero JD, Jiménez-Mejías ME, Sánchez-Lora FJ, et al. Pyogenic, tuberculous, and brucellar vertebral osteomyelitis: a descriptive and comparative study of 219 cases. Ann Rheum Dis 1997;56(12):709–715.
22. Perronne C, Saba J, Behloul Z, et al. Pyogenic and tuberculous spondylodiskitis (vertebral osteomyelitis) in 80 adult patients. Clin Infect Dis 1994;19(4):746–750.
23. Erdem H, Elaldi N, Batirel A. et al. Comparison of brucellar and tuberculous spondylodiscitis patients: results of the multicenter "Backbone-1 Study". Spine J. 2015 Dec 1;15(12):2509–2517.
24. Eren Gök S, Kaptanoğlu E, Celikbaş A, et al. Vertebral osteomyelitis: clinical features and diagnosis. Clin Microbiol Infect. 2014 Oct;20(10):1055–1060.
25. Corbel MJ. Brucellosis an overview. Emerg Infect Dis 1997;3(2):213–221.
26. Pappas G, Akritidis N, Bosilkovski M, Tsianos E. Brucellosis. N Engl J Med 2005;352(22):2325–2336.
27. Ariza J, Gudiol F, Valverde J, et al. Brucellar spondylitis: a detailed analysis based on current findings. Rev Infect Dis 1985;7(5):656–664.
28. Solera J, Lozano E, Martinez-Alfaro E, et al. Brucellar spondylitis: review of 35 cases and literature survey. Clin Infect Dis 1999;29(6):1440–1449.
29. Yagupsky P, Morata P, Colmenero JD. Laboratory diagnosis of human brucellosis. Clin Microbiol Rev. 2019;33(1). pii: e00073-19
30. Orduña A, Almaraz A, Prado A, et al. Evaluation of an immunocapture agglutination test (brucellacapt) for the serodiagnosis of human brucellosis. J Clin Microbiol 2000;38(11):4000–4005.
31. Ariza J, Pellicer T, Pallares R, et al. Specific antibody profile in human brucellosis. Clin Infect Dis 1992;14(1):131–140.
32. Rangaka MX, Wilkinson KA, Glynn JR, et al. Predictive value of interferon-c release assays for incident active tuberculosis: a systematic review and meta-analysis. Lancet Infect Dis 2012;12(1):45–55.
33. Choi SI, Jung KH1, Son HJ1, et al. Diagnostic usefulness of the QuantiFERON-TB gold in-tube test (QFT-GIT) for tuberculous vertebral osteomyelitis. Infect Dis (Lond). 2018;50(5):346–351.
34. Colmenero JD, Ruiz-Mesa JD, Sanjuan-Jimenez R, et al. Establishing the diagnosis of tuberculous vertebral osteomyelitis. Eur Spine J 2013;22(Suppl 4):579–586.
35. Dosanjh DP, Hinks TS, Innes JA et al. Improved diagnostic evaluation of suspected tuberculosis. Ann Intern Med 2008;148(5):325–336.
36. Watterson SA, Drobniewski FA. Modern laboratory diagnosis of mycobacterial infections. J Clin Pathol 2000;53(10):727–732.
37. World Health Organization. Xpert MTB/RIF assay for the diagnosis of pulmonary and extrapulmonary TB in adults and children: Policy Update. WHO, Geneva, Switzerland, 2013.
38. Arockiaraj J, Michael JS, Amritanand R, et al. The role of Xpert MTB/RIF assay in the diagnosis of tubercular spondylodiscitis. Eur Spine J. 2017;26(12):3162–3169.
39. Queipo-Ortuño MI, Colmenero JD, Bermudez P, et al. Rapid differential diagnosis between extrapulmonary tuberculosis and focal complications of brucellosis using a multiplex real-time PCR assay. PLoS One 2009;4(2):e4526
40. Colmenero JD, Morata P, Ruiz-Mesa JD, et al. Multiplex real-time polymerase chain reaction: a practical approach for rapid diagnosis of tuberculous and brucellar vertebral osteomyelitis. Spine (Phila Pa 1976). 2010;35(24):E1392–E1396.
41. Modic MT, Feiglin DH, Piraino DW, et al. Vertebral osteomyelitis: assessment using MR. Radiology 1985;157(1):157–166.
42. Stabler A, Reiser MF. Imaging of spinal infection. Radiol Clin North Am 2001;39(1):115–135.
43. Smith AS, Weinstein MA, Mizushima A, et al. MR imaging characteristics of tuberculous spondylitis vs. vertebral osteomyelitis. Am J Roentgenol 1989;153(2):399–405.
44. Kim NH, Lee HM, Suh JC. Magnetic resonance imaging for the diagnosis of tuberculous spondylitis. Spine 1994;19(21):2451–2455.
45. Sharif HS, Aideyan OA, Clark DC, et al. Brucellar and tuberculous spondylitis: comparative imaging features. Radiology 1989;171(2):419–425.
46. Tuli SM. Severe kyphotic deformity in tuberculosis of the spine. Int Orthop. 1995;19(5):327–331.
47. Zhen P1, Li XS, Lu H. Single vertebra tuberculosis presenting with solitary localized osteolytic lesion in young adult lumbar spines. Orthop Surg. 2013;5(2):105–111.
48. Almadi J, Bajaj A, Destian S, et al. Spinal tuberculosis. Atypical observation at MR imaging. Radiology 1993;189(2):489–493.
49. Arora S, Sabat D, Maini L, et al. Isolated involvement of the posterior elements in spinal tuberculosis: a review of twenty-four cases. J Bone Joint Surg Am. 2012;94(20):e151.
50. Kowalski TJ, Berbari EF, Huddleston PM, et al. Do follow-up imaging examinations provide useful prognostic information in patients with spine infection? Clin Infect Dis 2006;43(2):172–179.
51. Berbari EF, Kanj SS, Kowalski TJ et al. Infectious Diseases Society of America (IDSA) Clinical practice guidelines for the diagnosis and treatment of native vertebral osteomyelitis in adults. Clin Infect Dis. 2015;61(6):e26–46.

52. Pappas G, Seitaridis S, Akritidis N, Tsianos E. Treatment of brucella spondylitis: lessons from an impossible meta-analysis and initial report of efficacy of a fluoroquinolone containing regimen. Int J Antimicrob Agents 2004;24(5):502–507.

53. Giannitsioti E, Papadopoulos A, Nikou P, et al. Long-term triple-antibiotic treatment against brucellar vertebral osteomyelitis. Int J Antimicrob Agents 2012;40(1):91–93.

54. Ariza J, Bosilkovski M, Cascio A et al. Perspectives for the treatment of brucellosis in the 21st century: the Ioannina recommendations. PLoS Med 2007;4(12):e317.

55. Tuli SM, Kumar K, Sen PC. Penetration of antitubercular drugs in clinical osteoarticular tubercular lesions. Acta Orthop Scand 1977;48(4):362–368.

56. Anonymous. Controlled trial of short-course regimens of chemotherapy in the ambulatory treatment of spinal tuberculosis. Results at three years of a study in Korea. Twelfth report of the Medical Research Council Working Party on Tuberculosis of the Spine. J Bone Joint Surg Br 1993;75(2):240–248.

57. Ramachandran S, Clifton IJ, Collyns TA, et al. The treatment of spinal tuberculosis: a retrospective study. Int J Tuberc Lung Dis 2005;9(5):541–544.

58. Nene AM, Patil S, Kathare AP, et al. Six versus 12 months of anti-tubercular therapy in patients with biopsy proven spinal tuberculosis: A single center, open labeled, prospective randomized clinical trial-A pilot study. Spine (Phila Pa 1976). 2019;44(1):E1–E6.

59. Jain AK, Jaggi KR, Bhayana H, Saha R. Drug-resistant spinal tuberculosis. Indian J Orthop. 2018;52(2):100–107.

60. Pawar UM, Kundnani V, Agashe V, et al. Multidrug-resistant tuberculosis of the spine–is it the beginning of the end? A study of twenty-five culture proven multidrug-resistant tuberculosis spine patients. Spine (Phila Pa 1976) 2009;34(22):E806.

61. Mylona E, Samarkos M, Kakalou E, et al. Pyogenic vertebral osteomyelitis: a systematic review of clinical characteristics. Semin Arthritis Rheum 2009;39(1):10–17.

62. Wang P, Liao W, Cao G, et al. Characteristics and management of spinal tuberculosis in tuberculosis endemic area of Guizhou Province: A Retrospective Study of 597 Patients in a Teaching Hospital. Biomed Res Int. 2020;2020:1468457.

63. Anonymous. A 10-year assessment of a controlled trial comparing debridement and anterior spinal fusion in the management of tuberculosis of the spine in patients on standard chemotherapy in Hong Kong. Eighth Report of the Medical Research Council Working Party on Tuberculosis of the Spine. J Bone Joint Surg Br 1982;64(4):393–398.

64. Chen WH, Jiang LS, Day LY. Influence of bacteria on spinal implant-centered infection: An in vitro and in vivo experimental comparison between Staphylococcus aureus and Mycobacterium tuberculosis. Spine (Phila Pa 1976) 2011;36(2):103–108.

65. Oga M, Arizono T, Takasita M, Sugioka Y. Evaluation of the risk of instrumentation as a foreign body in spinal tuberculosis: Clinical and biologic study. Spine (Phila Pa 1976) 1993;18(13):1890–1894.

66. Mak KC, Cheung KM. Surgical treatment of acute TB spondylitis: indications and outcomes. Eur Spine J. 2013;22(Suppl 4):603–611.

67. Jain AK, Jain S. Instrumented stabilization in spinal tuberculosis. Int Orthop. 2012;36(2):285–292.

第 20 章
成人慢性骨髓炎

Felix W.A. Waibel，Benedikt Jochum，and Ilker Uçkay

概述

成人慢性骨髓炎（osteomyelitis，OM）是一种累及骨髓、骨皮质、骨膜，有时也累及周围组织的感染[1]。医学术语"骨髓炎"（osteomyelitis）和"骨炎"（osteitis）可以通用，但在细节上稍有差异。通常骨炎是指骨皮质受累或仅包括骨质的感染。骨髓炎一般源自骨髓，随后感染骨皮质[2]，也可以骨皮质和骨髓同时受累。而对于与骨折有关的骨髓炎，最近一个国际专家组创造了"骨折相关感染（fracture-related infection）"的术语代替"骨髓炎"，因为这类感染都与植入物上存在的微生物生物膜有关[2]。多数情况下，骨髓炎由细菌感染所致，很少与真菌有关。然而一些罕见的免疫系统疾病如 SAPHO 综合征（滑膜炎、痤疮、脓疱病、骨质增生和骨炎）、特发性骨髓水肿[3]或复发性多灶性骨髓炎与骨髓炎非常相似，但不是由微生物引起的（见第 22 章）[4]。骨髓炎也常常与"异物"或"器械"有关，由于其特殊性，植入物相关的慢性骨感染将在单独的章节中阐述（见第 23 章、第 24 章）。同样，糖尿病足骨髓炎和颌骨骨髓炎也会单独讨论（见第 21 章、第 22 章）。成人的急性骨髓炎见第 18 章，儿童骨髓炎见第 17 章。

慢性骨髓炎常用的分类方法是根据病程或病因（见第 16 章）。值得注意的是，慢性骨髓炎意味着有死骨、骨性包壳、窦道和骨骼畸形的出现，需要手术干预。从微生物学的角度来看，大多数慢性骨髓炎是由细菌引起的；而真菌引起的通常见于静脉吸毒者[5]、免疫缺陷者[6]以及糖尿病足骨髓炎的患者。寄生虫（即棘球蚴病）很少引起骨髓炎[7]，而病毒性骨感染仅见于以往的病例报道中[8]。金黄色葡萄球菌、链球菌属和革兰氏阴性菌，如铜绿假单胞菌是最常见的病原体[1]，厌氧菌很少见[9]。金格杆菌（Kingella kingae）通常会导致 4 岁以下儿童的关节炎和骨髓炎[10]（见第 8 章）。结核病和布鲁氏菌病引起的亚急性骨髓炎在第 19 章中讨论。

发病机制

骨髓炎从局部发病，随后逐步进展。首先，许多病原体（如金黄色葡萄球菌）通过纤连蛋白受体和（或）几种表面基质结合蛋白黏附到骨基质上[11-12]。黏附后，感染细菌和宿主的多糖和蛋白质会形成生物膜，形成一个微生物群落，通常对宿主防御和大多数抗菌物质具有抗性（见第 18 章）。此外，浮游的病原体也可以改变它们的代谢和性状，以便更好地适应无症状和慢性感染状态。例如，不同的微生物，尤其是金黄色葡萄球菌，可以形成"休眠"的小菌落变异体（SCV），此时代谢活性低于野生型。SCV 通常具有更强的抗生素耐药性表型[13]。一些不利条件，例如亚抑菌浓度抗生素使用、低 pH 环境（脓肿）或营养缺乏可触发 SCV 的形成。SCV 在细胞内或生物膜内持续存在，直到环境发生改善，它们可恢复为野生型并引起明显的感染[13]。重点在于生物膜在异物相关感染和无植入物 OM 中都起着至关重要的作用[12, 14]。骨-管系统的开通是金黄色葡萄球菌骨髓炎的另一种慢性化方式，这可能是感染清创失败和后期复发的原因[15-16]。局部感染导致骨膜血管血栓形成，继而发生缺血性坏死[11]，缺血部分骨段在八天内就会与有活性的骨质分离（形成死骨）[17]，成为细菌黏附的基础[1, 11]。在感染后 48 h 内，就会出现第一个脓肿[11]。破骨细胞的激活会导致骨质吸收[1]，同时成骨细胞激活导致新骨（骨性包壳）的形成（图 20.1）。骨破坏和新骨形成是一个复杂的过程，通过细菌蛋白激活破骨细胞和由此产生的免疫反应所介导[18]。例如，金黄色葡萄球菌蛋白 A 可直接与成骨细胞结合，抑制成骨细胞参与矿化和增殖。此外，它还可以通过与成骨细胞上表达的 TNF 受体结合来激活破骨细胞[18]。大量证据证实生长因子、药物、细胞因子和激素在调节成骨细胞和破骨细胞活性方面的作用，其具体机制取决于病原体种类[1, 11]。

诊断

临床和微生物学诊断

　　判断已发生改变的或做过手术的骨质是否有感染常常有一定难度，通常不仅需要临床评估，还需要实验室、组织学，有时还需要放射学检查综合判断（见第 2 章）。慢性骨髓炎常见的临床表现包括局部疼痛，伴有局部或全身炎症表现，如肿胀、发热、局部波动感、功能障碍和窦道（偶有脓性分泌物）等（图 20.2）。虽然脓性窦道是慢性骨髓炎的一个重要标志，但微生物学依据必须来自 2 ～ 3 个骨组织样本[19]，只有这些样本显示相同的微生物才能确诊。浅表部位的微生物拭子具有误导性，因此应避免使用；而常用于糖尿病足骨髓炎的骨探针试验（probe-to-bone test）

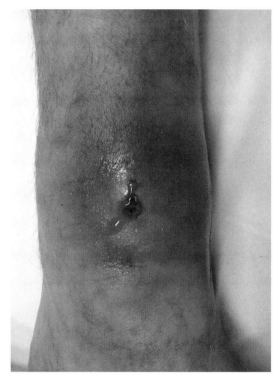

图 20.2　一名 10 岁胫骨远端慢性骨髓炎患者，有疼痛、红肿、皮肤萎缩和窦道等症状（彩图见文后）

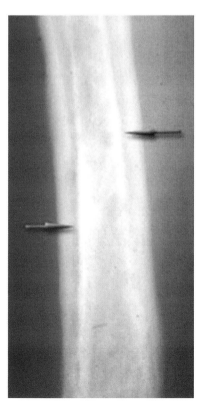

图 20.1　感染的胫骨内有新骨形成的包壳（经患者许可）

是个例外（见第 21 章）。然而，它对非糖尿病慢性足部骨髓炎意义不大。建议在活检 / 手术前有一个 1 ～ 2 周的"抗生素窗口"（即停用抗生素时间），以避免假阴性结果。此外，至少完成一次活检骨组织的组织学分析。每个高倍视野中存在 ≥ 5 个粒细胞可确认感染，并能区分定植和感染[20]。病原体特异性聚合酶链反应（PCR）可能有助于检测难以生长的病原体，例如巴尔通体、布鲁氏菌、贝纳柯克斯体、金格杆菌、结核分枝杆菌[21]或溃疡分枝杆菌[19, 22]。重点在于，如果怀疑为某种特定病原体的情况下，采用特异性的 PCR 对先前使用过抗生素的病例检测也有帮助（见第 4 章）。即使在全身应用抗生素的抑制作用下培养结果为假阴性，PCR 也能检测出特定病原体[23]。PCR 特异性高，但灵敏度低，并且除了少数例外（例如甲氧西林或利福平耐药），没有易感性数据。

影像学检查

　　X 线片始终是慢性骨髓炎首选影像学检查方法，因为可以排除骨折或肿瘤等情况[24]。骨髓炎的表现包括局灶性骨溶解或骨皮质破坏、骨膜反应或抬高、新骨形成（图 20.1）、局部骨量减少或类骨小梁样改变[25]、软组织肿胀，以及死骨、骨性包壳，或骨性瘘管等放射影像学特征[24]。计算机断层扫描（CT）（图 20.3）对于制订手术计划很有帮助，并且比磁共振成像（MRI）更快速和舒适。对骨骼来说，CT 具有良好的灵敏度和比 MRI 更高的性价比[26]。手术治疗前，MRI 对骨髓炎显示出极好的敏感性（93%）和高特异性（79%）[27]。对创伤性骨髓炎，MRI 的敏感性、特异性和准确性分别为 100%、69% 和 78%[28]。此外，一些核医学手段可用于诊断骨髓炎[29]，但其效果不如 MRI[30]。当今更精确方法的不断出现，核素显像的作用正在减弱[31]。

治疗

概述

慢性骨髓炎应采用多学科协作的方法进行处置，包括骨科医生、传染病专家、护士、物理治疗师和其他医学专家（如有必要）。主要焦点在于患者是否有必要进行烦琐的和侵入性的治疗。许多外科手术操作复杂、实施困难，可能会影响日常活动[19, 32]。因此必须基于多种考虑才能做出决定，例如患者的一般状况、合并症以及总体预期寿命。只有可能改善患者的生活质量时，才能开展那些烦琐且具有侵入性的治疗。慢性感染有窦道，并且长期有分泌物流出，并不是抗菌治疗的指征。同样，不应对静息的、无症状的患者应用抗生素进行长时间的抑菌治疗。相反，在慢

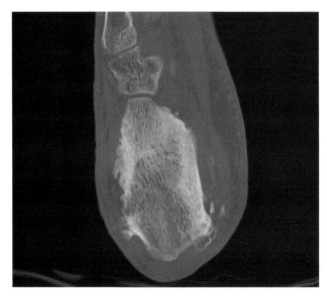

图 20.3 跟骨中的骨病变和硬化（慢性创伤性骨髓炎）（经患者许可）

性骨髓炎症状加重时，进行间歇性抑制疗法在一定时间内可能会有效（例如脓性分泌物、疼痛）。骨髓炎的治疗要掌握两个主要原则：首先，如果不彻底消除骨髓炎的致病原因，就不可能持久治愈。在这种情况下，感染只能视为一个更严重的并发症。即使在一段时期被治愈，将来也有可能在同一部位复发。这种反复发作的典型例子是骶骨骨髓炎，例如在四肢瘫痪患者中，或在 Charcot 关节病患者中的糖尿病足骨髓炎。其次，大多数情况下，成年患者的慢性骨髓炎仍被认为是一种外科疾病[1, 33-34]。只有儿童血源性骨髓炎、颅骨和上颌骨骨髓炎、椎体骨髓炎和糖尿病足的趾骨骨髓炎能通过抗生素治疗予以根除。死骨、生物膜和坏死都会影响抗生素的有效性。因此，患者应接受一次或多次清创，住院时间为一周（截肢）或数周（切除和重建）。

手术方法

我们只讨论手术方法，但不对这些方法进行详细的阐述，以往其他文献已有报道[19, 33, 35]。各种方法的基础包括死骨切除术、瘢痕组织切除术[1, 34]、恢复血供、无效腔填塞、稳定骨端和充分的软组织覆盖[34-36]。仅有深厚的理论知识也不够，即使经验丰富的外科医生也需要在专业中心接受所有这些技术的培训，并要在骨髓炎手术中不断丰富实践经验。使用亚甲蓝进行术中瘘管造影可以简化瘘管的切除[37]。需要多次进行骨活检，并通过微生物学和病理学进行分析。术前应避免抗生素预防性治疗。一般来说，临床和视觉边缘多切 5 mm 可能效果更好，要强调积极和细致的清创策略[38]。血流无法恢复，或存在少见的骨骼畸形和大面积骨骼受累的情况下，可考虑直接截肢[39]。

无效腔需要用周围组织、肌瓣[33]或游离组织转移[40-41]填充。组织覆盖对于实现治愈和防止复发至关重要。清创后留下的无效腔会增加软组织感染复发和骨髓炎的风险，因为它会产生一个积血的低 pH 的无血管环境。低 pH 和积血都有利于细菌的生长。因此，理想情况下，最佳的无效腔填塞物应具有抗菌特性，在骨量不足的情况下能够维持结构稳定，促进局部骨生长，并且没有局部或全身毒性。目前几种消除无效腔的策略：局部或游离肌瓣的生物填充方法；带有或没有抗生素的自体骨或同种异体骨[41]。与肌瓣相比，筋膜皮瓣和游离穿支皮瓣除了可获得同样的效果，还可以提高的患者满意度和美观度[42]。2011

年，Tan 等[43] 发表了 35 例真空辅助负压封闭疗法（vacuum-assisted negative-pressure closure therapy，VAC）治疗的骨髓炎病例，与未采用 VAC 治疗的 33 例患者相比，该疗法的复发风险降低了 18%。笔者认为，在必要时使用 VAC 进行伤口闭合总体是可行的，因为它不会增加治疗失败的风险，当然其前提是进行了前期手术清创并且伴有足够的、有针对性的全身抗生素治疗。

抗生素治疗

概述

应根据微生物种类、易感性特征和患者的合并症选择抗生素。表 20.1 显示的是引起慢性 OM 最重要几种致病菌的治疗方案。如果致病病原体尚不清楚，经验性治疗应始终涵盖金黄色葡萄球菌。然而，起始阶段不要进行广谱抗生素的经验治疗，除非患者病情危重或有明显的菌血症。在微生物学结果出来以前，第一时间进行强有力的手术清创比抗菌剂作用更大[44]。最好是根据药物的药代动力学（PK）特性以及骨髓炎患者血浆和骨骼中的最佳药效学（PD）选择抗生素[45-46]（见第 6 章），而在日常工作中，很难对骨骼中的抗生素浓度进行监测[45-46]。以往针对

每种病原体划分出了杀菌药物和抑菌药物，但在临床上并不适用，因为这个划分标准没有关注到骨和关节感染的差异[47]。

全身抗生素治疗时间

越来越多的证据提倡应该先在静脉治疗几天后，改为口服指定的抗生素（非 β - 内酰胺类）治疗骨髓炎（表 20.1）。相比而言，分析最佳的抗生素治疗持续时间的文献较少[19, 36, 48-50]。几个病例系列报道表明治疗时间为 2 ～ 4 周[48]，少于 6 周与治疗超过 6 周的治疗效果相同[51]。一项前瞻性随机研究发现，骨髓炎患者彻底取出感染的内置物后，随机接受 4 周或 6 周全身抗生素治疗，二者在临床或微生物学缓解率方面没有统计学显著差异[52]。最近一项回顾骨髓炎抗生素疗程历史的综述得出结论：对于临床风险较低的顽固性疾病患者，治疗持续时间少于 4 周是可行的[53]。然而，对于有较高临床复发风险的患者（有明显的合并症），短疗程可能不够。

局部抗生素释放系统

目前尚没有慢性骨髓炎术后全身应用抗生素联合局部应用的临床依据[54]。从理论上讲，局部应用抗

表 20.1　骨髓炎清创术后常用的针对性抗生素

病原体	初期治疗	替代治疗	口服治疗*
金黄色葡萄球菌（甲氧西林敏感，MSSA）	头孢唑林 2 g（IV）tid，0 ～ 2 周	氟氯西林 2 g（IV）qd，0 ～ 2 周	利福平 600 mg qd ＋环丙沙星 500 mg bid，4 ～ 6 周；克林霉素 600 mg tid，4 ～ 6 周
金黄色葡萄球菌（甲氧西林耐药，MRSA）	万古霉素 1 g（IV）bid，0 ～ 2 周；达托霉素 6 ～ 8 mg/kg（IV）qd，0 ～ 2 周	利福平 600 mg qd，4 ～ 6 周＋夫西地酸 500 mg tid，4 ～ 6 周；克林霉素 600 mg tid，4 ～ 6 周（易感）利奈唑胺 600 mg（口服）bid，4 ～ 6 周	
β - 溶血性链球菌	青霉素 G（IV）	头孢三嗪 2 g（IV）qd	克林霉素 600 mg tid，4 ～ 6 周
肠杆菌科	头孢三嗪 2 g（IV）qd，0 ～ 2 周 厄他培南 1 g（IV）qd，0 ～ 2 周	头孢他啶 2 g（IV）tid 头孢吡肟 2 g（IV）tid	环丙沙星 750 mg bid，4 ～ 6 周 最终：甲氧苄啶 / 磺胺甲噁唑
革兰氏染色阴性非发酵的杆菌 例如：铜绿假单胞菌	头孢他啶 2 g（IV）tid，0 ～ 2 周	头孢吡肟 2 g（IV）tid 亚胺培南 / 西司他丁（IV）4× 0.5 g 哌拉西林 / 他唑巴坦（IV）4.5 g 3/d	环丙沙星 750 mg，2/d，4 ～ 6 周
革兰氏染色阴性的厌氧菌	复方阿莫西林克拉维酸 4×（1.2 ～ 2.2）g，0 ～ 2 周	—	甲硝唑 500 mg tid，4 ～ 6 周

* 避免口服 β - 内酰胺类抗生素（由于口服生物利用度适中，口服形式骨穿透力差）

生素可以获得比 MIC（最小抑制浓度）高 1000 倍的局部药物浓度，而不会产生不良的全身反应[55]。然而，其优点尚未得到证实。局部应用的缺点是药物释放时间不可预测，以及将来需要进行第二次手术取出载体。此外，当浓度低于 MIC 时，出现抗生素抗性菌株的风险会增加[56]。这是一个时间依赖性过程，局部抗生素的洗脱取决于表面积以及载体与周围组织之间的浓度差异。也可以使用负载抗生素的可吸收生物复合材料（硫酸钙、羟基磷灰石）[41]。这些合成材料是可生物降解的，因此能够一步完成，无须二次手术取出载体。它们具有骨诱导作用，在生物复合材料溶解时导致成骨和骨重塑。例如，McNally 等[57]报道了 100 名患者除了进行标准治疗外，还使用了羟基磷灰石、硫酸钙和庆大霉素混合，96 名患者得到了改善。另一种正在研究中的新材料是生物活性玻璃。它与周围组织发生反应，在材料–组织界面形成羟基磷灰石，从而产生骨诱导作用。在此过程中，环境的 pH 升高，产生抗菌性能。在对 206 名慢性骨髓炎患者使用生物玻璃的系统评价中，Tanwar 等[58]报道了 86% 的患者病情获得改善。

成人和青少年特定类型慢性骨髓炎的治疗

与镰状细胞病相关的骨髓炎

镰状细胞病是红细胞中携氧血红蛋白分子的常染色体隐性遗传疾病，它早在儿童时期就会引起贫血[59]。该疾病通常会出现微血管闭塞，从而导致骨坏死，产生与骨髓炎相似临床影像[59]。引起此类骨髓炎常见致病菌因患儿所生活的大陆而不同，北美洲主要是金黄色葡萄球菌和沙门菌，而西非主要为沙门菌属[59]。重度纯合子患者中骨髓炎的终身发病率估计为 3%[60]。治疗方法与经典的慢性骨髓炎相似。

骶骨骨髓炎

这种疾病多与有多种合并症和（或）神经系统疾病患者的压疮有关。如果无法解决慢性骨髓炎的病因，则无法治愈。对于慢性压疮患者，受感染的骶骨常常不能被切除。因此，预防是重中之重。每天进行彻底清创是成功的关键。在改善的情况下，整形外科医生可对暴露的骨质进行皮瓣覆盖。骶骨骨髓炎抗生素应用的数据仅在病例系列报告有报道[61]。一项研究表明抗生素治疗少于 6 周与超过 12 周具有相同的复发风险[62]。此外，许多长期骨质外露的患者活检

时没有发现骨髓炎，MRI 也无法准确区分骨髓炎和骨重塑。治疗的目的应该是局部伤口护理和评估伤口闭合的潜力。如果伤口可以闭合且骨活检中证实为骨髓炎，则选择适当的抗生素进行治疗。为了这个目的，专家建议可以仅使用两周抗生素[61]。在顽固性骨髓炎与脓毒症反复发作的情况下，半皮质切除是一种较为激进的消除感染的治疗方法。在一个截瘫患者的病例系列研究中，9 名患者围术期并发症发生率为 100%，末次随访时仅有 4 名存活，平均生存期为 11 年[63]。

慢性骨髓炎治疗的效果

如未截肢，本病与许多骨科感染相似，同一部位复发或新发感染的风险为 5%～15%。糖尿病足骨髓炎失败的风险则要高一些。伤口愈合过程中能提示一些骨愈合的迹象，反复检测血清 C 反应蛋白或其他炎症标志物的意义不大[64]。学术上公认的植入物相关的骨科感染最短随访时间为两年，而没有植入物的骨髓炎则缺乏标准化的最短随访时间。骨髓炎可在数十年后临床复发（例如在轻微创伤后），甚至有新的病原体[65]。因此，在判断治疗成功与否时，用"缓解"一词比"治愈"更贴切。

要点

- 通常成人慢性骨髓炎需要手术清创根治。
- 术后抗生素疗程推荐为 6 周。
- 口服生物利用度很高的抗生素不比静脉用药差。
- 兼具骨渗透性和高生物利用度的口服抗生素很少，有克林霉素、利奈唑胺、氟喹诺酮类和利福平。

致谢

感谢巴尔格里斯特大学医院骨科的支持。

参考文献

1. Lew DP, Waldvogel FA. Osteomyelitis. Lancet 2004;364:369–379.
2. Metsemakers WJ, Morgenstern M, McNally MA, *et al.* Fracture-related infection: A consensus on definition from an international expert group. Injury 2018;49:505–510.
3. Uckay I, Christofilopoulos P. Idiopathic bone marrow oedema with joint effusion: A differential diagnosis to infectious osteomyelitis. Int J Infect Dis 2019;84:97–98.
4. Greenwood S, Leone A, Cassar-Pullicino VN. SAPHO and recurrent multifocal osteomyelitis. Radiol Clin North Am 2017;55:1035–1053.
5. Legout L, Assal M, Rohner P, *et al.* Successful treatment of *Candida parapsilosis* (fluconazole-resistant) osteomyelitis with caspofungin in a HIV patient. Scand J Infect Dis 2006;38:728–730.
6. Papachristou SG, Iosifidis E, Sipsas NV, *et al.* Management of osteoarticular fungal infections in the setting of immunodeficiency. Expert Rev Anti Infect Ther 2020;18:461–474.
7. Steinmetz S, Racloz G, Stern R, *et al.* Treatment challenges associated with bone echinococcosis. J Antimicrob Chemother 2014;69:821–826.

8. Khurana A, Vardhan A, Negi D. Osteomyelitis variolosa: Forgotten complication of an eradicated disease. J Clin Orthop Trauma 2019;10:811–815.

9. Lebowitz D, Kressmann B, Gjoni S, et al. Clinical features of anaerobic orthopaedic infections. Infect Dis (Lond) 2017;49:137–140.

10. Ceroni D, Cherkaoui A, Ferey S, et al. Kingella kingae osteoarticular infections in young children: clinical features and contribution of a new specific real-time PCR assay to the diagnosis. J Pediatr Orthop 2010;30:301–304.

11. Ciampolini J, Harding KG. Pathophysiology of chronic bacterial osteomyelitis. Why do antibiotics fail so often? Postgrad Med J 2000;76:479–483.

12. Uckay I, Pittet D, Vaudaux P, et al. Foreign body infections due to Staphylococcus epidermidis. Ann Med 2009;41:109–119.

13. Vulin C, Leimer N, Huemer M, et al. Prolonged bacterial lag time results in small colony variants that represent a sub-population of persisters. Nat Commun 2018;9:4074.

14. Zimmerli W, Sendi P. Orthopaedic biofilm infections. APMIS 2017;125:353–364.

15. Masters EA, Trombetta RP, de Mesy Bentley KL, et al. Evolving concepts in bone infection: redefining "biofilm", "acute vs. chronic osteomyelitis", "the immune proteome" and "local antibiotic therapy". Bone Res 2019;7:20.

16. de Mesy Bentley KL, Trombetta R, Nishitani K, et al. Evidence of Staphylococcus aureus deformation, proliferation, and migration in canaliculi of live cortical bone in murine models of osteomyelitis. J Bone Miner Res 2017;32:985–990.

17. Emslie KR, Nade S. Acute hematogenous staphylococcal osteomyelitis. A description of the natural history in an avian model. Am J Pathol 1983;110:333–345.

18. Beck-Broichsitter BE, Smeets R, Heiland M. Current concepts in pathogenesis of acute and chronic osteomyelitis. Curr Opin Infect Dis 2015;28:240–245.

19. Uçkay I, Jugun K, Gamulin A, et al. Chronic osteomyelitis. Curr Infect Dis Rep 2012;14:566–575.

20. Govaert GAM, Kuehl R, Atkins BL, et al. Diagnosing fracture-related infection: Current concepts and recommendations. J Orthop Trauma 2020;34:8–17.

21. Colmenero JD, Morata P, Ruiz-Mesa JD, et al. Multiplex real-time polymerase chain reaction: a practical approach for rapid diagnosis of tuberculous and brucellar vertebral osteomyelitis. Spine (Phila Pa 1976) 2010;35:1392–1396.

22. Abgueguen P, Pichard E, Aubry J. Buruli ulcer or Mycobacterium ulcerans infection. Med Mal Infect 2010;40:60–69.

23. Morgenstern M, Kuhl R, Eckardt H, et al. Diagnostic challenges and future perspectives in fracture-related infection. Injury 2018;49:83–90.

24. Lee YJ, Sadigh S, Mankad K, et al. The imaging of osteomyelitis. Quant Imaging Med Surg 2016;6:184–198.

25. Waibel FWA, Uçkay I, Sairanen K, et al. Diabetic calcaneal osteomyelitis. Infez Med 2019;27:225–238.

26. Pineda C, Espinosa R, Pena A. Radiographic imaging in osteomyelitis: the role of plain radiography, computed tomography, ultrasonography, magnetic resonance imaging, and scintigraphy. Semin Plast Surg 2009;23:80–89.

27. Lauri C, Tamminga M, Glaudemans A, et al. Detection of Osteomyelitis in the Diabetic Foot by Imaging Techniques: A systematic review and meta-analysis comparing MRI, White Blood Cell Scintigraphy, and FDG-PET. Diabetes Care 2017;40:1111–1120.

28. Kaim A, Ledermann HP, Bongartz G, et al. Chronic post-traumatic osteomyelitis of the lower extremity: comparison of magnetic resonance imaging and combined bone scintigraphy/immunoscintigraphy with radiolabelled monoclonal antigranulocyte antibodies. Skeletal Radiol 2000;29:378–386.

29. Dinh MT, Abad CL, Safdar N. Diagnostic accuracy of the physical examination and imaging tests for osteomyelitis underlying diabetic foot ulcers: meta-analysis. Clin Infect Dis 2008;47:519–527.

30. Palestro CJ, Love C. Nuclear medicine and diabetic foot infections. Semin Nucl Med 2009;39:52–65.

31. Sonmezoglu K, Sonmezoglu M, Halac M, et al. Usefulness of 99mTc-ciprofloxacin (infecton) scan in diagnosis of chronic orthopedic infections: comparative study with 99mTc-HMPAO leukocyte scintigraphy. J Nucl Med 2001;42:567–574.

32. Beckles VL, Jones HW, Harrison WJ. Chronic haematogenous osteomyelitis in children: a retrospective review of 167 patients in Malawi. J Bone Joint Surg Br 2010;92:1138–1143.

33. Parsons B, Strauss E. Surgical management of chronic osteomyelitis. Am J Surg 2004;188:57–66.

34. Cierny G, 3rd, Mader JT, Penninck JJ. A clinical staging system for adult osteomyelitis. Clin Orthop Relat Res 2003:7–24.

35. Papineau LJ, Alfageme A, Dalcourt JP, Pilon L. Chronic osteomyelitis: open excision and grafting after saucerization. Int Orthop 1979;3:165–176.

36. Lazzarini L, Lipsky BA, Mader JT. Antibiotic treatment of osteomyelitis: what have we learned from 30 years of clinical trials? Int J Infect Dis 2005;9:127–138.

37. Hogan A, Heppert VG, Suda AJ. Osteomyelitis. Arch Orthop Trauma Surg 2013;133:1183–1196.

38. Simpson AH, Deakin M, Latham JM. Chronic osteomyelitis. The effect of the extent of surgical resection on infection-free survival. J Bone Joint Surg Br 2001;83:403–407.

39. Waibel FWA, Klammer A, Gotschi T, et al. Outcome after surgical treatment of calcaneal osteomyelitis. Foot Ankle Int 2019;40:562–567.

40. Fitzgerald RH, Jr., Ruttle PE, Arnold PG, et al. Local muscle flaps in the treatment of chronic osteomyelitis. J Bone Joint Surg Am 1985;67:175–185.

41. Ferguson J, Diefenbeck M, McNally M. Ceramic biocomposites as biodegradable antibiotic carriers in the treatment of bone infections. J Bone Jt Infect 2017;2:38–51.

42. Buono P, Castus P, Dubois-Ferrière V, et al. Muscular versus non-muscular free flaps for soft tissue coverage of chronic tibial osteomyelitis. World J Plast Surg 2018;7:294–300.

43. Tan Y, Wang X, Li H, et al. The clinical efficacy of the vacuum-assisted closure therapy in the management of adult osteomyelitis. Arch Orthop Trauma Surg 2011;131:255–259.

44. Schindler M, Gamulin A, Belaieff W, et al. No need for broad-spectrum empirical antibiotic coverage after surgical drainage of orthopaedic implant infections. Int Orthop 2013;37:2025–2030.

45. Landersdorfer CB, Bulitta JB, Kinzig M, et al. Penetration of antibacterials into bone: pharmacokinetic, pharmacodynamic and bioanalytical considerations. Clin Pharmacokinet 2009;48:89–124.

46. Deabate L, Pagani L, Uçkay I. Modern antibiotic treatment of chronic long bone infections in adults-theory, evidence and practice. Mediterr J Infect Microbes Antimicrob. 2014;3:9.

47. Betz M, Landelle C, Lipsky BA, Uçkay I. Letter to the editor concerning the review of Prof. Sheldon L. Kaplan "Recent lessons for the management of bone and joint infections"–Bacteriostatic or bactericidal agents in osteoarticular infections? J Infect 2015;71:144–146.

48. Haidar R, Der Boghossian A, Atiyeh B. Duration of post-surgical antibiotics in chronic osteomyelitis: empiric or evidence-based? Int J Infect Dis 2010;14:752–758.

49. Scarborough M, Li HK, Rombach I, et al. Oral versus intravenous antibiotics for bone and joint infections: the OVIVA non-inferiority RCT. Health Technol Assess 2019;23:1–92.

50. Preiss H, Kriechling P, Montrasio G, et al. Oral flucloxacillin for treating osteomyelitis: a narrative review of clinical practice. J Bone Jt Infect 2020;5:16–24.

51. Rod-Fleury T, Dunkel N, Assal M, et al. Duration of post-surgical antibiotic therapy for adult chronic osteomyelitis: a single-centre experience. Int Orthop 2011;35:1725–1731.

52. Benkabouche M, Racloz G, Spechbach H, et al. Four versus six weeks of antibiotic therapy for osteoarticular infections after implant removal: a randomized trial. J Antimicrob Chemother 2019;74:2394–2399.

53. Cortes-Penfield NW, Kulkarni PA. The history of antibiotic treatment of osteomyelitis. Open Forum Infect Dis 2019;6:181.

54. van Vugt TAG, Arts JJ, Geurts JAP. Antibiotic-loaded polymethylmethacrylate beads and spacers in treatment of orthopedic infections and the role of biofilm formation. Front Microbiol 2019;10:1626.

55. Kanellakopoulou K, Giamarellos-Bourboulis EJ. Carrier systems for the local delivery of antibiotics in bone infections. Drugs 2000;59:1223–1232.

56. Streuli JC, Exner GU, Reize CL, et al. In vitro inhibition of coagulase-negative staphylococci by vancomycin/aminoglycoside-loaded cement spacers. Infection 2006;34:81–86.

57. McNally MA, Ferguson JY, Lau AC, et al. Single-stage treatment of chronic osteomyelitis with a new absorbable, gentamicin-loaded, calcium sulphate/hydroxyapatite biocomposite: a prospective series of 100 cases. Bone Joint J 2016;98b:1289–1296.

58. Tanwar YS, Ferreira N. The role of bioactive glass in the management of chronic osteomyelitis: a systematic review of literature and current evidence. Infect Dis (Lond) 2020;52:219–226.

59. Vanderhave KL, Perkins CA, Scannell B, Brighton BK. Orthopaedic manifestations of sickle cell disease. J Am Acad Orthop Surg 2018;26:94–101.

60. Al-Tawfiq JA. Bacteroides fragilis bacteremia associated with vertebral osteomyelitis in a sickle cell patient. Intern Med 2008;47:2183–2185.

61. Wong D, Holtom P, Spellberg B. Osteomyelitis complicating sacral pressure ulcers: whether or not to treat with antibiotic therapy. Clin Infect Dis 2019;68:338–342.

62. Jugun K, Richard JC, Lipsky BA, et al. Factors associated with treatment failure of infected pressure sores. Ann Surg 2016;264:399–403.

63. Janis JE, Ahmad J, Lemmon JA, et al. A 25-year experience with hemicorporectomy for terminal pelvic osteomyelitis. Plast Reconstr Surg 2009;124:1165–1176.

64. Uçkay I, Garzoni C, Ferry T, et al. Postoperative serum pro-calcitonin and C-reactive protein levels in patients with orthopedic infections. Swiss Med Wkly 2010;140:13124.

65. Uçkay I, Assal M, Legout L, et al. Recurrent osteomyelitis caused by infection with different bacterial strains without obvious source of reinfection. J Clin Microbiol 2006;44:1194–1196.

第 21 章
糖尿病足骨髓炎

Eric Senneville and Olivier Robineau

概述

据统计，约20%的轻度糖尿病足感染患者其感染累及骨组织，而重度糖尿病足感染患者这一比例则高达60%[1-4]。糖尿病足骨髓炎（diabetic foot osteomyelitis，DFO）的骨关节感染治疗困难，感染复发率高、住院时间长、足部截肢率高[5]。DFO的初步诊断通常依靠临床症状和影像学，而明确诊断则需要微生物学和组织学检查[6]。传统上慢性骨髓炎的治疗方法存在局限性，如骨坏死、局部抗菌药物浓度难以提高。而与糖尿病相关外周动脉疾病和白细胞功能受损更是增加了糖尿病足骨髓炎不良预后的风险，尤其是当外周动脉疾病和白细胞功能受损同时存在时。据估计，全球每20秒就有患者因为糖尿病导致的足部骨髓炎和严重的软组织感染而遭受截肢。尽管过去数十年里该领域取得了一定进展，但目前DFO的诊治仍有诸多方面有待进一步研究。

本章主要对DFO诊断和治疗的最新进展予以回顾。

分类

骨髓炎是由感染导致的骨溶解和骨整体结构破坏的骨骼炎性疾病[7]。根据定义，DFO主要由软组织感染扩散至深层骨关节结构引起，可影响糖尿病患者踝部以下任何部位。DFO可由穿透性损伤或缺血性软组织缺损引起[8]，血源性DFO几乎不会发生。若有穿透伤，细菌可直接种在足部骨与关节。在DFO感染蔓延的过程中，首先累及的骨结构是骨皮质和骨膜，随后才是骨髓。Hofmann等[9]将这种"向心性"感染定义为骨炎，而非骨髓炎。

只有少数学者研究过DFO的组织学观察。Chantelau等[10]报道了43例患者的常规组织病理学检查结果，其中包括了30例截肢的外周缺血性血管病（peripheral ischemic vascular disease，PIVD）患者。在22例DFO、20例坏疽和3例压疮患者中，病变部位组织形态学检查显示骨髓炎29例、骨坏死1例、骨髓纤维化8例和正常骨7例；而截骨部位为正常骨26例、骨髓纤维化12例和骨质疏松7例。在临床坏疽病例中，骨骼也受到骨髓炎的影响，但低于临床骨髓炎病例（8/18 vs 22/22；$P < 0.001$）。且截骨部位的骨组织在这两种情况下都是正常的，都伴有骨髓纤维化。因此作者推断，在糖尿病合并神经病变和PIVD的患者中，未受影响的足骨的组织形态大多正常。

Cierny-Mader分类基于骨感染解剖学和宿主的生理学[11]。然而，这种分类主要适用于长骨骨髓炎的外科治疗，而不适用于DFO等小骨骨髓炎（见第16章）[7]。根据Aragon-Sanchez等[12]一项研究，糖尿病足骨髓炎有三种类型（急性、慢性和慢性骨髓炎急性加重）。急性骨髓炎的特征是骨皮质和骨髓的坏死、骨质破坏以及多形核粒细胞浸润，通常与骨髓或骨膜小血管充血或血栓形成有关。慢性骨髓炎的特征是骨质破坏，皮质部位和骨髓内淋巴细胞、组织细胞和（或）浆细胞浸润。慢性骨髓炎的急性加重对应于慢性骨髓炎的特征，有多形核粒细胞的浸润。在所有骨髓炎病例中，纤维化区域均以不同的形式描述，并伴有髓质水肿。最近，同一研究小组提议将DFO分为四类（Ⅰ类：无缺血、无软组织受累；Ⅱ类：缺血，无软组织受累；Ⅲ类：有软组织受累；以及Ⅳ类：有缺血和软组织受累）[13]。这项研究表明严重程度增加（从Ⅰ级到Ⅳ级），截肢率和死亡率增加，而且具有统计学意义。然而，DFO相关深部组织感染的诊断在手术前难以实现，这使得该分类更适用于进行临床研究，而非用于指导选择治疗策略。

国际糖尿病足工作组（The International Working Group on the Diabetic Foot，IWGDF）建议对糖尿病足伤口进行分类，使用首字母缩写"PEDIS"［perfusion of the foot，extent and depth of the foot wound，infection，and sensation（neuropathy），足部灌注、足部伤口的范围和深度、感染和感觉（神经病变）］[14]。对每个项目的严重程度进行半定量分级。累及足部溃疡下的骨关节结构的感染分级为 3 级，如果出现全身炎症反应综合征（systemic inflammatory response syndrome，SIRS）的症状，则分级为 4 级。该分类的感染部分与美国传染病学会（IDSA）提出的分类只有很小的细节不同（IWGDF 分类的 1 级、2 级、3 级和 4 级分别对应于 IDSA 分类中的缺失、轻度、中度和重度）[15-16]。在 IWGDF 指南的最新版本中，建议在骨感染与 3 级或 4 级相关的情况下为骨髓炎增加一个"O"[16]。最近一项来自美国的回顾性队列研究显示了骨髓炎的存在对糖尿病足感染治疗患者的预后价值[17]。

微生物学

DFO 中的微生物谱

DFO 的微生物学通常是多种细菌，在几乎所有已报道的系列中，金黄色葡萄球菌是从骨骼标本中培养出的最常见的病原体[18-20]。其他经常从骨样本中分离出的革兰氏阳性球菌有表皮葡萄球菌、β 溶血性链球菌和白喉杆菌。在肠杆菌科中，大肠埃希菌、肺炎克雷伯菌和变形杆菌属是最常见的病原体，其次是铜绿假单胞菌。专性厌氧菌（主要是大芬戈尔德菌和其他厌氧消化球菌）的数量取决于骨碎片的取样和运输方法。多重耐药细菌（尤其是耐甲氧西林金黄色葡萄球菌-MRSA）在 DFO 患者中的流行已有报道[21]。在对 130 例 DFO 患者的回顾性研究中，发现 MRSA 的存在与不良结果（53.3% vs 21.1%，$P = 0.04$）相关，不良结果包括死亡、截肢和治愈失败[22]。

骨活检的培养和组织病理学研究

参与 DFO 的细菌来自皮肤表面，但在特定时刻，存在于表层组织和深层组织（尤其是骨）的细菌微生物群的组成不同，而细菌群的重新分布可能相似[23]。这可能是由于：①细菌从浅表软组织扩散到深层结构需要时间；②溃疡表面存在的多菌群的组成随时间而变化。大量研究表明，每个样本中的病原体数量在表层样本中明显高于骨活检[19, 24]。这可能是由于定植皮肤微生物群中的细菌污染了表层样品。因此，软组织拭子培养与骨培养的符合率一般远低于 50%[19, 23-24]。穿刺活检比表面样本（拭子）更能准确地诊断 DFO 的微生物学[25]。穿刺活检和骨活检的微生物学结果已在一项对患有轻度足部感染和疑似骨髓炎的糖尿病患者的回顾性研究中进行了评估，发现总体一致性仅为 23.9%，其中金黄色葡萄球菌显示出最强的相关性（46.7%），正如 Mackowiak 等已经证实的一样[26-27]。对金黄色葡萄球菌相关的 DFO 进行表层和深层样本培养结果进行比较，获得了较好的结果。这也解释了为什么一些研究坚持把拭子培养用于 DFO 细菌培养[28]。

骨活检的主要优点是明确致病菌并确定它们的抗菌药物敏感性[23]。然而仅一项回顾性多中心研究显示骨培养结果指导的抗生素应用其临床疗效明显优于软组织培养[29]。

综合现有医学文献，采用适当方式进行骨活检是 DFO 明确诊断和明确致病菌的最恰当方法[6]。为减少培养结果假阴性的风险，考虑到某些抗生素从骨骼中释放的时间延长[30]，在停用抗生素至少 2 周后行骨活检更可靠。

通过未感染的皮肤区域进行经皮骨活检，以减少与骨感染无关的细菌的污染，这是获得可靠的 DFO 致病菌的最佳技术[6]（图 21.1）。使用透视或 CT 引导有助于降低错误定位和假阴性结果的风险。然而经皮骨操作是复杂的，因为它需要一个多学科的团队，包括对糖尿病足部问题感兴趣的骨科医生，对没有严重丧失皮肤感觉的患者还需要一个麻醉医生。一些临床医生担心使用这种技术，细菌会进入骨骼或者活检后的会骨折。然而，常规应用这项技术团队的报道中没有这些并发症[19, 23-24]。通过使用 11 号针［骨穿针，如 Jamshidi（Perfectum 公司；由 Propper 和 Sons 发行）或者 Ostycut（巴德产品；由 Angiomed 分发）］。它有可能获得大量的骨头，可以切成一部分用于微生物培养，另一部分用来进行组织病理学检查。理想状态下，最好是获得至少两个骨骼样本进行培养。组织病理学可能有助于解释骨培养的结果，特别是在阴性培养或鉴定属于皮肤微生物组细菌的情况下（特别是表皮葡萄球菌、人皮杆菌、痤疮皮杆菌、棒状杆菌等）。在某些情况下，当感染骨已溶解时可能很难获得硬骨组织样本。此外，对于小趾骨，如远节趾骨，

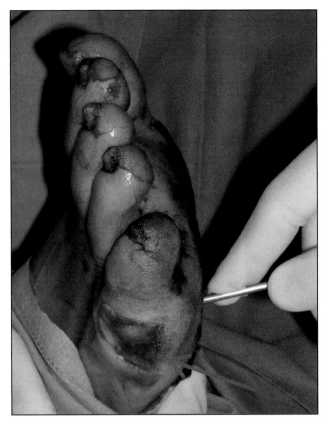

图 21.1　经皮第五线跖趾关节骨活检；套管针穿过溃疡对面的未感染皮肤区域（箭头）（由法国德隆医院图尔科市整形外科 Eric Beltrand 博士提供，F-59200）（彩图见文后）

可能只能抽吸少量骨质。值得注意的是，骨培养和组织病理学检查对 DFO 的诊断具有相同的价值。然而，骨培养具有鉴别致病菌及其对抗生素敏感情况的优点[19, 23]。与骨科手术一样，"无接触"技术以及在采集骨组织之前更换或彻底清洁手术工具，可能会减少假阳性培养的风险。值得注意的是，如果活检在适当的条件下进行，阴性的结果可以很准确地排除 DFO 的存在[31]。关于骨活检的可行性，手术可由外科医生或放射科医生安全完成[26]。一项由内分泌科医生进行的床旁骨活检研究结果表明，使用 X 线平片来确定感染部位的可靠性和安全性令人满意[32]。为了避免样本的污染，经皮骨活检需要无菌进行，即不能穿过软组织伤口[19, 24]。

危险因素

Lavery 等对 DFO 的危险因素进行了评估[33]，他们对 1666 名糖尿病患者进行了前瞻性随访，这些患者参加了糖尿病疾病管理计划，平均时间为 27.2 个月。在 151 例发生足部感染的患者中，30 名患者通过骨培养阳性确诊了 DFO。骨髓炎的独立危险因素：①伤口蔓延到骨骼或关节，［相关危险（RR）= 23.1］；②入组前有伤口史（RR = 2.2），以及③研究期间伤口复发或多发（RR = 1.9）。

在一项回顾性研究当中，Aragón-Sánchez 等[34]寻找革兰氏阴性菌相关危险因素（单独或者与革兰氏阳性分离菌结合）的 DFO。糖化血红蛋白 < 7%［比值比（OR）= 2.0，95% 置信区间（CI）= 1.1 − 3.5］和外伤造成的伤口（OR = 2.0，95% CI = 1.0 − 3.9）具有预测性。所有的因素都会导致糖尿病患者足部溃疡的进展，包括继发于神经病变或创伤的畸形、不合适的鞋类和 PIVD 都是 DFO 的间接危险因素。患者的一般状况（社会、经济等）是可能影响患者坚持采取措施缩短足部溃疡愈合时间的其他参数，也是影响 DFO 的风险。

临床特征

当溃疡经过至少 6 周的伤口护理且血供良好、无足部负重仍不能愈合时，应怀疑潜在骨髓炎。骨暴露和溃疡面积大于 2 cm² 都使骨髓炎更易发生[6]。DFO 常见于溃疡通常发生的部位（如脚趾、跖骨头和跟骨）。除畸形引起的超压溃疡外，中足骨不常受累，如在神经-骨关节病晚期患者中所见（Charcot foot 夏科足）。溃疡的深度通常在临床上不明显，因此，每次就诊时都应使用无菌钝性金属探针［骨探针（PTB）试验］仔细检查足部伤口[34]。通过溃疡暴露的骨骼和（或）阳性的 PTB 测试（即显示坚硬和粗糙的接触）增加了溃疡下骨髓炎的可能性[35-36]。然而，PTB 实验预测或者排除骨髓炎的能力在很大程度上受研究人群中检测前患病率的影响[36]。总的来说，当伤口感染时，PTB 阳性与 DFO 密切相关，而 PTB 阴性与非感染溃疡中 DFO 的低概率相关[37]。然而，PTB 检测的阳性和阴性并不构成确认/排除潜在 DFO 存在的明确标准。

有学者建议将临床和实验室结果结合起来（溃疡深度 3 mm 或 C 反应蛋白 32 mg/L，溃疡深度 3 mm 或红细胞沉降率 60 mm/h）可帮助鉴别骨髓炎和软组织感染[38]。暴露的骨头和脚趾，尤其是当它产生红斑和硬化（所谓的"香肠趾"）会增加 DFO 的可能性[39]。伤口感染迹象的存在和白细胞数量的上升不会影响骨髓炎的可能性[40]。有趣的是，临床怀疑

DFO 的似然比（likelihood ratio，LR）很高（阳性＝5.5，阴性＝0.54）[41]。

考虑到其潜在的严重程度，要记住 DFO 在糖尿病足患者伤口中不是一个罕见的事件，虽然这不是一个严格意义上的紧急情况，但也应该被及时诊断和治疗。

炎症参数

当血沉升高超过 70 mm/h（LR 阳性值和阴性值分别为 11 和 0.34），且无其他可解释的病因时，血沉可被认为是糖尿病足伤口骨髓炎存在的生物标志物[38, 41]。白细胞计数升高并不影响骨髓炎的可能性[42]。最近一项回顾性研究发现，ESR 和 CRP 预测骨髓炎的最佳截点分别为 60 mm/h 和 79 mg/l[43]。使用这些值，ESR 和 CRP 的敏感性／特异性分别为74%/56% 和 49%/80%。作者的结论是，ESR 是排除DFO 的一个很好的检测方法，CRP 可用于区分 ESR高值患者的 DFO 和软组织感染[44]。除 ESR 外，目前还没有其他生物标志物如降钙素原、白细胞介素和TNF-α 可以可靠地帮助医生鉴别是否 DFO 患者[45]。

影像学检查

当怀疑 DFO 时，足部 X 线平片是首选的诊断工具，因为应用广泛、可重复且相对便宜。骨异常特别是皮质侵蚀、骨膜反应，有时骨折，甚至骨折碎裂和软组织溃疡下骨关节结构完全消失，应促使医生考虑 DFO 的诊断（图 21.2 a 和图 21.2 b）。然而，一项 meta 分析显示，DFO 患者 X 线片的合并敏感性为0.54，合并特异性为 0.68[43]。X 线片阴性预测价值低是因为感染后 10 ～ 20 天才可见[46]。2 ～ 4 周后重复的连续 X 线片可能具有更大的敏感性和特异性，可以可靠地鉴别出足部溃疡部位的骨改变。在间隔一个月或更长时间的重复 X 线片上持续无任何骨骼异常有排除骨髓炎的可能性。X 线片的另一个局限性（不是该技术特有的）是难以区分神经骨关节病和骨髓炎的骨骼异常起源[47]。

磁共振成像（MRI）被认为是目前诊断骨感染最准确的成像技术[6]。与其他成像技术相比，MRI为 DFO 的检测提供了最佳的敏感性／特异性，Lauri等和 Dinh 等的 meta 分析中分别高达 93/75% 和90/79%[43, 48]。DFO 的结果与其他类型骨髓炎相似，即 T1 加权序列上骨髓炎区域强度降低，T2 加权序列和增强后图像上骨髓炎区域强度增强。MRI 不能区分 DFO 和神经骨关节病；在这种情况下，支持神经骨关节病的临床线索包括发病部位在足中部和无软组织伤口，而支持骨髓炎的线索包括溃疡的存在和溃疡与病骨之间瘘道的存在[49-50]。

放射性同位素扫描（白细胞或抗粒细胞扫描）在

(a) 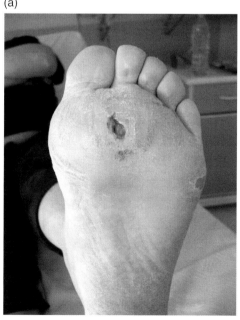 (b)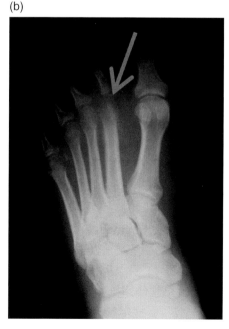

图 21.2 （a）糖尿病患者慢性足底溃疡的临床表现；（b）同一患者的 X 线片显示骨髓炎的放射学征象。红色箭头表示关节破坏（彩图见文后）

检测早期骨髓炎时比平片更敏感。与 SPECT/CT[51] 配合使用可提高其准确性。但由于可利用性较低，复杂性较高，MRI 可能是首选[52]。

在初步研究中，氟脱氧葡萄糖正电子发射断层扫描在确诊或排除慢性骨髓炎诊断方面比 MRI 更准确，但其在糖尿病患者中的作用尚未确定[53]。18F-FDG-PET 和 PET/CT 的作用在一项包含 299 名 DFO 患者的综合文献搜索研究中被提出。四项入选研究的 meta 分析显示，敏感性为 74%［95% 可信区间（95% CI）：60% ～ 85%］，特异性为 91%（95% CI：85% ～ 96%），阳性 LR 为 5.56（95% CI：2.02 ～ 15.27），阴性 LR 为 0.37（95% CI：0.10 ～ 1.35），诊断 OR 为 16.96（95% CI：2.06 ～ 139.66）[54]。

在另一项前瞻性研究中，18F-FDG 标记的白细胞 PET/CT 与 MRI 增强扫描具有相同的敏感性（83.3%）。然而，它诊断 Charcot 神经关节病患者 DFO 的特异性更高（100% vs 63.6%）[55]。总的来说，最先进的技术缺乏特异性可能与非糖尿病性骨骼疾病或糖尿病性骨骼异常引起的混乱有关，而这些主要与神经关节病变有关[10]。

英国 NICE 指南建议，对于不能通过初始 X 线平片确诊的疑似 DFO，应使用 MRI，如果没有或有禁忌证，则应使用白细胞扫描[56]。

治疗

总体方面

DFO 的治疗是糖尿病足部感染（DFI）中最具矛盾性的方面之一[46, 57-60]。与其他类型的骨髓炎相比，治疗此类感染的主要局限性是医生会遇到大量的不同情况。因此，治疗必须根据每个患者的特点和 DFI 的类型而定。尽管如此，国际工作组仍提出了包括骨髓炎在内的 DF 管理建议[15-16]。

DFO 是否可以在不切除受感染骨的情况下得到治疗，这个问题仍然存在争议。长期以来，人们一直认为切除受感染的骨对于抑制慢性骨感染是必要的，因为在过去的报道中，仅使用抗菌药物治疗的成功率令人失望[57]。Ha van 等的研究[61]表明，有限切除感染的趾骨或伤口下的跖骨，并切除溃疡部位，在缩短伤口愈合时间方面比单独使用抗生素治疗更有效。Tan 等[62]报道称，与仅接受抗生素治疗的患者相比，接受清创术或局部局限性截肢的患者踝关节以上截肢率更低，住院时间更短。然而这些研究没有进行长期

的临床和放射学随访来评估骨髓炎的复发率。像通常推荐的那样，抗生素治疗慢性骨感染不是最佳的选项。治疗此类患者的主要目标是尽可能减少截肢的数量，因为截肢可能导致 DFO 复发与随后的生物力学异常[63]。然而，即使用包括 MRI 在内的复杂成像评估，感染和未感染骨之间的分界线也很难评估。

DFO 手术干预的主要目的是通过清除所有坏死组织和充分的引流来控制深部感染，以减少细菌负荷，这对抗生素药物的活性至关重要。DFO 的管理需要多学科的方法。需要具备感染性疾病、血管病学、骨科（最佳截肢水平）和整形外科的临床能力。因此，对这类患者的管理需要一个感兴趣和有经验的团队。

未使用合适抗生素治疗、持续存在的骨感染很可能导致同一部位或毗邻处的反复感染[64]。有趣的是，最近的一些临床研究表明，使用高生物利用度的口服药物，特别是氟喹诺酮类、克林霉素和利福平，可以在不切除骨的情况下抑制 DFO[65-69]。在另一项对 147 例 DFO 患者的回顾性研究中，Game 和 Jeffcoate[70]对 113 例患者单独使用抗生素治疗，未进行手术，其中 93 例（82.3%）获得缓解；其余 34 例患者行轻度截肢（28 例，包括 22 例缓解）或重度截肢（6 例）。然而，这些研究所取得的明显令人满意的结果受到其回顾性设计的限制，以及对纳入患者的选择方式的疑虑。必须考虑的是，长期使用抗生素与药物相关不良事件的重大风险相关，包括艰难梭菌腹泻，以及耐药金黄色葡萄球菌（MRSA）和耐药革兰氏阴性杆菌等抗生素耐药菌的出现。

在极端情况下（影像学评估中骨的轻微改变，或者相反，骨的严重破坏），训练有素的临床医生可以很容易地决定是否需要对感染骨进行手术清创或截肢。然而，目前还没有有效的方法来确定在影像学研究中有中度骨破坏的患者是否应该采用内科或外科治疗策略。IDSA 和 IWGDF 指南提出[15-16]，当手术将导致无法接受的组织和（或）功能丧失时，对未重建的血管疾病而拒绝截肢的患者、软组织损失极少的前足感染，及无法合理选择手术的患者，可以考虑非手术治疗 DFO。在非手术患者中，出现了骨培养是否必要的问题。在大多数糖尿病足诊疗机构，进行 DFO 的治疗中并不常规实施经皮骨活检。尽管经过临床和影像学评估骨髓炎的诊断仍不确定，但在软组织培养结果无法解释的情况下、当最初的经验性抗生素治疗对感染无效时，或者考虑一种具有更高选择耐

药菌潜力的抗生素方案（例如利福平、氟喹诺酮类药物）时，方考虑通过骨培养进行确诊。

一些研究比较了手术和非手术（即没有任何骨切除的抗生素治疗）治疗 DFO。一项 RCT 比较了一个中心的 52 例患者的预后[71]。内科治疗的患者接受基于浅表（即非骨样本）培养筛选的抗生素，直到溃疡完全愈合，不超过三个月。手术方法包括切除受感染的骨（截肢除外），并对骨感染细菌进行 10 天的抗生素治疗。作者没有发现患者预后方面的任何显著差异，而手术组有新溃疡增多的趋势。值得注意的是，内科组的 DFO 未被骨活检证实，尽管随机分组，且随访时间短（即 3 个月），但患者在某些方面的特征差异显著。这项研究得出的结论只适用于患者有前足轻微骨髓炎、无外周动脉疾病，或无严重感染。

另外两项（回顾性队列研究）比较了 DFO 的内科治疗与外科治疗。其中一项仅为金黄色葡萄球菌感染的 DFO，采用手术切除结合短期抗生素治疗或床旁清创联合长期抗生素治疗[72]。纳入患者的结果在治疗组中没有差异。值得注意的是，耐甲氧西林金黄色葡萄球菌的流行率特别高，尤其是在内科组（46% vs 23%）。与手术组相比，保守治疗患者住院次数少，使用抗生素的时间长。另一项回顾性队列研究包括 37 例可评估的前足 DFO 患者。患者要么只接受抗生素治疗，要么接受感染骨清创[73]。在 1 年的随访中，两组患者在伤口愈合时间、抗生素治疗时间、住院时间或 DFO 复发方面没有显著差异。值得注意的是，两组之间并不具有可比性，因为手术治疗的患者足缺血和感染更严重。

抗生素治疗方案

总的来说，在 DFO 的治疗方面，没有一种抗生素被证明优于其他抗生素。大多数随机对照研究包括不同比例与骨髓炎相关的 DFI 患者[74-80]。在这些研究中，β - 内酰胺 / β - 内酰胺酶抑制剂联合用药与其他 β - 内酰胺类药物[74, 77]、氟喹诺酮类药物[78, 80]和利奈唑胺[79]进行了比较。其中平均抗生素治疗时间为 1 ～ 6 周，感染缓解率为 61%[80] ～ 94%[77]。由于 DFO 的定义缺乏标准化，以及患者手术治疗部分的差异，这些研究的结果难以分析。只有少数研究证实抗生素对 DFO 的疗效 / 耐受性存在显著差异。在一项大型 RCT 中，对比单独使用替加环素与厄他培南或联合万古霉素[75]，发现替加环素在疗效和耐受性方面明显低于厄他培南 ± 万古霉素。

在一项 50 名患者的回顾性队列研究中，分别评估含利福平或氟喹诺酮类抗生素方案治疗革兰氏阳性球菌和革兰氏阴性杆菌对 DFO 非手术治疗结局的影响。根据骨培养结果选择利福平 / 氟喹诺酮联合治疗的患者感染缓解率显著高于未接受骨培养的其他抗生素方案治疗的患者（82% vs 50%，P = 0.02）。然而，本研究的有效性可能会受到中心效应作为混杂偏倚的影响。最近，美国一项大规模的回顾性研究首次证实了利福平联合应用对降低 DFO 患者的死亡率和截肢率的潜在益处[81]。

对于任何类型的糖尿病足感染，最合适的治疗时长取决于是否存在残留的死骨或感染骨以及软组织的状态。如果所有感染骨组织都被切除，其治疗时间不应超过 1 ～ 2 周，因为手术清创必须显著减少感染软组织内的细菌数量。如果术后感染的骨或软组织仍存在，需要继续治疗 6 ～ 12 周；由于各种原因无法切除感染和坏死骨的患者，治疗可能会延长 12 周或更长[15-16]。值得注意的是，大多数关于抗生素治疗时间的建议都来自专家的意见，因为到目前为止还没有研究评估过这个问题。如果方便，可在门诊进行注射用药的治疗[82]。

只有一个 RCT 比较了非手术治疗 DFO 患者的两种不同抗生素治疗时长（即 6 周和 12 周）[83]。纳入研究的患者均无外周动脉疾病，无须早期手术。所有患者均在经皮行骨活检培养阳性的基础上确诊为 DFO（大部分位于前足）。作者报道了抗生素治疗结束一年后评估的可比缓解率（6 周组 20 名受试者中 12 名和 12 周组 20 名受试者中 14 名）。同时也显示，6 周组胃肠道不良事件发生频率较低。本研究结果提示，不需要手术的 DFO 的抗生素治疗最佳时长为 6 周。值得注意的是，本研究中大多数患者采用利福平治疗葡萄球菌、氟喹诺酮治疗革兰氏阴性杆菌的联合治疗。

抗生素治疗骨髓炎的模式是另一个争论的主题，这还没有在 DFO 的治疗中具体解决。最近的一项大型 RCT 研究显示，在整个治疗期间使用肠外抗生素治疗各种骨和关节感染的患者，和使用肠外抗生素治疗后在早期改用口服抗生素的患者比较，结果相似[84]。研究还表明，早期口服治疗组患者的不良事件和总成本较低。

每个病例都需要个性化的处理方法，因为有许多因素可能会影响最后的决策，这应该由这一领域有经验的资深医生在内的多学科团队来决定。

没有证据表明使用辅助疗法，如高压氧疗法、生长因子（包括粒细胞刺激因子）、蛆（幼虫）或局部负压治疗（如真空辅助封闭）对 DFO 治疗有好处[15-16]。

预防

预防 DFO 的最好方法似乎是减少糖尿病患者足部溃疡的发生。这意味着要限制两种主要糖尿病相关并发症的发生，即神经病变和外周动脉疾病，它们会导致足溃疡的发生。控制血糖是长期预防这些并发症的基础。对于有神经病变和（或）外周动脉疾病的患者，足科医生的足部护理教育和定期监测是预防 DFO 的重要部分。此外，及时评估和治疗任何可疑的 DFO 可能有助于减少感染复发和截肢的风险。

参考文献

1. Lavery LA, Armstrong DG, Wunderlich RP, *et al.* Risk factors for foot infections in individuals with diabetes. Diab Care 2006;29:1288–1293.
2. Prompers L, Huijberts M, Apelqvist J, *et al.* High prevalence of ischaemia, infection and serious comorbidity in patients with diabetic foot disease in Europe. Baseline results from the Eurodiale study. Diabetologia 2007;50:18–25.
3. Shone A, Burnside J, Chipchase S, *et al.* Probing the validity of the probe-to-bone test in the diagnosis of osteomyelitis of the foot in diabetes. Diab Care 2006;29:945.
4. Lipsky BA. A report from the international consensus on diagnosing and treating the infected diabetic foot. Diabetes Metab Res Rev 2004;20 (Suppl 1):S68–77.
5. Mutluoglu M, Sivrioglu AK, Eroglu M, *et al.* The implications of the presence of osteomyelitis on outcomes of infected diabetic foot wounds. Scand J Infect Dis. 2013 Jul;45(7):497–503.
6. Senneville EM, Lipsky BA, van Asten SAV, Peters EJ. Diagnosing diabetic foot osteomyelitis. Diabetes Metab Res Rev. 2020;36 Suppl 1:e3250. doi:10.1002/dmrr.3250
7. Lew DP, Waldvogel FA. Osteomyelitis. Lancet 2004;364:369–379.
8. Lavery LA, Harkless LB, Ashry HR, Felder-Johnson K. Infected puncture wounds in adults with diabetes: risk factors for osteomyelitis. J Foot Ankle Surg 1994;33(6):561–566.
9. Hofmann G, Gonschorek O, Hofmann GO, Bühren V. Stabilisierungsverfahren bei Osteomyelitis. Osteosyn Intern 1997;5:226–231.
10. Chantelau, E., et al., Bone histomorphology may be unremarkable in diabetes mellitus. Med Klin (Munich) 2007;102(6):429–433.
11. Cierny G 3rd, Mader JT, Penninck JJ. A clinical staging system for adult osteomyelitis. Clin Orthop Relat Res 2003;414:7–24.
12. Aragón-Sánchez FJ, Cabrera-Galván JJ, Quintana-Marrero Y, *et al.* Outcomes of surgical treatment of diabetic foot osteomyelitis: a series of 185 patients with histopathological confirmation of bone involvement. Diabetologia 2008;51:1962–1970.
13. Aragón-Sánchez J. Clinical-Pathological Characterization of Diabetic Foot Infections: Grading the Severity of Osteomyelitis. Int J Low Extrem Wounds 2012;11:107–112.
14. Schaper NC. Diabetic foot ulcer classification system for research purposes: a progress report on criteria for including patients in research studies. Diabetes Metab Res Rev 2004;20(Suppl 1):S90–95.
15. Lipsky BA, Berendt AR, Cornia PB, *et al.* 2012 Infectious Diseases Society of America Clinical Practice Guideline for the Diagnosis and Treatment of Diabetic Foot Infections Clinical Infectious Diseases 2012;54(12):132–173.
16. Lipsky BA, Senneville E, Abbas ZG, *et al.* International Working Group on the Diabetic Foot (IWGDF) Infection Guideline 2019. www.iwgdfguidelines.org
17. Lavery LA, Ryan EC, Ahn J, *et al.* The Infected Diabetic Foot: Re-Evaluating the IDSA Diabetic Foot Infection Classification. Clin Infect Dis. 2019; doi:10.1093/cid/ciz489.
18. Wheat J. Diagnostic strategies in osteomyelitis. Am J Med 1985;78:218–224.
19. Senneville E, Melliez H, Beltrand E, *et al.* Culture of percutaneous bone biopsy specimens for diagnosis of diabetic foot osteomyelitis: concordance with ulcer swab cultures. Clin Infect Dis 2006;42:57–62.
20. Lesens O, Desbiez F, Vidal M, *et al.* Culture of per-wound bone specimens: a simplified approach for the medical management of diabetic foot osteomyelitis. Clin Microbiol Infect 2011;17:285–291.
21. Game F, Jeffcoate W. MRSA and osteomyelitis of the foot in diabetes. Diabet Med 2004; 21(Suppl 4):16–19.
22. Acharya S, Soliman M, Egun A, Rajbhandari SM. Conservative management of diabetic foot osteomyelitis. Diabetes Res Cli Pract 2013; 101: 18–20.
23. Elamurugan TP, Jagdish S, Kate V, Chandra Parija S. Role of bone biopsy specimen culture in the management of diabetic foot osteomyelitis. Int J Surg 2011;9:214–216.
24. Couturier A, Chabaud A, Desbiez F, *et al.* Comparison of microbiological results obtained from per-wound bone biopsies versus transcutaneous bone biopsies in diabetic foot osteomyelitis: a prospective cohort study. Eur J Clin Microbiol Infect Dis 2019; doi: 10.1007/s10096-019-03547-6.
25. Kessler L, Piemont Y, Ortega F, *et al.* Comparison of microbiological results of needle puncture vs. superficial swab in infected diabetic foot ulcer with osteomyelitis. Diabet Med 2006;23:99–102.
26. Senneville E, Morant H, Descamps D, *et al.* Needle puncture and transcutaneous bone biopsy cultures are inconsistent in patients with diabetes and suspected osteomyelitis of the foot. Clin Infect Dis 2009;48:888–893.
27. Mackowiak PA, Jones SR, Smith JW. Diagnostic value of sinus-tract cultures in chronic osteomyelitis. JAMA 1978;239:2772–2775.
28. Malone M, Bowling F L, Gannass A, *et al.* Deep Wound Cultures and Bone Biopsy in Diabetic Foot Osteomyelitis. Diab Med Res Rev 2013; 29: 546–550.
29. Senneville E, Lombart A, Beltrand E, *et al.* Outcome of diabetic foot osteomyelitis treated non-surgically: a retrospective cohort study. Diab Care 2008;31:637–642.
30. Witso E, Persen L, Loseth K, Bergh K. Adsorption and release of antibiotics from morselized cancellous bone: in vitro studies of 8 antibiotics. Acta Orthop Scand 1999; 70(3):298–304.
31. Senneville E, Gaworowska D, Topolinski H, *et al.* Outcome of patients with diabetes with negative percutaneous bone biopsy performed for suspicion of osteomyelitis of the foot. Diabet Med 2012;29:56–61.
32. Féron F, Kevorkian JP, Roussel R. Bedside blind bone biopsy (B4) for suspected diabetic foot osteitis- A reliable tool to manage medical treatment? 2018 ADA Annual Meeting Orlando FL, USA; Abstract 112-OR.
33. Lavery LA, Peters EJ, Armstrong DG, *et al.* Risk factors for developing osteomyelitis in patients with diabetic foot wounds. Diabetes Res Clin Pract 2009;83:347–352.
34. Aragón-Sánchez J, Lipsky BA, Lázaro-Martínez JL. Gram-negative diabetic foot osteomyelitis: risk factors and clinical presentation. Int J Low Extrem Wounds 2013;12:63–68.
35. Grayson ML, Gibbons GW, Balogh K, *et al.* Probing to bone in infected pedal ulcers. A clinical sign of underlying osteomyelitis in diabetic patients. JAMA 1995; 273:721–723.
36. Lavery LA, Armstrong DG, Peters EJ, Lipsky BA. Probe-to-bone test for diagnosing diabetic foot osteomyelitis: reliable or relic? Diabetes Care 2007; 30:270–274.
37. Hartemann-Heurtier A, Senneville E. Diabetic foot osteomyelitis. Diabetes Metab 2008;34:87–95.
38. Newman LG, Waller J, Palestro CJ, *et al.* Unsuspected osteomyelitis in diabetic foot ulcers. Diagnosis and monitoring by leukocyte scanning with indium in 111 oxyquinoline. JAMA 1991;266:1246–1251.
39. Rajbhandari, SM, Sutton M, Davies C, *et al.* 'Sausage toe': a reliable sign of underlying osteomyelitis. Diabet Med 2000; 17(1):74–77.
40. Fleischer AE, Didyk AA, Woods JB, *et al.*, Combined clinical and laboratory testing improves diagnostic accuracy for osteomyelitis in the diabetic foot. J Foot Ankle Surg 2009; 48(1):39–46.
41. Butalia S, Palda VA, Sargeant RJ, *et al.* Does this patient with diabetes have osteomyelitis of the lower extremity? JAMA 2008;299(7):806–813.
42. Armstrong DG, Lavery LA, Sariaya M, Ashry H. Leukocytosis is a poor indicator of acute osteomyelitis of the foot in diabetes mellitus. J Foot Ankle Surg 1996;35(4):280–283.
43. Dinh MT, Abad CL, Safdar N. Diagnostic accuracy of the physical examination and imaging tests for osteomyelitis underlying diabetic foot ulcers: metaanalysis. Clin Infect Dis 2008;47(4):519–527.
44. Lavery LA, Ahn J, Ryan EC, *et al.* What are the Optimal Cutoff Values for ESR and CRP to Diagnose Osteomyelitis in Patients with Diabetes-related Foot Infections? Clin Orthop Relat Res. 2019;477:1594–1602.
45. Van Asten SA, Nichols A, La Fontaine J, *et al.* The value of inflammatory markers to diagnose and monitor diabetic foot osteomyelitis. Int Wound J 2017;14(1):40–45.
46. Lipsky, B.A., Osteomyelitis of the foot in diabetic patients. Clin Infect Dis 1997;25(6): 1318–1326.
47. Kapoor A, Page S, Lavalley M, *et al.*, Magnetic resonance imaging for diagnosing foot osteomyelitis: a meta-analysis. Arch Intern Med 2007;167(2):125–132.
48. Lauri C, Tamminga M, Glaudemans AWJM, *et al.* Detection of osteomyelitis in the diabetic foot by imaging techniques: a systematic review and meta-analysis comparing MRI, white blood cell scintigraphy, and FDG-PET. Diabetes Care 2017;40:1111–1120.
49. Berendt, AR and Lipsky B, Is this bone infected or not? Differentiating neuro-osteoarthropathy from osteomyelitis in the diabetic foot. Curr Diab Rep 2004;4(6):424–429.
50. Tan, PL and Teh J, MRI of the diabetic foot: differentiation of infection from neuropathic change. Br J Radiol 2007;80(959):939–948.
51. Sethi I, Baum YS, Grady EE. Current status of molecular imaging of infection: A primer. Am J Roentgneol 2019;213(2):300–308.
52. Schweitzer, ME, Daffner RH, Weissman BN, *et al.* ACR Appropriateness criteria on suspected osteomyelitis in patients with diabetes mellitus. J Am Coll Radiol 2008;5(8):881–886.
53. Termaat, MF, Raijmakers PGHM, Scholten HJ, *et al.*, The accuracy of diagnostic imaging for the assessment of chronic osteomyelitis: a systematic review and meta-analysis. J Bone Joint Surg Am 2005; 87(11):2464–2471.
54. Treglia G, Sadeghi R, Annunziata S, *et al.* Diagnostic performance of Fluorine-18-Fluorodeoxyglucose positron emission tomography for the diagnosis of osteomyelitis related to diabetic foot: A systematic review and a meta-analysis. Foot (Edinb) 2013 Jul 29. pii: S0958-2592(13)00027-8. doi: 10.1016/j.foot.2013.07.002.
55. Rastogi A, Bhattacharya A, Prakash M, *et al.* Utility of PET/CT with fluorine-18-fluorodeoxyglucose-labeled autologous leukocytes for diagnosing diabetic foot osteomyelitis in patients with Charcot's neuroarthropathy. Nucl Med Commun 2016;37:1253–1259.
56. Tan T, Shaw EJ, Siddiqui F, *et al.* Inpatient management of diabetic foot problems: summary of NICE guidance; Guideline Development Group. BMJ 2011;Mar 23;342:d1280. doi: 10.1136/bmj.d1280.
57. Jeffcoate, WJ and Lipsky BA, Controversies in diagnosing and managing osteomyelitis of the foot in diabetes. Clin Infect Dis 2004;39 (Suppl 2):S115–122.
58. Snyder, RJ, Cohen MM, Sun C, Livingston J. Osteomyelitis in the diabetic patient: diagnosis and treatment. Part 2: Medical, surgical, and alternative treatments. Ostomy Wound Manage 2001; 47(3):24–30.
59. Lipsky BA, Peters EJ, Senneville E, *et al.* Expert opinion on the management of infections in the diabetic foot. Diabetes Metab Res Rev2012;28 (Suppl 1):163–178.
60. Embil, JM, The management of diabetic foot osteomyelitis. The Diabetic Foot 2000; 3: 76–84.
61. Ha Van G, Siney H, Danan JP, *et al.* Treatment of osteomyelitis in the diabetic foot. Contribution of conservative surgery. Diabetes Care 1996;19:1257–1260.
62. Tan JS, Friedman NM, Hazelton-Miller C, *et al.* Can aggressive treatment of diabetic foot infections reduce the need for above-ankle amputation? Clin Infect Dis 1996;23(2):286–289.
63. Molines-Barroso RJ, Lázaro-Martínez JL, Aragón-Sánchez J, *et al.* Analysis of transfer lesions in patients who underwent surgery for diabetic foot ulcers located on the plantar aspect of the metatarsal heads. Diabet Med 2013; 30(8):973–976.
64. Mijuskovic B, Kuehl R, Widmer AF, *et al.* Culture of bone biopsy specimens overestimates rate of residual osteomyelitis after toe or forefoot amputation. J Bone Joint Surg Am 2018; 100: 1448–1454.
65. Venkatesan P, Lawn S, Macfarlane RM, *et al.* Conservative management of osteomyelitis in the feet of diabetic patients. Diabet Med 1997;14:487–490.
66. Senneville E, Yazdanpanah Y, Cazaubiel M, *et al.* Rifampicin-ofloxacin oral regimen for the treatment of mild to moderate diabetic foot osteomyelitis. J Antimicrob Chemother 2001;48:927–930.
67. Pittet D, Wyssa B, Herter-Clavel C, *et al.* Outcome of diabetic foot infections treated conservatively: a retrospective cohort study with long-term follow-up. Arch Intern Med 1999;159:851–856.
68. Yadlapalli N, Vaishnar A, Sheehan P. Conservative management of diabetic foot ulcers complicated by osteomyelitis. Wounds 2002;14:31–35.

69. Embil JM, Rose G, Trepman E, *et al*. Oral antimicrobial therapy for diabetic foot osteomyelitis. Foot Ankle Int 2006; 27:71–79.
70. Game F, Jeffcoate W. Primarily non-surgical management of osteomyelitis of the foot in diabetes. Diabetologia 2008; 51(6): 962–967.
71. Lázaro-Martínez JL, Aragón-Sánchez J, García-Morales E. Antibiotics versus conservative surgery for treating diabetic foot osteomyelitis: a randomized comparative trial. Diabetes Care 2014;37:789–795.
72. Lesens O, Desbiez F, Theis C, *et al*. *Staphylococcus aureus*-Related Diabetic Osteomyelitis: Medical or Surgical Management? A French and Spanish Retrospective Cohort. Int J Low Extrem Wounds 2015;14:284–290.
73. Ulcay A, Karakas A, Mutluoglu M, *et al*. Antibiotherapy with and without bone debridement in diabetic foot osteomyelitis: A retrospective cohort study. Pak J Med Sci 2014;30:28–31.
74. Saltoglu N, Dalkiran A, Tetiker T, *et al*. Piperacillin/tazobactam versus imipenem/cilastatin for severe diabetic foot infections: a prospective, randomized clinical trial in a university hospital. Clin Microbiol Infect 2010;16:1252–1257.
75. Lauf L, Ozsvar Z, Mitha I, *et al*. Phase 3 study comparing tigecycline and ertapenem in patients with diabetic foot infections with and without osteomyelitis. Diagn Microbiol Infect Dis 2014;78:469–480.
76. Lipsky BA, Armstrong DG, Citron DM, *et al*. Ertapenem versus piperacillin/tazobactam for diabetic foot infections (SIDESTEP): prospective, randomised, controlled, double-blinded, multicentre trial. Lancet 2005;366:1695–1703.
77. Grayson ML, Gibbons GW, Habershaw GM, *et al*. Use of ampicillin/sulbactam versus imipenem/cilastatin in the treatment of limb-threatening foot infections in diabetic patients. Clin Infect Dis 1994;18:683–693.
78. Lipsky BA, Baker PD, Landon GC, Fernau R. Antibiotic therapy for diabetic foot infections: comparison of two parenteral-to-oral regimens. Clin Infect Dis 1997;24:643–648.
79. Lipsky BA, Itani K, Norden C. Treating foot infections in diabetic patients: a randomized, multicenter, open-label trial of linezolid versus ampicillin-sulbactam/amoxicillin-clavulanate. Clin Infect Dis 2004;38:17–24.
80. Lipsky BA, Giordano P, Choudhri S, Song J. Treating diabetic foot infections with sequential intravenous to oral moxifloxacin compared with piperacillin-tazobactam/amoxicillin-clavulanate. J Antimicrob Chemother 2007;60:370–376.
81. Wilson BM, Bessesen MT, Doros G, *et al*. Adjunctive Rifampin Therapy For Diabetic Foot Osteomyelitis in the Veterans Health Administration. JAMA Netw Open. 2019;2(11): e1916003. doi:10.1001/ jamanetworkopen.2019.16003.
82. Tice AD, Hoaglund PA, Shoultz DA. Outcomes of osteomyelitis among patients treated with outpatient parenteral antimicrobial therapy. Am J Med 2003; 114:723–728.
83. Tone A, Nguyen S, Devemy F, *et al*. Six-week versus twelve-week antibiotic therapy for nonsurgically treated diabetic foot osteomyelitis: a multicenter open-label controlled randomized study. Diabetes Care 2015;38:302–307.
84. Li HK, Rombach I, Zambellas R, *et al*. Oral versus Intravenous Antibiotics for Bone and Joint Infection. N Engl J Med 2019;380:425–436.

第 22 章
颌骨骨髓炎

Werner Zimmerli

概述

自从抗生素引入临床以来，颌骨骨髓炎已成为一种罕见疾病[1]。在抗生素出现之前，牙源性骨髓炎（与牙齿感染相关）相当常见。如今，对牙齿和牙周感染进行早期手术和抗生素治疗可显著降低颌骨感染的发生率。此外，新生儿和婴幼儿的血源性骨髓炎几乎完全消失。相比之下，在过去二十年中，双膦酸盐和其他药物相关的颌骨坏死已成为一种新的骨髓炎[2-3]。

一般来说，颅颌面感染患者不咨询内科医师或传染病专家，而是咨询牙医或口腔颌面外科医生。因此，大多数传染病专家在这一领域的临床经验相当有限。本章的目的是从传染病专家、微生物学家和颌面外科医生的角度解析该疾病。不同类型的颌骨骨髓炎在文献中没有统一分类。因此，在本章中，我们对颌骨骨髓炎使用了由 Baltensperger 和 Eyrich[4] 提出的"苏黎世分类体系"。

分类

急性和继发性慢性骨髓炎由许多不同的发病机制引起，如表 22.1 所示[2-12]。术语"继发性慢性"与"化脓性"同义，术语"原发性慢性"与"非化脓性"骨髓炎同义。它描述了有脓或无脓的临床表现。根据特定地区的流行病学，这些不同病因的相对频率十分不同。在欧洲和美国的这些工业性国家，过去的10年中种植体周围炎成为主要病因[13-15]。相反，在尼日利亚，141 例患者中 50 例为牙源性，18 例为坏死性口炎（口腔癌）导致的骨髓炎[16]。

即使未检测到微生物，死骨或窦道形成的骨感染也应归类为继发性慢性骨髓炎。这类骨髓炎包括慢性

表 22.1　颌骨骨髓炎的苏黎世分类[2-12]

急性骨髓炎（＜1个月）➡ 继发性慢性骨髓炎

- 新生儿，牙胚相关
- 创伤／骨折相关（如开放性骨折）
- 牙源性
- 牙髓源性
- 牙髓
- 副鼻窦相关[8]
- 拔牙伤口相关
- 慢性颈部感染（放线菌病、结核病）（邻近蔓延）相关
- 植入物相关（例如，牙科种植体或内固定装置）
- 移植物相关（例如用于重建的骨移植物）
- 与骨病理学和（或）系统性疾病相关（如阿尔伯斯-舍恩堡病）[10]
- 未明确分类的

原发性慢性骨髓炎

- 早发（青少年慢性骨髓炎）[11]
- 成人发病
- 辐射诱发的无血管性骨坏死
- 骨化学坏死（皮质类固醇、抗肿瘤药物、双膦酸盐、生物抗再吸收药、抗血管生成药和生物免疫调节剂）[2-3]
- 综合征相关（如慢性复发性多灶性骨髓炎[12]、Garrés 硬化性骨髓炎[6]、SAPHO ＝滑膜炎、痤疮、脓疱病、骨质增生和骨炎）[7]

颈部感染，如放线菌病或颈部淋巴结结核。两者均可通过邻近感染引起继发性慢性颌骨骨髓炎[17-18]。必须积极检测这些致病菌，因为检测需要特殊的培养条件。

文献中未统一使用非化脓性骨髓炎这一术语。在苏黎世分类中，它标记了一组异质性慢性炎症性骨病，大多数病因不明。在这种类型的骨髓炎中，没有脓液形成。此外，也没有窦道或瘘管形成[4]。原发性慢性骨髓炎通常病程隐匿，无明确的急性期。在文献中，对许多不同的实体进行了分类（表 22.1）。根

据 Baltensperger 等[4, 19] 的研究，原发性慢性骨髓炎有两个发病高峰，一个在 11 ～ 20 岁，另一个在 50 岁之后。目前还没有直接证据证明这些骨髓炎感染病因。然而，一些作者认为低毒微生物是触发因素[6, 19]。辐射诱发的慢性骨髓炎最初不是骨感染，而是骨的缺血性坏死[20]。由于这种坏死和慢性不愈合伤口，骨的继发感染很常见[8-9]。如果发生二次感染，该实体必须被视为急性或继发性慢性骨髓炎。如今，双膦酸盐诱导的颌骨化学坏死已成为原发性慢性骨髓炎的一种常见形式，尤其是静脉注射途径。静脉注射后的患病率估计为 0.7% ～ 18.6%，但口服给药要低得多，患病率为 0.01% ～ 0.04%[21-23]。与放射性骨髓炎一样，化学坏死也是继发性化脓性骨髓炎的危险因素。本章仅介绍急性和继发性慢性骨髓炎。

微生物学

引起颌骨骨髓炎的微生物种类比其他部位的骨髓炎微生物种类要广泛得多。另一个区别是多种微生物感染的高频率[24-25]。在 Calhoun 等[25] 的系列研究中，93% 的发病是多种微生物感染，平均每位患者有 3.9 种微生物。

不同类型骨髓炎的感染因子不同，因为其发病机制不同。与其他类型的骨髓炎相比，金黄色葡萄球菌不是颌骨骨感染中最重要的病原体，但上颌骨新生儿骨髓炎除外，它不仅与牙胚有关，而且也可由血行途径引起[26]。大多数其他类型的颌骨骨髓炎是邻近感染（表 22.1）。在邻近感染中，通常断定口腔定植的微生物是潜在的病原体。此外，口腔赞助菌群的微生物也可能发挥作用。由于金黄色葡萄球菌可能定植于副鼻窦，因此它是鼻窦炎相关骨髓炎的典型微生物[27]。

在慢性颈部感染中，如果采用适当的培养技术，可以发现放线菌属和结核分枝杆菌等病原体[17-18, 28]。在流行地区，通过吸入引起肺部疾病的球孢子虫感染可蔓延到多个骨区，包括下颌骨[29]。其他真菌，如曲霉菌属或毛霉属，可优先但不是唯一引起免疫缺陷患者的颌骨骨髓炎的原因[30-32]。

在使用内固定装置的患者中，金黄色葡萄球菌和凝固酶阴性葡萄球菌是除颌骨外所有部位最常见的病原体。在后一种类型的骨髓炎中，葡萄球菌仅在骨折与口外软组织和皮肤相通时起作用，这主要发生在严重面部创伤后。

在种植牙患者中，病原体只能间接识别，因为移除的种植牙受到口腔菌群的严重污染。种植体周围炎患者与牙周炎患者或健康人的微生物生物膜特征不同。牙龈卟啉单胞菌和中间普氏杆菌 / 发黑菌通常在种植体周围发现，这表明这些微生物可能对种植体的感染性松动至关重要[33]。

在 Baltensperger[34] 的回顾性病例系列中，观察到 48 例急性骨髓炎患者，对 5 例骨活检和 29 例软组织 / 脓液标本进行了分析。迄今为止，绿色链球菌是最常见的病原体，其中一半来自米勒链球菌组。有趣的是，在 7/34 标本中，分离出了革兰氏阴性杆菌（大肠埃希菌、肠杆菌属、克雷伯菌属、黏质沙雷菌和变形杆菌属）[35]。这些微生物主要是在抗菌治疗期间[36-37] 仅在危重患者或老年患者的口腔中短暂定植。在 Calhoun 等[25] 的研究中，半数患者（30/60）培养了厌氧菌。

在 203 例继发性慢性骨髓炎患者中，采集了 46 个骨活检标本和 96 个来自邻近软组织或脓液的标本[34]。骨活检（21/46 = 46%）以及软组织 / 脓液样本（54/96 = 56%）中最常见的病原体也是绿色链球菌。一半的绿色链球菌被鉴定为 S.milleri 群。混合感染，主要是口腔菌群中的厌氧微生物，在口腔脓肿中很常见。肠杆菌科，主要是大肠埃希菌，是从 17/142（12%）标本中分离出来的，尽管这些细菌只是短暂地在口腔定植[36-37]。15 例中均分离到嗜血杆菌属和放线菌属。有趣的是，金黄色葡萄球菌仅从 2/46（4%）的骨样本中分离出来[35]。

危险因素

有几个潜在的情况可以被认为是发生颌骨骨髓炎的危险因素。最重要的情况是牙齿和牙周感染[38]、慢性鼻窦炎[8, 27]、牙种植体[13-15]、骨折伴或不伴内固定[39-40] 和面部感染[26]。此外，其他潜在因素，包括先前的放疗[20, 41]、双膦酸盐治疗[2-3, 21]、乙醇和（或）烟草使用[42]、营养不良[16]、镰状细胞病[43]、骨质疏松症[10]、糖尿病[32] 和急性白血病[44] 易患颌骨骨髓炎。有趣的是，74% ～ 96% 的病例位于下颌骨，只有少数病例位于上颌骨[16, 42, 45]。这可能是由于与上颌骨相比，下颌骨的血液供应更为有限。少数病例是由化脓性颞下颌关节炎的扩展引起[46]。

临床表现

临床表现取决于骨髓炎的类型（表22.1）。这两种类型的新生儿骨髓炎都发生在出生后的最初几周内（1～15周）[26]。大多数情况下，颌骨的血源性和牙胚相关骨髓炎会影响上颌骨[4]。最初，在血源性骨髓炎中，脓毒症或原发病灶的全身体征可能占主导地位。临床症状包括眼周肿胀，随后出现眼球突出、化学反应和眼肌麻痹。此外，可以观察到患侧的流涕和口腔肿胀[26]。如果治疗延迟，微生物可能扩散到硬膜窦静脉，导致中枢神经系统感染。此外，还可以观察到面部骨骼畸形和牙齿缺失。

在不同类型的急性颌骨骨髓炎中，患者有发热、全身乏力、面部皮肤红肿、牙关紧闭和局部淋巴结病[1]。然而，在Baltensperger[34]研究中，仅有6/43（14%）患者出现发热，体温≥38℃，47%的患者体温正常≤37℃。在半数患者中观察到指向下颌骨骨髓炎的一个特殊标志是下唇感觉减退，表明下牙槽神经受累。在牙源性、牙周性、牙髓性或拔牙伤口相关的情况下，很容易发现局部感染迹象。典型的症状是龈沟内的脓液和窦道形成，窦道开口在口腔黏膜多见，其次是面部皮肤。通常存在由厌氧细菌引起的恶臭。

来自印度的研究显示急性鼻-鼻窦炎患者中有3/13描述了上颌骨髓炎[27]。然而，在拥有良好医疗体系的国家，这是一种极为罕见的并发症。继发性慢性骨髓炎患者的症状和体征不如急性骨髓炎患者广泛。在Baltensperger[34]的研究中，只有4/193（2%）有发热，体温≥38℃，69%体温正常≤37℃；局部水肿被由组织浸润和骨膜炎引起的明显压痛所取代；报道了死骨形成、牙齿缺失和下颌骨病理性骨折[16]。慢性骨髓炎患者经常在口腔或皮肤引流形成窦道，这是由于治疗不及时不充分导致[9, 47]。此外，在长期下颌骨骨髓炎患者中，检查可发现颌骨和颈部肌肉内大范围脓肿形成（图22.1）。

放线菌病和结核很少引起颌骨骨髓炎。两者都是慢性颈部感染，但临床表现不同。颈面部放线菌感染通常在黏膜屏障完整性破坏后获得，例如拔牙后。它引起慢性炎症，其特征是面部或颈部出现柔软或无痛的硬木样肿块，通常伴有一个或多个窦道（图22.2）。颈面部放线菌病可延伸至下颌骨或面部骨骼，导致骨髓炎[48-49]。通常，在引起骨髓炎之前诊断和治疗放

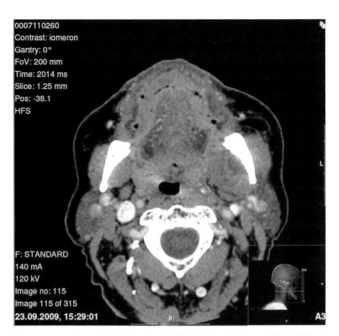

图22.1 一名66岁男性，左下颌骨疼痛5个月，三周疗程的克林霉素治疗后短暂改善。复发后第二次治疗。计算机断层扫描（CT）显示左下颌骨慢性骨髓炎和翼内肌脓肿。外科清创、脓肿冲洗和抗生素治疗。由伯尔尼/瑞士大学医院Parham Sendi提供

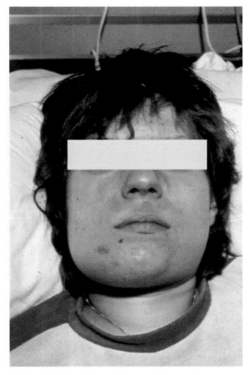

图22.2 一名28岁男子，在拔牙后有6个月的右下颌疼痛肿胀史。组织活检的厌氧培养显示以色列放线菌和梭杆菌（彩图见文后）

线菌病。未经治疗的颈淋巴结结核也可蔓延至骨骼。然而，这十分罕见，这在Baltensperger报道的203例慢性骨髓炎患者中尚未观察到[34]。

文献中未将牙种植相关骨髓炎描述为一个单独类型。临床上，种植体周围炎必须与种植体周围黏膜炎区分开来。种植体周围黏膜炎类似于牙龈炎，反映了宿主对牙龈微生物的反应；相反，种植周炎也会影响支持骨[14]。它被定义为一种炎症状态，其特征是种植体周围组织中的支持骨丢失[13, 50]。根据 Derks 等[15] 的研究，牙周炎被定义为探查出血、化脓、附着丧失 ≥ 2 mm 和牙周袋探测深度 ≥ 6 mm，无骨质流失。种植周围炎还需要可检测的骨质流失（＞ 0.5 mm）。出现炎症和 ＞ 2 mm 骨丢失的种植部位被视为中度/重度种植体周围炎。在他们的研究中，植入 9 年后，427 名患者中有 32% 仅表现为种植体周围黏膜炎，45% 表现为种植体周围炎，14.5% 表现为中度/重度种植体周围炎。

原发性慢性骨髓炎的不同病因至少最初不是由感染因子引起。因此，对于其临床特征，应参考表 22.1 中引用的相关文献。

实验室检查

与其他类型的骨髓炎一样，没有明确的实验室证据能证明骨感染。据我们所知，尚未系统研究不同炎症参数的诊断价值。回顾性观察研究提供了最多可参考数据。

炎症指标

红细胞沉降率和 C 反应蛋白是非特异性的。因此，它们只能估计炎症的程度，而不能估计是否存在感染。在 Baltensperger[34] 的研究中，23/38（61%）急性骨髓炎患者和 135/183（74%）继发慢性骨髓炎患者的白细胞计数完全正常。在同一研究中，4/23（17%）急性骨髓炎患者和 54/124（44%）继发慢性骨髓炎患者的红细胞沉降率完全正常。急性和慢性骨髓炎患者的 C 反应蛋白敏感性更差，分别为 33% 和 50% 的正常值（＜ 5 mg/L）。因此，这些参数到目前为止还不足以排除颌骨骨髓炎。

微生物检查

骨髓炎必须治疗数周。因此，抗菌药物的选择应基于有意义的细菌培养结果。有几个因素阻碍了对颌骨骨髓炎检查的微生物学结果的解释。首先，与其他类型的骨髓炎相比，样本污染的风险相当高，因为在大多数情况下，取样时必须通过细菌定植的口腔。使用优化的骨骼取样技术，可以将污染风险降至最低。该技术涉及至少三个骨样本的活检、更换活检取样仪器、每次取样后对手术部位进行消毒以及对每个样本进行适当标记[51]。其次，大多数感染是多种微生物感染[25, 51]。因此，导致病原体缺失的部分存在相当大的风险。尤其是需要特殊生长条件和长潜伏期的微生物，如放线菌属、营养变异链球菌和分枝杆菌。最后，只要患者有口腔内伤口，开始定向治疗后发生二次感染的风险就不容忽视。因此，可以说，经验治疗过程与病因导向治疗一样重要。据我们所知，这个问题从未得到解决。然而，目前还没有一种疗法能有效对抗所有病原体。基于病原体鉴定和药敏试验的治疗在肠杆菌科、铜绿假单胞菌、耐甲氧西林金黄色葡萄球菌、真菌制剂、放线菌属和结核分枝杆菌中尤为重要。

对于脓肿，通过完整的皮肤表面抽吸是收集标本的最佳技术。如果必须通过口腔黏膜对活组织检查或脓液收集进行取样，则应使用棉卷隔离该部位，干燥，并用聚维酮碘用力擦拭，在插入针头之前，聚维酮碘在该部位停留至少 1 分钟[35]。由于存在不相关的污染微生物，窦道拭子可能具有误导性。活检优于拭子取材，因为微生物的数量更多，样本干燥的风险更低。应该考虑到，只要延迟 15 分钟，厌氧细菌的数量就会降低[35]。因此，建议将样本在厌氧运输琼脂管中运输。如果标本在实验室快速处理，在加入无菌生理盐水后，活检标本也可以在无菌管中运输。

在慢性骨髓炎的情况下，应进行多次活检。每次活检，一部分应进行微生物检查，另一部分应进行组织病理学检查。这种检查至少有两个优点。首先，比较这些结果可以更好地检测出有污染的样本；其次，组织病理学对于放线菌病、结核病或真菌感染的诊断很重要。然而，组织病理学不能区分原发性和继发性慢性骨髓炎[52]。

影像学检查

传统的曲面断层片仍然是评估牙齿状况和骨骼结构的一线影像学检查。然而，这种技术受到叠加和伪影的限制。计算机断层扫描（CT）可以更好地评估骨形态，包括骨髓炎迹象，如骨膜反应、骨溶解（图 22.3a 和图 22.3b）、硬化和死骨。在 Bolouri 等[53] 的研究中，对 42 名疑似或加重已知颌骨骨髓炎的患者进行了不同影像的性能分析。除怀疑有骨髓炎外，观察者均为盲法。在 30 名患者中，诊断的金标准是活

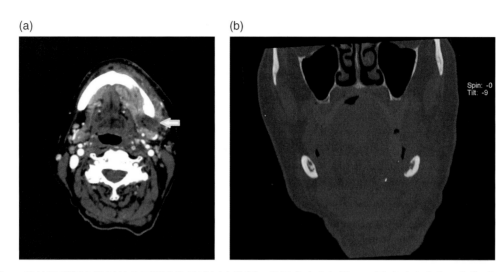

图 22.3 一位 79 岁的无牙颌女性因其左下颌义齿导致压疮数周。几周内疼痛加剧，一周后无法进食。在前牙 34 的区域观察到自发穿孔。C- 反应蛋白浓度为 108 mg/l，白细胞计数为 12.5×10⁹/L。脓肿引流显示米氏链球菌生长。没有脓毒症的临床症状。（**a**）计算机断层扫描（CT）横切面：左下颌周围脓肿（黄色箭头）和骨髓炎；（**b**）冠状切面：骨质侵蚀。由瑞士利斯塔尔巴塞尔大学医学诊所 Peter Graber 提供

检的组织病理学；在 12 名未经活检的患者中，至少随访 6 个月。在无特殊治疗的无症状随访患者中，骨髓炎的诊断被排除在外。根据定义的标准，42 例患者中有 35 例诊断为骨髓炎，即研究人群中的患病率为 83%。单光子发射计算机断层扫描加常规 CT（SPECT/CT）具有最佳性能，灵敏度为 100%，特异性为 86%，准确度为 98%，其次是平面骨闪烁扫描，灵敏度为 100%，特异性为 71%，准确度为 95%。CT 和常规正位影像学表现明显较差，敏感性分别为 77% 和 59%，特异性分别为 86% 和 100%，准确度分别为 79% 和 66%。因此，在本研究中，SPECT/CT 是诊断颌骨骨髓炎的最佳方法。然而，SPECT/CT 的准确性并不明显优于平面骨显像。同样，磁共振成像（MRI）在检测骨髓炎或评估其程度方面并不优于闪烁扫描。然而，它在检测软组织受累程度方面明显优于闪烁扫描。因此，MRI 是任何类型骨髓炎的检查金标准[54]。

治疗

治疗原则

颌骨骨髓炎治疗的目标是通过细致的清创术（包括去除死骨和不稳定的内固定装置）以及正确的经验性和病原体目标的抗菌治疗来消除病灶[55]。如前所述，如果在微生物取样后开始经验性治疗，抗菌谱应包括正常口腔菌群的微生物。阿莫西林 / 克拉维酸和

克林霉素符合这一要求。不同类型的颌骨骨髓炎的抗菌治疗不同。最重要的类型将被详细介绍。这些建议反映了专家的意见，因为对照临床实验缺失。

新生儿骨髓炎

在早期诊断的情况下，大多数病例不需要手术治疗。如果累及牙齿，根据是牙胚相关骨髓炎，建议拔除牙齿病灶。如果治疗延迟或治疗不充分，可能需要额外的脓肿切开引流或死骨清除术。在开始使用抗生素之前，应至少抽取两次血液进行培养。从阿莫西林 / 克拉维酸（每 12 小时 30 ～ 50 mg/kg 静脉注射）或克林霉素（每 12 小时 5 mg/kg 静脉注射）开始，涵盖了最常见的微生物谱。如果怀疑血源性骨髓炎，经验性选择应针对金黄色葡萄球菌。在耐甲氧西林金黄色葡萄球菌流行率较高的地区，应首选万古霉素（每 12 小时静脉注射 12.5 mg/kg）。如果主要病灶是脑膜炎，或怀疑窦静脉感染性血栓形成，建议使用头孢噻肟（每 12 小时 50 mg/kg）。一旦知道微生物，应根据药物的敏感性优化处理。新生儿骨髓炎必须通过静脉途径治疗 3 ～ 6 周，因为在出生后的头几周，口服治疗不可靠。

急性创伤 / 骨折相关骨髓炎

在大多数情况下，这种感染是多微生物感染，包括口腔内的微生物。如果在骨折内固定后发生骨髓炎，微生物谱没有区别，除非骨折与口外软组织和皮

肤相通。在这种情况下，金黄色葡萄球菌和凝固酶阴性葡萄球菌起主要作用。治疗方法与其他部位的骨和关节感染相同（见第12章和第18章的表格）。如果没有内固定装置，治疗时间为六周；如果有内固定装置，治疗时间为三个月。

创伤/骨折相关继发性慢性骨髓炎

一般来说，继发性慢性骨髓炎不能单独用抗生素治疗。抗生素治疗前，需要进行细致的清创手术，通常是骨皮质剥脱术，包括死骨切除和脓液灌洗/引流，同时对骨折进行充分（重新）固定[52]。在获取若干组织学检查和培养组织标本后，应开始选用对口腔微生物敏感的抗生素治疗：阿莫西林/克拉维酸（每8小时静脉注射2.2 g）；如果是迟发型青霉素过敏，头孢曲松（每天静脉注射2 g）可覆盖口腔菌群；如果患者有即发型青霉素过敏史，克林霉素（每8小时静脉注射600 mg）是一种合理的选择。一旦获得细菌培养和药敏结果，应尽快优化抗生素治疗。治疗的持续时间没有标准化。专家建议六周到三个月，这取决于临床和实验室对治疗的反应以及固定装置的存在。

牙源性急性骨髓炎

治疗与创伤后骨髓炎没有区别。当软组织坏死或脓肿尚未形成时，建议拔牙联合抗菌治疗。治疗时间为4~6周。

牙源性继发慢性骨髓炎

持续一个月后，可以通过CT扫描或MR成像显示骨溶解、骨分离和骨膜情况。治疗需要细致的外科清创，包括拔牙和抗菌治疗。抗生素治疗的持续时间建议在6周到6个月之间。在Kim和Jang[56]的研究中，分析了49例继发性慢性颌骨骨髓炎患者的结果。39例手术患者和8周抗生素治疗的成功率为94.9%，而10例单纯手术患者的成功率为60%。

慢性邻近颈部感染

颈面部放线菌病和颈部淋巴结结核伴邻近骨感染是这种疾病的主要类型。必须积极查找这两个病原体，因为需要特定的培养条件。外科治疗包括窦道切除、坏死骨和软组织切除，以及在开始特定抗菌治疗前至少三次活检取样。在放线菌病的情况下，青霉素G（四剂，每天静脉注射2000万单位）是首选的治疗方法。如果青霉素过敏，可选择克林霉素或头孢菌素静脉注射（例如，头孢曲松2 g/d 静脉注射）。持续两周后，可以改用口服疗法，至少应持续六个月[48]。

在头两个月内，采用标准的四联疗法治疗骨结核［吡嗪胺15~30 mg/（kg·d）＋异烟肼5 mg/（kg·d）＋利福平10 mg/（kg·d）＋乙胺丁醇15~25 mg/（kg·d）][57]。在这一初始阶段之后，如果微生物对这两种标准药物敏感，则继续使用异烟肼＋利福平进行治疗。如果出现耐药性，必须选择具有替代药物的个体方案[58]。一般来说，结核性骨髓炎治疗9个月（见第19章）。

种植体周围炎

牙种植体暴露于正常口腔菌群中的微生物和假定的牙周病原体中，并被其定植。牙种植体表面的生物膜不能通过抗菌治疗消除。因此，抗菌治疗的目的是减少种植体周围的局部炎症和感染。在种植牙的患者中，预防牙周炎很重要。有针对种植患者复诊、专业维护和家庭维护的指南[59]。如果患者只有种植体周围的牙龈炎，这个过程仍然可逆。因此，需要定期维护以减少菌斑[60]。不幸的是，没有关于种植体周围炎抗生素治疗的对照临床试验[50]。在大多数情况下，抗菌治疗必须与外科清创术相结合[13, 59]。外科治疗包括去除肉芽组织、清洁牙齿表面以及必要时进行骨切除[15, 61]。在两篇综述中，总结了种植体周围感染治疗的各个方面[62-63]。不同研究中的抗菌疗法差异很大，因此从这些系统评价中无法推断出标准化的治疗方案。Javed等[50]分析了10项研究中的9项，局部或系统性抗生素治疗可减少牙龈出血、化脓和种植体周围袋。然而，这些研究都不是随机安慰对照试验。因此，抗菌治疗的作用仍不清楚。如果给予全身抗菌治疗，药物的选择应考虑严重种植体周围炎的微生物谱。阿莫西林/克拉维酸（每8小时625 mg p.os）或克林霉素（每6小时300 mg p.os）持续7~10天是合理的选择[55]。

要点

- 颌骨骨髓炎可分为急性（＜1个月）、继发性慢性和原发性慢性骨髓炎。急性和继发性慢性骨髓炎是由微生物感染引起，而不同类型的原发性慢性骨髓炎没有一个明确的感染性病因。

- 颌骨骨髓炎通常是多菌性，通常由口腔微生物群中的微生物引起。

- 颌骨骨髓炎最常由牙齿或牙周感染引起。种植体周围炎越来越重要。不同的药物，如双膦酸盐、生物抗吸收剂、抗血管生成药和生物免疫调节剂，可能导致颌骨骨坏死，随后可能发生继发感染。

- SPECT/CT 和 MRI 是同等精确的成像技术。然而，MRI 能更好地检测软组织感染的范围。

- 治疗理念是手术病灶清除与抗菌治疗相结合。

参考文献

1. Hudson JW. Osteomyelitis of the jaws: a 50-year perspective. J Oral Maxillofac Surg. 1993; 51(12):1294–1301.
2. Eguia A, Bagan-Debon L, Cardona F. Review and update on drugs related to the development of osteonecrosis of the jaw. Med Oral Patol Oral Cir Bucal. 2020;25(1):e71–e83.
3. Shibahara T. Antiresorptive Agent-Related Osteonecrosis of the Jaw (ARONJ): A Twist of Fate in the Bone. Tohoku J Exp Med. 2019;247(2):75–86.
4. Baltensperger M, Eyrich G. Osteomyelitis of the jaws: definition and classification. In: Baltensperger MM, Eyrich GK, editors. Osteomyelitis of the Jaws, 1st edition. Berlin: Springer-Verlag; 2009. pp. 5–56.
5. Bernier S, Clermont S, Maranda G, et al. Osteomyelitis of the jaws. J Can Dent Assoc. 1995; 61(5):441–442, 445–448.
6. Renapurkar S, Pasternack MS, Nielsen GP, et al. Juvenile mandibular chronic osteomyelitis: Role of surgical debridement and antibiotics. J Oral Maxillofac Surg. 2016;74(7):1368–1382.
7. Zemann W, Pau M, Feichtinger M, et al. SAPHO syndrome with affection of the mandible: diagnosis, treatment, and review of literature. Oral Surg Oral Med Oral Pathol Oral Radiol Endod. 2011;111(2):190–195.
8. Gill GS, Pulcini M. Maxillary osteomyelitis in a patient with pansinusitis and recently diagnosed focal segmental glomerulosclerosis. Cureus. 2019;11:e5347.
9. Chowdri NA, Sheikh S, Gagloo MA, et al. Clinicopathological profile and surgical results of nonhealing sinuses and fistulous tracts of the head and neck region. J Oral Maxillofac Surg. 2009;67(11):2332–2336.
10. Dunphy L, Warfield A, Williams R. Osteomyelitis of the mandible secondary to malignant infantile osteopetrosis in an adult. BMJ Case Rep. 2019;12(3).
11. Theologie-Lygidakis N, Schoinohoriti O, Iatrou I. Surgical management of primary chronic osteomyelitis of the jaws in children: a prospective analysis of five cases and review of the literature. Oral Maxillofac Surg. 2011;15(1):41–50.
12. Kudva A, Kamath AT, Dhara V, et al. Chronic recurrent osteomyelitis: A surgeon's enigma. J Oral Pathol Med. 2019;48(2):180–184.
13. Klinge B, Klinge A, Bertl K, et al. Peri-implant diseases. Eur J Oral Sci. 2018;126 Suppl 1:88–94.
14. Dreyer H, Grischke J, Tiede C, et al. Epidemiology and risk factors of peri-implantitis: A systematic review. J Periodontal Res. 2018;53(5):657–681.
15. Derks J, Schaller D, Hakansson J, et al. Effectiveness of implant therapy analyzed in a Swedish population: prevalence of peri-implantitis. J Dent Res. 2016;95(1):43–49.
16. Adekeye EO, Cornah J. Osteomyelitis of the jaws: a review of 141 cases. Br J Oral Maxillofac Surg. 1985;23(1):24–35.
17. McCann A, Alvi SA, Newman J, et al. Atypical form of cervicofacial actinomycosis involving the skull base and temporal bone. Ann Otol Rhinol Laryngol. 2019;128(2):152–156.
18. Sheikh S, Pallagatti S, Gupta D, et al. Tuberculous osteomyelitis of mandibular condyle: a diagnostic dilemma. Dentomaxillofac Radiol. 2012;41(2):169–174.
19. Eyrich GK, Langenegger T, Bruder E, et al. Diffuse chronic sclerosing osteomyelitis and the synovitis, acne, pustolosis, hyperostosis, osteitis (SAPHO) syndrome in two sisters. Int J Oral Maxillofac Surg. 2000;29(1):49–53.
20. Marx RE, Tursun R. Suppurative osteomyelitis, bisphosphonate induced osteonecrosis, osteoradionecrosis: a blinded histopathologic comparison and its implications for the mechanism of each disease. Int J Oral Maxillofac Surg. 2012;41(3):283–289.
21. Yamazaki T, Yamori M, Yamamoto K, et al. Risk of osteomyelitis of the jaw induced by oral bisphosphonates in patients taking medications for osteoporosis: a hospital-based cohort study in Japan. Bone. 2012;51(5):882–887.
22. Coleman R, Woodward E, Brown J. Safety of zoledronic acid and incidence of osteonecrosis of the jaw (ONJ) during adjuvant therapy in a randomised phase III trial (AZURE: BIG 01-04) for women with stage II/III breast cancer. Breast Cancer Res Treat. 2012;127:429–438.
23. Eiken PA, Prieto-Alhambra D, Eastell R, et al. Surgically treated osteonecrosis and osteomyelitis of the jaw and oral cavity in patients highly adherent to alendronate treatment: a nationwide user-only cohort study including over 60,000 alendronate users. Osteoporos Int. 2017;28(10):2921–2928.
24. Dym H, Zeidan J. Microbiology of acute and chronic osteomyelitis and antibiotic treatment. Dent Clin North Am. 2017;61(2):271–282.
25. Calhoun KH, Shapiro RD, Stiernberg CM, et al. Osteomyelitis of the mandible. Arch Otolaryngol Head Neck Surg. 1988;114(10):1157–1162.
26. Feng Z, Chen X, Cao F, et al. Osteomyelitis of maxilla in a infantile with periorbital cellulitis: a case report. Medicine (Baltimore). 2015;94(40):e1688.
27. Ali A, Kurien M, Mathews SS, et al. Complications of acute infective rhinosinusitis: experience from a developing country. Singapore Med J. 2005;46(10):540–544.
28. Chaudhary S, Kalra N, Gomber S. Tuberculous osteomyelitis of the mandible: a case report in a 4-year-old child. Oral Surg Oral Med Oral Pathol Oral Radiol Endod. 2004;97(5):603–606.
29. Sieber OF, Jr., Larter W, Smith PJ, et al. Coccidioides immitis osteomyelitis of the mandible in an infant. J Oral Surg. 1977;35(9):721–725.
30. Bathoorn E, Escobar Salazar N, Sepehrkhouy S, et al. Involvement of the opportunistic pathogen Aspergillus tubingensis in osteomyelitis of the maxillary bone: a case report. BMC Infect Dis. 2013;13:59.
31. Hovi L, Saarinen UM, Donner U, et al. Opportunistic osteomyelitis in the jaws of children on immunosuppressive chemotherapy. J Pediatr Hematol Oncol. 1996;18(1):90–94.
32. Oswal NP, Gadre PK, Sathe P, et al. Mucormycosis of mandible with unfavorable outcome. Case Rep Dent. 2012;2012:257940.
33. Lafaurie GI, Sabogal MA, Castillo DM, et al. Microbiome and microbial biofilm profiles of peri-implantitis: A Systematic Review. J Periodontol. 2017;88(10):1066–1089.
34. Baltensperger MM. A retrospective analysis of 290 osteomyelitis cases treated in the past 30 years at the Department of cranio-Maxillofacial Surgery Zürich with special recognition of the classification Medical thesis, Zürich. 2003.
35. Zbinden R. Microbiology. In: Baltensperger MM, Eyrich GK, editors. Osteomyelitis of the Jaws, 1st edition. Berlin: Springer-Verlag; 2009. pp. 135–143.
36. Frandah W, Colmer-Hamood J, Mojazi Amiri H, et al. Oropharyngeal flora in patients admitted to the medical intensive care unit: clinical factors and acid suppressive therapy. J Med Microbiol. 2013;62(Pt 5):778–784.
37. Hull MW, Chow AW. Indigenous microflora and innate immunity of the head and neck. Infect Dis Clin North Am. 2007;21(2):265–282, v.
38. Mardini S, Gohel A. Imaging of odontogenic infections. Radiol Clin North Am. 2018; 56(1):31–44.
39. Lukosiunas A, Kubilius R, Sabalys G, et al. An analysis of etiological factors for traumatic mandibular osteomyelitis. Medicina (Kaunas). 2011;47(7):380–385.
40. Bormann KH, Wild S, Gellrich NC, et al. Five-year retrospective study of mandibular fractures in Freiburg, Germany: incidence, etiology, treatment, and complications. J Oral Maxillofac Surg. 2009;67(6):1251–1255.
41. Chrcanovic BR, Reher P, Sousa AA, et al. Osteoradionecrosis of the jaws – a current overview – part 1: Physiopathology and risk and predisposing factors. Oral Maxillofac Surg. 2010;14(1):3–16.
42. Koorbusch GF, Fotos P, Goll KT. Retrospective assessment of osteomyelitis. Etiology, demographics, risk factors, and management in 35 cases. Oral Surg Oral Med Oral Pathol. 1992;74(2):149–154.
43. Khullar SM, Tvedt D, Chapman K, et al. Sixty cases of extreme osteonecrosis and osteomyelitis of the mandible and maxilla in a West African population. Int J Oral Maxillofac Surg. 2012;41(8):978–985.
44. Santos FA, Pochapski MT, Pilatti GL, et al. Severe necrotizing stomatitis and osteomyelitis after chemotherapy for acute leukaemia. Aust Dent J. 2009;54(3):262–265.
45. Chen L, Li T, Jing W, et al. Risk factors of recurrence and life-threatening complications for patients hospitalized with chronic suppurative osteomyelitis of the jaw. BMC Infect Dis. 2013;13:313.
46. Kito S, Hirashima S, Yoshioka I, et al. A case of chronic infectious arthritis of the temporomandibular joint associated with osteomyelitis without malocclusion. Open Dent J. 2010;4:29–32.
47. Pigrau C, Almirante B, Rodriguez D, et al. Osteomyelitis of the jaw: resistance to clindamycin in patients with prior antibiotics exposure. Eur J Clin Microbiol Infect Dis. 2009;28(4):317–323.
48. Smego RA, Jr., Foglia G. Actinomycosis. Clin Infect Dis. 1998;26(6):1255–1261; quiz 1262–1253.
49. Bartkowski SB, Zapala J, Heczko P, et al. Actinomycotic osteomyelitis of the mandible: review of 15 cases. J Craniomaxillofac Surg. 1998;26(1):63–67.
50. Javed F, Alghamdi AS, Ahmed A, et al. Clinical efficacy of antibiotics in the treatment of peri-implantitis. Int Dent J. 2013;63(4):169–176.
51. Bertrand K, Lamy B, De Boutray M, et al. Osteomyelitis of the jaw: time to rethink the bone sampling strategy? Eur J Clin Microbiol Infect Dis. 2018;37(6):1071–1080.
52. Julien Saint Amand M, Sigaux N, Gleizal A, et al. Chronic osteomyelitis of the mandible: A comparative study of 10 cases with primary chronic osteomyelitis and 12 cases with secondary chronic osteomyelitis. J Stomatol Oral Maxillofac Surg. 2017;118(6):342–348.
53. Bolouri C, Merwald M, Huellner MW, et al. Performance of orthopantomography, planar scintigraphy, CT alone and SPECT/CT in patients with suspected osteomyelitis of the jaw. Eur J Nucl Med Mol Imaging. 2013;40(3):411–417.
54. Reinert S, Widlitzek H, Venderink DJ. The value of magnetic resonance imaging in the diagnosis of mandibular osteomyelitis. Br J Oral Maxillofac Surg. 1999;37(6):459–463.
55. Zimmerli W. Osteomyelitis antibiotic therapy. In: Baltensperger MM, Eyrich GK, editors. Osteomyelitis of the Jaws, 1st edition. Berlin: Springer-Verlag; 2009 pp. 179–190.
56. Kim SG, Jang HS. Treatment of chronic osteomyelitis in Korea. Oral Surg Oral Med Oral Pathol Oral Radiol Endod. 2001;92(4):394–398.
57. Neff M, Ats, Cdc, et al. ATS, CDC, and IDSA update recommendations on the treatment of tuberculosis. Am Fam Physician. 2003;68(9):1854, 1857–1858, 1861–1862.
58. Pontali E, Matteelli A, Migliori GB. Drug-resistant tuberculosis. Curr Opin Pulm Med. 2013;19(3):266–272.
59. Bidra AS, Daubert DM, Garcia LT, et al. Clinical practice guidelines for recall and maintenance of patients with tooth-borne and implant-borne dental restorations. J Am Dent Assoc. 2016;147(1):67–74.
60. Daubert DM, Weinstein BF. Biofilm as a risk factor in implant treatment. Periodontol 2000. 2019;81(1):29–40.
61. Schou S, Berglundh T, Lang NP. Surgical treatment of peri-implantitis. Int J Oral Maxillofac Implants. 2004;19 Suppl:140–149.
62. Klinge B, Gustafsson A, Berglundh T. A systematic review of the effect of anti-infective therapy in the treatment of peri-implantitis. J Clin Periodontol. 2002;29 Suppl 3:213–225; discussion 232–213.
63. Roos-Jansaker AM, Renvert S, Egelberg J. Treatment of peri-implant infections: a literature review. J Clin Periodontol. 2003;30(6):467–485.

第 23 章
长骨骨折相关感染

Parham Sendi，Mario Morgenstern，Willem-Jan Metsemakers，and Martin McNally

概述

据相关资料推算，在西欧国家长骨骨折的总体发病率为 3.5 ～ 4 例 / 年 /100 人[1-2]。在分析不同骨折部位时，性别和年龄分布存在很大差异[1-3]。法国一项研究的平均年龄为 63.6 岁，70 岁之后呈指数增长[3]。中年男性终身骨折发生率超过 50%，75 岁以上女性骨折发生率超过 40%[2]。这些流行病学数据表明长骨骨折已经成为严重的健康负担。许多骨折需要内固定以确保在可接受的位置愈合。植入物相关骨髓炎（implant associated osteomyelitis，IAOM）是一种可怕的并发症。

开放性创伤意味着骨折端和伤口之间相通，从而造成骨质污染。开放性创伤越广泛，感染的发生率就越高[4-5]。此外，在开放性骨折的固定中可能无法直接缝合伤口，这就导致植入物覆盖的延迟，增加了骨折内植物细菌早期定植和 IAOM 发生的机会。

植入物的存在导致宿主的局部防御受损。因此，在骨折固定术中、术后，有植入物的手术伤口更容易发生感染[6]。植入后，异物被宿主蛋白迅速包裹。一些宿主蛋白，如纤维连接蛋白和层黏连蛋白，有利于葡萄球菌黏附到异物表面[7]。细菌黏附后，病原微生物聚集，产生胞外多糖，并形成类似多细胞生物的复杂群落。这种所谓的生物膜不仅能抵抗天然宿主的防御，还能抵挡抗生素。不稳定、感染和骨膜血供破坏导致骨愈合受阻，进而形成骨不连[8]。

IAOM 和假体周围关节感染（periprosthetic joint infections，PJI）的治疗理念通常被认为相似。这种观点是片面的，因为 PJI 和 IAOM 的治疗存在巨大差异。第一，在 PJI 中，要维持适当的肢体功能就

必须保留内植物，而在 IAOM 中，骨折愈合后可能会取出内固定材料。第二，开放性骨折手术治疗的外源性感染比 PJI 更常见。第三，骨折内固定时可以植入的内置物的种类繁多。骨折固定材料包括钢板、螺钉、髓内钉、钉棒和外固定架的钢针。因此，在对 IAOM 的研究进行分析时，往往存在群体异质性。

由于存在多个层面的异质性，一个专家共识团队针对骨折发生的感染定义了术语，骨折相关感染（fracture-related infection，FRI）一词就此诞生[9]。FRI 一词包括骨损伤后的所有感染，它可以应用于任何时间段，包括骨折手术治疗后的感染、保守治疗后的感染以及后期的骨折不愈合，本章将有所提及。对于 FRI 的诊断，围绕诊断特征确定了两个级别，即确诊（明确存在感染）或提示感染的标准。在 2018 年的定义中，明确了 4 项确诊标准[9]，包括瘘管、窦道或伤口破裂；伤口有脓液流出或在手术中发现脓液；从至少两个单独的深层组织或植入物标本中培养出同一病原体；组织病理学检查证实，在手术干预过程中，深部组织中存在病原微生物。除了确诊感染的标准，还列举了提示感染的标准，这些指标需要进一步的排查，以明确是否达到确诊感染的标准。这些指标包括局部炎症症状，或无其他解释的全身性症状；内植物周围的骨质流失和积液等感染征象，这些指标可以在影像学检查中被发现[9]。最近，FRI 诊断标准有所更新，新增了核素显像作为提示感染的标准，以及深部组织病理检查中急性炎症细胞反应作为确诊标准[10-11]。

分类及危险因素

发生 FRI 的风险取决于损伤的类型和部位，尤

其是软组织损伤，这种情况在开放性胫骨骨折、多发伤、高能损伤、血管损伤、骨质污染和创伤中心入院时间延迟的患者中尤其严重[4-5, 12]。开放性骨折通常根据 Gustilo-Anderson（表 23.1）进行分类[13]，感染的风险随着组织损伤的程度加重而增加。在一项包括 32 篇文献报道的 3060 例开放性胫骨骨折的系统综述中，Ⅰ型骨折深部感染发生率为 1.8%（0～3.6%），Ⅱ型骨折深部感染发生率为 3.3%（0～11%），ⅢA 型骨折深部感染发生率为 5%（0～28.6%），ⅢB 型骨折深部感染发生率为 12.3%（0～36%），ⅢC 型骨折深部感染发生率为 16.1%（16%～18%）[4]。

此外尚有感染的相关危险因素。例如，吸烟会增加开放性胫骨骨折的感染风险[5]，有多种合并症的患者（如糖尿病）也是开放性骨折感染的危险因素[5]。

感染途径有三种：①外源性感染；②血行性感染；③邻近性感染。与 PJI 相比，外源性感染途径在 FRI 中更为常见，因为在手术治疗时，开放性创伤后的手术视野并不是无菌。

根据从术前到出现感染表现的时间段内进行分类有助于临床实践，因为考虑了典型感染途径、典型微生物和临床检查结果这三个发病机制特点。过去曾提出以下分类："早期感染"，植入后 2 周内诊断；"延迟"感染，3～10 周；"晚期感染"，植入后 10 周以上的（见"临床特征"及表 23.2）[14-15]。虽然内植物保留在早期和延迟感染中通常可以取得成功，但在晚期感染中并非如此[16]。然而，即使在早期和延迟感染中，也必须具备保留内植物的先决条件（见"早期 - 延迟 - 晚期分类对手术干预的影响"）。此外，2 周（早期感染）到 10 周（延迟感染）之间的处理建议是灵活的，因为从早期生物膜到成熟生物膜的发

表 23.1 根据 Gustilo 等的开放性骨折分类[13]

骨折类型	描述
Ⅰ型	伤口小于 1 cm，穿刺伤口清洁
Ⅱ型	伤口大于 1 cm，无大面积软组织损伤、穿刺伤口中等污染
ⅢA 型	大面积撕裂伤，骨折处有足够的覆盖
ⅢB 型	大量软组织丢失伴骨膜剥离和骨外露导致严重污染
ⅢC 型	开放性骨折伴动脉损伤，无论软组织损伤程度如何

表 23.2 依据出现的症状进行 FRI 分类[14-15]

出现症状的时间	特征
早期感染（植入后 2 周内）	临床表现：伤口感染征象，如持续发热、疼痛、红斑、肿胀、伤口愈合障碍等 典型微生物：金黄色葡萄球菌，A 组链球菌，革兰氏阴性杆菌
延迟感染（植入后 3～10 周）	临床表现：持续疼痛，低度发热，力学不稳，窦道 典型微生物：低毒微生物，如凝固酶阴性葡萄球菌或窦道内混合体表细菌
晚期感染（植入后 10 周）	临床表现：①急性血行性感染、脓毒症综合征、局部疼痛、炎症征象；②慢性（延迟感染或早期感染治疗不当的复发），间隔时间后出现感染症状，如疼痛、伤口愈合障碍、骨不连等 典型微生物：①金黄色葡萄球菌和大肠埃希菌；②任何微生物，包括多重微生物感染

展是一个连续的过程，取决于许多因素。内植物的保留成功率随着症状出现到手术使用抗生素间隔时间的增加呈近似线性下降。

微生物学

事实上，任何细菌或真菌类微生物都能引起 FRI，包括分枝杆菌和真菌。表 23.3 总结了 FRI 患者中最常见的分离株[18-20]。多达 3/4 的病例是由葡萄球菌引起的，其中金黄色葡萄球菌最常见。痤疮杆菌是肩关节假体周围感染的常见病原体（见第 13 章），但在肱骨近端骨折内固定后也会观察到[21]。多重耐药革兰氏阴性杆菌、真菌和多种微生物复合感染主要发生在Ⅲ型开放性骨折内固定患者或伤口长期不愈合和持续经验性抗生素治疗的患者中[22]。

重要的是，关于耐甲氧西林金黄色葡萄球菌和多重耐药革兰氏阴性杆菌的流行病学数据在不同地区和国家之间差异很大。因此，各医疗机构应不断评估分离病原菌的分布及其药敏规律，这些数据与临床特征共同有助于经验性抗菌治疗[23]。

临床特征

临床表现取决于：①感染的持续时间；②微生物

表 23.3　骨感染和金属制品原位采样患者中微生物分离的频率

研究 / 患者人数	% （ n = 58 ）	% （ n = 777 ）	% （ n = 247 ）
单一微生物培养	57	a	b
多种微生物培养	22	a	b
无生长	12c		
金黄色葡萄球菌	32		
凝固酶阴性葡萄球菌	28	44	43
革兰氏阴性肠杆菌	22	33	30
链球菌属	9	5	7
假单胞菌属	7	9	8
肠球菌属	5	2	10
厌氧菌	5	4	6
类白喉菌属	2	0.1	
真菌	2		0（1）
其他	2		1

单列求和大于 100%，因为多重微生物感染中的分离物也被呈现出来。
数值取约数。
a 这项研究包括 777 种单一微生物感染和 125 种多种微生物感染。只列出了单微生物感染的病原体。
b 仅提供单一培养的结果（内固定装置感染）。
c 除 12% 无生长外，9% 无培养样品

的类型；③解剖定位；④导致骨折的创伤机制；⑤已实施的手术类型。在治疗处理方面，感染持续时间是需要考虑的最相关参数之一。

早期感染

感染通常（但不总是）是急性的，并在早期表现出来（例如骨固定后 2 ~ 3 周）。这些感染通常由毒性病原体（如金黄色葡萄球菌、A 组链球菌、革兰氏阴性杆菌）引起。患者早期骨折内固定后常表现出持续性疼痛，此外，发烧或体温升高也是常见的症状。伤口出现特征性的红斑、高温、肿胀或伤口流出混浊液体，甚至脓液。长期的分泌物、伤口边缘坏死和血肿不仅是 FRI 的危险因素，也可能是已经存在感染的迹象。因此，为了达到诊断和治疗目的，出现这些临床症状应该接受快速的外科手术检查，以增加内植物保留至骨折愈合的机会。在骨折固定后的早期，应避免诊断为"浅表伤口感染"，因为这可能会延误对深部内植物感染的检查和治疗。

延迟感染

这种类型的感染通常在围术期获得，但诊断延误。诊断延误的原因包括：①感染菌株的毒性低；②先前的经验性抗生素治疗而未进行诊断检查；③对伤口愈合困难等非特异性症状的误解。凝固酶阴性葡萄球菌和其他属于皮肤微生物群的微生物是典型的相关性微生物。如果合并窦道，在活检样本中通常能发现多种微生物。延迟感染的主要症状是疼痛和伤口愈合困难，但也偶尔有患者报告低热。

晚期感染

晚期感染有两种类型，大多数晚期感染也是在围术期发生。这些感染的特征性表现包括持续的症状，或者在前期治疗不足的情况下反复发作。这些慢性感染的典型临床特征是疼痛和伤口愈合困难。因此，治疗的理念应该与慢性感染保持一致。少数晚期感染通过血行播散获得，特别是在金黄色葡萄球菌菌血症期间[24]。典型的临床特征包括术后恢复过程不顺利和突然发作的症状，主要是疼痛和肿胀。感染可表现为菌血症，或者有时表现为一个邻近的或之前的病灶（如皮肤和软组织感染）。如果能得到迅速诊断，这类晚期感染的诊断理念可以与早期感染的诊断理念一致。

实验室检查

血液检测

早期感染主要是通过临床表现来诊断。血液检测，如 C- 反应蛋白（CRP）、红细胞沉降率（ESR）和白细胞计数（WBC）对于早期诊断并没有太大帮助，但可以反映全身炎症反应的严重程度。在延迟感染和晚期感染中，诊断主要也是依据临床表现，因为主要症状是内植物区域疼痛，尽管在骨折延迟愈合或无菌性骨折不愈合中，很难排除晚期感染。这些患者表现为疼痛、肿胀和压痛。综合来看，实验室检测的作用可能会逐步提升，但在 FRI 术前诊断中的价值仍然有限[25]。

微生物学和组织病理学

手术探查和微生物采样是诊断的基础，更重要的是，它对抗菌治疗起到决定性作用。只要可能，应在使用经验性抗生素治疗之前采集样本，但这在不稳

定性脓毒症患者中几乎不可能。应避免对开放性伤口进行表面拭子和表面活组织检查，因为有很高的概率会培养定植于伤口的皮肤微生物菌群。诊断标本应在手术中从邻近内植物的深层组织中提取，每组至少取 3 份标本进行微生物培养和组织病理学检查，我们建议每次检测取 5 ～ 6 个样本。合适的标本材料包括脓液、内固定周围的生物膜、坏死组织和死骨碎片。在采集过程中，应对样品进行编号并标记解剖部位。

在治疗之前查明潜在的微生物至关重要，同时应配合进行细菌学实验室检测。例如，在有无效腔、广泛组织坏死和组织血供较差的情况下，应寻找厌氧细菌。这些细菌可能需要特殊的培养基并且从手术室快速转运至微生物学实验室。

超声振荡对髋关节置换术和膝关节置换术提取物具有良好的敏感性和特异性[26]。然而，该方法在骨科内置物相关感染的诊断中显示出不同的敏感性和特异性。在早期感染中，超声振荡的准确性与样品培养结果并未显示出明显提升[27]。一项研究调查了 111 例临床诊断为 FRI 的病例的金属内植物取出样本，结果显示组织培养样本的敏感性为 64%（95%CI 52% ～ 74%），高于超声检查样本的 45%（95%CI 34% ～ 57%；$P = 0.002$）[28]。最后，在有开放性伤口的患者中，可能会有多种病原微生物黏附在外源性内植物上，这可能会导致对 FRI 抗菌治疗中涉及病原体的高估。因此，对于合并有开放性骨折和严重损伤软组织的 FRI 患者，超声振荡的辅助价值可能有限。

Morgenstern 等[11]研究了定量组织学分析在 156 例手术治疗的骨不连患者 FRI 诊断中的作用。每个高倍镜视野切片中超过 5 个中性粒细胞提示感染诊断的敏感性为 80%，特异性为 100%，准确率为 90%。在无菌性骨不连的诊断中，任何高倍镜视野中中性粒细胞的缺失显示出 85% 的敏感性、98% 的特异性和 92% 的准确性。

影像学检查

连续随访时需要进行 X 线平片检查，以监测是否有骨愈合、骨不连的形成、内植物松动、螺钉周围骨丢失和内固定移位等情况发生。在普通 X 线片上看到的变化对感染并不是特异性的。除了机械固定失败外，感染也是内植物松动的重要原因。根据我们的经验，超声检查在 FRI 评估中的作用非常有限。它

可以显示内固定材料周围的液态聚集，从这个角度考虑，它可以辅助引导穿刺微生物取样。计算机断层扫描（CT）经常被用来评估炎症组织的范围（比如髓腔内炎症），量化分析骨折愈合，检测骨坏死，并显示无血供的骨折碎片（如死骨）。磁共振成像（MRI）是一个可供选择的方法，来评估软组织受累情况并提供髓腔内感染表现的辅助信息，但通常由于内植物造成的伪影而导致图像降质。正电子发射断层摄影（PET）和 PET-CT 或 WBC 闪烁成像结合 SPECT/CT 在复杂病例中得到越来越多的应用，它们在诊断感染方面，特别是在计划手术切除方面显示出令人满意的效果（例如通过图像模态检测失活的骨组织）[10, 29]。

治疗

概述

FRI 的治疗目标是骨折愈合、软组织修复以及感染的彻底根除，这些目标的实现必须保障肢体的功能康复，包括负重和关节活动[30]。

FRI 的早期明确诊断至关重要，没有诊断检查不应做经验性抗生素治疗。急性感染合并脓毒血症时，在开展合理的经验性抗菌治疗前必须进行血液培养。即使没有严重的全身炎症反应综合征，也必须获得活检标本。手术干预前必须仔细评估所有的诊断性检查结果，这是制订诊疗计划和最终治疗策略的基础。评估指标包括患者的合并症、肢体的神经血管功能、确诊前的病程、影像学结果、周围软组织的状况，在条件许可的情况下明确致病菌及敏感抗生素等。

必须积极处理糖尿病、吸烟和营养不良等合并症，以提高伤口充分愈合的可能性。神经血管系统损伤也会影响患者的功能及预后。此外，应复查影像学检查，以评估是否存在内固定松动、感染的程度以及骨的完整性，比如是否存在骨不连。这种评估有助于制订手术干预（例如，清创或骨切除术，移除或保留内植物）和骨折固定的策略。术后伤口能否闭合以及是否需要皮瓣覆盖依赖于对软组织质量、完整性的评估。即使进行正确的抗菌治疗，有些病原体也是极难根除的（细菌的小菌落变异株，真菌）。它们很强的异物附着能力使得内植物难以保留。

一般来说，不稳定性骨折比稳定骨折更易发生感染[8, 31]。因此，在治疗感染期间，骨折端必须保

持稳定，直到实现坚强的骨愈合。保留或更换内固定装置的决定可能是困难的，它必须基于对骨折断端稳定性的仔细评估。另一个需要考虑的因素是，如果保留内置物，骨折是否能够在内置物疲劳断裂前实现愈合。感染的骨干骨折往往愈合非常缓慢，这就使得内固定装置承受更长时间的疲劳应力。

在早期感染或急性血源感染的情况下，内植物可以保留的前提是进行及时而充分的清创手术治疗。如果骨折早期感染后内植物得以保留，则必须假定存在细菌生物被膜。因此，在骨折愈合之前，必须应用生物膜活性抗生素抑制生物膜细菌。骨折愈合后，必须决定内植物的去留。延迟感染的患者，生物膜会在内植物上持续存在。在这种情况下，所有的异物都应在骨愈合后取出。随后进行 1 ～ 2 周抗菌治疗。

手术干预

几乎所有的长骨 FRI 病例都需要手术治疗。单独使用抗生素的抑制疗法只适用于有严重合并症、不适合手术或预期寿命短的特定患者。FRI 的外科治疗复杂，需要骨科和整形外科医生、传染病医生、微生物学家、放射科医生以及其他专家（如血管外科医生）之间的密切合作。如果没有治疗感染性骨折的专业知识和经验，则应将患者转移到一个能够常规处理此类病例的团队中[32-33]。

手术时机

治疗的紧迫性因具体情况而异。在早期感染中，在感染导致的内固定松动、骨量丢失以及骨折断端不稳定之前及时手术，对保持稳定的内固定装置尤为重要。在早期感染中，迅速进行手术可以增加保留内植物的机会。在这种情况下，紧急引流脓肿和切除感染组织可以挽救肢体。然而，在晚期感染中，特别是如果骨折已经发展为明确的感染性骨不连，最好在进行大的重建手术之前对患者进行全面评估、全面检查和改善全身健康状况。

"早期–延迟–晚期"分类对手术干预的影响

这种分类（表 23.2）有助于明确与临床检查发现相关的典型感染途径和微生物。这种分类也可能有助于决定在骨愈合后移除内植物或者在抗菌治疗完成后保留内植物。然而，其他标准对于骨折愈合前的手术策略的制订也很重要，如骨折的稳定性、内固定装置松动、骨折愈合、软组织覆盖等。静止状态的骨脓肿引起急性全身反应需要采取不同的手术方案，这有别于通常用于急性感染的治疗方案。此外，并非所有晚期感染都必须进行大量的骨切除和骨重建。因此，早期和晚期感染之间的区别并不能决定手术的性质。

只有在早期感染中，才能可靠地估计感染出现的时间，并依此估算症状的持续时间和生物膜形成时间。当以下各种条件得到满足时，内植物的保留有可能取得成功：①有助于骨愈合和根除感染的活力软组织覆盖；②充分的清创，这在髓内钉固定中可能无法实现；③骨端的稳定；④无相关的局部或全身合并症[34]。系统回顾资料表明，早期的 FRI 感染持续时间较短时，可以在保留内植物的前提下成功治疗。如果上述标准符合，即使在感染发生后 10 周内，治疗结果也很好[34]。与本理念一致，有资料表明症状持续较长的晚期 FRI 常以失败而告终[34]。

软组织处理

在 FRI 中，只有覆盖的软组织完整且血供丰富，感染才能控制，骨折才能愈合。良好的软组织覆盖能增加病灶血供以输送全身应用的抗菌药物、免疫细胞及抗体。在大腿和上肢等部位，通常可以一期直接缝合皮肤。股骨、肱骨和前臂骨为附着于周围肌肉组织所保护。比较而言，胫骨的高能骨折会给周围本就不丰富的软组织带来严重损伤。即使皮肤闭合，皮下血供也会很差。胫骨常被瘢痕组织所覆盖，这些组织有利于细菌黏附和细菌生物膜形成，妨碍抗菌药物的充分灌注。这些病例的重建应采用骨整形方法进行评估[35-36]。在胫骨骨折的处理中，通常需要转移肌肉皮瓣，胫骨上 1/3 可以通过局部腓肠肌瓣覆盖。更多远端的感染需要带股薄肌或背阔肌的游离皮瓣[37-38]。软组织重建的方法有很多种，但肌肉皮瓣具有血管密度高的优点。应用 Ilizarov 方法可使血管化软组织转移与复杂骨重建同步完成[39]。在少数情况下，例如在败血症患者中，有必要切除和引流感染组织以控制感染。在这种情况下，适宜将伤口开放，并在 48 小时后重新检查组织。这种开放性伤口可以用闭塞性敷料或真空辅助敷料处理。然而，伤口应在安全的情况下尽快闭合，以防止继发感染、活动受限和骨折不愈合。

已愈合骨折的周围感染

在这种情况下，内植物可安全地去除。术中应获取活检标本进行微生物学和组织病理学检查。检查手术野并清除所有死骨或受损软组织必不可少。如果钢板和螺钉因感染而被移除，钢板下通常会有一层坏死的皮质骨，可用骨凿将其去除，钉孔应扩大并充分冲洗。移除感染的髓内钉后，应充分扩髓、扩大锁钉钉孔并进行充分冲洗。如果干骺端（近端或远端）有空腔，则应用骨凿开一小窗，用刮匙对空腔衬里进行充分搔刮。随后应进行充分冲洗以减少污染。目前还没有充分证据证明各种冲洗方法的优劣。我们提倡在暴露关节面后，使用 0.05% 的洗必泰溶液及生理盐水冲洗。在深部空腔中，可使用冲洗器从深到浅进行冲洗，防止残留物质在骨髓腔中集聚。

如果大量切除死骨，可能会出现骨缺损并形成无效腔。合理处理这种"无效腔"十分重要，有利于防止骨内积液和减少感染复发风险。良好的软组织覆盖可以解决皮质骨的表面缺陷，但髓质无效腔需要填充一些抗菌材料以预防微生物黏附。抗生素载体将在"抗菌治疗"中讨论。

内植物稳定的骨不愈合

在早期感染和一些迟发病例中，骨感染后可出现骨折不愈合，但没有严重的骨溶解或内植物松动。由于稳定性维持对骨折愈合和感染控制的重要性，要实现这些目标就保留依然稳定的内植物。对坏死组织进行充分切除、取样。保留或移除内植物不仅取决于骨折端的稳定性，还取决于内植物上生物膜持久性、软组织状况和伤口延迟愈合危险因素等。在没有内植物情况下维持稳定的困难也应充分考虑。在复杂的关节内骨折中，如果不保留内固定，可能无法实现骨折端稳定；相反，一个简单的单边外固定架很容易实现胫骨横形骨折的稳定。如果保留了内植物，就必须通过定期的影像学检查进行仔细的临床随访。内植物松动、骨折端对位不良、脓液流出或伤口破裂等迹象都标志着治疗失败。在发生严重骨量丢失前早期再干预取出失败的固定装置，可能有助于肢体的修复。

固定不稳定的骨不愈合

当存在感染和骨折断端不稳定时，采用石膏、夹板或外支架固定肢体难以接受。外科手术必须致力于去除异物以及坏死、受损的组织，以营造一个有利于骨折愈合的局部环境。一旦取出内植物，就可以全面检查受累骨骼，并评估彻底清创的必要性。在早期感

染中，炎症可能很广泛，但死骨很少。骨折边缘应予以修整，无软组织附着的松动碎骨片应予以去除。骨折周围的新生骨应尽可能保留。具有良好血供的骨块，有助于骨折早期的桥接。在开放性骨折中，可能存在广泛骨膜剥离的大块死骨，它们也应去除。以上骨切除使骨折端极为不稳并产生严重骨缺损。清创、取样后是冲洗骨骼并静脉注射抗生素，随后是稳定骨折。固定类型（内固定或外固定）和治疗策略（一阶段与两阶段）受多种因素影响，必须个性化处理。现有多种不同的治疗策略，但究竟孰优孰劣则缺乏证据支持[40]。我们认为应用外固定架进行可靠的固定仍然是一个安全有效的选择。在所有不稳定、未愈合的骨折病例中，无论其固定方式是什么，良好的软组织处理仍然是关键。

感染性骨不连和骨缺损

骨折不愈合是指骨折在没有干预的情况下不能自然愈合。常在骨折后数周或数月确诊，但这种情况多出现在导致骨坏死和愈合失败的早期感染。骨折不愈合可分为有活性的（所有骨都是有活性的）和无活性的（包括一部分死骨）。在所有感染性骨不连中，都有一个骨坏死区域妨碍骨折端桥接并使感染经久不愈。骨坏死区域为新骨包绕（包壳），形成典型的"象足"表观。这些病例给骨缺损的重建带来了巨大挑战。感染性骨不连要切除所有死骨、维持稳定、良好软组织覆盖以及消灭由骨缺损形成的无效腔。

Ilizarov 方法

应用环形外固定支架（Ilizarov 支架）可以稳定骨折端、矫正畸形、对骨折端进行压缩或者牵拉，甚至允许完全负重[41]。然而，并不是每个医疗中心都使用这种方法。感染性骨不连的节段性切除产生的骨缺损，可以单次或分期处理。如果缺损较小（< 2 cm），可缩短肢体，使骨折端接触良好并允许皮肤闭合。如果胫骨缺损达 4 cm，股骨缺损达 6 cm，则肢体可立即缩短以实现骨折断端接触，但这将导致明显的肢体不等长。解决这一问题可应用 Ilizarov 外固定架稳定，在远离感染部位行皮质骨截骨，再通过外固定架进行骨延长[42]。

对于较大的骨缺损，采用 Ilizarov 骨搬运技术逐渐填充缺损已经被证明是确保骨折愈合并根除感染的安全有效方法。一项系统回顾纳入了 1990—2018 年使

用 Ilizarov 方法治疗的 1530 例 FRI 患者。在分析所有病例时，报告治愈率为 83%（95%CI 79% ～ 87%），在评估个体的最终结果时，治愈率达到 94%（95%CI 92% ～ 96%）[43]。然而，这是一个耗时较长的技术，固定时间通常超过 1 年。要取得良好治疗效果，精细的外科技术和严格的术后护理都必不可少[44]。

血管化骨段移植

另一种一期骨缺损重建方法是通过移植带血管的骨段（腓骨或髂骨）来桥接骨缺损[45]。其稳定可以通过外固定或内固定来实现。在上肢带血管游离腓骨移植方面取得了很好的经验：移植骨愈合好、肢体功能恢复好。腓骨与肱骨和前臂骨的大小几乎相同，因此几乎不需要重塑。在过去若干年中，腓骨移植修复下肢骨缺损的临床效果不太理想，一些中心报道该技术出现骨不连和感染复发的风险高。

从生物力学讲，负重可能导致重塑阶段的移植骨发生应力性骨折或畸形愈合。因此，患者必须保护移植骨数个月。此外，由于功能性踝关节不稳定，供侧腿有继发性踝关节骨性关节炎的风险[46]。

分期重建

一期手术的目的是消除感染，形成无菌骨缺损。一旦软组织愈合良好，就可以进行二期植骨充填骨缺损区域。死骨切除后留下的无效腔可以用可吸收的抗生素载体或临时的 PMMA 骨水泥填充。在 Masquelet 的技术中，骨水泥周围会形成诱导膜。数周后取出骨水泥，将移植骨植入精心保护了诱导膜的骨缺损处。只要局部稳定，移植骨会在几个月内骨化和重塑[47]。

抗生素骨水泥涂层髓内钉

抗生素骨水泥涂层髓内钉结合分期或非分期骨移植为较小节段性骨缺损的治疗提供了一种新的方法，这种方法可允许早期负重和避免外固定[48-49]。与感染后的所有内固定方法一样，这种方法取决于充分的死骨切除、仔细的取样以及适当的抗菌治疗。

外固定钉道的 FRI

外固定装置的有效使用取决于稳定的骨-针界面。钉道周围皮肤的急性感染较为常见，但蔓延至骨骼的情况较为少见[50]。如果发生深部骨组织感染，会导致固定钉松动，进而导致骨折端稳定的丧失。相较于其他情况，这种情况在骨感染的外固定治疗中更为常见。钉道感染应立即进行局部清洁和口服抗生素治疗，并选择具有良好抗葡萄球菌活性和高骨生物利用度的药物（见第 6 章；表 12.2）。应经常检查钉道部位并定期拍摄 X 线片，及早发现固定针的松动情况。如果在抗生素治疗一周内感染没有得到控制，松动的固定针可能需要移除。在骨折稳定后的最初几周内，需要更换松动的固定钉，以恢复足够的固定。在骨折愈合的后期，取出一两个针影响不会太大，因为愈合中的骨折端中也会提供一些稳定性。当钉道部位发生骨感染时，其周围会发生骨坏死，形成一个环形死骨。简单移除感染的固定针无法解决这一问题，必须切除环形死骨。

截肢

大多数业已发表的、有关 FRI 治疗的系列研究都提及了一定数量的截肢，要么是作为严重感染的治疗手段，要么是作为失败手术的补救措施。上肢 FRI 应尽量避免截肢。一项对 FRI 治疗结果的系统回顾表明，其截肢率为在 3%（95%CI 3% ～ 5%）[51]。另一项对应用 Ilizarov 方法治疗 FRI 结果的系统回顾也显示其截肢率为 3%（95%CI 2% ～ 3%）[43]。Chadayammuri 等[52] 报道长骨创伤后骨髓炎患者中截肢比例为 7.7%，10 年随访期间 142 例患者中有 11 例截肢，但创伤的主要外科治疗手段未被报道，多重微生物感染与不良治疗效果存在相关性。事实上，医学上无法治疗的耐多药细菌也可能会导致截肢。治疗伊始，必须讨论截肢的部位以及康复、佩戴义肢的功能活动和生活质量等。老年患者应予以特别关注，因为他们容易出现功能缺失，需要继续康复才能恢复基本生活质量[54]。

抗菌治疗

静脉给药和口服抗菌治疗的理念在其他地方也有讨论（第 11 ～ 13 章和第 24 章）。总体来说，大多数理念源自 PJI 的治疗理念。然而，目前还没有针对 FRI 的治疗时间长短的建议或对照研究。如果保留内固定材料，我们会进行长期的抗生素治疗。在早期感染或急性血源感染发生在术后一段时间内、无其他并发症且到医院处理及时的患者，我们建议给予 3 个月的抗菌治疗。在所有类型的生物膜感染中，内植物保留的成功率取决于感染的持续时间，其中部分原因是由于生物膜的成熟，使其对抗菌药物具有更强的耐药性。因此，在延迟感染的情况下，只要保留内植物，治疗时间就应该相应延长。对于有慢性症状的感染，抗生素不能消除成熟的生物膜，则应更换内植物。骨愈合过程中必须定期复查；骨折愈合后，应取出内固植物，并在一周内停止抗菌治疗。

局部抗菌治疗

在 FRI 中对于无效腔的处理，特别是当存在大量细菌时，可局部植入抗菌材料，包括负载抗生素的链珠、间隔体、棒或生物材料等。借助此类方法，血管化不良的骨段可以通过局部给予抗菌药物治疗。药物释放在前 7 天可达到峰值，随后迅速下降[55]。氨基糖苷类药物（例如庆大霉素、妥布霉素），单独使用或与万古霉素联合使用，是间隔体和珠链中的标准抗菌药物，但也可以添加许多其他抗菌药[56]。PMMA 骨水泥是抗生素释放的标准材料，但需要在植入后 3～4 周行二次手术移除。相比之下，生物可吸收材料作为局部抗生素载体，不需要二次手术并能促进骨再生。采用抗生素浸渍的生物可吸收（也称为生物可降解）骨替代品（BBS）处理 FRI 的研究报道的再感染率为 0～14.3%[58-60]。加入羟基磷灰石的硫酸钙作为抗生素载体被认为可以促进骨生长[57-58, 60]，这些结果使生物可降解材料逐渐取代 PMMA 水泥成为标准载体的趋势更具合理性。

典型案例

案例 1：Gustilo-Anderson Ⅱ 型开放性胫骨骨折后感染性骨不连

创伤和早期治疗：60 岁，健康男性，在摩托车事故后诊断为 Gustilo-Anderson Ⅱ 型开放性胫骨干骨折，伴有骨筋膜室综合征和同侧踝关节骨折（图 23.1a）。开放性胫骨干骨折彻底清创后外固定架固定，小腿骨筋膜室综合征行内侧和外侧筋膜切开术。术后第 7 天，取下外固定，采用髓内钉进行固定，踝关节骨折采用螺钉固定。胫骨骨折附近的软组织缺损采用大腿前外侧皮瓣（ALT）覆盖。

骨折随访期：创伤后 9 个月，患者胫骨骨折区出现小窦道，主诉负荷性疼痛。临床检查无明显异常，血清炎症标志物缺失。X 线和 CT 扫描显示胫骨骨干骨折无骨愈合迹象（图 23.1b 和图 23.1c）。单光子发射计算机断层扫描（SPECT）显示无示踪剂摄取，证实了前缘楔形骨块坏死的怀疑（图 23.1c）。

FRI 翻修手术：移除髓内钉并使用钻孔-冲洗-抽吸技术清理髓腔。将带血管皮瓣翻起后，对骨折部位局部软组织和骨进行彻底清创，移除坏死碎片并行节段切除（5.5 cm）直至有活性的骨组织。安装 Ilizarov 骨搬运环形固定器，胫骨近端干骺端截骨（图 23.1d）。收集 5 个深部组织标本，并送去进行细菌学和组织学分析。在标本收集后，术中开始用阿莫西林-克拉维酸进行经验性静脉治疗，并在五份活组织切片中均发现耐甲氧西林葡萄球菌后改用万古霉素行针对性治疗。10 天后，静脉抗生素治疗改为口服米诺环素（100 mg，每日两次），以完成 6 周的总疗程。

FRI 随访期：翻修手术后 7 天，开始顺行节段骨搬运，每天 0.75～1 mm，持续两个月。骨搬运结束两个月后，X 线检查显示骨搬运节段骨化增加。初次创伤后 15 个月，在骨再生充分骨化和骨折端对接部位愈合后取出固定器。该患者在随访检查中无感染迹象。

学习要点

- 高能开放性骨折出现骨愈合不良并发展为 FRI 的风险很高。
- 切除死骨是治疗 FRI 的必要条件，因为微生物存在于失活组织中。
- 对于由葡萄球菌引起的 FRI，在没有异物的情况下（例如髓内钉）不需要联合利福平抗生物膜治疗。

案例 2：胫骨远端伴有瘘道的延迟骨折相关感染

创伤和早期治疗：80 岁，男性，无相关合并症。在一次电动自行车事故后出现左腿胫骨远端干骺端和腓骨闭合性骨折。胫骨骨折采用内侧钢板稳定，腓骨骨折采用保守治疗。

骨折随访期：8 周后，患者表现为放置钢板的手术切口与内踝手术切口持续流脓。临床检查证实感染，因为可以通过伤口软组织缺损看到钢板（图 23.2a）。X 线显示内植物稳定并出现骨愈合的早期迹象（图 23.2b）。左下肢动脉灌注检查未见病理改变。

FRI 翻修手术：切除窦道，取出钢板，清创远端胫骨，收集深层组织样本进行细菌学和组织学检查，并开始经验性抗生素治疗。术中骨折可见骨痂组织，无坏死骨组织。由于骨折尚未充分愈合，使用 Ilizarov

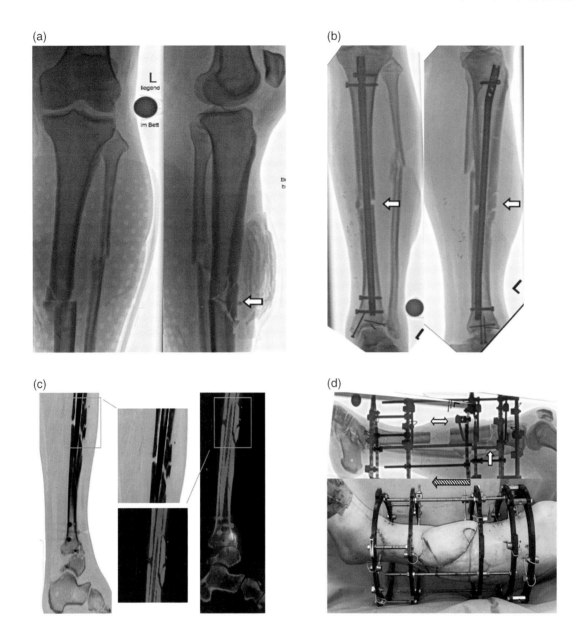

图 23.1　Gustilo Anderson Ⅱ级开放性骨折后感染性胫骨骨干不愈合伴楔形坏死碎片。（**a**）胫骨干骨折前后侧位片，软组织缺损下有楔形碎片（白色箭头）。（**b**）创伤后 9 个月的正位片和侧位片：骨折部位无骨形成迹象（白色箭头）。（**c**）小腿 CT（左）和 SPECT（右）胫骨骨干骨折放大扫描：CT 证实无骨愈合迹象和骨重建缺失。SPECT 显示前楔状碎片周围无示踪剂摄取。（**d**）FRI 翻修手术后的术后侧位片和临床图像：切除骨折部位周围 5.5 cm 的活骨（双箭头）；胫骨近端截骨以实现骨运输（白色箭头）；骨搬运方向（孵化箭头）（彩图见文后）

环固定器固定骨折断端。软组织松解后，进行无张力伤口闭合，胫骨远端覆盖血供良好的软组织。皮瓣覆盖作为备选方案，本例患者并未使用。在提取的 5 份活组织标本中，有 5 份培养出对甲氧西林耐药的表皮葡萄球菌和对甲氧西林敏感的金黄色葡萄球菌。经验性静脉抗生素治疗（阿莫西林-克拉维酸）改为达托霉素。一周后，静脉治疗改为口服（克林霉素 600 mg，每日三次），完成六周的抗生素治疗。

FRI 随访：3 个月后，骨折愈合，拆除外固定。

患者无感染。

学习要点

- 瘘管或裂开的伤口与骨或内植物相通是 FRI 的确诊指标。
- 当出现瘘管和（或）软组织覆盖不良时，不建议在清创、应用抗生素的基础上保留内植物。
- 在骨折未愈合的 FRI 中，稳定是实现骨愈合和成功控制感染的最重要因素。

(a) (b)

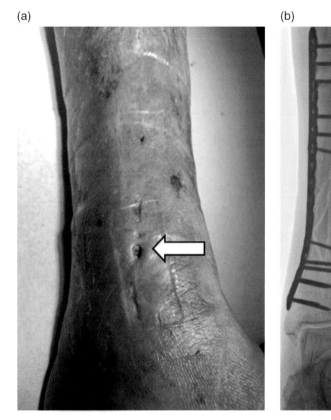

图 23.2　胫骨远端伴有瘘管的延迟性骨折相关感染（FRI）。（a）内踝上的瘘口与内植物接触（白色箭头）。相邻的纵向瘢痕萎缩，周围有轻微的红肿。（b）胫骨远端和腓骨骨折 8 周后左踝关节正位片和侧位片：胫骨干骺板原位稳定，骨折复位良好；胫骨和腓骨远端骨折开始形成骨痂。白色箭头表示瘘管的定位（彩图见文后）

参考文献

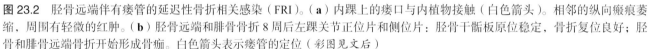

1. Meling T, Harboe K, Søreide K. Incidence of traumatic long-bone fractures requiring in-hospital management: a prospective age- and gender-specific analysis of 4890 fractures. Injury 2009; 40(11): 1212–1219.
2. Donaldson LJ, Reckless IP, Scholes S, et al. The epidemiology of fractures in England. J Epidemiol Community Health 2008; 62(2): 174–180.
3. Bouyer B, Leroy F, Rudant J, et al. Burden of fractures in France: incidence and severity by age, gender, and site in 2016. Int Orthop 2020; 44(5): 947–955.
4. Papakostidis C, Kanakaris NK, Pretel J, et al. Prevalence of complications of open tibial shaft fractures stratified as per the Gustilo-Anderson classification. Injury 2011; 42(12): 1408–1415.
5. Kortram K, Bezstarosti H, Metsemakers WJ, et al. Risk factors for infectious complications after open fractures; a systematic review and meta-analysis. Int Orthop 2017; 41(10): 1965–1982.
6. Zimmerli W, Sendi P. Pathogenesis of implant-associated infection: the role of the host. Semin Immunopathol 2011; 33(3): 295–306.
7. Zimmerli W, Moser C. Pathogenesis and treatment concepts of orthopaedic biofilm infections. FEMS Immunol Med Microbiol 2012; 65(2): 158–168.
8. Schmidt AH, Swiontkowski MF. Pathophysiology of infections after internal fixation of fractures. J Am Acad Orthop Surg 2000; 8(5): 285–291.
9. Metsemakers WJ, Morgenstern M, McNally MA, et al. Fracture-related infection: A consensus on definition from an international expert group. Injury 2018; 49(3): 505–510.
10. Govaert GAM, Kuehl R, Atkins BL, et al. Diagnosing fracture-related infection: current concepts and recommendations. J Orthop Trauma 2020; 34(1): 8–17.
11. Morgenstern M, Athanasou NA, Ferguson JY, et al. The value of quantitative histology in the diagnosis of fracture-related infection. Bone Joint J 2018; 100-b(7): 966–972.
12. Pollak AN, Jones AL, Castillo RC, et al. The relationship between time to surgical debridement and incidence of infection after open high-energy lower extremity trauma. J Bone Joint Surg Am 2010; 92(1): 7–15.
13. Gustilo RB, Merkow RL, Templeman D. The management of open fractures. J Bone Joint Surg Am 1990; 72(2): 299–304.
14. Willenegger H, Roth B. Treatment tactics and late results in early infection following osteosynthesis.. Unfallchirurgie 1986; 12(5): 241–246.
15. Trampuz A, Zimmerli W. Diagnosis and treatment of infections associated with fracture-fixation devices. Injury 2006; 37 Suppl 2: S59–66.
16. Kuehl R, Tschudin-Sutter S, Morgenstern M, et al. Time-dependent differences in management and microbiology of orthopaedic internal fixation-associated infections: an observational prospective study with 229 patients. Clin Microbiol Infect 2019; 25(1): 76–81.
17. Metsemakers WJ, Kuehl R, Moriarty TF, et al. Infection after fracture fixation: Current surgical and microbiological concepts. Injury 2018; 49(3): 511–522.
18. Lipsky BA, Weigelt JA, Gupta V, et al. Skin, soft tissue, bone, and joint infections in hospitalized patients: epidemiology and microbiological, clinical, and economic outcomes. Infect Control Hosp Epidemiol 2007; 28(11): 1290–1298.
19. Sheehy SH, Atkins BA, Bejon P, et al. The microbiology of chronic osteomyelitis: prevalence of resistance to common empirical anti-microbial regimens. J Infect 2010; 60(5): 338–343.
20. Arciola CR, An YH, Campoccia D, et al. Etiology of implant orthopedic infections: a survey on 1027 clinical isolates. Int J Artif Organs 2005; 28(11): 1091–1100.
21. Athwal GS, Sperling JW, Rispoli DM, Cofield RH. Acute deep infection after surgical fixation of proximal humeral fractures. J Shoulder Elbow Surg 2007; 16(4): 408–412.
22. Carsenti-Etesse H, Doyon F, Desplaces N, et al. Epidemiology of bacterial infection during management of open leg fractures. Eur J Clin Microbiol Infect Dis 1999; 18(5): 315–323.
23. Dudareva M, Hotchen AJ, Ferguson J, et al. The microbiology of chronic osteomyelitis: Changes over ten years. J Infect 2019; 79(3): 189–198.
24. Lalani T, Chu VH, Grussemeyer CA, et al. Clinical outcomes and costs among patients with Staphylococcus aureus bacteremia and orthopedic device infections. Scand J Infect Dis 2008; 40(11-12): 973–977.
25. Sigmund IK, Dudareva M, Watts D, et al. Limited diagnostic value of serum inflammatory biomarkers in the diagnosis of fracture-related infections. Bone Joint J 2020; 102-b(7): 904–911.
26. Trampuz A, Piper KE, Jacobson MJ, et al. Sonication of removed hip and knee prostheses for diagnosis of infection. N Engl J Med 2007; 357(7): 654–663.
27. Puig-Verdié L, Alentorn-Geli E, González-Cuevas A, et al. Implant sonication increases the diagnostic accuracy of infection in patients with delayed, but not early, orthopaedic implant failure. Bone Joint J 2013; 95-b(2): 244–249.
28. Dudareva M, Barrett L, Figtree M, et al. Sonication versus tissue sampling for diagnosis of prosthetic joint and other orthopedic device-related infections. J Clin Microbiol 2018; 56(12). doi.org/10.1128/JCM.00688-18.
29. Glaudemans A, Bosch P, Slart R, et al. Diagnosing fracture-related infections: can we optimize our nuclear imaging techniques? Eur J Nucl Med Mol Imaging 2019; 46(8): 1583–1587.
30. Metsemakers WJ, Morgenstern M, Senneville E, et al. General treatment principles for fracture-related infection: recommendations from an international expert group. Arch Orthop Trauma Surg 2020; 140(8): 1013–1027.
31. Foster AL, Moriarty TF, Zalavras C, et al. The influence of biomechanical stability on bone healing and fracture-related infection: the legacy of Stephan Perren. Injury 2020. doi: 10.1016/j.injury.2020.06.044
32. Ali AM, McMaster JM, Atkins BL, Cogswell LK. Stressing the need for rapid referral of complex open fractures to a specialist centre. Ann R Coll Surg Engl 2011; 93(6): 494–495.
33. Townley WA, Nguyen DQ, Rooker JC, et al. Management of open tibial fractures - a regional experience. Ann R Coll Surg Engl 2010; 92(8): 693–696.
34. Morgenstern M, Kuehl R, Zalavras C, et al. The influence of duration of infection on outcome of debridement and implant retention (DAIR) in fracture-related infection; a systematic review and critical appraisal. Bone Joint J 2021; In press.
35. Azoury SC, Stranix JT, Kovach SJ, Levin LS. Principles of orthoplastic surgery for lower extremity reconstruction: why is this important? J Reconstr Microsurg 2019. doi: 10.1055/s-0039-1695753
36. Chan JKK, Ferguson JY, Scarborough M, et al. Management of post-traumatic osteomyelitis in the lower limb: current state of the art. Indian J Plast Surg 2019; 52(1): 62–72.

37. Kang MJ, Chung CH, Chang YJ, Kim KH. Reconstruction of the lower extremity using free flaps. Arch Plast Surg 2013; 40(5): 575–583.

38. Redett RJ, Robertson BC, Chang B, et al. Limb salvage of lower-extremity wounds using free gracilis muscle reconstruction. Plast Reconstr Surg 2000; 106(7): 1507–1513.

39. Hollenbeck ST, Woo S, Ong S, et al. The combined use of the Ilizarov method and microsurgical techniques for limb salvage. Ann Plast Surg 2009; 62(5): 486–491.

40. Depypere M, Kuehl R, Metsemakers WJ, et al. Recommendations for systemic antimicrobial therapy in fracture-related infection: a consensus from an international expert group. J Orthop Trauma 2020; 34(1): 30–41.

41. Gubin AV, Borzunov DY, Marchenkova LO, et al. Contribution of G.A. Ilizarov to bone reconstruction: historical achievements and state of the art. Strategies Trauma Limb Reconstr 2016; 11(3): 145–152.

42. Sigmund IK, Ferguson J, Govaert GAM, et al. Comparison of Ilizarov bifocal, acute shortening and relengthening with bone transport in the treatment of infected, segmental defects of the tibia. J Clin Med 2020; 9(2): 279.

43. Bezstarosti H, Metsemakers WJ, van Lieshout EMM, et al. Management of critical-sized bone defects in the treatment of fracture-related infection: a systematic review and pooled analysis. Arch Orthop Trauma Surg 2020. doi: 10.1007/s00402-020-03525-0

44. McNally M, Ferguson J, Kugan R, Stubbs D. Ilizarov Treatment Protocols in the Management of Infected Nonunion of the Tibia. J Orthop Trauma 2017; 31 Suppl 5: S47–S54.

45. Tu YK, Yen CY. Role of vascularized bone grafts in lower extremity osteomyelitis. Orthop Clin North Am 2007; 38(1): 37–49, vi.

46. Farhadi J, Valderrabano V, Kunz C, et al. Free fibula donor-site morbidity: clinical and biomechanical analysis. Ann Plast Surg 2007; 58(4): 405–410.

47. Masquelet AC, Begue T. The concept of induced membrane for reconstruction of long bone defects. Orthop Clin North Am 2010; 41(1): 27–37.

48. Conway J, Mansour J, Kotze K, et al. Antibiotic cement-coated rods: an effective treatment for infected long bones and prosthetic joint nonunions. Bone Joint J 2014; 96-b(10): 1349–1354.

49. Makhdom AM, Buksbaum J, Rozbruch SR, et al. Antibiotic cement-coated interlocking intramedullary nails in the treatment of septic complex lower extremity reconstruction: a retrospective analysis with two year minimum follow up. J Bone Jt Infect 2020; 5(4): 176–183.

50. Jennison T, McNally M, Pandit H. Prevention of infection in external fixator pin sites. Acta Biomater 2014; 10(2): 595–603.

51. Bezstarosti H, Van Lieshout EMM, Voskamp LW, et al. Insights into treatment and outcome of fracture-related infection: a systematic literature review. Arch Orthop Trauma Surg 2019; 139(1): 61–72.

52. Chadayammuri V, Herbert B, Hao J, et al. Factors associated with adverse postoperative outcomes in patients with long bone post-traumatic osteomyelitis. Eur J Orthop Surg Traumatol 2017; 27(7): 877–882.

53. Frisvoll C, Clarke-Jenssen J, Madsen JE, et al. Long-term outcomes after high-energy open tibial fractures: Is a salvaged limb superior to prosthesis in terms of physical function and quality of life? Eur J Orthop Surg Traumatol 2019; 29(4): 899–906.

54. Madsen UR, Baath C, Berthelsen CB, Hommel A. Age and health-related quality of life, general self-efficacy, and functional level 12 months following dysvascular major lower limb amputation: a prospective longitudinal study. Disabil Rehabil 2019; 41(24): 2900–2909.

55. Metsemakers WJ, Fragomen AT, Moriarty TF, et al. Evidence-based recommendations for local antimicrobial strategies and dead space management in fracture-related infection. J Orthop Trauma 2020; 34(1): 18–29.

56. Kanellakopoulou K, Giamarellos-Bourboulis EJ. Carrier systems for the local delivery of antibiotics in bone infections. Drugs 2000; 59(6): 1223–1232.

57. Ferguson J, Athanasou N, Diefenbeck M, McNally M. Radiographic and histological analysis of a synthetic bone graft substitute eluting gentamicin in the treatment of chronic osteomyelitis. J Bone Jt Infect 2019; 4(2): 76–84.

58. McNally MA, Ferguson JY, Lau AC, et al. Single-stage treatment of chronic osteomyelitis with a new absorbable, gentamicin-loaded, calcium sulphate/hydroxyapatite biocomposite: a prospective series of 100 cases. Bone Joint J 2016; 98-b(9): 1289–1296.

59. Ferguson JY, Dudareva M, Riley ND, et al. The use of a biodegradable antibiotic-loaded calcium sulphate carrier containing tobramycin for the treatment of chronic osteomyelitis: a series of 195 cases. Bone Joint J 2014; 96-b(6): 829–836.

60. Pesch S, Hanschen M, Greve F, et al. Treatment of fracture-related infection of the lower extremity with antibiotic-eluting ceramic bone substitutes: case series of 35 patients and literature review. Infection 2020; 48(3): 333–344.

第 24 章
植入物相关椎体骨髓炎

Todd J. Kowalski and Arick P. Sabin

概述

使用内固定器械进行的脊柱融合术比率正在迅速增加。脊柱融合术的适应证主要包括脊柱侧弯或骨折，但更多的适应证越来越普遍，如：椎管狭窄症、脊柱退变及椎间盘疾病等[1]。在美国，2012 年行脊柱融合手术的住院人次为 45.09 万，2003—2012 年年均增长 3.1%[2]。脊柱手术费用每年逐步增加，趋势表明这些手术并发症导致巨大的财政支出影响[3]。这种趋势近年来还在持续。

安放了植入器械的脊柱融合术后的深部手术部位感染（下文中统称为：植入物相关椎体骨髓炎，implant-associated vertebral osteomyelitis，IAVO）是脊柱融合术最常见和最严重的并发症之一。IAVO 发病率大大增加了护理成本并延长了住院时间[3]。IAVO 是一种特别具有挑战性的肌肉骨骼系统感染，因为其处理时必须兼顾维持脊柱稳定性与有效治疗感染的双重需要。术后早期，过早移除植入物会导致脊柱不稳定，使患者面临神经损伤的风险。

与其他植入物相关感染一样，生物膜的存在是 IAVO 关键的毒力特征。生物膜是嵌入动态细胞外基质中的微生物细胞群落，发生 IAVO 时，生物膜黏附在脊柱植入物上。在胞外多糖的环境中，细菌进入代谢静止期，使其对抗菌治疗产生抗性[4]。医疗相关生物膜的相关微生物主要包括：金黄色葡萄球菌、凝固酶阴性葡萄球菌、肠球菌属、铜绿假单胞菌和角质杆菌属物种（主要是痤疮丙酸杆菌），它们均是 IAVO 的常见致病菌[4-5]。

IAVO 的诊断和治疗策略根据植入物植入发生感染的时间分为：早发、迟发或晚发感染。大多数已发表的文献和临床经验都是针对早发性感染，尽管文献中对其定义不一，距植入时间的定义有 ≤ 30 天、< 3 个月、< 6 个月，或 < 12 个月。然而，由于原位内固定普及、防范意识增强和培养方法的改进，迟发性感染的发生率和识别率正在逐步增加。在本章中，IAVO 分别被定义为早发（≤ 30 天）、迟发（1 ～ 12 个月）和晚发（> 12 个月）。

分类及危险因素

IAVO 在脊柱融合手术患者中的发生率为 0.26% ～ 20%，在神经肌肉源性脊柱侧弯或手术范围广泛的外科手术患者中感染率更高[6-8]。2/3 的感染是在前 30 天内发现的[9]。尽管少数感染可能来源于持续引流、开放或裂开的术后切口，但大多数早发性 IAVO 都是在术中被感染。毒力相对较强的病原体，如：金黄色葡萄球菌、β - 溶血性链球菌或革兰氏阴性杆菌，通常会引起明显的局部或全身症状，这些症状有助于早期诊断。

预计 0.2% ～ 8.3% 的脊柱融合手术患者发生迟发性 IAVO[10-12]。由于文献报道中使用的迟发性 IAVO 定义存在差异，并且在评估假关节或疼痛等症状的患者时难以寻求病原学诊断证据，迟发性 IAVO 的真实发病率很难被预估。与早发性 IAVO 一样，大多数晚发性 IAVO 病例也是在术中被感染。尽管迟发性 IAVO 最相关的微生物往往毒性较小，例如：凝固酶阴性葡萄球菌、棒状杆菌属和痤疮丙酸杆菌，毒性强的病原体（例如金黄色葡萄球菌）导致的临床症状也可能会存在一定的延迟。根据我们的经验，血行播散发在假体关节感染中很常见，但在脊柱植入物感染中极为罕见[13]。

脊柱手术后切口感染的危险因素繁多[14]。糖尿病、吸烟和肥胖［通常定义为体重指数（body mass

index，BMI）≥ 30 kg/m²] 是脊柱外科部位切口感染（surgical site infection，SSI）最常见的危险因素[14-15]。然而，与 BMI 相比，SSI 的风险可能与脂肪组织的分布更密切相关[16]。还有部分文献报道脊柱手术后 SSI 的其他风险因素，包括：外伤、高龄、营养不良、美国麻醉医师协会（American Society of Anesthesiologists，ASA）评分为 2 或 3、吸烟、酗酒、后路手术、输血、围术期高血糖和手术持续时间[15, 17-19]。在一项大型研究的文献中，恶性肿瘤、体重减轻、贫血和吸烟会增加脊柱融合术后感染的风险[20]。患有脑瘫或脊髓脊膜膨出的神经肌肉源性脊柱侧凸患者的感染率可能特别高[21-22]。脊柱手术创伤程度与感染风险相关[15]。与感染相关的其他手术相关因素包括：多节段手术和分期手术，例如分期前后路联合手术[23]。值得注意的是，同种异体移植物的使用并未被一致证明是脊柱植入物感染的危险因素[17]。在兔模型中，不锈钢植入物已被证明比钛植入物具有更高的感染率，可能是由于两者微观表面纹理的不同导致了这样的结果[24]。然而，该实验结果没有被儿童脊柱内固定的大型临床研究所证实[25]。越来越多的新型脊柱植入物和手术入路被用于微创脊柱外科（minimally invasive spine surgery，MISS）中行融合手术。据报道，微创脊柱外科的感染率远低于开放手术[26-27]。尚需要更严格、标准化的临床试验来进一步明确 IAVO 的风险因素。

目前，已有许多预防措施用于降低脊柱手术后 SSI 的发生率。文献推荐在术前使用抗生素和术中继续抗感染治疗，以降低脊柱手术中的 SSI 发生率[28-29]。第一代头孢菌素，如头孢唑啉，适用于大多数患者。对于 β - 内酰胺过敏的患者，可用万古霉素和克林霉素作为替代。部分文献主张在内固定或融合手术时增加对革兰氏阴性杆菌的覆盖，这对于小儿神经肌源性脊柱侧弯患者是可取的，尤其是当融合延伸到腰骶椎时。抗生素持续时间应少于 24 h，并且因引流管的存在延长使用时间并无益处[29-30]。研究表明，术中用不同浓度的聚维酮碘溶液冲洗切口或使用碘涂层植入物可以降低手术感染率[31-33]。与传统的盐水灌洗相比，各种术中切口灌洗技术，包括补充碘的灌洗，已显示出更有效地减少 SSI[34]。尽管多种回顾性研究已评估了在闭合前将万古霉素粉末用于切口的安全性和有效性，但其降低 SSI 的证据仍不足[35]。抗生素涂层或缓释的植入物是材料科学发展的一个高速发展领域[36-37]。

脊柱融合术后经常使用封闭式引流管，以减少血肿和马尾神经受压的发生率。通常认为，引流管是预防感染的潜在的有效干预措施，但在随机试验中，封闭式引流管并未显示可降低 SSI[37-38]。事实上，有一项研究表明术后长时间使用封闭式引流管会增加感染风险[39]，建议尽快拔除引流管[38-40]。

迟发性 IAVO 的危险因素尚未明确。何等[41]研究了迟发性感染的危险因素，其中包括初次手术后感染持续时间大于 6 个月的患者。手术时放弃使用引流管与较高的感染率有关，而使用引流管时，较大的引流量是晚期感染的危险因素。远端融合节段位于腰椎，较胸椎存在更大感染风险[15, 41]。植入物的血行播散也是感染的病因[13, 41-42]，然而，大多数临床和微生物学文献提示血行播散来源于术中外源性污染的可能性更高。

微生物学

IAVO 的致病微生物因患者群体、从植入感染开始的时间以及融合手术的部位而异。表 24.1 和表 24.2 显示了在植入 30 天内出现的早发感染的文献报道的微生物学结果。九项系列研究[23, 43-46]中的五个提示金黄色葡萄球菌，及一项研究[47]提示凝固酶阴性的葡萄球菌是最常见的分离株（表 24.1）。在三项主要针对患有神经肌肉疾病（例如脑瘫、肌营养不良、脊髓脊膜膨出或脊髓损伤）的儿童患者进行的研究中，肠道微生物占主导地位[21, 48-49]（表 24.2）。这些研究表明，这些患儿中多数有大小便失禁和（或）感觉缺失，这些因素易导致皮肤切口周围压疮[21-22]。一些患者切口覆盖的软组织贫乏可能是另一个原因。此外，腰椎或腰骶部手术的患者中，革兰氏阴性杆菌和厌氧菌导致的感染比在较高脊柱节段手术的患者中更常见[50]。

从初次手术到出现临床症状或确诊的时间超过 12 个月作为标准的迟发性植入物相关感染与早发性感染的致病微生物有着显著不同[10-11, 41, 50-53]（表 24.3）。痤疮丙酸杆菌和凝固酶阴性葡萄球菌是迟发性感染中最常见的病原体，两者都能产生生物膜[4-5]。痤疮丙酸杆菌生长对环境要求较高，延长培养时间可提高它们的培养成功率。使用标准化的组织取样和优化的培养技术时，痤疮丙酸杆菌是晚期感染最常见的病原菌，并且存在于 50% 的早发性感染中[54]。因此，不同于既往认识，痤疮丙酸杆菌可能是更常见的 IAVO

表 24.1 非神经肌肉型脊柱侧弯的成年患者系列研究，早发性（＜植入后 30 天）IAVO 患者中分离出来的微生物种类

| 微生物 | 已发表的研究 | | | | | | | 早发性总计（表 24.1 和表 24.2）[b] |
	Sierra-Hoffman 等[43]	Margaryan 等[a][47]	Kowalski 等[44]	Glassman 等[23]	Dubee 等[45]	Stambough 等[46]	合计（%）	
金黄色葡萄球菌	17	23	13	9	27	9	98（36）	106（26）
凝固酶阴性葡萄球菌	0	35	6	3	6	5	55（20）	61（15）
链球菌属	0	2	5	0	1	0	8（3）	12（3）
肠球菌属	1	3	0	3	5	0	12（4）	26（6）
革兰氏阴性杆菌	3	17	10	9	28	8	75（27）	135（33）
角质杆菌属	1	7	2	0	2	0	12（4）	17（4）
消化链球菌属	0	1	2	3	0	0	6（2）	17（4）
拟杆菌属	1	0	0	1	1	0	3（1）	21（5）
其他[c]	0	1	1	0	2	0	4（1）	15（4）

IAVO，植入物相关的椎骨骨髓炎。
[a] 在本系列中将≤ 6 周的感染定义为早发性。
[b] 由于四舍五入，百分比总和可能不等于 100%。
[c] 其他微生物包括：棒状杆菌属（$n = 2$）、大芬戈尔德菌（$n = 1$）和摩氏摩根菌（$n = 1$）

表 24.2 由儿科和（或）神经肌源性脊柱侧凸患者组成的研究对象，从早发（植入后 30 天内）植入物相关椎体骨髓炎（IAVO）患者中分离出的微生物结果

| 微生物 | 已发表的系列 | | | 合计 n（%）[a] |
	Brook 等[48]	Sponseller 等[21]	Brook 等[49]	
金黄色葡萄球菌	2	3	3	8（6）
凝固酶阴性葡萄球菌	0	6	0	6（4）
链球菌属	1	1	2	4（3）
肠球菌属	3	7	4	14（10）
大肠埃希菌	6	3	8	17（12）
变形杆菌属	5	3	7	15（11）
克雷伯菌属	3	0	3	6（4）
沙雷菌属	1	1	2	4（3）
不动杆菌属	0	2	2	4（3）
肠杆菌属	1	3	1	5（4）
假单胞菌	2	0	5	7（5）
非特异性的革兰氏阴性杆菌	0	2	0	2（1）
表皮细菌属	2	0	3	5（4）
消化链球菌属	5	0	6	11（8）
拟杆菌属	9	0	9	18（13）
其他[b]	3	1	7	11（8）

IAVO，植入物相关椎体骨髓炎。
[a] 由于四舍五入，百分比总和可能不等于 100%。
[b] 在神经肌源性脊柱侧凸早发性感染病灶中分离的其他微生物包括：梭状杆菌属（$n = 3$）、韦荣氏球菌属（$n = 3$）、棒状杆菌属（$n = 3$）、普罗威登斯菌属（$n = 1$）和微球菌属（$n = 1$）

表 24.3　从晚发（植入后时间＞1 年）植入物相关椎体骨髓炎（IAVO）患者中分离的微生物

微生物	已发表的系列							合计 n（%）[a]
	Viola 等[10]	Yin 等[42]	Richards 和 Emara[11]	Clark 等[54]	Richards[51]	Hahn 等[52]	DiSilvestre 等[53]	
金黄色葡萄球菌	0	15	1	1	0		4	21（21）
凝固酶阴性葡萄球菌	6	1	4	6	3	0	8	28（27）
链球菌属	0	0	0	0	0	0	0	0（0）
肠球菌属	0	1	0	2			0	3（3）
革兰氏阴性杆菌	0	18	0	0	0	0	1	19（19）
表皮细菌属	1	0	12	3	5	6	2	29（28）
其他[b]	0	0	1	0	1	0	0	2（2）

IAVO，植入物相关椎体骨髓炎。
[a] 由于四舍五入，百分比总和可能不等于 100%。
[b] 从晚发性 IAVO 队列中分离的其他微生物为微球菌属（n＝2）

病因，而革兰氏阴性菌很少引起迟发性感染。

迟发性感染的微生物学特征在文献中较少阐述，但它具有早发性和晚发性感染的共同特征。前 6 个月发病的感染的微生物学结果与早发性感染的微生物学密切相仿，而 6 个月后发病的微生物学结果更与迟发性感染类似。

临床表现

早发性 IAVO 患者最常见于术后 1 ～ 3 周内寻求治疗[21, 43-45]。颈痛、背痛或髋痛是最常见的症状，大约 80% 的患者会出现该症状[43, 55]。73% ～ 100% 的患者出现浆液性、混浊或脓性切口引流液[43, 46, 55]。体格检查时，大多数患者会有发热表现，但也有少数患者可不伴发热。手术切口常表现为红斑、硬结、波动或明显的裂开。脊柱融合术后早发性 SSI 患者的感染深度可能难以确定[55]。手术探查和活检取样进行培养和组织学检查是确定感染深度的唯一可靠方法，在怀疑感染时应立即进行。把累及植入物的感染误认为是浅表感染将不可避免地导致迟发性感染的并发症。

在没有全身症状或切口裂开的情况下诊断早发性 IAVO 具有挑战性，需要高度警惕。在筋膜下方的深部感染病例进行性加重且症状严重患者的唯一症状可能是进行性的疼痛。患者可能会反映脊柱融合手术后疼痛或神经根症状的短暂改善，随后在术后 1 ～ 4 周复发且疼痛加剧。

晚发性 IAVO 的临床表现通常很微妙，与早发性 IAVO 的临床表现有很大不同。大多数患者有轻微的、局部不明显的疼痛[11, 52]，通常不发热[8, 11, 52, 55]。最常见的体征是脊柱周围局部肿胀或窦道形成，多达 70% 的患者可能会出现这种表现[11, 52, 55]。

迟发性 IAVO 的临床特征在文献中报道较少。临床表现可能因宿主、病原体和手术后至感染的时间不同而有所差异。患者可能有进行性背部疼痛、发热、切口引流（或窦道）、影像学上可见的深部积液的证据。任何有脊柱植入物和持续或进行性颈痛或背部疼痛的患者都应被高度怀疑感染。

诊断流程

早发性 IAVO

当发热、切口渗出和疼痛提示早发性 IAVO 时，最重要的诊断程序是手术探查以确定受累的深度和范围。应取样适当的标本进行微生物分析。如果不进行手术探查，感染深度通常难以确定[55-56]。在关节假体周围感染病例中，建议至少采集 3 个，最好采集 5 个或 6 个组织样本，以最大限度提高获得微生物学诊断的机会[57]；在 IAVO 中需要采用类似的方法，因为通常可能涉及多个节段和多个植入物。强烈推荐取组织样本，切口拭子的灵敏度要低得多，不推荐使用。

组织样本应在需氧和厌氧条件下培养。长达 14 天的延长培养可能会提高检出率，特别是对于角质杆菌属[58]。骨科植入物的超声处理已被证明可以提高术前已接受抗菌治疗患者的微生物学诊断成功率[59]。

对于 IAVO，采用涡旋和超声处理脊柱植入物，然后取超声处理后的液体进行培养的方式比直接取植入物周围组织培养更敏感[60]。基于聚合酶链反应（polymerase chain reaction，PCR）的分子技术，包括广泛的微生物深度测序方法，仍在持续发展，但尚未被广泛应用。16S rRNA PCR 在脊柱活检培养的患者中比传统培养的方法具有更好的敏感性，但目前仍被认为是辅助手段（见第 4 章）[61]。

实验室检查可对早发性 IAVO 的诊断起辅助作用。白细胞计数、红细胞沉降率（erythrocyte sedimentation rate，ESR）和 C 反应蛋白（C-reactive protein，CRP）浓度通常在早发性 IAVO 中升高，但这些检测都是非特异性的[41, 44, 59]。在接受脊柱融合术的患者中，术后 CRP 浓度在手术后 2 ～ 3 天达到峰值，通常随着手术复杂性的增加而达到更高的峰值。在未感染的患者中，CRP 值在 14 ～ 21 天内缓慢恢复正常[62]。术后第 8 天后 CRP 升高应怀疑感染的可能[62]。在一项研究中发现 CRP 的第二次升高或未能按预期降低对感染类并发症诊断的敏感性为 82%，但其特异性仅为 48%[62]，尽管第二次升高总体上提示 SSI[63]。脊柱手术后的 ESR 结果不能准确区分良性升高和感染并发症[62, 64]。应在使用抗生素之前进行血培养，在 26% ～ 43% 的病例中血培养显示生长结果阳性[44-45]。

影像学检查在早发性 IAVO 中的价值有限，因为感染的诊断通常可通过临床表现确诊。平片可确定植入物在位情况，但可能需要长达 8 周的时间才能检测到深部感染的证据。通常在早发性 IAVO 中没有骨髓炎的放射学改变。超声检查可用于局部肿胀的患者中寻找可行穿刺抽出的积液。如果提示深部感染的体征或症状，但没有明确的手术探查指征时，核磁共振（MRI）优于其他成像方式，因为它具有出色的软组织分辨率[8, 64-65]。MRI 可以显示积液，增强 MRI 可提示脓肿、椎间隙塌陷、终板破坏性骨髓炎或植入物周围软组织肿块[65-66]；然而，有时很难区分炎症是由感染还是术后正常炎症反应引起[67-68]。计算机断层扫描（CT）扫描可能会受到伪影的限制，导致软组织检查结果难以解释。[18]F- 氟 -d- 脱氧葡萄糖正电子发射断层扫描 PET/CT 扫描因其诊断脊柱感染的高度敏感性，表现出巨大前景，虽然存在脊柱植入物时，其诊断特异性会降低[67-68]。

迟发性和晚发性 IAVO

迟发性和晚发性 IAVO 的诊断存在挑战，但实验室检查和影像学检查可能会有所帮助。大多数患者的白细胞计数正常[10, 53]。在包含 74 名患者的系列研究中，25% 的患者在迟发性脊柱植入物取出时意外发现感染，主要是痤疮丙酸杆菌[69]。在该系列中，尽管感染最终是通过微生物学和组织病理学得以确诊，但 17% 的 CRP 结果、45% 的 ESR 结果和 97% 的白细胞（white blood cell，WBC）计数结果正常。然而，在一项对 54 名接受脊柱植入物取出患者的研究中，术前 CRP 大于 46 mg/L 检测 IAVO 的敏感性为 79%，特异性为 68%[70]。由于没有发热和全身症状，晚期感染患者通常不进行血培养。

平片可能显示假关节或骨不连、内固定松动或失败，通常需要考虑迟发性 IAVO[71]。尽管这些发现在某些情况下表明存在感染，但它们的特异性不足以仅通过放射学进行诊断。目前，MRI 是评估感染的最佳影像学检查，但植入物的干扰可能会限制其准确率[64-68]。CT 对骨骼异常和关节融合的评估较平片更敏感。对可疑感染的脊柱组织行 CT 引导下抽吸可以实现微生物学诊断。该方法主要用于原发性脊柱化脓性骨髓炎患者，但在没有窦道的 IAVO 患者中，也可能有助于确定微生物学诊断和制订精确治疗计划。

尽管白细胞标记成像可用于诊断其他骨科植入物相关感染，但它在脊柱中的检查效果欠佳。在近期未接受手术的情况下，使用镓成像的骨闪烁扫描对诊断化脓性脊椎骨髓炎具备较高的敏感性和特异性。然而，在术后检测中的准确性有限。据报道，手术后几个月，镓会在正常愈合的切口床上积聚[72]。PET 因其高敏感性，显现出在诊断 IAVO 中的前景，尽管在植入物患者中摄取氟代脱氧葡萄糖（Fludeoxyglucose，FDG）可能会出现假阳性结果[64, 67-68]。而脊柱植入物患者通过 PET 诊断的特异性仅为 65%。高灵敏度、无植入物干扰和快速出结果是 PET 的优点，但在广泛用于诊断 IAVO 之前，需要在临床上对其准确性进行进一步的验证。

治疗

IAVO 的治疗取决于宿主因素、感染发生时间、微生物学病因、脊柱植入物的固定状态以及确诊时脊柱的稳定性。图 24.1 描述了处理 IAVO 的流程。

早发性 IAVO

早发性 IAVO 发生在手术后 30 天内，感染症状

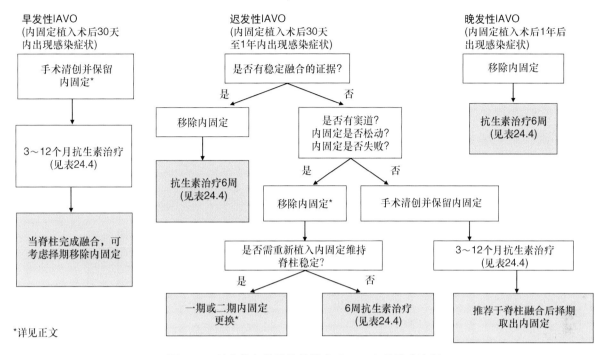

图 24.1　植入物相关椎体骨髓炎（IAVO）的诊疗流程

通常仅在诊断前短暂出现[44-45]。当怀疑早发性 IAVO 时，需要采取积极的治疗方法，包括对所有感染、化脓和无法存活的组织进行早期和彻底的手术清创。除了浅表蜂窝织炎这样极少数情况外，均应探查切口的筋膜浅表和深部，并采集多份疑似感染的组织样本进行培养。对于在植入后 1 个月内诊断为早发性 IAVO 的患者，应保留固定良好且功能良好的脊柱植入物[6, 23, 44-46, 62, 73]。一些人主张去除植骨材料；另外一些人将固定良好的植骨材料留在原位并清除所有的松散颗粒[23, 45]。在大多数情况下，切口需要敞开或使用负压切口敷料覆盖，除非在第一次手术中完全控制了感染[73-74]。少数作者主张采用封闭式抽吸冲洗系统或放置抗生素珠链[75-76]。每 48 ~ 72 小时重复切开和引流，直到切口看起来健康并准备好延迟闭合。

尽管罕见，但有时早发性 IAVO 也需要取出脊柱植入物。取出植入物的指征是通过清创术和抗菌治疗难以控制的败血症以及松动和固定不良的植入物。在这种情况下，可能需要一期更换或在静脉使用抗生素进行短期治疗后更换植入物以保持矫形和脊柱稳定性。所有 14 名因早发性 IAVO 取除植入物的患者均发生了椎间盘间隙塌陷、脊柱前凸丧失和脊柱不融合，这突出了早发性感染中移除植入物可能导致的长期并发症[77]。在植入的第一年内因感染移除植入物是脊柱畸形进展的危险因素[22]。在某些人群中，尤

其是患有神经肌源性疾病的儿童患者中，手术治疗需要放置肌皮瓣以促进植入物覆盖和切口闭合。

一旦获得术中培养标本，或如果患者患有败血症或担心与脓肿引发神经功能损伤，应给予经验性静脉注射抗生素。在等待培养结果期间，经验性使用抗生素应针对革兰氏阴性杆菌和葡萄球菌，如果当地耐甲氧西林金黄色葡萄球菌（methicillin-resistant S. aureus，MRSA）流行率高，则也应包括 MRSA。合理的经验性治疗方案包括万古霉素加头孢曲松、环丙沙星或碳青霉烯，具体取决于当地的抗生素耐药模式。

早发性 IAVO 患者抗生素治疗疗程主要有两种模式：①抑制剂量抗菌治疗直到脊柱融合，通常在植入后 9 ~ 12 个月；②延长限定疗程，通常为 3 ~ 4 个月。在大多数报道中，病原体敏感的静脉注射或高生物利用度的口服抗生素在手术清创后使用时间约为 6 周[14-15, 23, 42-44, 47, 55-56, 78]，更短期的静脉注射抗生素也取得了成功，正在未来的试验中进一步探究[46, 79-80]。表 24.4 列出了针对初始治疗和后续治疗（无论是延长限定疗程还是彻底治疗）的病原体推荐的抗生素。建议使用抗生素抑制治疗早发性 IAVO[22, 44, 55, 62, 78]。治疗目标是脊柱达到稳定、融合、无痛的状态，并预防慢性骨髓炎。通过抗生素抑制感染，可以达到这些目标。在一项回顾性研究中，口服抗生素的足够疗程能降低早发性 IAVO 的治疗失败率[44]。用这种方法治疗的感染患者，其功能

表 24.4　引起植入物相关椎体骨髓炎（IAVO）微生物的常见抗菌治疗方案

微生物	治疗初期，当保留内固定时肠外给予生物活性高的抗微生物治疗，或取出内固定后使用最终疗程，一般治疗周期为 6 周 [a, b]	随后在保留植入物的早发性或迟发性 IAVO 中确定疗程（3 个月）或口服抗菌治疗（最多 1 年）[a, b]	说明
甲氧西林敏感金黄色葡萄球菌	萘夫西林 [c] 2 g 静脉注射，q4 ～ 6 h 或 氟氯西林 2 g 静脉注射，q6 h 或 头孢唑林 [c] 2 g 静脉注射，q8 h 和 利福平 450 mg 口服，q12 h（内固定保留的情况下）	左氧氟沙星 750 mg 口服，q24 h 和利福平 450 mg 口服，q12 h 或 头孢羟氨苄 1 g 口服，q12 h± 利福平 450 mg 口服，q12 h 或 强力霉素 / 米诺环素 100 mg 口服 12 小时 / 次 ± 利福平 450 mg 口服 12 小时 / 次	如果保留内固定，且限定疗程为 3 个月，分离出的细菌对利福平敏感时，应联合使用利福平
耐甲氧西林金黄色葡萄球菌	万古霉素 15 mg/kg 静脉注射，q12 h [d] 或 达托霉素 6 ～ 10 mg/kg 静脉注射，q24 h 和 利福平 450 mg 口服，q12 h（保留内固定的情况下）	左氧氟沙星 750 mg 口服，q24 h 加上利福平 450 mg 口服，q12 h 或 强力霉素 / 米诺环素 100 mg 口服，q12 h± 利福平 450 mg 口服，q12 h 或 复方新诺明 160/800 mg 口服，q12 h± 利福平 450 mg 口服，q12 h 或 克林霉素 300 mg 口服，q6 h± 利福平 450 mg 口服，q12 h	如果保留内固定，且限定疗程为 3 个月，分离出的细菌对利福平敏感时，应联合使用利福平
青霉素敏感的肠球菌属	氨苄青霉素钠 2 g 静脉注射，q4 h 或 青霉素 G 2000 ～ 2400 万单位静脉注射，间隔 24 小时以上	阿莫西林 1 g 口服，q8 h	在最初的 2 ～ 4 周治疗期间可选择使用氨基糖苷类药物
耐青霉素肠球菌属	万古霉素 15 mg/kg 静脉注射，q12 h [d]	不适用	在最初的 2 ～ 4 周治疗期间可选择使用氨基糖苷类药物
链球菌属	青霉素 G 2000 ～ 2400 万单位静脉注射，超过 24 小时 / 次 或 头孢曲松 2 g 静脉注射，q24 h	阿莫西林 1 g 口服，q8 h	
肠杆菌科	头孢曲松 2 g 静脉注射，q24 h 或 环丙沙星 750 mg 口服，q12 h	环丙沙星 750 mg 口服，q12 h	
铜绿假单胞菌	头孢吡肟 2 g 静脉注射，q12 h 或 美罗培南 1 g 静脉注射，q8 h 或 环丙沙星 750 mg 口服，q12 h	环丙沙星 750 mg 口服，q12 h	考虑在最初的 2 ～ 4 周治疗期间使用环丙沙星或氨基糖苷类药物进行双重覆盖
肠杆菌属	头孢吡肟 2 g 静脉注射，q12 h 或 厄他培南 1 g 静脉注射，q24 h 或 环丙沙星 750 mg 口服，q12 h	环丙沙星 750 mg 口服，q12 h	

（续表）

微生物	治疗初期，当保留内固定时肠外给予生物活性高的抗微生物治疗，或取出内固定后使用最终疗程，一般治疗周期为 6 周 [a, b]	随后在保留植入物的早发性或迟发性 IAVO 中确定疗程（3 个月）或口服抗菌治疗（最多 1 年）[a, b]	说明
痤疮丙酸杆菌	青霉素 G 2000～2400 万单位静脉注射，间隔 24 h 以上 或 头孢曲松 2 g 静脉注射，q24 h	阿莫西林 1000 mg 口服，q8 h	
革兰氏阳性厌氧菌	青霉素 G 2000～2400 万单位静脉注射，间隔 24 h 以上 或 头孢曲松 2 g 静脉注射，q24 h	阿莫西林 1000 mg 口服，q8 h 或 克林霉素 300 mg 口服，q6 h	
革兰氏阴性厌氧菌	甲硝唑 500 mg 静脉注射 / 口服，q8 h	阿莫西林 / 克拉维酸 875 mg 口服，q12 h	长期使用甲硝唑可能发生神经病变

引自参考文献 [57] 和 [85]。

[a] IAVO，植入物相关椎体骨髓炎。

[b] 有关抗生素治疗策略和疗程的详细信息，请参阅正文。

[c] 对于肾功能和肝功能不正常的患者，可能需要调整剂量。应确认推荐药物的抗生素敏感性。

[d] 于严重 β - 内酰胺过敏的患者，可以用万古霉素 15 mg/kg 静脉注射，q12 h（目标波谷浓度为 15～20 µg/mL）替代。稳定状态下万古霉素目标波谷浓度为 15～20 µg/mL

和临床结果与没有感染的患者结果相似 [44, 55, 78]。

延长规定的疗程已被证明对其他骨科器械感染有效 [81-83]。使用这种方法时，必须尽早诊断感染，并使用基于利福平的双重抗生素方案来对抗葡萄球菌 [7, 84]。已发表的关于早发性 IAVO 治疗的数据不包括在葡萄球菌感染抗生素方案里常规使用利福平的队列研究或草案。2012 年报道的包含 33 名感染葡萄球菌的 50 名早发性 IAVO 患者的研究中 [45]，患者接受了为期两周的静脉抗菌治疗，然后口服抗生素完成总共三个月的治疗，在 33 名葡萄球菌感染患者中，22 名接受了利福平联合治疗方案，结果非常好，只有 6% 的患者在两年的随访后感染复发或再次感染。

正常情况下，通常在手术后 6～9 个月可获得脊柱融合。早发性 IAVO 患者融合时间可能会延迟 [74]。一旦脊柱完成融合，就可以考虑择期移除植入物 [69]。Collins 等 [69] 报道称，15 名保留植入物的患者，接受清创治疗后使用抑制剂量抗菌治疗，有 9 名（40%）移除植入物时有感染迹象。在择期移除植入物前至少两周内应停用抗生素，以免影响术中组织培养结果。如果在移除植入物时培养结果为阳性，则应使用抗生素 6 周以预防慢性骨髓炎 [85]。对于接受抗生素抑制治疗且预计不择期取除植入物的患者，脊柱融合后可停用抗生素。对可能提示持续感染的细微症状的高度怀疑应保持数年。如果随后

出现感染迹象，则应移除植入物。对于大多数患者，移除不会导致矫正丢失或脊柱不稳 [69]。尽管这在儿童脊柱侧弯患者中可能更常见，但偶尔需要重新植入内固定 [8, 41]。

晚发性 IAVO

晚发性 IAVO 的手术治疗原则是完全移除脊柱植入物。如果不移除植入物，无论抗菌治疗如何，治疗失败率都会很高 [11-13, 41, 44, 53]。手术清创应包括移除所有植入物和骨修复材料，以及切除窦道和发炎、坏死或感染的组织。术中应获取多个组织标本，并应优化培养方案以诊断痤疮丙酸杆菌。由于假关节在术前影像学检查中可能表现不明显，术中应仔细检查融合骨块以评估假关节形成情况 [21]。对患有神经肌肉源性疾病或脊柱侧弯的儿童患者，一些作者建议一期更换植入物以最大限度减少矫正丢失 [8]。然而，IAVO 一期更换植入物术后长期结果的数据有限，目前尚不清楚哪些患者在移除植入物后会出现矫正丢失。植入物移除后矫正丢失与患者不良预后不一定相关 [42, 44]。

晚发性 IAVO 患者在植入物被移除后应接受六周基于病原体检测结果的抗菌治疗，如表 24.4 所示。应根据已发布的指南对静脉使用抗生素患者进行实验室监测 [86]。

迟发性 IAVO

迟发性 IAVO 的手术和药物治疗尚无定论，取决于感染的发生时间和感染严重程度、植入物的完整性以及脊柱的融合状态等因素。已发表的迟发性 IAVO 治疗决策信息较少。图 24.1 概述了在处理迟发性 IAVO 时影响手术决策的因素。迟发性 IAVO 病例通常应根据临床表现进行分类，从而确定临床处理参考早发性感染（保留植入物）或迟发性感染（取出植入物）。在大多数情况下，评估确诊感染时脊柱稳定性和融合程度可指导植入物的去除或保留。即使在迟发性 IAVO 中选择保留植入物，考虑到根除亚急性或慢性植入物感染可能性不大，强烈推荐在脊柱融合后移除植入物。在特定情况下，需要更换内固定以根除感染并维持脊柱稳定性。关节假体感染一期或二期置换的治疗原则可能也有助于指导为了脊柱稳定或防止矫正丢失而需要重新植入内固定的治疗[57]。活动受限、脊柱支具和恢复时间延长是二期手术的弊端。另外，植入物重新植入的最佳时机尚无定论。

迟发性 IAVO 的药物治疗方案取决于植入物是否被保留。在保留植入物以促进脊柱融合的情况下，应采取类似早发性 IAVO 的治疗方案给予抗生素。然而，由于保留植入物的延迟性 IAVO 的预期治疗失败率较高，如果微生物学结果允许，应使用口服抗生素彻底治疗，直到脊柱融合。同样，如果选择在一期更换内固定，则应考虑延长抗菌治疗，直到实现融合。如果选择移除植入物，持续 6 周的病原体敏感抗菌治疗已足够。

由于 IAVO 可在感染多年后发生晚期治疗失败，因此应在患者完成抗感染治疗后定期随访。疼痛可能是感染迁延患者的唯一症状[69]。应提醒患者关注包括进行性疼痛、局部肿胀和出现窦道渗液等迟发性 IAVO 的症状和体征。计划移除植入物的晚期脊柱疼痛患者应将术中样本送细菌培养以评估是否合并隐匿性感染[69]。据报道，多达 25% 的假关节患者是 IAVO 所致[22]。

典型案例

案例 1：早发性革兰氏阴性 IAVO 并发因切口管理问题导致的迟发性 MRSA 双重感染

一名 83 岁，持续接受血液透析的男性因跌倒导致颈 1 椎体暴裂性骨折，行枕骨至颈 4 内固定及自体骨和同种异体骨植骨融合术。术后第 5 天，融合节段出现后凸畸形，随后患者接受了枕骨-胸 4 节段融合术。术中可见去皮质骨，切口需要张力缝合。三天后，再次行内固定调整以使内固定与钛棒弯曲程度相适应。除了头孢唑啉引起的短暂皮疹（给予泼尼松治疗）和尿路感染引起的短暂发热外，患者康复过程顺利。

术后第 17 天，患者切口裂开，手术切口探查发现感染累及骨骼。切口深部可以看到植入物，多份术中组织培养提示阴沟肠杆菌呈阳性。在透析的情况下，静脉予以环丙沙星数周。手术切口保持开放，愈合情况不佳。两个月后，新出现发热、颈部疼痛和切口脓性渗液。骨和组织培养物提示耐甲氧西林金黄色葡萄球菌（MRSA）生长。颈部 CT 扫描提示颈部骨髓炎。患者完成为期 8 周的万古霉素静脉注射疗程后，转为口服抑制剂量的复方甲氧苄啶/磺胺甲噁唑 1 年。患者随访超过 2 年没有出现进一步并发症。

学习要点

- 对于脊柱植入物植入后切口愈合不良的患者，必须怀疑植入物相关感染并进行相应处理（诊断性取样、清创和适当的抗菌治疗）。
- 抗菌治疗期间切口长时间渗液的患者，皮肤微生物群中耐药微生物重复感染的风险较高。
- 如果发生慢性植入物相关感染，一旦融合完成，应移除内固定；或者对于合并多种疾病的患者，可给予抑制剂量抗感染治疗。

案例 2：免疫功能低下患者合并多重微生物感染的 IAVO

一名合并糖尿病、肾细胞癌，有脾切除手术史的 55 岁女性因脊柱转移性肿瘤导致 L4 病理性骨折，接受了脊柱内固定术。初次手术中行 L4 椎体切除、同种异体骨移植、L3 ~ L5 前路钢板固定。术后第 6 天，患者诉新发腰骶部剧烈疼痛。影像学检查提示近端内固定移位，左侧腰大肌内侧大量积液。患者随后接受了两次手术，融合 T10 至骨盆、切除 L3 ~ L5 椎体并融合 L3 ~ L5 节段，填充自体骨、同种异体骨和生物型假体。

术后第 9 天，患者的腹部切口出现了浆液性渗液。在病程中，患者无发热症状，CRP 和白细胞轻度升高。影像学检查显示椎旁积液增多并伴有气体（图 24.2a）。血液和切口培养提示阴沟肠杆菌生长。患者每日静脉滴注头孢吡肟 2 g 抗感染治

(a)
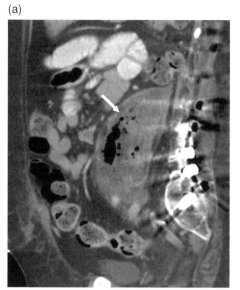

(b)
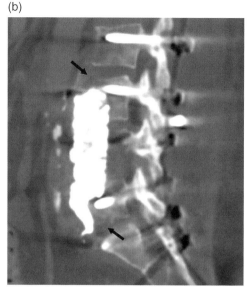

图 24.2 病例 2 的 CT 扫描结果。图（**a**）显示大量积液，气腔（白色箭头）与腰椎内固定相连。2 个月后的检查结果图（**b**）显示终板骨髓炎（黑色箭头）与内固定和融合装置的相连，即植入物相关性骨髓炎

疗，持续数周后改为每 24 小时注射 500 mg 依氟沙星。8 周后抗生素疗程结束时行 CT 检查，结果显示 L2 ～ L3 和 L5 ～ S1 节段终板侵蚀，椎旁脓肿与植入物相连（图 24.2b）。

术后一个月，移除内固定，更换翻修术，并于术中行广泛清创。术中取骨组织和软组织培养结果仍提示阴沟肠杆菌，此外合并甲氧西林敏感的金黄色葡萄球菌。在此期间，患者每天口服 250 mg 左氧氟沙星，没有出现感染进展的症状和体征。两年后，尽管患者未再发其他显著的并发症，CT 扫描中发现了一枚骨盆螺钉移位，而脊柱和骨盆在影像学上显示已融合。松动的螺钉予以手术更换，此次所有培养物结果均为阴性。术后两年，患者死于原发性恶性肿瘤引起的并发症。

学习要点

- 植入物相关感染必须通过彻底清创治疗，而不能单独使用抗生素。

- 在急性植入物相关感染中，使用生物膜活性抗生素（即氟喹诺酮类抗革兰氏阴性菌感染，或联合利福平抗葡萄球菌感染）的治愈率更高。

- 如果切口持续渗液，手术清创应配合多次活检培养。该类切口通常合并多种微生物。因此，仅仅行血培养不可靠。

- 如果无法移除植入物，抑制剂量抗菌治疗也可达到无病生存的目的。

参考文献

1. Martin BI, Mirza SK, Spina N, et al. Trends in lumbar fusion procedure rates and associated hospital costs for degenerative spinal diseases in the United States, 2004 to 2015. Spine (Phila Pa 1976). 2019;44(5):369–376.
2. Fingar K, Stocks C, Weiss A. Most frequent operating room procedures performed in U.S. hospitals, 2003-2012. HCUP Statistical Brief #186. Available from http://hcup-us.ahrq.gov/reports/statbriefs/sb186.pdf. Accessed May 19, 2020. 2020
3. Horn SR, Liu TC, Horowitz JA, et al. Clinical impact and economic Burden of hospital-acquired conditions following common surgical procedures. Spine (Phila Pa 1976). 2018;43(22):E1358–E1363.
4. Khatoon Z, McTiernan CD, Suuronen EJ, et al. Bacterial biofilm formation on implantable devices and approaches to its treatment and prevention. Heliyon. 2018;4(12):e01067.
5. Garcia D, Mayfield CK, Leong J, et al. Early adherence and biofilm formation of *Cutibacterium acnes* (formerly *Propionibacterium acnes*) on spinal implant materials. Spine J. 2020;20(6):981–987.
6. Kalfas F, Severi P, Scudieri C. Infection with spinal instrumentation: a 20-year, single-institution experience with review of pathogenesis, diagnosis, prevention, and management. Asian J Neurosurg. 2019;14(4):1181–1189.
7. Baxi SM, Robinson ML, Grill MF, et al. Clinical characteristics and outcomes among individuals with spinal implant infections: a descriptive study. Open Forum Infect Dis. 2016;3(3):ofw177.
8. Di Martino A, Papalia R, Albo E, et al. Infection after spinal surgery and procedures. Eur Rev Med Pharmacol Sci. 2019;23(2 Suppl):173–178.
9. Patel H, Khoury H, Girgenti D, et al. Burden of surgical site infections associated with select spine operations and involvement of *Staphylococcus aureus*. Surg Infect (Larchmt). 2017;18(4):461–473.
10. Viola RW, King HA, Adler SM, et al. Delayed infection after elective spinal instrumentation and fusion. A retrospective analysis of eight cases. Spine (Phila Pa 1976). 1997;22(20):2444–2450; discussion 2450–2441.
11. Richards BR, Emara KM. Delayed infections after posterior TSRH spinal instrumentation for idiopathic scoliosis: revisited. Spine (Phila Pa 1976). 2001;26(18):1990–1996.
12. Kuehl R, Tschudin-Sutter S, Morgenstern M, et al. Time-dependent differences in management and microbiology of orthopaedic internal fixation-associated infections: an observational prospective study with 229 patients. Clin Microbiol Infect. 2019;25(1):76–81.
13. Renz N, Haupenthal J, Schuetz MA, et al. Hematogenous vertebral osteomyelitis associated with intravascular device-associated infections - A retrospective cohort study. Diagn Microbiol Infect Dis. 2017;88(1):75–81.
14. Nasser R, Kosty JA, Shah S, et al. Risk factors and prevention of surgical site infections following spinal procedures. Global Spine J. 2018;8(4 Suppl):44S–48S.
15. Yao R, Zhou H, Choma TJ, et al. Surgical site infection in spine surgery: who is at risk? Global Spine J. 2018;8(4 Suppl):5S–30S.
16. Lee JJ, Odeh KI, Holcombe SA, et al. Fat thickness as a risk factor for infection in lumbar spine surgery. Orthopedics. 2016;39(6):e1124–e1128.
17. Goz V, Buser Z, D'Oro A, et al. Complications and risk factors using structural allograft versus synthetic cage: analysis 17 783 anterior cervical discectomy and fusions using a national registry. Global Spine J. 2019;9(4):388–392.
18. Chaichana KL, Bydon M, Santiago-Dieppa DR, et al. Risk of infection following posterior instrumented lumbar fusion for degenerative spine disease in 817 consecutive cases. J Neurosurg Spine. 2014;20(1):45–52.
19. Janssen DMC, van Kuijk SMJ, d'Aumerie B, et al. A prediction model of surgical site infection after instrumented thoracolumbar spine surgery in adults. Eur Spine J. 2019;28(4):775–782.
20. Veeravagu A, Patil CG, Lad SP, et al. Risk factors for postoperative spinal wound infections after spinal decompression and fusion surgeries. Spine (Phila Pa 1976). 2009;34(17):1869–1872.
21. Sponseller PD, LaPorte DM, Hungerford MW, et al. Deep wound infections after neuromuscular scoliosis surgery: a multicenter study of risk factors and treatment outcomes. Spine (Phila Pa 1976). 2000;25(19):2461–2466.

22. Cahill PJ, Warnick DE, Lee MJ, et al. Infection after spinal fusion for pediatric spinal deformity: thirty years of experience at a single institution. Spine (Phila Pa 1976). 2010;35(12):1211–1217.

23. Glassman SD, Dimar JR, Puno RM, et al. Salvage of instrumental lumbar fusions complicated by surgical wound infection. Spine (Phila Pa 1976). 1996;21(18):2163–2169.

24. Arens S, Schlegel U, Printzen G, et al. (from 1st ed) Influence of materials for fixation implants on local infection. An experimental study of steel versus titanium DCP in rabbits. J Bone Joint Surg Br. 1996;78(4):647–651.

25. Wright ML, Skaggs DL, Matsumoto H, et al. Does the type of metal instrumentation affect the risk of surgical site infection in pediatric scoliosis surgery? Spine Deform. 2016;4(3):206–210.

26. Miladi L, Gaume M, Khouri N, et al. Minimally invasive surgery for neuromuscular scoliosis: results and complications in a series of one hundred patients. Spine (Phila Pa 1976). 2018;43(16):E968–E975.

27. Kulkarni AG, Patel RS, Dutta S. Does minimally invasive spine surgery minimize surgical site infections? Asian Spine J. 2016;10(6):1000–1006.

28. Blood AG, Sandoval MF, Burger E, et al. Risk and protective factors associated with surgical infections among spine patients. Surg Infect (Larchmt). 2017;18(3):234–249.

29. Shaffer WO, Baisden JL, Fernand R, et al. An evidence-based clinical guideline for antibiotic prophylaxis in spine surgery. Spine J. 2013;13(10):1387–1392.

30. Takemoto RC, Lonner B, Andres T, et al. Appropriateness of twenty-four-hour antibiotic prophylaxis after spinal surgery in which a drain is utilized: a prospective randomized study. J Bone Joint Surg Am. 2015;97(12):979–986.

31. Onishi Y, Masuda K, Tozawa K, et al. Outcomes of an Intraoperative Povidone-Iodine Irrigation Protocol in Spinal Surgery for Surgical Site Infection Prevention. Clin Spine Surg. 2019;32(10):E449–E452.

32. Lemans JVC, Oner FC, Wijdicks SPJ, et al. The efficacy of intrawound vancomycin powder and povidone-iodine irrigation to prevent surgical site infections in complex instrumented spine surgery. Spine J. 2019;19(10):1648–1656.

33. Shirai T, Tsuchiya H, Terauchi R, et al. A retrospective study of antibacterial iodine-coated implants for postoperative infection. Medicine (Baltimore). 2019;98(45):e17932.

34. Fei J, Gu J. Comparison of lavage techniques for preventing incision infection following posterior lumbar interbody fusion. Med Sci Monit. 2017;23:3010–3018.

35. Takeuchi M, Wakao N, Kamiya M, et al. A double-blind randomized controlled trial of the local application of vancomycin versus ampicillin powder into the operative field for thoracic and/or lumbar fusions. J Neurosurg Spine. 2018;29(5):553–559.

36. Karau MJ, Zhang C, Mandrekar JN, et al. Topical vancomycin for treatment of methicillin-resistant Staphylococcus epidermidis infection in a rat spinal implant model. Spine Deform. 2020;8(4):553–559.

37. Hegde V, Park HY, Dworsky E, et al. The use of a novel antimicrobial implant coating in vivo to prevent spinal implant infection. Spine (Phila Pa 1976). 2020;45(6):E305–E311.

38. Muthu S, Ramakrishnan E, Natarajan KK, et al. Risk-benefit analysis of wound drain usage in spine surgery: a systematic review and meta-analysis with evidence summary. Eur Spine J. 202010.1007/s00586-020-06540-2

39. Pennington Z, Lubelski D, Molina C, et al. Prolonged post-surgical drain retention increases risk for deep wound infection after spine surgery. World Neurosurg. 2019;130:e846–e853.

40. Mujagic E, Zeindler J, Coslovsky M, et al. The association of surgical drains with surgical site infections - A prospective observational study. Am J Surg. 2019;217(1):17–23.

41. Ho C, Sucato DJ, Richards BS. Risk factors for the development of delayed infections following posterior spinal fusion and instrumentation in adolescent idiopathic scoliosis patients. Spine (Phila Pa 1976). 2007;32(20):2272–2277.

42. Yin D, Liu B, Chang Y, et al. Management of late-onset deep surgical site infection after instrumented spinal surgery. BMC Surg. 2018;18(1):121.

43. Sierra-Hoffman M, Jinadatha C, Carpenter JL, et al. Postoperative instrumented spine infections: a retrospective review. South Med J. 2010;103(1):25–30.

44. Kowalski TJ, Berbari EF, Huddleston PM, et al. The management and outcome of spinal implant infections: contemporary retrospective cohort study. Clin Infect Dis. 2007;44(7):913–920.

45. Dubee V, Lenoir T, Leflon-Guibout V, et al. Three-month antibiotic therapy for early-onset postoperative spinal implant infections. Clin Infect Dis. 2012;55(11):1481–1487.

46. Stambough JL, Beringer D. Postoperative wound infections complicating adult spine surgery. J Spinal Disord. 1992;5(3):277–285.

47. Margaryan D, Renz N, Bervar M, et al. Spinal implant-associated infections: a prospective multicenter cohort study. Int J Antimicrob Agents. 2020. doi:10.1016/j.ijantimicag.2020.106116.106116.

48. Brook I, Frazier EH. Aerobic and anaerobic microbiology of wound infection following spinal fusion in children. Pediatr Neurosurg. 2000;32(1):20–23.

49. Brook I, Frazier EH. Aerobic and anaerobic microbiology of surgical-site infection following spinal fusion. J Clin Microbiol. 1999;37(3):841–843.

50. Maesani M, Doit C, Lorrot M, et al. Surgical site Infections in pediatric spine surgery: comparative microbiology of patients with idiopathic and nonidiopathic etiologies of spine deformity. Pediatr Infect Dis J. 2016;35(1):66–70.

51. Richards BS. Delayed infections following posterior spinal instrumentation for the treatment of idiopathic scoliosis. J Bone Joint Surg Am. 1995;77(4):524–529.

52. Hahn F, Zbinden R, Min K. Late implant infections caused by Propionibacterium acnes in scoliosis surgery. Eur Spine J. 2005;14(8):783–788.

53. Di Silvestre M, Bakaloudis G, Lolli F, et al. Late-developing infection following posterior fusion for adolescent idiopathic scoliosis. Eur Spine J. 2011;20 Suppl 1:S121–127.

54. Clark CE, Shufflebarger HL. Late-developing infection in instrumented idiopathic scoliosis. Spine (Phila Pa 1976). 1999;24(18):1909–1912.

55. Abbey DM, Turner DM, Warson JS, et al. Treatment of postoperative wound infections following spinal fusion with instrumentation. J Spinal Disord. 1995;8(4):278–283.

56. Khoshbin A, Lysenko M, Law P, et al. Outcomes of infection following pediatric spinal fusion. Can J Surg. 2015;58(2):107–113.

57. Osmon DR, Berbari EF, Berendt AR, et al. Diagnosis and management of prosthetic joint infection: clinical practice guidelines by the Infectious Diseases Society of America. Clin Infect Dis. 2013;56(1):e1–e25.

58. Renz N, Mudrovcic S, Perka C, et al. Orthopedic implant-associated infections caused by Cutibacterium spp. - A remaining diagnostic challenge. PLoS One. 2018;13(8):e0202639.

59. Pumberger M, Burger J, Strube P, et al. Unexpected positive cultures in presumed aseptic revision spine surgery using sonication. Bone Joint J. 2019;101-B(5):621–624.

60. Carlson BC, Hines JT, Robinson WA, et al. Implant sonication versus tissue culture for the diagnosis of spinal implant infection. Spine (Phila Pa 1976). 2020;45(9):E525–E532.

61. Aggarwal D, Kanitkar T, Narouz M, et al. Clinical utility and cost-effectiveness of bacterial 16S rRNA and targeted PCR based diagnostic testing in a UK microbiology laboratory network. Sci Rep. 2020;10(1):7965.

62. Lee JH, Lee JH, Kim JB, et al. Normal range of the inflammation related laboratory findings and predictors of the postoperative infection in spinal posterior fusion surgery. Clin Orthop Surg. 2012;4(4):269–277.

63. Fujita R, Takahata M, Kokabu T, et al. Retrospective study to evaluate the clinical significance of a second rise in C-reactive protein level following instrumented spinal fusion surgery. J Orthop Sci. 2019;24(6):963–968.

64. Dauchy FA, Dutertre A, Lawson-Ayayi S, et al. Interest of [(18)F]fluorodeoxyglucose positron emission tomography/computed tomography for the diagnosis of relapse in patients with spinal infection: a prospective study. Clin Microbiol Infect. 2016;22(5):438–443.

65. Kanayama M, Hashimoto T, Shigenobu K, et al. MRI-based decision making of implant removal in deep wound infection after instrumented lumbar fusion. Clin Spine Surg. 2017;30(2):E99–E103.

66. Winegar BA, Kay MD, Chadaz TS, et al. Update on imaging of spinal fixation hardware. Semin Musculoskelet Radiol. 2019;23(2):e56–e79.

67. Follenfant E, Balamoutoff N, Lawson-Ayayi S, et al. Added value of [(18)F]fluorodeoxyglucose positron emission tomography/computed tomography for the diagnosis of post-operative instrumented spine infection. Joint Bone Spine. 2019;86(4):503–508.

68. Sethi I, Baum YS, Grady EE. Current status of molecular imaging of infection: a primer. Am J Roentgenol. 2019;213(2):300–308.

69. Collins I, Wilson-MacDonald J, Chami G, et al. The diagnosis and management of infection following instrumented spinal fusion. Eur Spine J. 2008;17(3):445–450.

70. Piper KE, Fernandez-Sampedro M, Steckelberg KE, et al. C-reactive protein, erythrocyte sedimentation rate and orthopedic implant infection. PLoS One. 2010;5(2):e9358.

71. Allouni AK, Davis W, Mankad K, et al. Modern spinal instrumentation. Part 2: multimodality imaging approach for assessment of complications. Clin Radiol. 2013;68(1):75–81.

72. Gemmel F, Dumarey N, Palestro CJ. Radionuclide imaging of spinal infections. Eur J Nucl Med Mol Imaging. 2006;33(10):1226–1237.

73. Weinstein MA, McCabe JP, Cammisa FP, Jr. Postoperative spinal wound infection: a review of 2,391 consecutive index procedures. J Spinal Disord. 2000;13(5):422–426.

74. Manet R, Ferry T, Castelain JE, et al. Relevance of modified debridement-irrigation, Aantibiotic therapy and implant retention protocol for the management of surgical site infections: a series of 1694 instrumented spinal surgery. J Bone Jt Infect. 2018;3(5):266–272.

75. Zeng J, Sun X, Sun Z, et al. Negative pressure wound therapy versus closed suction irrigation system in the treatment of deep surgical site infection after lumbar surgery. World Neurosurg. 2019;127:e389–e395.

76. Dudareva M, Kumin M, Vach W, et al. Short or long antibiotic regimes in orthopaedics (SOLARIO): a randomised controlled open-label non-inferiority trial of duration of systemic antibiotics in adults with orthopaedic infection treated operatively with local antibiotic therapy. Trials. 2019;20(1):693.

77. Kim JI, Suh KT, Kim SJ, et al. Implant removal for the management of infection after instrumented spinal fusion. J Spinal Disord Tech. 2010;23(4):258–265.

78. Mok JM, Pekmezci M, Piper SL, et al. Use of C-reactive protein after spinal surgery: comparison with erythrocyte sedimentation rate as predictor of early postoperative infectious complications. Spine (Phila Pa 1976). 2008;33(4):415–421.

79. Ahmed R, Greenlee JD, Traynelis VC. Preservation of spinal instrumentation after development of postoperative bacterial infections in patients undergoing spinal arthrodesis. J Spinal Disord Tech. 2012;25(6):299–302.

80. Betz M, Uckay I, Schupbach R, et al. Short postsurgical antibiotic therapy for spinal infections: protocol of prospective, randomized, unblinded, noninferiority trials (SASI trials). Trials. 2020;21(1):144.

81. Bosch-Nicolau P, Rodriguez-Pardo D, Pigrau C, et al. Acute spinal implant infection treated with debridement: does extended antibiotic treatment improve the prognosis? Eur J Clin Microbiol Infect Dis. 2019;38(5):951–958.

82. Keller SC, Cosgrove SE, Higgins Y, et al. Role of suppressive oral antibiotics in orthopedic hardware infections for those not undergoing two-stage replacement surgery. Open Forum Infect Dis. 2016;3(4):ofw176.

83. Beydoun N, Tandon S, Krengel S, et al. A retrospective chart review on the role of suppressive therapy in the management of spinal infections involving hardware. Open Forum Infect Dis. 2020;7(7):ofaa253.

84. Zimmerli W, Sendi P. Role of rifampin against staphylococcal biofilm infections in Vitro, in animal models, and in orthopedic-device-related infections. Antimicrob Agents Chemother. 2019;63(2).

85. Trampuz A, Zimmerli W. Diagnosis and treatment of infections associated with fracture-fixation devices. Injury. 2006;37 Suppl 2:S59–66.

86. Norris AH, Shrestha NK, Allison GM, et al. 2018 Infectious Diseases Society of America Clinical Practice Guideline for the Management of Outpatient Parenteral Antimicrobial Therapy. Clin Infect Dis. 2019;68(1):e1–e35.

第 25 章
术后胸骨骨髓炎

Parham Sendi，Mihai Constantinescu，and Lars Englberger

概述

胸骨骨髓炎分为原发性和继发性。继发性胸骨骨髓炎病因是外源性细菌感染，常见于正中胸骨切开术后；而原发性胸骨骨髓炎的发病机制是基于原发感染灶经血液或淋巴途径播散（例如，金黄色葡萄球菌菌血症[1]、肺结核[2]）。原发性胸骨骨髓炎较罕见。继发性胸骨骨髓炎绝大多数见于包括冠状动脉搭桥手术、瓣膜修复或置换、主动脉手术和心脏移植等在内的心脏手术的术后继发感染。

通过对胸骨切开术后感染进行广泛文献检索发现了大量术语用于类似的情况[3]。这说明在术后胸骨骨髓炎（postoperative sternal osteomyelitis，PSTOM）中，除了慢性感染外，骨组织与感染的邻近组织之间的界限很难区分。由于胸骨前后的解剖结构，胸骨创口深部感染（deep sternal wound infections，DSWI）或纵隔炎通常累及骨骼。因此，用于 PSTOM 的术语与用于邻近组织感染的术语重叠。大多数关于术后胸骨感染的研究使用 DSWI 这个术语。他们对手术部位感染的定义与 CDC 的一致：①浅表 SWI：仅涉及切口的皮肤或皮下组织；② DSWI：累及切口深层软组织（筋膜和肌肉层）；③纵隔炎：累及胸骨和纵隔间隙[4]。然而，若干因素表明，胸骨创口的深部手术部位感染等同于骨骼的细菌播散。胸肌肌腱邻近胸骨（即胸骨柄和胸骨体的插入部位）。首先，在胸骨切开术后，这些解剖屏障被解除，有利于细菌感染到更深的结构。其次，筋膜靠近环扎固定钢丝也是一个易感因素。最后，在术后早期，无法估计外源性感染的途径。胸骨可能在手术过程中被污染，或者属于皮肤菌群的细菌可能已经通过手术创口入侵。因此，我们认为 DSWI 是一种累及骨骼的感染是合理的。此外，

纵隔炎在解剖学上也明显侵犯胸骨。由于 PSTOM、DSWI 和术后纵隔炎的术语重叠，这些疾病的流行病学、危险因素、微生物学、临床特征、诊断或治疗概念上几乎很少或没有区别。

大多数关于感染发生率的流行病学数据必须严格筛查，因为它们将所有的胸骨切开术后感染总结为 SWI。目前，患者接受心脏手术后的住院日较短（例如，一周内出院）。如未行 30 天、90 天随访检查，感染发生率将被明显低报[5]。总体 SWI 的发生率在术后 30 天约为 5%（3.6% ～ 7.6%）[5-7]，90 天约为 9%[5,7]。不同中心 DSWI 的发病率在 0.8% ～ 3.2% 之间[8-10]。关于慢性胸骨感染的发生率，我们所知甚少。斯堪的纳维亚的一项研究表明，在 12 297 例接受胸骨切开术的患者中，胸骨瘘的累积发病率为 0.23%（$n = 32$）[11]。

除了 CDC 对手术部位感染的解剖分类外[4]，多个专家组主要基于相关手术后出现感染的时间对胸骨感染提出了不同的分类（表 25.1）[12-14]。此分类与典型的临床表现有关，本质上有两个目的。首先，该分类允许病例具有相同的定义，以便在机构内部和机构间具有可比性。其次，分类有助于做出合适的治疗管理方案。根据我们的经验，在胸骨切开术后的前四周内很难区分各种形式的感染。致命的病原体（如金黄色葡萄球菌，革兰氏阴性菌）可在术后的任何时间引起深部化脓性感染。另一方面，根据感染的细菌载量和宿主的免疫状态，低毒性细菌［如凝固酶阴性葡萄球菌，coagulase-negative staphylococci（CNS）］感染相关的 PSTOM 可以在术后早期出现。Van Wingerden 等[15]提出了胸骨切开术后纵隔炎的 AMSTERDAM 分类法。这种分类考虑了胸骨稳定性、骨活力和骨储备，并将每种分类与手术处理和重建分期相统一。然而，该分类没有考虑到生物膜感染的一个重要因

表 25.1　术后胸骨骨髓炎（PSTOM）的分类

	胸骨切开术正中创口感染[12]		术后纵隔炎 与胸骨骨髓炎相关的创口感染，有或无胸骨后间隙感染[13]		术后胸骨纵隔炎[14]	
类型	胸骨切开术后间隔时间	临床表现	胸骨切开术后间隔时间	说明	胸骨切开术后间隔时间	说明
Ⅰ	几天之内	创口分离是否有胸骨不稳定；常无纵隔化脓涉及皮肤病原体	2 周内	无危险因素 *	小于 1 周	非化脓性胸纵隔炎，无软组织或骨坏死
Ⅱ	最初的几周内	重型纵隔炎蜂窝组织炎创口化脓性引流与胸骨和纵隔相通	2～6 周	无危险因素 *	1～3 周	伴有组织坏死的致命感染
Ⅲ	几周或几个月	胸骨或肋软骨弓形成慢性的引流窦道	ⅢA：小于 2 周	一个或多个危险因素 *	1 个月～1 年	慢性的，郁积的感染
Ⅲ			ⅢB：2～6 周	一个或多个危险因素 *		
Ⅳ			ⅣA：小于 2 周	Ⅰ、Ⅱ、ⅢA、ⅢB 型一次治疗失败后		
Ⅳ			ⅣB：2～6	Ⅰ、Ⅱ、ⅢA、ⅢB 型多次治疗失败后		
Ⅴ			大于 6 周	首次出现		

* 此类的危险因素包括糖尿病、肥胖和免疫抑制剂的需求。
我们将 PSTOM 分为急性感染（术后≤4 周）和慢性感染（术后＞4 周），与骨髓炎的一般分类相似（见第 16 章）

素——病程的持续时间。通过病程的长短，我们将 PSTOM 分为急性感染（术后≤4 周）和慢性感染（术后 4 周）。

危险因素

有一些研究调查了胸骨切开术后 DSWI 或纵隔炎风险增加相关的变量。危险因素可分为患者相关或手术相关。手术相关的因素可以进一步细分为术前、术中和术后相关的危险因素。

患者的相关危险因素

这些因素包括糖尿病、肥胖（30 kg/m²）、慢性阻塞性肺疾病、肾衰竭、周围血管疾病和吸烟[9, 11, 16-17]。糖尿病和肥胖一直被列为危险因素，其比值比（ORs）分别为 2.6～5.8 和 1.2～6.5[17-19]。

手术前相关危险因素

鼻腔携带的金黄色葡萄球菌

Kluytmans 等[20] 已经证实，术前由鼻腔转移而来的金黄色葡萄球菌是 SWI 的一个危险因素。此后，一些研究表明术前使用莫匹罗星鼻药膏和洗必泰皂消除鼻腔携带的金黄色葡萄球菌可降低 SWI 的风险[21]。然而，这一预防措施对 PSTOM 的影响（例如，需要治疗的 PSTOM 数量）尚未确切量化[22]。

全身抗生素预防的时间和持续时间

目前数据显示，在切皮前 30 分钟给予 β- 内酰胺类或切皮前 60 分钟给予糖肽类，用以预防手术部位感染有效[23]。如果术前给予 β- 内酰胺类药物为切皮前 60 分钟，感染率将增加 1%，如果术前给予糖肽类药物为切皮前 75 分钟，感染率则增加 1.4%[24]。另有报道称，对高危患者采用分层抗生素预防方案可降低 DSWI 的发生率[25]。

在心脏手术中，抗生素预防的最佳持续时间是 24 h 内还是大于 24 h 一直存在争议。一项荟萃分析回顾了共涉及 7893 名患者的 12 项研究显示[26]，与预防 24 h 相比，延长抗生素预防可降低 DSWI 发生的风险（风险比为 1.68，置信区间为 1.12～2.53）。作者认为这些结论受到使用抗生素方案异质性和研究发表偏倚的限制。更需要强调的是，抗生素预防的使用必须适用于相关机构的政策。

手术中相关危险因素

急诊手术和输血

急诊手术和增加 DSWI 的风险有关[27]。急诊干预措施可能与对血液制品需求的增加有关，而血液制品本身也可能是一个危险因素[9]。

乳内动脉的获取

使用乳内动脉（internal mammary artery，IMA）与 DSWI 有关，特别是在糖尿病患者中[16, 28]。因此，IMA 获取方法变得很重要，带蒂 IMA（动脉及其伴随静脉、筋膜和周围组织）相较骨架化 IMA（仅动脉）获取后，会造成胸骨血流减少，其结果是创口愈合延迟和感染风险增加[29]。在 Benedetto 等[30]的研究中，带蒂 IMA 获取与任何胸骨创伤并发症的风险显著增加相关（OR 1.80，95% 置信区间 1.23 ~ 2.63）。同样，Rubens 等[17]证明了骨架化 IMA 获取在降低总感染发生率方面具有显著效果（OR 0.60，95% CI 0.38 ~ 0.96）。

手术及转流时间

相关研究报道，手术时间和体外循环（cardiopulmonary bypass，CPB）时间延长与 DSWI 风险升高相关[9, 16, 31]。我们可以理解手术时间和感染风险之间有相关性。由于接受胸骨切开术的患者经常存在各种各样的危险因素，确定感染风险升高的精确截止时间存在困难，并且在临床上没有意义。一些研究认为，感染风险升高的阈值为整体手术时间 180 ~ 240 分钟，CPB 时间为 100 ~ 125 分钟[9, 31-32]。

手术后相关危险因素

再次探查和翻修手术是报道最一致的 DSWI 的危险因素[9-10, 31, 33]。其他术后危险因素还包括长时间的重症监护、延长的呼吸机使用时间（72 h）、使用心脏辅助设备（包括主动脉内球囊反搏），及肾替代治疗等。

微生物学

四项研究中的 376 例 DSWI 患者微生物学结果见表 25.2[33-36]。大多数患者为单一微生物感染，慢性 PSTOM 中情况则不同。Tocco 等[37]报道了在 70 例慢性感染患者中 43% 的患者存在多重微生物感染。40% ~ 60% 病例的致病菌是 CNS，第二常见（10% ~ 20%）的病原体是金黄色葡萄球菌。革兰氏阴性菌、肠球菌、链球菌和痤疮丙酸杆菌不常见。微生物感染种类在不同机构和部门，以及不同分析病例之间可能有所不同。在法国的一项研究中，316 名重症监护病房接受治疗的患者中 60% 的急性纵隔炎病例与金黄色葡萄球菌（包括耐甲氧西林金黄色葡萄球菌 methicillin-resistant S. aureus，MRSA）有关。革兰氏阴性菌引起的感染占 16.5%，CNS 感染占 13%[38]。

表 25.2　胸骨创口深部感染患者的微生物学发现

患者数量 / 参考文献	129[35]	91[36]	101[34]	55[33]
微生物	n（%）	n（%）	n（%）	n（%）
单一的微生物	95（74）	80（88）	86（85）	32（58）
多重微生物（多为凝固酶阴性葡萄球菌或金黄色葡萄球菌）	无	11（12）	15（15）	2（4）
凝固酶阴性葡萄球菌	49（38）	56（62）	61（60）	19（36）
金黄色葡萄球菌	9（7）	17（19）	10（10）	8（15）
痤疮丙酸杆菌	13（10）	—	2（2）	2（4）
革兰氏阴性菌	5（4）	7（8）	12（12）[2]	4（10）
其他	8（6）[1]	—	1（1）	5（11）
阴性或缺失	26（20）	4（4）	—	21（38）

百分数取整数。
[1] 数量 / 比例包括其他物种或多个物种。
[2] 革兰氏阴性菌包括肠杆菌、克雷伯杆菌和大肠埃希菌

可能某些病原体与典型的星座和（或）特定的合并症有关。一项关于该假说的研究显示，金黄色葡萄球菌在胸骨稳定的患者中比在胸骨裂开的患者中更常见。而在再次手术的患者出现 DSWI 时，革兰氏阴性菌更为常见。

临床表现

胸骨切开术后前 4 周的 PSTOM

通常早期 PSTOM 的诊断是明确的，因为患者创口裂开、创口溢液和胸骨不稳等典型临床表现出现在手术后的几周内[33]。临床表现为创口裂开，并常伴有浆液性或化脓渗出[35]，另有表现为皮肤有红斑和水肿，与蜂窝织炎一致，偶有捻发音。尽管胸痛经常被报道，但在胸骨切开术后这种症状的重要性很难评估。胸骨不稳定伴化脓性排出物即可诊断 PSTOM，除非有其他原因造成此临床表现。如果潜伏期较长，导致大量细菌繁殖或有致命病原体侵入，则表现为全身炎症症状，如发热、心动过速等，且短时间内可并发菌血症。

胸骨切开术后 4 周后的 PSTOM

临床表现的范围很广。手术切口可以是不明显的，或仅在瘢痕上显示轻微红肿和水肿，然而胸骨溶解在持续进展。另一个临床特征是可能存在胸骨表皮瘘。此类患者往往既往患有浅部或深部 SWI[11]。在慢性 PSTOM 患者中，很大比例的患者表现为创口延迟或未愈合，以及持续性胸骨不稳定。DSWI 的诊断是在术后阶段，但疾病变成慢性的。伤口组织很难形成肉芽，血管化也受损；并且继发了多重微生物（医院获得性）的感染和定植。

实验室检查

DSWI 主要是临床诊断。需要运用诊断步骤来评估疾病的程度和决定给予恰当的手术与药物治疗。

血液检查

白细胞（WBC）计数和 C 反应蛋白（C-reactive protein，CRP）通常升高，但这既无特异性，也无助于诊断。在一项包含 129 例 SWI 患者的研究中，55 例（42.6%）存在深部感染，21 例（16.3%）体温大于 38.5℃；CRP 波动在 7 ～ 576（中位 100）mg/L[35]。

因此，血常规结果可能在总体临床表现中有助于估计感染的程度。

如果疑似 PSTOM，必须进行血培养。菌血症在术后急性纵隔炎患者中很常见。大多数发表的关于菌血症频率的研究都不是最近的。这些研究的病例数从 21 到 107 个不等，结果显示 27%（12/107）～ 57%（12/21）的患者有菌血症[39-40]。血培养阳性结果有助于在相当数量的急性 PSTOM 患者中［61/186（32.8%）～ 16/27（59.3%）］确诊脓毒症[41-42]，特别是金黄色葡萄球菌感染患者［46/60（76.6%）][42]。因此，即使患者没有明显的胸骨创口感染的临床体征，但血液培养结果阳性，必须排查是否患有纵隔炎。

术前取样

这种方法适用于能在 CT 上观察到大量液体聚集或化脓性纵隔炎的情况。一个法国研究所报道，胸骨穿刺是通过胸骨切开术部位插入一根针进行抽吸，此操作对 23 例胸骨切开后纵隔炎的早期诊断具有明显帮助[43]。在 PSTOM 中，如果手术不能在合理时间内进行，或者手术中发病率和死亡率的风险超过保守治疗的潜在益处，这种诊断方法是一种替代方法。根据我们的经验，在大多数情况下，有必要及时手术，首先可以判断创口的深度，其次能进行足够的微生物采样。

术中探查

术中创口的情况是评估感染程度的关键。如果筋膜受损或表现出明显的炎症，或可观察到（胸骨的）环形固定装置，则达到了 DSWI 的诊断标准。如果对浅表感染和深部感染的区别在大体观察上存疑，我们建议考虑为 DSWI。

微生物取样

如果临床允许（如非脓毒症患者），必须在使用抗生素前获得活检样本。应获得软组织和骨活检，并且不建议用棉签获取。骨活检是确诊 PSTOM 所必需的。我们推荐至少三个（最好是六个）样本。活检标本应根据采集的解剖部位标记，并送至微生物学和组织病理学实验室。在首次翻修手术中取样最重要，特别是在创口没有一期闭合的情况下。

根据我们的经验，定殖细菌的数量随着翻修手术次数［即清创术和（或）负压封闭治疗（VAC）交替进行〕和确定二次创面闭合前的时间间隔而增加。这些细菌的致病作用尚不明确（即污染物与继发感染），给抗生素治疗带来挑战。属于皮肤菌群的微生物可能会产生耐药性，并可以迁移到创口。此外，VAC 的泡沫在细菌生物膜形成过程中可以作为细菌的"巢穴"。在接受抗生素治疗的患者中，出现耐药或针对皮肤微生物种群的重复感染的风险不可忽视。在笔者所在机构中，微生物取样只在首次翻修手术中进行，然后在创口关闭前再次进行采样，除非有全身或局部继发感染的迹象会再进行采样。该过程不管涉及的伤口闭合方法如何（如肌皮瓣、二次缝合），在最终干预过程中，微生物学结果的相关性是根据生物学特征和临床过程（即创口愈合）进行评估的。

影像学检查

因为 PSTOM 主要是临床诊断，每一个影像学程序必须有一个特定的诊断目标。原则上，在紧急情况下（如化脓性纵隔炎患者），诊断影像不能延误手术干预。

在纵隔炎中，胸部正位片可显示纵隔增宽，侧位片提示胸骨后气体。在慢性 PSTOM 中，可以检测到金属丝脱位和不常见的骨溶解。为了评估感染程度用以指导治疗，常选择计算机断层扫描（CT）进行检查。CT 在术后早期对于纵隔炎的诊断有很好的敏感性，但特异性不足[45]。值得注意的是，随着技术的迅速发展和 CT 分辨率的提高，液体、软组织和骨骼的区分能力不断提高，但排除胸骨骨髓炎的敏感性仍然很困难。即使在一个顺利的术后恢复过程中，胸骨仍需要几个月，才能显现放射学愈合迹象[46]。然而，胸骨切开术的真正愈合可能与 CT 结果无关。在疾病后期，敏感性保持良好，特异性增加[45, 47]。CT 同样是慢性胸骨骨髓炎的首选影像学检查。磁共振成像在术后早期的作用不大，但对于慢性 PSTOM，有助于鉴别骨和胸骨周围软组织感染。核成像的使用并不被一致推荐，而且经常依赖于院内诊疗和经济因素。Liberatore 等[48]在 12 例患者中使用锝 -99m 六甲基丙烯胺肟（99mTc-HMPAO）标记的白细胞扫描，DSWI 发现的敏感性、特异性和准确性均为 100%。Zhang 等[49]用 PET-CT 对 64 例胸骨骨髓炎患者进行了检查，发现其敏感性为 98.4%，特异性为 94.7%。

治疗

一般概念

PSTOM 的治疗应始终跨学科进行，需要包括心脏外科、传染病、微生物学、整形外科、放射学和重症监护等领域的专科医生。在治疗策略中评估以下因素很重要：①临床表现；②病程及软组织缺损；③病原体。

临床表现

如果临床表现是暴发性的，治疗理念等同于有确切感染病灶的严重脓毒症，即治疗目标是源头控制。诊断必须立即进行，不延误手术干预。静脉经验性抗菌治疗必须在血液培养后进行。抗生素必须对病原微生物（例如金黄色葡萄球菌、革兰氏阴性菌、β - 溶血性链球菌）有效，并且应根据机构政策进行选择；相反，如果没有脓毒综合征的迹象，应进行彻底的感染检查。

病程

对病程的评估显示了感染的程度，有助于决定是否拆除、更换或保留胸骨固定金属丝，并可以指导早期大面积软组织覆盖计划。胸骨感染进展的时间越长，之前分离的骨组织就越有可能组织缺如。很明显，SWI 必须早发现、早治疗。治疗越早，干预越简单，治疗效果越好。一般来说，胸骨切开术后的创口愈合障碍，不论其严重程度如何，必须立即交由可靠的心脏外科医生进行评估。

病原

有些病原体难以根除，因为它们能够具有建立明显生物膜、缓慢复制或产生耐药性的能力。例如金黄色葡萄球菌的小菌落变种，多重耐药革兰氏阴性菌和真菌[50-51]。考虑到胸骨血管化可能没有达到最佳，并且抗生素渗透到组织的能力受损，这个问题变得很重要[52]。因此，病原体的特性会影响治疗策略，对于难以治疗的病原体，应及早评估替代策略，以防止潜在的治疗失败。

急性 PSTOM

治疗的目的是保留胸骨。探查创口，对骨骼和软骨仔细清创，以及去除坏死组织是手术干预的关键。

往往在二次闭合前，首次翻修手术积极干预。骨活力的程度是通过刺激胸骨的边缘，并去除纤维组织来评估的。这一措施有助于减少后续翻修手术的并发症，并在切口关闭前便于切除胸骨边缘（如果有必要切除）。必须固定不稳定的胸骨，在清创之后，可以一期缝合或二期缝合，用负压封闭引流来覆盖创口。有几个因素影响是否选择一期缝合或二期缝合：炎症的程度（如大量脓，浑浊液体）、坏死组织的数量、病程、创面大小、骨的一致性（如有多个分散的碎片），和适应创口边缘的难易（如患者的体重指数）。当创面深层组织严重发炎时，关闭创口会面临失败的高风险。虽然在某些病例中可以进行一期缝合，但大多数患者选择的治疗方案是先采用 VAC，再进行二期缝合。VAC 疗法已被证明对胸壁周围的血流有积极的影响[53]，肉芽组织的形成也得到增强，二次创面愈合速度快于开放创面[54]。在一项 meta 分析中，VAC治疗缩短了住院时间 7.2 天（CI 95%：3.5 ～ 10.8），但对死亡率没有显著影响[55]。基于这些争议，许多外科医生倾向于在初次创面清创后常规开始 VAC 治疗，观察创面愈合情况，并等待微生物学实验室的结果。在二次闭合之前，治疗时间与 VAC 更换和创面清洁相关，但通常不进行或只行轻微的清创术（如少量清除边缘坏死组织）。我们不建议在每次 VAC 更换期间获取样本，因为孤立的微生物可能反映选择性的或迁移的皮肤菌群。VAC 治疗的时间应该被认为是一种短期过渡措施，因为它可能促进耐药菌的重复感染[33, 44, 56]。因此，我们建议在闭合创口前即刻获取活检样本。

保留或更换固定钢丝

翻修手术常常与清除异物相一致。因为稳定的骨头愈合得更好，且不易感染，所以胸骨必须重新环扎固定。移除固定钢丝的基本原理是细菌可能黏附在异物材料上导致生物膜形成。这种多细胞基质难以根除，并导致持续感染。发病机制主要来源于骨科植入物相关感染的研究。然而，在这些感染中，有一些（感染情况下）需要保留异体材料。这种手术最重要的因素是病程长短。与骨科植入物相关感染类似，病程较短（如少于 3 周[57]）的预后最好。在笔者所在机构，如果病程为一周或更短，固定钢丝会保留。当病程为 1 ～ 3 周时这个决定会有一个灰色地带。在这些病例中，对单个患者的几个因素进行评估。在骨边缘裂开的情况下，可使用额外的环扎复位胸骨（例

如 8 字环扎，Robicsek 技术）或者使用胸骨钢板[58]。如果病程超过三周，则需要更换胸骨固定钢丝。由于胸骨不稳定，我们不赞成环扎固定分两阶段。对于化脓性骨髓炎，需进行 2 ～ 3 天的不固定胸骨治疗。

早期和创口延期二次缝合

正如在大样本研究[59]中所显示得那样，尽管 VAC 疗法是成功治疗观念的重要组成部分，仍然可能会发生一些并发症（例如出血，少部分会发生右心室破裂[60]）。反复进行清创术和 VAC 更换有发生胸骨破裂或继发性感染的风险[33, 61]。因为细菌负荷随着时间延长而增加，所以早期闭合创口是有意义的。另一方面，过早闭合的创口（例如，在出现肉芽形成迹象之前）可能不会愈合。有几项研究报道，大多数患者在 7 ～ 10 天内发现了创口肉芽组织[54, 62-63]。在VAC 治疗中，应在必要和尽量缩短时间之间达到最佳平衡。在关闭创口之前，必须有足够的胸骨血管化和肉芽形成，同时必须没有显著的全身临床体征和炎症反应的实验室迹象。因此，感染程度决定了最终翻修手术或 VAC 的次数，以及初次翻修手术和创口二期缝合之间的时间间隔。这再次说明了 SWI 早期发现和快速干预的重要性。病程越短，感染范围越小，创口愈合越早[64]。

慢性 PSTOM

在这些感染中，骨溶解随着时间的推移而进展。必须清除所有异物，部分或全部切除胸骨。此外，可能有必要切除受感染的肋软骨或感染的胸锁关节。如果感染区涉及多个肋部，积极切除可导致胸部不稳定。在这些情况下，感染累及的肋部必须行细致的清创术，随后延长抗菌治疗时间。在慢性 PSTOM 中，手术干预会导致组织缺损，需要用皮瓣覆盖。在笔者所在机构中，慢性 PSTOM 病例需要接受跨学科管理，经常在一次手术中切除骨和覆盖皮瓣。

在有多种并发症的患者中，应该注意到干预的侵略性和复杂性，手术本身有相当高的发病率和死亡率。在某些患者中，可能考虑延长抗生素治疗，如下所述。

软组织重建

在评估何时缝合创口之前，早期评估是否可以在没有皮瓣覆盖的情况下缝合是很重要的。复杂病程的指标有持续感染、创口愈合不良、肉芽形成或大面积创口。在慢性感染中，经常需要用皮瓣进行胸骨

重建。使用肌肉或肌皮瓣有几个优点。首先，皮瓣会将自身血管丰富的组织带入创面床，从而促进创口愈合，同时也促进了抗生素渗透到感染区域。其次，可以实现胸壁的稳定[65]。最后，无效腔被消除，形成一个解剖屏障，阻止细菌群从一个区域迁移到另一个区域。

覆盖的时间不仅取决于患者的一般情况，也取决于创面床的情况。因此，彻底评估胸骨旁组织的状况是很重要的。对于创面愈合不良、肉芽组织少的患者，皮瓣可能无法在创面上愈合。然后出现皮瓣裂开、部分或完全的皮瓣缺损，结果造成感染持续或复发。因此，在皮瓣覆盖之前，必须进行彻底和积极的清创以获得有活性的创面。

有四种主要可供选择的皮瓣来覆盖胸骨创口。如果创面相对较小，可以使用单侧或双侧胸大肌（pectoralis major muscle，PEC）来消除无效腔，然后直接缝合或行皮肤移植[9]。对于较大的缺损，可以使用腹部或背部肌皮瓣。从腹部，可以切取腹直肌肌皮瓣（vertical rectus abdominis myocutaneous flap，VRAM）和大网膜瓣，并转移至胸骨缺损处[66]。从背部使用背阔肌皮瓣（latissimus dorsi flap，LAT）是一个方便的解决方案。作者很少使用网膜瓣，因为它需要打开第二体腔，这涉及额外的潜在发病率。综上所述，最常用的是胸大肌皮瓣[67-68]。总而言之，皮瓣的选择取决于缺损的大小、解剖位置、可用的血液供应、以前干预手术的切口和患者的合并症等情况。

抗菌治疗的观念

我们应用与一般骨髓炎相似的理念来治疗 PSTOM。在第 18 章表 18.5、第 20 章和第 21 章有详细的讲述。在取样进行微生物学检查后，开始经验性静脉抗菌治疗。抗生素的选择是基于：①临床表现（脓毒性与非脓毒性）；②与这种临床表现相关的常见病原体（如金黄色葡萄球菌、革兰氏阴性杆菌或 CNS）；③当地抗微生物药物耐药性监测结果（如耐甲氧西林金黄色葡萄球菌的流行情况）。在明确致病菌后，治疗应相应地调整。在大多数情况下，应持续静脉治疗，直到创口二次闭合（例如，7～14 天）。然后，如果病原体对具有良好生物利用度的抗生素敏感，则改为口服抗生素（见第 7 章、第 18 章、第 24 章）。因为我们认为固定钢丝是异物，所以在葡萄球菌感染的 PSTOM 中给予利福平。在一项包括 100 例葡萄球菌所致 DSWI 患者的研究中，研究人员分析了感染结局

与抗生素治疗方案的关系[69]。在多变量分析中，含有利福平的抗生素方案是与较低的治疗失败风险相关的唯一因素。这种制剂总是与另一种化合物结合，而且病原体必须对利福平敏感。利福平使用前创口应闭合和干燥，并取出所有的引流管。这一观念背后的基本原理是，皮肤微生物群中出现耐利福平葡萄球菌导致继发感染的风险。总的治疗时间取决于感染是急性还是慢性，以及手术治疗的细致程度。以下建议适用于类似情况，必须根据患者的具体情况进行调整：

- 急性 PSTOM 伴完全感染骨切除：2 周。
- 急性 PSTOM 伴不切除骨的清创术：4～6 周。
- 慢性 PSTOM 伴完全感染骨切除：2 周。
- 慢性 PSTOM 伴不完全骨切除：6 周至 3 个月。

在停止治疗之前，需要行临床和实验室检查（偶尔行放射检查）。

Tocco 等[37]回顾了 45 例仅接受 6～18 个月抗生素治疗的慢性胸骨骨髓炎患者。所有患者均痊愈。在选定的多名病患者中，仅采用药物治疗是一种可考虑的选择。无论采用何种治疗方式，都需要进行彻底的随访（≥ 1 年），包括临床和放射学检查，以控制治疗的成功率。

典型案例

案例 1：有危险因素的患者发生急性 PSTOM

一位 65 岁男性患者，因冠状动脉疾病、主动脉瓣重度狭窄和二尖瓣关闭不全就诊于笔者所在中心。既往病史包括阵发性心房颤动、胰岛素依赖型糖尿病、病态肥胖（BMI 38 kg/m²）、慢性肾功能不全、动脉高血压；三支冠状动脉搭桥术、主动脉瓣和二尖瓣修复（使用成形环成形）置换。术后恢复顺利。术后 25 天，患者出现发热（39.4℃）和脓毒性休克的临床症状。开始以哌拉西林他唑巴坦经验性抗菌治疗（4.5 g 静脉注射，每 8 小时 1 次）。血常规提示：白细胞计数 14.2×10⁹/L［正常（3～10）×10⁹/L］，CRP 为 193 mg/L（正常 < 5 mg/L）。胸骨切口水肿、红肿、压痛。CT 扫描显示胸骨积液和胸骨切开术后裂开（图 25.1）。经食管超声心动图没有任何病理发现。一天后，血液培养提示金黄色葡萄球菌生长。治疗改为氟氯西林（2 g 静脉滴注，每 6 小时 1 次）。血流动力学稳定后，探查胸骨创口，引流脓肿，仔细清创

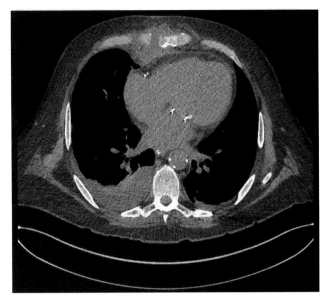

图 25.1　CT 扫描显示在胸骨区有液体聚集和胸骨切开术后裂开（案例 1）

胸骨。拆除固定钢丝并应用 VAC 创口敷料。在常规 VAC 敷料更换过程中，胸骨创口下面的组织有肉芽的迹象（图 25.2）。在初始清创术后 6 天，仔细清创剩下的胸骨部分之后，利用双侧带蒂的胸大肌皮瓣重建潜在的骨缺损。接下来的术后过程都很顺利。静脉注射抗生素 4 周后，口服磺胺甲噁唑 / 甲氧苄氨嘧啶（800/160 mg，每 8 小时 1 次），连续 2 周。在一年的随访检查中，患者无感染。

学习要点

- 该患者既往患有糖尿病和病态肥胖，这两个是胸骨创口感染的主要危险因素。
- 骨缺损必须仔细清创，经过短时间的 VAC 过渡治疗，用肌瓣覆盖明显的软组织缺损。

案例 2：慢性 PSTOM 的复杂处理

一位 68 岁男性患者，因慢性 PSTOM 就诊于笔者所在中心。他在 14 个月前接受了双侧肺移植。术后由于创口愈合延迟、VAC 治疗时间延长、创口延期缝合等导致病程复杂。由于胸骨疼痛加重一个月，他联系了他的移植外科医生。就诊前 5 天，患者观察到瘢痕呈红色（图 25.3）。否认寒战或发热。经临床查体，患者情况稳定，胸骨压痛。血常规提示 WBC 计数 3.5×10^9/L ［正常（3 ~ 10）$\times 10^9$/L］，CRP 35 mg/L（正常 < 5 mg/L）。CT 提示胸骨柄水平皮下脂肪组织肿胀，胸骨腹侧显示致密团块，胸骨柄背面低密度增强形成（图 25.4）。手术治疗包括去除所有异物，并完全切除胸骨的上部和下部。获取微生物样本，用背阔肌皮瓣覆盖大面积缺损。细菌培养提示表皮梭状芽胞杆菌生长，对除苯唑西林、克林霉素、红霉素和多西环素以外的抗生素敏感。予以静脉注射高剂量万古霉素。因为所有固定钢丝都已清除，所以未配伍利福平。术后恢复顺利。患者出院后，改用复方磺

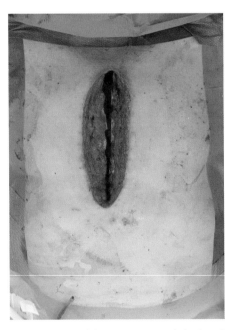

图 25.2　胸骨经过仔细清创和六天 VAC 治疗后显示下层组织有肉芽的迹象（案例 1）（彩图见文后）

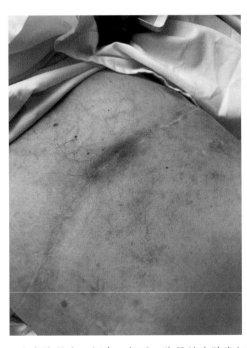

图 25.3　患者胸骨窗口闭合一年后，胸骨处皮肤发红，明显肿胀，患者伴有明显疼痛和发热（案例 2）（彩图见文后）

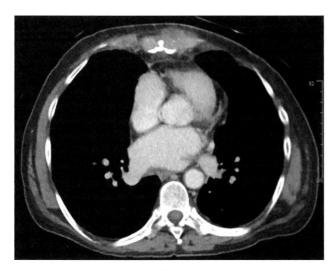

图 25.4　慢性胸骨骨髓炎患者的 CT 扫描。图像显示胸骨柄背面低密度增强形成（案例 2）

胺甲噁唑（1 片双强度片剂口服，8 小时一次）治疗，直至 2 周治疗疗程结束。一年后，患者状况良好。

学习要点

- 长期使用 VAC 治疗和延迟创口闭合可能与低毒性微生物感染有关（即皮肤菌群）。
- PSTOM 一般不能单独用抗生素治疗。
- 切除所有感染的骨组织后，短期抗生素疗程足够。

参考文献

1. Platt MA, Ziegler K. Primary sternal osteomyelitis with bacteremia and distal seeding. J Emerg Med 2012; 43(2): e93–95.
2. Vasa M, Ohikhuare C, Brickner L. Primary sternal tuberculosis osteomyelitis: A case report and discussion. Can J Infect Dis Med Microbiol 2009; 20(4): e181–184.
3. van Wingerden JJ, de Mol BA, van der Horst CM. Defining post-sternotomy mediastinitis for clinical evidence-based studies. Asian Cardiovasc Thorac Ann 2016; 24(4): 355–363.
4. Horan TC, Gaynes RP, Martone WJ, et al. CDC definitions of nosocomial surgical site infections, 1992: a modification of CDC definitions of surgical wound infections. Am J Infect Control 1992; 20(5): 271–274.
5. Jonkers D, Elenbaas T, Terporten P, et al. Prevalence of 90-days postoperative wound infections after cardiac surgery. Eur J Cardiothorac Surg 2003; 23(1): 97–102.
6. Berg TC, Kjorstad KE, Akselsen PE, et al. National surveillance of surgical site infections after coronary artery bypass grafting in Norway: incidence and risk factors. Eur J Cardiothorac Surg 2011; 40(6): 1291–7.
7. Dhadwal K, Al-Ruzzeh S, Athanasiou T, et al. Comparison of clinical and economic outcomes of two antibiotic prophylaxis regimens for sternal wound infection in high-risk patients following coronary artery bypass grafting surgery: a prospective randomised double-blind controlled trial. Heart 2007; 93(9): 1126–1133.
8. Friberg O, Dahlin LG, Soderquist B, et al. Influence of more than six sternal fixation wires on the incidence of deep sternal wound infection. Thorac Cardiovasc Surg 2006; 54(7): 468–473.
9. Strecker T, Rosch J, Horch RE, et al. Sternal wound infections following cardiac surgery: risk factor analysis and interdisciplinary treatment. Heart Surg Forum 2007; 10(5): E366–371.
10. Kubota H, Miyata H, Motomura N, et al. Deep sternal wound infection after cardiac surgery. J Cardiothorac Surg 2013; 8: 132.
11. Steingrimsson S, Gustafsson R, Gudbjartsson T, et al. Sternocutaneous fistulas after cardiac surgery: incidence and late outcome during a ten-year follow-up. Ann Thorac Surg 2009; 88(6): 1910–1915.
12. Pairolero PC, Arnold PG. Management of infected median sternotomy wounds. Ann Thorac Surg 1986; 42(1): 1–2.
13. El Oakley RM, Wright JE. Postoperative mediastinitis: classification and management. Ann Thorac Surg 1996; 61(3): 1030–1036.
14. Robicsek F. Postoperative sterno-mediastinitis. Am Surg 2000; 66(2): 184–192.
15. van Wingerden JJ, Ubbink DT, van der Horst CM, de Mol BA. Poststernotomy mediastinitis: a classification to initiate and evaluate reconstructive management based on evidence from a structured review. J Cardiothorac Surg 2014; 9: 179.
16. Meszaros K, Fuehrer U, Grogg S, et al. Risk factors for sternal wound infection after open heart operations vary according to type of operation. Ann Thorac Surg 2016; 101(4): 1418–1425.
17. Rubens FD, Chen L, Bourke M. Assessment of the Association of Bilateral Internal Thoracic Artery Skeletonization and Sternal Wound Infection After Coronary Artery Bypass Grafting. Ann Thorac Surg 2016; 101(5): 1677–1682.
18. Singh K, Anderson E, Harper JG. Overview and management of sternal wound infection. Semin Plast Surg 2011; 25(1): 25–33.
19. Ghanta RK, LaPar DJ, Zhang Q, et al. obesity increases risk-adjusted morbidity, mortality, and cost following cardiac surgery. J Am Heart Assoc 2017; 6(3).
20. Kluytmans JA, Mouton JW, Ijzerman EP, et al. Nasal carriage of Staphylococcus aureus as a major risk factor for wound infections after cardiac surgery. J Infect Dis 1995; 171(1): 216–219.
21. Kluytmans JA, Mouton JW, VandenBergh MF, et al. Reduction of surgical-site infections in cardiothoracic surgery by elimination of nasal carriage of Staphylococcus aureus. Infect Control Hosp Epidemiol 1996; 17(12): 780–785.
22. Verhoeven PO, Gagnaire J, Botelho-Nevers E, et al. Detection and clinical relevance of Staphylococcus aureus nasal carriage: an update. Expert Rev Anti Infect Ther 2014; 12(1): 75–89.
23. Kappeler R, Gillham M, Brown NM. Antibiotic prophylaxis for cardiac surgery. J Antimicrob Chemother 2012; 67(3): 521–522.
24. Koch CG, Nowicki ER, Rajeswaran J, et al. When the timing is right: Antibiotic timing and infection after cardiac surgery. J Thorac Cardiovasc Surg 2012; 144(4): 931-7 e4.
25. Reineke S, Carrel TP, Eigenmann V, et al. Adding vancomycin to perioperative prophylaxis decreases deep sternal wound infections in high-risk cardiac surgery patients. Eur J Cardiothorac Surg 2018; 53(2): 428–434.
26. Mertz D, Johnstone J, Loeb M. Does duration of perioperative antibiotic prophylaxis matter in cardiac surgery? A systematic review and meta-analysis. Ann Surg 2011; 254(1): 48–54.
27. Sakamoto H, Fukuda I, Oosaka M, Nakata H. Risk factors and treatment of deep sternal wound infection after cardiac operation. Ann Thorac Cardiovasc Surg 2003; 9(4): 226–232.
28. Centofanti P, Savia F, La Torre M, et al. A prospective study of prevalence of 60-days postoperative wound infections after cardiac surgery. An updated risk factor analysis. J Cardiovasc Surg (Torino) 2007; 48(5): 641–646.
29. Peterson MD, Borger MA, Rao V, et al. Skeletonization of bilateral internal thoracic artery grafts lowers the risk of sternal infection in patients with diabetes. J Thorac Cardiovasc Surg 2003; 126(5): 1314–1319.
30. Benedetto U, Altman DG, Gerry S, et al. Pedicled and skeletonized single and bilateral internal thoracic artery grafts and the incidence of sternal wound complications: Insights from the Arterial Revascularization Trial. J Thorac Cardiovasc Surg 2016; 152(1): 270–276.
31. Mannien J, Wille JC, Kloek JJ, van Benthem BH. Surveillance and epidemiology of surgical site infections after cardiothoracic surgery in The Netherlands, 2002-2007. J Thorac Cardiovasc Surg 2011; 141(4): 899–904.
32. Bitkover CY, Gardlund B. Mediastinitis after cardiovascular operations: a case-control study of risk factors. Ann Thorac Surg 1998; 65(1): 36–40.
33. Chan M, Yusuf E, Giulieri S, et al. A retrospective study of deep sternal wound infections: clinical and microbiological characteristics, treatment, and risk factors for complications. Diagn Microbiol Infect Dis 2016; 84(3): 261–265.
34. Sjogren J, Gustafsson R, Nilsson J, et al. Clinical outcome after poststernotomy mediastinitis: vacuum-assisted closure versus conventional treatment. Ann Thorac Surg 2005; 79(6): 2049–2055.
35. Friberg O, Svedjeholm R, Kallman J, Soderquist B. Incidence, microbiological findings, and clinical presentation of sternal wound infections after cardiac surgery with and without local gentamicin prophylaxis. Eur J Clin Microbiol Infect Dis 2007; 26(2): 91–97.
36. Tegnell A, Isaksson B, Granfeldt H, Ohman L. Changes in the appearance and treatment of deep sternal infections. J Hosp Infect 2002; 50(4): 298–303.
37. Tocco MP, Ballardini M, Masala M, Perozzi A. Post-sternotomy chronic osteomyelitis: is sternal resection always necessary? Eur J Cardiothorac Surg 2013; 43(4): 715–721.
38. Trouillet JL, Vuagnat A, Combes A, et al. Acute poststernotomy mediastinitis managed with debridement and closed-drainage aspiration: factors associated with death in the intensive care unit. J Thorac Cardiovasc Surg 2005; 129(3): 518–524.
39. Farinas MC, Gald Peralta F, Bernal JM, et al. Suppurative mediastinitis after open-heart surgery: a case-control study covering a seven-year period in Santander, Spain. Clin Infect Dis 1995; 20(2): 272–279.
40. Bor DH, Rose RM, Modlin JF, et al. Mediastinitis after cardiovascular surgery. Rev Infect Dis 1983; 5(5): 885–897.
41. Kohman LJ, Coleman MJ, Parker FB, Jr. Bacteremia and sternal infection after coronary artery bypass grafting. Ann Thorac Surg 1990; 49(3): 454–457.
42. Fowler VG, Jr., Kaye KS, Simel DL, et al. Staphylococcus aureus bacteremia after median sternotomy: clinical utility of blood culture results in the identification of postoperative mediastinitis. Circulation 2003; 108(1): 73–78.
43. Benlolo S, Mateo J, Raskine L, et al. Sternal puncture allows an early diagnosis of poststernotomy mediastinitis. J Thorac Cardiovasc Surg 2003; 125(3): 611–617.
44. Yusuf E, Jordan X, Clauss M, et al. High bacterial load in negative pressure wound therapy (NPWT) foams used in the treatment of chronic wounds. Wound Repair Regen 2013; 21(5): 677–681.
45. Jolles H, Henry DA, Roberson JP, et al. Mediastinitis following median sternotomy: CT findings. Radiology 1996; 201(2): 463–466.
46. Bitkover CY, Cederlund K, Aberg B, Vaage J. Computed tomography of the sternum and mediastinum after median sternotomy. Ann Thorac Surg 1999; 68(3): 858–863.
47. Gur E, Stern D, Weiss J, et al. Clinical-radiological evaluation of poststernotomy wound infection. Plast Reconstr Surg 1998; 101(2): 348–355.
48. Liberatore M, Fiore V, D'Agostini A, et al. Sternal wound infection revisited. Eur J Nucl Med 2000; 27(6): 660–667.
49. Zhang R, Feng Z, Zhang Y, et al. Diagnostic value of fluorine-18 deoxyglucose positron emission tomography/computed tomography in deep sternal wound infection. J Plast Reconstr Aesthet Surg 2018; 71(12): 1768–1776.
50. Sendi P, Rohrbach M, Graber P, et al. Staphylococcus aureus small colony variants in prosthetic joint infection. Clin Infect Dis 2006; 43(8): 961–967.
51. Phan TQ, Depner C, Theodorou P, et al. Failure of secondary wound closure after sternal wound infection following failed initial operative treatment: causes and treatment. Ann Plast Surg 2013; 70(2): 216–221.
52. Andreas M, Zeitlinger M, Hoeferl M, et al. Internal mammary artery harvesting influences antibiotic penetration into presternal tissue. Ann Thorac Surg 2013; 95(4): 1323–1329; discussion 9–30.
53. Petzina R, Gustafsson L, Mokhtari A, et al. Effect of vacuum-assisted closure on blood flow in the peristernal thoracic wall after internal mammary artery harvesting. Eur J Cardiothorac Surg 2006; 30(1): 85–89.
54. Doss M, Martens S, Wood JP, et al. Vacuum-assisted suction drainage versus conventional treatment in the management of poststernotomy osteomyelitis. Eur J Cardiothorac Surg 2002; 22(6): 934–938.
55. Damiani G, Pinnarelli L, Sommella L, et al. Vacuum-assisted closure therapy for patients with infected sternal wounds: a meta-analysis of current evidence. J Plast Reconstr Aesthet Surg

2011; 64(9): 1119–1123.

56. Yusuf E, Chan M, Renz N, Trampuz A. Current perspectives on diagnosis and management of sternal wound infections. Infect Drug Resist 2018; 11: 961–968.

57. Zimmerli W, Widmer AF, Blatter M, et al. Role of rifampin for treatment of orthopedic implant-related staphylococcal infections: a randomized controlled trial. Foreign-Body Infection (FBI) Study Group. Jama 1998; 279(19): 1537–1541.

58. Wang W, Wang S. Titanium plate fixation versus conventional approach in the treatment of deep sternal wound infection. J Cardiothorac Surg 2016; 11: 46.

59. Baillot R, Cloutier D, Montalin L, et al. Impact of deep sternal wound infection management with vacuum-assisted closure therapy followed by sternal osteosynthesis: a 15-year review of 23,499 sternotomies. Eur J Cardiothorac Surg 2010; 37(4): 880–887.

60. Abu-Omar Y, Naik MJ, Catarino PA, Ratnatunga C. Right ventricular rupture during use of high-pressure suction drainage in the management of poststernotomy mediastinitis. Ann Thorac Surg 2003; 76(3): 974; author reply -5.

61. Bapat V, El-Muttardi N, Young C, et al. Experience with Vacuum-assisted closure of sternal wound infections following cardiac surgery and evaluation of chronic complications associated with its use. J Card Surg 2008; 23(3): 227–233.

62. Cowan KN, Teague L, Sue SC, Mahoney JL. Vacuum-assisted wound closure of deep sternal infections in high-risk patients after cardiac surgery. Ann Thorac Surg 2005; 80(6): 2205–2212.

63. Gustafsson R, Johnsson P, Algotsson L, et al. Vacuum-assisted closure therapy guided by C-reactive protein level in patients with deep sternal wound infection. J Thorac Cardiovasc Surg 2002; 123(5): 895–900.

64. Wu L, Chung KC, Waljee JF, et al. A national study of the impact of initial débridement timing on outcomes for patients with deep sternal wound infection. Plast Reconstr Surg 2016; 137(2): 414e–423e.

65. Cabbabe EB, Cabbabe SW. Surgical management of the symptomatic unstable sternum with pectoralis major muscle flaps. Plast Reconstr Surg 2009; 123(5): 1495–1498.

66. Vyas RM, Prsic A, Orgill DP. Transdiaphragmatic omental harvest: a simple, efficient method for sternal wound coverage. Plast Reconstr Surg 2013; 131(3): 544–552.

67. Watanabe H, Uemura T, Yanai T, et al. Less invasive management of tissue deficits for deep sternal wound infections. Plast Reconstr Surg Glob Open 2020; 8(4): e2776.

68. Wyckman A, Abdelrahman I, Steinvall I, et al. Reconstruction of sternal defects after sternotomy with postoperative osteomyelitis, using a unilateral pectoralis major advancement muscle flap. Sci Rep 2020; 10(1): 8380.

69. Khanlari B, Elzi L, Estermann L, et al. A rifampicin-containing antibiotic treatment improves outcome of staphylococcal deep sternal wound infections. J Antimicrob Chemother 2010; 65(8): 1799–1806.

彩　图

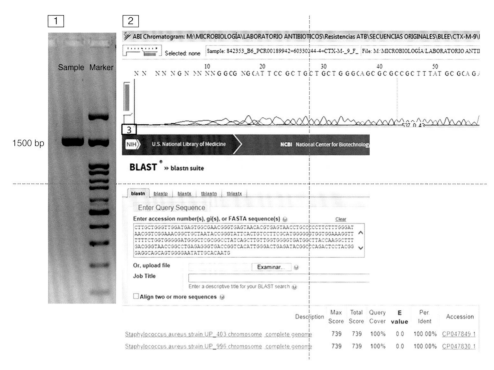

图 4.1　细菌和真菌的广谱 PCR 方案。根据相应的基因组区域：①使用针对所有（普遍的）细菌或真菌中存在的保守区的引物来扩增 DNA 片段；②对多态区进行测序；③对物种进行鉴定。资料来源：ABI 色谱图和美国国立卫生研究院

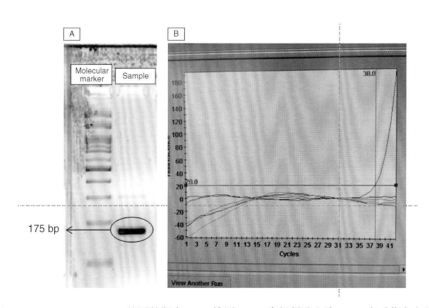

图 4.2　Kingella kingae cpn60 基因的靶向 PCR 检测：**A**，常规凝胶电泳；**B**，实时荧光定量 PCR

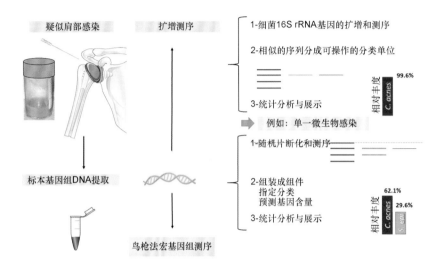

图 4.3 下一代基因测序，包括样品制备和生物信息学分析

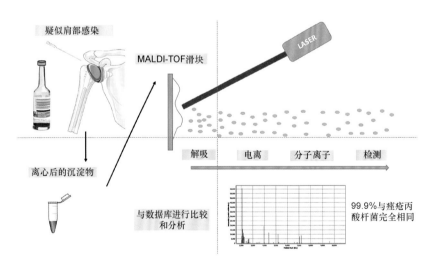

图 4.4 MALDI-TOF 的分析性能

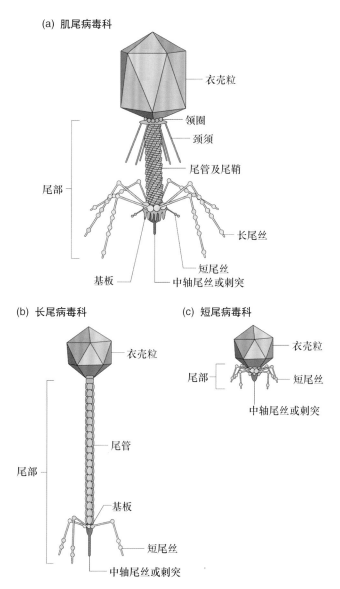

(a) 肌尾病毒科

衣壳粒

领圈

颈须

尾管及尾鞘

尾部

长尾丝

短尾丝

基板

中轴尾丝或刺突

(b) 长尾病毒科

衣壳粒

尾部

尾管

基板

短尾丝

中轴尾丝或刺突

(c) 短尾病毒科

衣壳粒

尾部

短尾丝

中轴尾丝或刺突

图 5.1　尾病毒科的代表性结构。所有尾病毒科成员都有衣壳：包裹与保护基因组，并将其连接到尾部。（**a**）肌尾病毒科噬菌体是唯一具有可收缩尾鞘的尾病毒科成员；（**b**）属于肌尾病毒科和长尾病毒科家族的两种噬菌体在尾部远端都有一个基板，其上附着受体结合蛋白（RBPs），如短尾丝和中轴尾丝；（**c**）短尾病毒科噬菌体无基板，RBP 直接附着于尾巴上。此外，长尾病毒科和短尾病毒科还有一个中轴尾丝或棘突，从尾部或基板的远端突出。经 Nobrega 等许可转载[10]

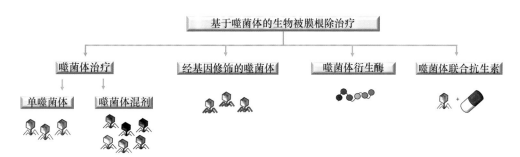

基于噬菌体的生物被膜根除治疗

噬菌体治疗

经基因修饰的噬菌体

噬菌体衍生酶

噬菌体联合抗生素

单噬菌体

噬菌体混剂

图 5.2.　根除生物被膜感染的主要噬菌体疗法。经 Ferriol-González 和 Domingo-Calap 许可转载[20]

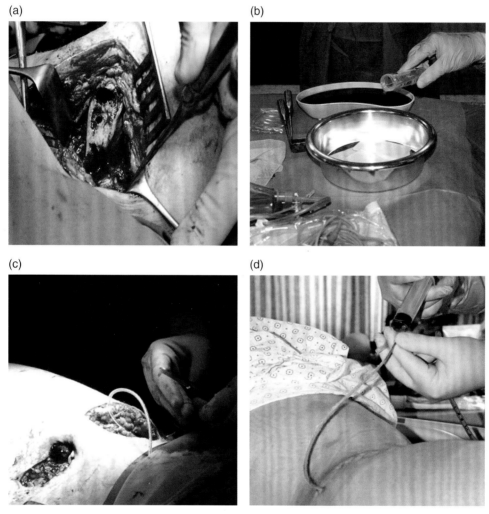

图 5.3　骨盆骨髓炎的噬菌体治疗（病原体：广谱耐药性铜绿假单胞菌）。（**a**）清除异物和对坏死组织进行外科清创；（**b**）制备用噬菌体溶液浸渍伤口的填充物；（**c**）伤口闭合前插入输液管；（**d**）在用碳酸氢盐缓冲液对伤口进行预处理后（超过一周），再每日口服 50 ml 噬菌体悬液。经 Vogt 等许可转载[43]

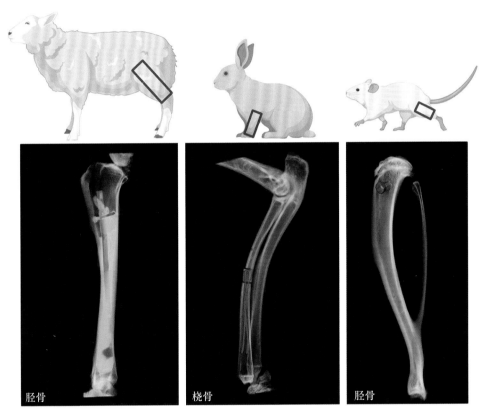

图 7.1　在一个共同作者的实验室中，骨与关节感染临床前研究使用的不同物种示例。绵羊慢性骨髓炎模型（左）被用于确认新型局部抗生素载体（淡蓝色为抗生素负载水凝胶）在锁定型髓内钉中的有效性；兔桡骨缺损模型用来比较抗生素洗脱支架清除感染的能力；大鼠胫骨螺钉模型，用以探究合并症对骨溶解、抗生素治疗以及骨修复过程的影响

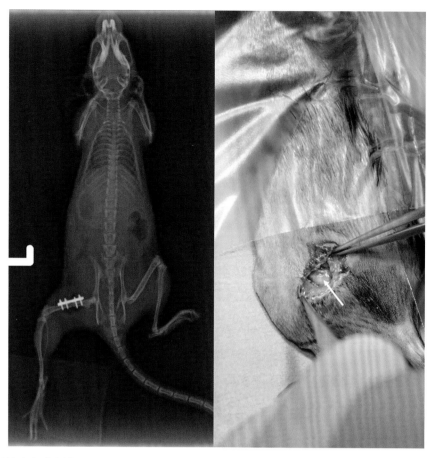

图 7.2 不稳定性骨折的小鼠感染模型，初次手术后采用锁定钢板固定，并进行了细菌接种，第二次进行了感染部位的清创（白色箭头显示有脓肿）

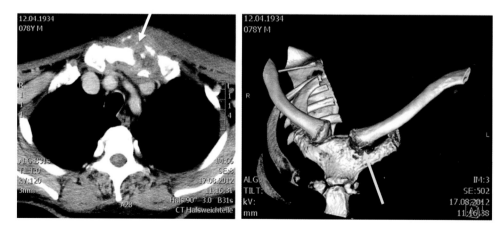

图 10.1 78 岁男性，单克隆丙种球蛋白病，临床表现为不明原因发热、蜂窝织炎和左上胸部肿胀。两次血培养均显示金黄色葡萄球菌。初次 CT 扫描发现从颈部到左侧乳头一大脓肿，尽管进行了手术引流和足够的静脉注射抗生素治疗，感染仍持续进展。左图：在初次手术引流并应用抗生素治疗 5 周后进行的 CT 扫描显示左侧胸锁关节肿胀，左锁骨近端骨髓炎，胸骨柄伴死骨，以及胸骨后脓肿（白色箭头）。右图：CT 三维重建显示胸锁关节脱位（黄色箭头），以及胸骨柄和第一肋骨被侵蚀

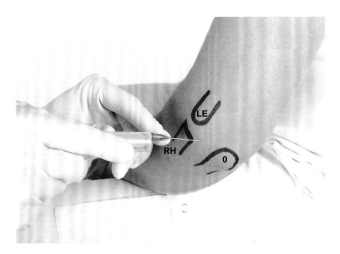

图 14.1 通过桡背侧入路进行肘关节穿刺。体表标志是鹰嘴（O）、外上髁（LE）和桡骨头（RH）。当肘关节屈曲约 135° 时，22 号注射器针头应进入由外上髁、桡骨头和鹰嘴尖端组成的三角形中心部位

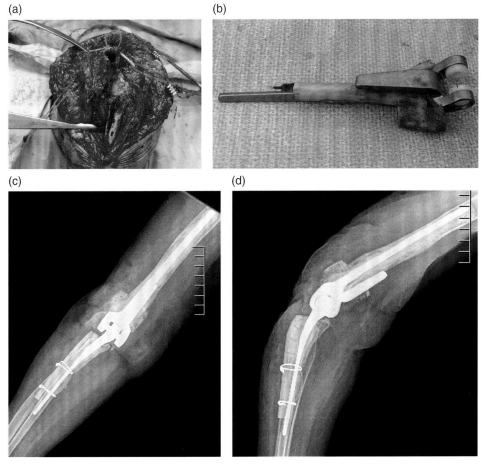

图 14.5 （**a**）后方入路下肘关节置换感染的术中视图。肩带保护尺神经和桡神经，牵开器暴露肱骨远端和尺骨近端。在彻底的清创和移除感染的假体 4 个月后，严重的骨缺损增加了新假体再植入的难度。直接骨水泥固定新植入物会导致上肢相应缩短，且固定失败的风险较高。（**b**）为了填补肱骨骨缺损，将新鲜冷冻的同种异体骨移植物做成符合患者的解剖结构，并在肱骨长茎部件前固定（Coonrad-Morrey 假体，Zimmer）。（**c**）和（**d**）全肘关节假体再植入伴结构性植骨术后 12 个月的肘部正侧位 X 线片。影像结果证实了同种异体移植物和骨水泥长茎假体的完全整合。肘关节的长度恢复正常。每个刻度代表 1 cm

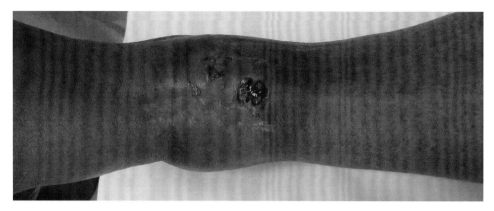

图 15.1　61 岁慢性踝关节假体周围感染患者。假体植入术后 2 个月出现踝关节肿胀、触痛和窦道。去除假体并植入填充物占位，术中取 5 个组织样本进行培养。所有样本和假体的培养结果中检测出了金黄色葡萄球菌

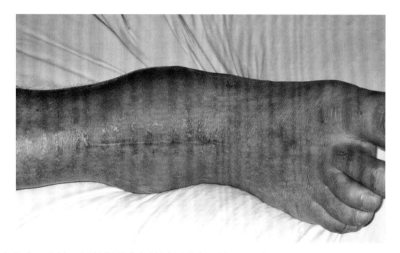

图 15.2.　52 岁患者，急性血源性踝关节假体周围感染。植入 14 个月后，右踝突然出现红斑、肿胀和压痛

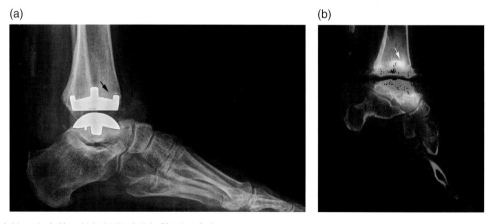

图 15.3　62 岁女性，患有外源性慢性踝关节假体周围感染。（a）左踝关节侧位 X 线片，显示胫骨假体周围的骨质溶解（箭头）；（b）SPECT/CT 显示两个植入物周围有明显的信号浓聚。信号浓聚最多的是在胫骨假体周围（箭头）

(a) (b)

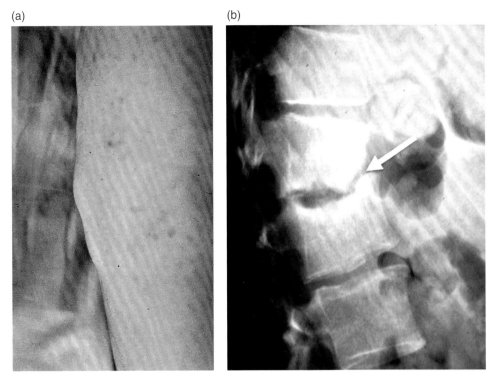

图 18.1 一名 38 岁的静脉吸毒者，定期注射溶解在柠檬汁中的海洛因。他有数周的背痛病史，表现为低热和固定性背痛。胸 10 椎的活检显示培养物中存在白色念珠菌。（**a**）由于胸 10 椎严重破坏而引起驼背；（**b**）同一患者的胸椎 X 线平片

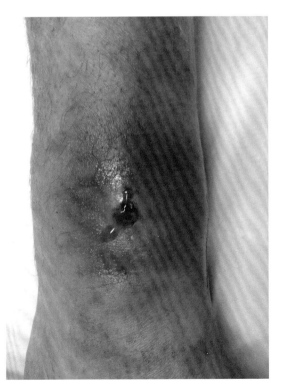

图 20.2 一名 10 岁胫骨远端慢性骨髓炎患者，有疼痛、红肿、皮肤萎缩和窦道等症状

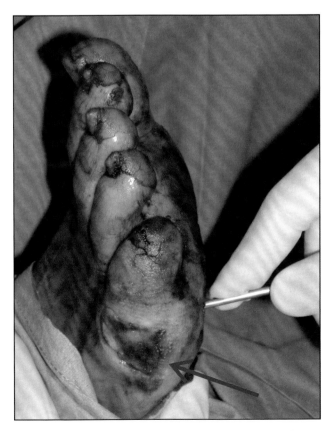

图 21.1 经皮第五跖趾关节骨活检；套管针穿过溃疡对面的未感染皮肤区域（箭头）（由法国德隆医院图尔科市整形外科 Eric Beltrand 博士提供，F-59200）

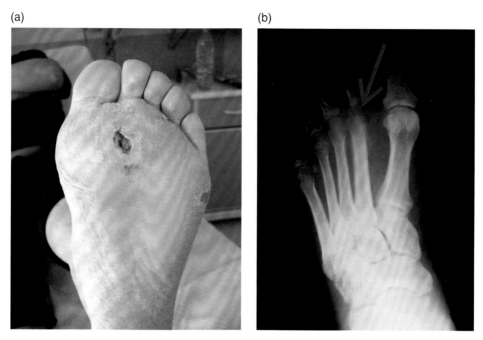

图 21.2 （a）糖尿病患者慢性足底溃疡的临床表现；（b）同一患者的 X 线片显示骨髓炎的放射学征象。红色箭头表示关节破坏

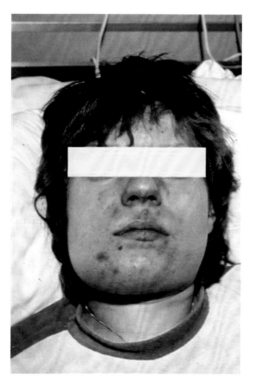

图 22.2　一名 28 岁男子，在拔牙后有 6 个月的右下颌疼痛肿胀史。组织活检的厌氧培养显示以色列放线菌和梭杆菌

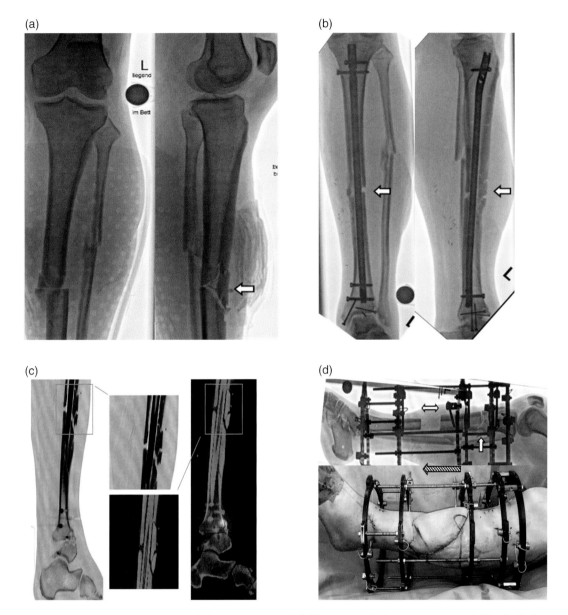

图 23.1　Gustilo Anderson Ⅱ级开放性骨折后感染性胫骨骨干不愈合伴楔形坏死碎片。(**a**)胫骨干骨折前后侧位片，软组织缺损下有楔形碎片（白色箭头）。(**b**)创伤后 9 个月的正位片和侧位片：骨折部位无骨形成迹象（白色箭头）。(**c**)小腿 CT（左）和 SPECT（右）胫骨骨干骨折放大扫描：CT 证实无骨愈合迹象和骨重建缺失。SPECT 显示前楔状碎片周围无示踪剂摄取。(**d**)FRI 翻修手术后的术后侧位片和临床图像：切除骨折部位周围 5.5 cm 的活骨（双箭头）；胫骨近端截骨以实现骨运输（白色箭头）；骨搬运方向（孵化箭头）

(a) 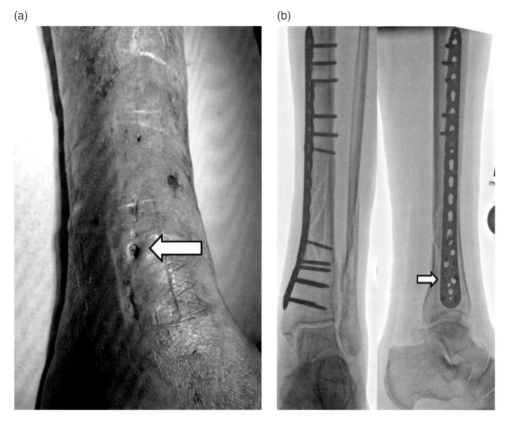 (b)

图 23.2　胫骨远端伴有瘘管的延迟性骨折相关感染（FRI）。（a）内踝上的瘘口与内植物接触（白色箭头）。相邻的纵向瘢痕萎缩，周围有轻微的红肿。（b）胫骨远端和腓骨骨折 8 周后左踝关节正位片和侧位片：胫骨干骺板原位稳定，骨折复位良好；胫骨和腓骨远端骨折开始形成骨痂。白色箭头表示瘘管的定位

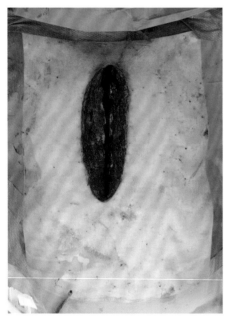

图 25.2　胸骨经过仔细清创和六天 VAC 治疗后显示下层组织有肉芽的迹象（案例 1）

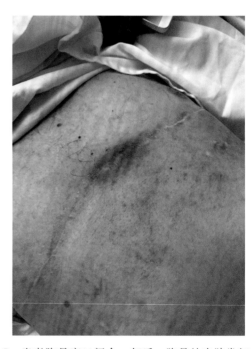

图 25.3　患者胸骨窗口闭合一年后，胸骨处皮肤发红，明显肿胀，患者伴有明显疼痛和发热（案例 2）